黄帝内經

（二）

最新整理珍藏版　学术顾问　汤一介　文怀沙

中国书店

解精微论篇第八十一

【导读】

本篇讨论了哭泣与涕泪的关系，阐明了涕泪产生的机理，对迎风流泪的病理变化作出了解释。

【原典】

黄帝在明堂，雷公请曰：臣受业，传之行教以经论，从容形法，阴阳刺灸，汤药所滋，行治有贤不肖，未必能十全。若先言悲哀喜怒，燥湿寒暑，阴阳妇女，请问其所以然者，卑贱富贵，人之形体，所从群下，通使临事①以适道术，谨闻命矣。请问有龎愚仆漏②之问，不在经者，欲闻其状。帝曰：大矣。

公请问：哭泣而泪不出者，若出而少涕，其故何也？帝曰：在经有也。复问：不知水所从生，涕所出也。帝曰：若问此者，无益于治也，工之所知，道之所生也。

【精注】

①临事：谓临症。

②龎愚仆漏：仆，有本作"朴"字；漏，即"陋"字。龎愚朴陋，即愚昧浅陋。

【今译】

黄帝在明堂里，雷公向他请教说：我用您传给我的医道，教我的学生，教的内容是经典所论，从容形法，阴阳刺灸，汤药所滋。但他们在临症上，因有贤愚之别，所以未必能十全。说到教的方法，是先告诉给他们悲哀喜怒，燥湿寒暑，阴阳妇女等方面的问题，再叫他们回答为什么会这样的道理，并向他们讲述卑贱富贵及人之形体的适从等，使他们通晓这些理论，再通过临症适当地运用，这些在过去我已经听您讲过了。现在我还有一些很愚陋的问题，在经典中找不到，希望您给我讲讲。黄帝道：你钻研的问题真是深远而博大啊！

雷公问：有哭泣而泪涕皆出，或泪出而很少有鼻涕的，

中华藏书

黄帝内经·最新整理珍藏版

中国书房

这是怎么回事？黄帝道：在医经中有记载。雷公又问：眼泪是怎样产生的？鼻涕是从哪里来的？黄帝道：你问这些问题，对治疗上没有多大帮助，但也是医生应该知道的，因为它也是医学中的基本知识。

【原典】

夫心者，五藏之专精也，目者，其窍也，华色者，其荣也，是以人有德也，则气和于目，有亡，忧知于色③。是以悲哀则泣下，泣下水所由生。水宗④者，积水也，积水者，至阴也，至阴者，肾之精也。宗精之水所以不出者，是精持之也。辅者裹之，故水不行也。夫水之精为志，火之精为神，水火相感，神志俱悲，是以目之水生也。故谚言曰：心悲名曰志悲，志与心精共凑⑤于目也。是以俱悲则神气传于心，精上不传于志，而志独悲，故泣出也。泣涕者，脑也，脑者，阴也，髓者，骨之充也，故脑渗为涕。志者骨之主也，是以水流⑥而涕从之者，其行类也。夫涕之与泣者，譬如人之兄弟，急则俱死，生则俱生，其志以神悲，是以涕泣俱出而横行也。夫人涕泣俱出而相从者，所属之类也。

雷公曰：大矣。请问人哭泣而泪不出者，若出而少，涕不从之何也？帝曰：夫泣不出者，哭不悲也。不泣者，神不慈也。神不慈则志不悲，阴阳相持，泣安能独来。夫志悲者惋⑦，惋则冲阴，冲阴则志去目，志去则神不守精，精神去目，涕泣出也。

且子独不诵不念夫经言乎，厥则目无所见。夫人厥则阳气并于上，阴气并于下。阳并于上，则火独光也⑧；阴并于下则足寒，足寒则胀⑨也。夫一水不胜五火⑩，故目眦盲。是以冲风⑪，泣下而不止。夫风之中目也，阳气内守于精，是火气燔目，故见风则泣下也。有以比之，夫火疾风生乃能雨，此之类也。

【精注】

③忧知于色：其忧伤从面色上表现出来。

④水宗：水的源头。

⑤凑：聚合。

⑥水流：泪水。

⑦悗：悲哀忧愁。

⑧火独光也：是指阳亢。

⑨足寒则胀：阴中无阳故胀满。

⑩五火：当为二火。

⑪冲风：迎风。冲，向着，面对着。

【今译】

　　心方五脏之专精，两目是它的外窍，光华色泽是它的外荣。所以一个人在心里有得意的事，则神气和悦于两目；假如心有所失意，则表现忧愁之色。因此悲哀就会哭泣，泣下的泪是水所产生的。水的来源，是体内积聚的水液；积聚的水液，是至阴；所谓至阴，就是肾藏之精。来源于肾精的水液，平时所以不出，是受着精的约制。水之精为志，火之精为神，水火相互交感，神志俱悲，因而泪水就出来了。所以俗语说：心悲叫做志悲，因为肾志与心精，同时上凑于目，所以心肾俱悲，则神气传于心精，而不传于肾志，肾志独悲，水失去了精的约制，故而泪水就出来了。哭泣而涕出的，其故在脑，脑属阴，髓充于骨并且藏于脑，而鼻窍通于脑，所以脑髓渗漏而成涕。肾志是骨之主，所以泪水出而鼻涕也随之而出，是因为涕泪是同类的关系。涕之与泪，譬如兄弟，危急则同死，安乐则共存，肾志先悲而脑髓随之，所以涕随泣出而涕泪横流。涕泪所以俱出而相随，是由于涕泪同属水类的缘故。

　　雷公说：你讲的道理真博大！请问有人哭泣而眼泪不出的，或虽出而量少，并且鼻涕不一块出的，这是怎么回事？黄帝道：哭而没有眼泪，是内心上并不悲伤。不出眼泪，是心神没有被感动；神不感动，则志亦不悲，心神与肾志相持而不能相互交感，眼泪怎么能出来呢？大凡志悲就会有凄惨之意。凄惨之意冲动于脑，则肾志去目凄；肾志去目，则神不守精；精和神都离开了眼睛，眼泪和鼻涕才能出来。你难道没有读过或没有想到医经上所说的话吗？

中華藏書

上部《黄帝内经·素问》

中国书店

四八一

厥则眼睛一无所见。当一个人在厥的时候，阳气并走于上部，阴气并走于下部，阳并于上，则上部亢热，阴并于下则足冷，足冷则发胀。因为一水不胜五火，所以眼目就看不见了。所以迎风就会流泪不止，因风邪中于目而流泪，是由于阳气内守于精，也就是火气燔目的关系，所以遇到风吹就会流泪了。打个比方来说：火热之气炽甚而风生，风生而有雨，与这个情况是类似的。

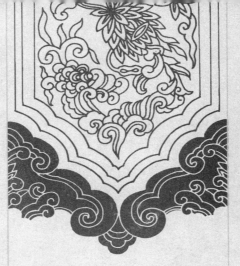

下部《黄帝内经·灵枢》

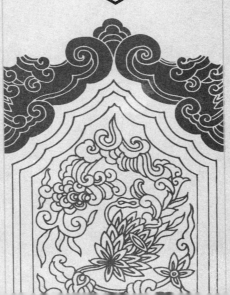

《灵枢》又称《针经》、《九针》，是现存最早的中医理论著作，约成书于春秋战国时期，非一时一人之作，随着医学的发展而代有补充。与《素问》合称《黄帝内经》。《黄帝内经·灵枢》内容丰富，包含阴阳五行、脏腑功能、经络腧穴、针灸、刺法、病理、症状、诊断以及治疗原则等。是研究中医学的重要文献，也是中华民族宝贵的文化遗产。

《黄帝内经灵枢经》叙

【原典】

昔黄帝作《内经》十八卷，《灵枢》九卷，《素问》九卷，迺其数焉①，世所奉行②唯《素问》耳。越人③得其一二而述《难经》，皇甫谧次④而为《甲乙》，诸家之说，悉⑤自此始，其间或有得失，未可为后世法。则谓如《南阳活人书》⑥称：咳逆者，哕也⑦。谨按《灵枢经》曰：新谷气入于胃，与故寒气相争，故曰哕。举而并之，则理可断矣。又如《难经》第六十五篇，是越人标指《灵枢·本输》之大略，世或以为流注。谨按《灵枢经》曰：所言节者，神气之所游行出入也，非皮肉筋骨也⑧。又曰：神气者，正气也⑨。神气之所游行出入者，流注也，井荥输经合者，本输也⑩。举而并之，则知相去不啻⑪天壤之异。但是《灵枢》不传久矣，世莫能究。

【精注】

①迺："乃"的异体字。

②奉行：犹言相继流传。《说文》："奉，承也。"《广雅·释诂四》："承，继也。"

③越人：即扁鹊（秦越人）。

④次：编次，编撰。

⑤悉：尽，都，全。

⑥南阳活人书：《宋史》卷二百零七《艺文志》："朱肱《南阳活人书》二十卷。"

⑦"咳逆者"二句：又见《南阳活人书》卷二十一。原文为："咳逆者，仲景所谓哕者是也。"

⑧"所言节者"三句：语见《灵枢·九针十二原》。

⑨"神气者"二句：语见《灵枢·小针解》。

⑩"神气之所游行出入者"四句：此二十一字，今本《灵枢经》不载，疑为衍文。

⑪不啻：不但，不只。

【今译】

黄帝曾经写了《内经》十八卷，其中包括《灵枢》九卷、《素问》九卷，这便是该十八卷的卷数了。但世人遵行的《内经》只有《素问》罢了。秦越人选取其中很少的一部分理论而编著了《难经》，皇甫谧又将其整理编定成《针灸甲乙经》。后世各家的医学理论，全都是在此基础上发展起来的。然而其中有时难免存在着这样那样的错误，不能成为后世医家必须遵循的法则。就如人们常说的《南阳活人书》中"咳逆者，哕也"的说法，我谨慎地查考《灵枢经》中写道："新谷气入于胃，与故寒气相争，故曰哕。"如果把这两种说法拿出来放在一起比较一番，那么其中的是非曲直就能决断了。再如《难经》第六十五篇，它本来是秦越人揭示《灵枢·本输》篇基本问题的内容，后世有人却认为它是讲述腧穴中气血流注运行情况的。我慎重地查考《灵枢经》中写道："所言节者，神气之所游行出入也，非皮肉筋骨也。"其中又说道："神气者，正气也。神气之所游行出入者，流注也。井、荥、输、经、合者，本输也。"如果把这两种观点提出来放在一起做比较，便能认识它们之间的距离不止是天上地下的差别。只可惜《灵枢》失传的时代已经很久了，因而后世没有谁能够深究其中的道理。

【原典】

夫为医者，在读医书耳，读而不能为医者有矣，未有不读而能为医者也。不读医书，又非世业，杀人尤毒于梃刃⑫。是故古人有言曰：为人子而不读医书，由⑬为不孝也。

仆⑭本庸昧，自髫迄壮，潜心斯道⑮，颇涉其理，辄不自揣⑯，参对诸书，再行校正家藏旧本《灵枢》九卷，共八十一篇，增修音释，附于卷末，勒⑰为二十四卷。庶⑱使好生之人，开卷易明，了无差别。除已具状经所属申明外，准使府指挥依条申转运司选官评定，具书送秘书省⑲、国子监⑳。今崧专访请名医，更乞参详，免误将来。利益无穷，功实有自。

时宋绍兴乙亥仲夏望日，锦官㉑史崧题。

【精注】

⑫挺刃：刀杖。挺，棍棒。刃，即刀。

⑬由：通"犹"。

⑭仆：自谦之辞。

⑮"自髫迄壮"二句：谓自己从儿童时代到成年，一直认真用心地钻研医学道理。髫，指儿童时期，即少年。斯，这，指《灵枢经》。

⑯揣：揣度，判断。

⑰勒：刻印；汇总。

⑱庶：副词，表希望。

⑲秘书省：《宋史》卷一百六十四："秘书省，掌古今经籍图书国史天文历数之事。"

⑳国子监：古代官事机构。《宋史》卷一百三十一："国子监，宋三学之外复设小学教谕，又置书库官。掌印经史群书。"

㉑锦官：今四川省成都市。《成都县志》载："史崧，成都人。"

【译文】

要想成为医生，就要多读医书。读了医书不一定能成为医生，但是不读医书却能做医生的人是没有的。如果不认真研读医书，而又不是世代相承地从事济世活人的医学事业的人，在临床上对病人造成的伤害比用刀杖伤人还要厉害。因此，古人说过这样的话：做儿女的人如果不读医书，仍然是对父母不孝的。

我的禀赋本来平庸愚昧，但从幼年到壮年，一直专心深入地钻研医学这门技术；尽管深感已经涉猎了医学的道理，但常常对自己的所学不敢自以为是，因而便参考查核了各种有关书籍，对我家珍藏的旧本《灵枢》九卷，共计八十一篇的内容进行反复校勘修正，增添了注音和释义，并把它附在每卷之末，然后刻印成一部二十四卷的著作。我希望这样做能使爱护生命的人们，在打开书卷阅读之时心中容易明白，不至出现任何丝毫的差错。这项工作完成之后，我除了写成文状向有关主管部门做过说明以外，还打算恳请府指挥依据条例向转运司申请，

中华藏书

黄帝内经·最新整理珍藏版

中国书店

选定官员，详细审定，呈上公文送到秘书省和国子监。现在，我专门访求聘请名医，请他们进一步仔细参核，以免贻误今后的读者，从而给人们带来无穷无尽的益处，由此可见，这一功绩确实是有其来历的。

时在绍兴乙亥年夏历五月十五，成都史崧序。

九针十二原第一

【导读】

本篇介绍了古代所用的镵针、员针、锃针、锋针、铍针、员利针、毫针、长针、大针九种针具的形状及用途，论说了针刺的手法和补泻的作用，指出了十二原穴及其主治脏腑病变的原理，认为一切病都是可以治疗的，说不能治，是因为还没找到治疗的方法。

【原典】

黄帝问于岐伯曰：余子①万民，养百姓②，而收其租税。余哀其不给，而属有疾病。余欲勿使被毒药，无用砭石，欲以微针通其经脉，调其血气，营其逆顺出入之会。令可传于后世，必明为之法。令终而不灭，久而不绝，易用难忘，为之经纪③。异其章，别其表里，为之终始。令各有形，先立针经。愿闻其情。岐伯答曰：臣请推而次之，令有纲纪，始于一，终于九焉。请言其道。小针之要，易陈而难入，粗守形，上守神，神乎，神客在门，未睹其疾，恶知其原。刺之微，在速迟，粗守关，上守机④，机之动，不离其空，空中之机，清静而微，其来不可逢，其往不可追。知机之道者，不可挂以发，不知机道，叩之不发，知其往来，要与之期，粗之暗乎，妙哉工独有之。往者为逆，来者为顺，明知逆顺，正行无问。迎而夺之，恶得无虚，追而济之，恶得无实，迎之随之，以意和之，针道毕矣。凡用针者，虚则实之，满则泄之，宛⑤陈则除之，邪胜则虚之。《大要》曰：徐而疾则实，疾而徐则虚。言实与虚，若有若无，察后与先，若存若亡，为虚与实，若得若失。虚实之要，九针最妙，补泻之时，以针为之。泻曰：必持内之，放而出之，排阳得针，邪气得泄。按而引针，是谓内温⑥，血不得散，气不得出也。补曰随之，随之意若妄之⑦，若行若按，如蚊虻止，如留而还，去如弦绝，令左属右，其气故止，外门已闭，中气乃实，必无留血，急取诛之。持针之道，坚者为宝，正指直刺，无针左右，神在秋毫，嘱意病者，审视血脉者，刺之无殆。方刺之时，必在悬阳⑧，及与两卫⑨，神属勿去，知病存亡。血脉者，在腧横居，视之独澄，切之独坚。

【精注】

①子：怜爱之意。

②百姓：这里指百官。

③经纪：直者为经，周者为纪，指规矩准绳。在文中的意思为有条理的理论。

④机：经气运行变化的情况。

⑤宛：同"菀"。见《素问》注。

⑥温：蕴。

⑦若妄之：妄，当作"忘"。若妄之，意指针技熟练轻巧。

⑧悬阳：此处指卫气。卫气属阳，卫护于外，如太阳挂在天空，故称为悬阳。

⑨两卫：《甲乙经》卫，作"衡"。两卫，此处泛指面部。

【今译】

黄帝问岐伯说：我怜爱万民，亲养百姓，并向他们征收租税。我哀怜他们生活尚难自给，还不时为疾病所苦。我想不采用服药物和砭石的治法，而是用微针，以疏通经脉，调理气血，增强经脉气血的逆顺出入来治疗疾病。要想使这种疗法在后世能代代相传，必须明确提出针刺大法，要想它永不失传，便于运用而又不会被忘掉，就必须建立条理清晰的体系，分出不同的篇章，区别表里，以明确气血终而复始地循环于人身的规律。要把各种针具的形状及相应的用途加以说明，我认为应首先制定针经。希望听您讲讲这方面的情况。

岐伯答道：请让我按次序，从小针开始，直到九针，讲讲

中華藏書

黄帝内经·最新整理珍藏版

中国书店

其中的道理。小针治病，容易掌握，但要达到精妙的地步却很困难。低劣的医生死守形迹，高明的医生则能根据病情的变化来加以针治。神奇啊！气血循行于经脉，出入有一定的门户。病邪也可从这些门户侵入体内。没有认清疾病，怎么能了解产生疾病的原因呢？针刺的奥妙，在于针刺的快慢。医生仅仅死守四肢关节附近的固定穴位，而针治高手却能观察经气的动静和气机变化，经气的循行，不离孔空，孔空里蕴含的玄机，是极微妙的。当邪气充盛时，不可迎而补之，当邪气衰减时，不可追而泻之。懂得气机变化的机要而施治的，不会有毫发的差失，不懂得气机变化道理的，就如扣弦上的箭，不能及时准确地射出一样。所以必须掌握经气的往来顺逆之机，才能把握住针刺的正确时间。劣医昏昧无知，只有大医才能体察它的奥妙。正气去者叫做逆，正气来复叫做顺，明白逆顺之理，就可以大胆直刺而不必犹豫不决了。正气已虚，反用泻法，怎么会不更虚呢？邪气正盛，反用补法，怎么会不更实呢？迎其邪而泻，随其去而补，用心体察其中的奥妙，针刺之道也就到此而止了。

在用针刺法治病时，正气虚弱则应用补法，邪气盛实则用泻法，气血瘀结的给予破除，邪气胜的则用攻下法。《大要》说：进针慢而出针快并急按针孔的为补法，进针快而出针慢不按针孔的为泻法。这里所说的补和泻，应为似有感觉又好像没有感觉；考察气的先至与后至，以决定留针或去针。无论是用补法还是用泻法，都要使患者感到补之若有所得，泻之若有所失。

虚实补泻的要点，以九针最为奇妙。补或泻都可用针刺实现。所谓泻法，指的是要很快持针刺入，得气后，摇大针孔，转而出针，排出表阳，以泄去邪气。如果出针时按闭针孔，就会使邪气闭于内，血气不得疏散，邪气也出不来！所谓补法，即是指顺着经脉循行的方向施针，仿佛若无其事，行针导气，按穴下针时的感觉，就像蚊虫叮在皮肤上。针入皮肤，候气之时，仿佛停留徘徊；得气之后，急速出针，如箭离弦，右手出针，左手急按针孔，经气会因此而留止，针孔已闭，中气仍然会充实，也不会有瘀血停留，若有瘀血，应及时除去。

持针的正确方法，以紧握而有力为最好。对准腧穴，端正直刺，针体不可偏左偏右。持针者精神要集中到针端，并留意观察病人。同时仔细观察血脉的走向，并且进针时避开它，就不会发生危险了。将要针刺的时候，要注意病人的双目和面部神色的变化，以体察其神气的盛衰，不可稍有疏忽。如血脉横布在腧穴周围，看起来很清楚，用手法按切也感到坚实，刺时就应该避开它。

【原典】

九针之名，各不同形：一曰镵针，长一寸六分；二曰员针，长一寸六分；三曰锓针，长三寸半；四曰锋针，长一寸六分；五曰铍针，长四寸，广二分半；六曰员利针，长一寸六分；七曰毫针，长三寸六分；八曰长针，长七寸；九曰大针，长四寸。镵针者，头大末锐，去泻阳气。员针者，针如卵形，揩摩分间⑩，不得伤肌肉，以泻分气。锓针者，锋如黍粟之锐，主按脉勿陷，以致其气。锋针者，刃三隅，以发痼疾。铍针者，末如剑锋，以取大脓。员利针者，大如牦，且员且锐，中身微大，以取暴气。毫针者，尖如蚊虻喙，静以徐往，微以久留之而养，以取痛痹。长针者，锋利身薄，可以取远痹。大针者，尖如梃，其锋微员，以泻机关之水也。九针毕矣。

【精注】

⑩揩摩分间：分下当有"肉"字。

【今译】

九针的形状依据名称的不同而各有不同：第一种叫做镵针，长一寸六分；第二种叫圆针，长一寸六分；第三种叫锓针，长三寸半；第四种叫锋针，长一寸六分；第五种叫铍针，长四寸，宽二分半；第六种叫圆利针，长一寸六分；第七种叫毫针，长三寸六分；第八种叫长针，长七寸；第九种叫大针，长四寸。镵针，头大而针尖锐利，浅刺可以泻肌表阳热；圆针，针形如卵，用以在肌肉之间按摩，不会损伤肌肉，却能疏泄肌肉之间的邪气；锓针，其锋如黍粟粒一样微圆，用于按压经脉，不会陷入皮肤内，所以可以引正气祛邪气；锋针，三面有刃，可以用来治疗顽固的旧疾；铍针，针尖像剑锋一样锐利，可以用来刺痈排脓；圆利针，针尖像长毛，圆而锐利，针的中部稍粗，可以用来治疗急性病；毫针，针形像蚊虻的嘴，可以轻缓地刺入皮肉，轻微提插而留针，正气可以得到充养，邪气尽散，出针养神，可以治疗痛痹；长针，针尖锐利，针身细长，可以用来治疗日月已久的痹症；大针，针尖像折断后的竹茬，其锋稍圆，可以用来泻去关节积水。关于九针的情况大致就是如此了。

【原典】

夫气之在脉也，邪气在上，浊气在中，清气在下，故针陷脉则邪气出，针中脉则浊气出，针太深则邪气反沉，病益。故曰：皮肉筋脉各有所处，病各有所宜，各不同形，各以任其所宜。无实无虚，损不足而益有余，是谓甚病，病益甚。取五脉者死，取三脉者框⑪；夺阴者死，夺阳者狂，针害毕矣。刺之而气不至，无问其数；刺之而气至，乃去之，勿复针。针各有所宜，各不同形，各任其所为。刺之要，气至而有效，效之信，若风之吹云，明乎若见苍天，刺之道毕矣。

【精注】

⑪框：虚弱。

【今译】

邪气侵入人体的经脉时，阳邪的气常停留在上部，浊恶的气常停留在中部，清朗的气常停留在下部。所以针刺筋骨陷中的孔穴，阳邪就能得以外出，针刺阳明经合穴，就会使浊气得以外出。但如果病在表浅而针刺太深，反而会引邪进入内里，这样病情就会加重。所以说：皮肉筋脉，各有其所在的部位，病症也各有其适宜的孔穴。九针的形状不同，各有其施治相适的孔穴，应根据病情的不同而适当选用。不要实症用补法，也不要虚症用泻法，那样会导致损不足而益用余，反而会加重病情。精气虚弱的病人，误泻五脏腧穴，可致阴虚而死；阳气不足的病人，误泻三阳经腧穴，可致正气衰弱而精神错乱。误泻了阴经，耗尽了脏气的会死亡；损伤了阳经，则会使人发狂，这就是用针不当的害处。

如果刺后未能得其气，不问息数多少，都必须等待经气到来；如已得气就可去针，不必再刺。九针各有不同的功用，针形也不一样，必须根据病情的不同加以选用，这是针刺的要点。总之，是针下得气，即为有效，疗效显著的，就如风吹云散，明朗如见到青天那样，针刺的道理就是这样了。

【原典】

黄帝曰：愿闻五藏六府所出之处。

岐伯曰：五藏五腧，五五二十五腧；六府六腧，六六三十六腧。经脉十二，络脉十五，凡二十七气，以上下，所出为井，所溜为荥，所注为腧，所行为经，所入为合，二十七气所行，皆在五腧也。

节之交，三百六十五会，知其要者，一言而终，不知其要，流散无穷。所言节者，神气之所游行出入也，非皮肉筋骨也。睹其色，察其目，知其散复；一其形，听其动静，知其邪正。右主推之，左持而御之，气至而去之。

凡将用针，必先诊脉，视气之剧易，乃可以治也。五藏之气已绝于内，而用针者反实其外，是谓重竭，重竭必死，其死也静，治之者，辄反其气，取腋与膺；五藏之气已绝于外，而用针者反实其内，是谓逆厥，逆厥则必死，其死也躁，治之者，反取四末。刺之害中而不去，则精泄；害中而去，则致气。精泄则病益甚而恇，致气则生为痈疡。

五藏有六府，六府有十二原，十二原出于四关，四关主治五藏。五藏有疾，当取之十二原，十二原者，五藏之所以禀三百六十五节气味也。五藏有疾也，应出十二原，而原各有所出，明知其原，睹其应，而知五藏之害矣。阳中之少阴，肺也，其原出于太渊，太渊二。阳中之太阳，心也，其原出于大陵，大陵二。阴中之少阳，肝也，其原出于太冲，太冲二。阴中之至阴，脾也，其原出于太白，太白二。阴中之太阴，肾也，其原出于太溪，太溪二。膏之原，出于鸠尾，鸠尾一。肓之原，出于脖胦，脖胦一。凡此十二原者，主治五藏六府之有疾者也。胀取三阳，飧泄取三阴。

今夫五藏之有疾也，譬犹刺也，犹污也，犹结也，犹闭也。

中華藏書

下部《黄帝内经·灵枢》

中国书房

四九三

中華藏書

黄帝内经·最新整理珍藏版

中国书店

刺虽久，犹可拔也；污虽久，犹可雪也；结虽久，犹可解也；闭虽久，犹可决也。或言久疾之不可取者，非其说也。夫善用针者，取其疾也，犹拔刺也，犹雪污也，犹解结也，犹决闭也。疾虽久，犹可毕也。言不可治者，未得其术也。刺诸热者，如以手探汤；刺寒清者，如人不欲行。阴有阳疾者，取之下陵三里，正往无殆⑫，气下乃止，不下复始也。疾高而内者，取之阴之陵泉；疾高而外者⑬，取之阳之陵泉也。

【精注】

⑫正往无殆：殆，作怠字解。无殆，即不要疏忽懈怠。

⑬疾高而外者：指上部有病而在外者。

【今译】

黄帝说：希望听你讲讲五脏六腑经气所出的情况。

岐伯回答说：五脏经脉，各有井、荥、输、经、合五个腧穴，五五则有二十五个腧穴。六腑经脉，各有井、荥、输、原、经、合六个腧穴，六六共三十六个腧穴。脏腑有十二条经脉，每经又各有一络，加上任、督脉二络和脾之大络，便有十五络了。十二经加十五络，这二十七脉之气在全身循环周转，经气所出的孔穴，叫做"井"，如同初出的山间泉水；经气所流过的孔穴，叫做"荥"，即像刚出泉源的微小水流，说明经气尚很微弱；经气所灌注的孔穴，叫做"输"，即像水流汇聚，而能转输运行，其气也在逐渐盛大了；经气所行走的孔穴，叫做"经"，像水流已经成渠，脉气正当旺盛；经气所进入的地方，叫做"合"，像百川汇流入海，经气已就入合于内了。这二十七条经脉，都出入流注运行于井、荥、输、经、合五腧。

人体关节的相交，共有三百六十五处，知道了这些要妙，就可以一言以蔽之了，否则就不能把握住头绪。所谓人体关节部位，是指神气游行出入的地方，不是指皮肉筋骨的局部形态。

观察病人的气色和眼神，可以了解正气的消散和复还的情况。辨别病人形体的强弱，听他的声音，可以了解邪正虚实的情况，然后就可以右手进针，左手扶针，刺入后，待针下得气即应出针。

在用针之前，必先诊察病人脉象，知道了脏气的虚实，才可以进行治疗。如果五脏之气在里面已经竭绝了，反用针补在外的阳经，阳愈盛阴愈虚了，这就叫重竭。重竭必定致人死亡，但临死时病者的表现是安静的，这是因为医者违反了经气，误取腋部和胸部的腧穴，使脏气尽汇于外而造成的。如果五脏之气在外面已经虚绝，却反而用针补在内的阴，阴愈盛阳愈虚，这叫逆厥。逆厥也必然致人死亡，但在临死时病者会表现得很烦躁，这是误取四肢末端的穴位，促使阳气衰竭而造成的。针刺已刺中病邪要害而不出针，反而会使精气耗损；没有刺中要害，即行出针就会使邪气留滞不散。精气外泄，病情就会加重而使人虚弱，邪气留滞则会发痈疡。

五脏有六腑，六腑有十二原穴，十二原穴出于肘膝四关，四关原穴可以主治五脏的疾病。所以五脏有病，应取十二原穴。十二原穴，是五脏禀受全身三百六十五节气的部位，所以五脏有病，就会反应到十二原穴，而十二原穴也各有所属的内脏，明白了原穴的性质，观察它们的反应，就可以知道五脏的病变情况。心肺居于膈上，属阳位，但肺是阳部的阴脏，故为阳中之少阴。其原穴出于太渊，左右共二穴。心为阳部的阳脏，所以是阳中之太阳，其原穴出于大陵，左右共二穴。肝、脾、肾居于膈下，属于阴位。肝是阴部的阳脏，为阴中少阳，其原穴出于太冲，左右共二穴。脾是阴部的阴脏，为阴中之至阴，其原穴出于太白，左右共两穴。肾是阴部的阴脏，为阴中之太阴，其原穴出于太溪，左右共二穴。膏的原穴为鸠尾，只有一穴。肓的原穴是气海，也只有一穴。以上十二原穴，是脏腑之气输注的地方，所以能治五脏六腑的病。凡是腹胀的病都应当取足三阳经，飧泄的病应当取足三阴经。

五脏如果有病，就像身上扎了刺、物体被污染、绳索打了结、江河发生了淤塞现象一样。扎刺的时日虽久但还是可以拔除的；污染的时间虽久，却仍是可以涤尽的；绳子打结虽然很久，但仍可以解开；江河淤塞得很久了，却仍是可以疏通的。有人认为病久了就不能治愈，这种说法是不正确的，善于用针的人治疗疾病，就像拔刺、涤洗污点、解开绳结、疏通淤塞一

中華藏書

下部《黄帝内经·灵枢》

中国书店

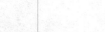

样。病的日子虽久，仍然可以治愈，说久病不可治，是因为没有掌握针刺的技术。

用针刺治疗热病，应像用手试探沸汤。用针刺治疗阴寒之病，应像行人在路上逗留，不愿走开的样子。阴分出现阳邪热象，应取足三里穴，准确刺入而不能懈怠，气至邪退了便应出针，如果邪气不退，便应当再刺。疾病位于上部而属于内脏的，当刺阴陵泉。疾病位于上部而属于外腑的，应刺阳陵泉。

本输第二

【导读】

本篇论说了五脏六腑十二经脉在肘膝关节以下的重要腧穴，包括各经井、荥、输、原、经、合穴的名称与部位，介绍了脏腑相合的关系及六腑的功能。

【原典】

黄帝问于岐伯曰：凡刺之道，必通十二经络之所终始，络脉之所别处，五腧①之所留，六府之所与合，四时之所出入，五藏之所溜处②，阔数之度，浅深之状，高下所至。愿闻其解。岐伯曰：请言其次也。肺出于少商，少商者，手大指端内侧也，为井木；溜于鱼际，鱼际者，手鱼也，为荥；注于太渊，太渊，鱼后一寸陷者中也，为腧；行于经渠，经渠，寸口中也，动而不居，为经；入于尺泽，尺泽，肘中之动脉也，为合，手太阴经也。

心出于中冲，中冲，手中指之端也，为井木：溜于劳宫，劳宫，掌中中指本节之内间也③，为荥；注于大陵，大陵，掌后高骨之间方下者也，为腧；行于间使，间使之道，两筋之间，三寸之中也，有过则至，无过则止，为经；入于曲泽，曲泽，肘内廉下陷者之中也，屈而得之，为合，手少阴也。

肝出于大敦，大敦者，足大指之端及三毛之中也，为井木；溜于行间，行间，足大指间也，为荥；注于太冲，太冲，行间上二寸陷者之中也，为腧；行于中封，中封，内踝之前一

中华藏书

黄帝内经·最新整理珍藏版

中国书店

寸半，陷者之中，使逆则宛，使和则通，摇足而得之，为经；入于曲泉，曲泉，辅骨之下，大筋之上也，屈膝而得之，为合，足厥阴也。

脾出于隐白，隐白者，足大指之端内侧也，为井木；溜于大都，大都，本节之后，下陷者之中也，为荥；注于太白，太白，腕骨之下也，为腧；行于商丘，商丘，内踝之下，陷者之中也，为经；入于阴之陵泉，阴之陵泉，辅骨之下，陷者之中也，伸而得之，为合，足太阴也。

肾出于涌泉，涌泉者，足心也，为井木；溜于然谷，然谷，然骨之下者也，为荥；注于太溪，太溪，内踝之后，跟骨之上，陷中者也，为腧；行于复留，复留，上内踝二寸，动而不休，为经；入于阴谷，阴谷，辅骨之后，大筋之下，小筋之上也，按之应手，屈膝而得之，为合，足少阴经也。

膀胱出于至阴，至阴者，足小指之端也，为井金；溜于通谷，通谷，本节之前外侧也，为荥；注于束骨，束骨，本节之后，陷者中也，为腧；过于京骨，京骨，足外侧大骨之下，为原；行于昆仑，昆仑，在外踝之后，跟骨之上，为经；入于委中，委中，腘中央，为合，委而取之，足太阳也。

胆出于窍阴，窍阴者，足小指次指之端也，为井金；溜于侠溪，侠溪，足小指次指之间也，为荥；注于临泣，临泣，上行一寸半陷者中也，为腧；过于丘墟，丘墟，外踝之前下，陷者中也，为原；行于阳辅，阳辅，外踝之上，辅骨之前，及绝骨之端也，为经；入于阳之陵泉，阳之陵泉，在膝外陷者中也，为合，伸而得之，足少阳也。胃出于厉兑，厉兑者，足大指内次指之端也，为井金；溜于内庭，内庭，次指外间也，为荥；注于陷谷，陷谷者，上中指内间④上行二寸陷者中也，为腧；过于冲阳，冲阳，足跗上五寸陷者中也，为原，摇足而得之；行于解溪，解溪，上冲阳一寸半陷者中也，为经；入于下陵，下陵，膝下三寸，胻骨外三里也，为合；复下三里三寸为巨虚上廉，复下上廉三寸为巨虚下廉也，大肠属上，小肠属下，足阳明胃脉也，大肠小肠，皆属于胃，是足阳明也。

三焦者，上合手少阳，出于关冲，关冲者，手小指次指之端也，为井金；溜于液门，液门，小指次指之间也，为荥；注于中渚，中渚，本节之后陷者中也，为腧；过于阳池，阳池，在腕上陷者之中也，为原；行于支沟，支沟，上腕三寸，两骨之间陷者中也，为经；入于天井，天井，在肘外大骨之上陷者中也，为合，屈肘乃得之；三焦下腧，在于足大指之前，少阳之后，出于腘中外廉，名曰委阳，是太阳络也。手少阳经也。三焦者，足少阳太阴⑤（一本作阳）之所将，太阳之别也，上踝五寸，别入贯踹肠，出于委阳，并太阳之正，入络膀胱，约下焦，实则闭癃，虚则遗弱，遗溺则补之，闭癃则泻之。

手太阳小肠者，上合手太阳，出于少泽，少泽，小指之端也，为井金；溜于前谷，前谷，在手外廉本节前陷者中也，为荥；注于后溪，后溪者，在手外侧本节之后也，为腧；过于腕骨，腕骨，在手外侧腕骨之前，为原；行于阳谷，阳谷，在锐骨之下陷者中也，为经；入于小海，小海，在肘内大骨之外，去端半寸陷者中也，伸臂而得之，为合，手太阳经也。

大肠上合手阳明，出于商阳，商阳，大指次指之端也，为井金；溜于本节之前二间，为荥；注于本节之后三间，为腧；过于合谷，合谷，在大指歧骨之间，为原；行于阳溪，阳溪在两筋间陷者中也，为经；入于曲池，在肘外辅骨陷者中，屈臂而得之，为合，手阳明也。

是谓五藏六府之腧，五五二十五腧，六六三十六腧也。六府皆出足之三阳，上合于手者也。

【精注】

①五腧：据考输、俞、腧三字相通。五输即井、荥、腧、经、合五穴。

②溜处：溜，与"流"相通用。形容气血运行，流动不息之意。

③中指本节之内间：根据上下文应当无"内"字。

④上中指内间：《太素》无"上"字。

⑤足少阳太阴：太阴，一本作"太阳"。

【今译】

黄帝问岐伯说：针刺的秘诀，在于精通十二经络的循行起点和终点。络脉别出的地方，井、荥、输、经、合五输穴留止的部位，六腑与五脏的表里关系，四时对经气出入的影响，五脏之气的流行灌注，经脉、络脉、孙脉的宽窄程度、浅深情况，上至头面、下至足胫的联系。关于这些，我希望你给我讲一下。

岐伯说：请让我按次序来说明。肺所属经脉的血气，出于少商穴，少商在手大指端外侧，为井穴，属木；流行于鱼际穴，鱼际在手鱼的边缘，为荥穴；灌注于太渊穴，太渊在手鱼后一寸的凹陷中，为输穴；经行于经渠穴，经渠在腕后寸口中有脉动而不停之处，为经穴；汇入于尺泽穴，尺泽在肘中有动脉处，为合穴。这是手太阴经的五输穴。

心脏出于中冲穴，中冲在中指之端，为井穴，属木；流行于劳宫穴，劳宫在中指本节后手掌中间，为荥穴；灌注于大陵穴，大陵在掌后腕与臂两骨之间的凹陷中，为输穴；经行于间使穴，间使在掌后三寸两筋之间。当本经有病时，在这一部位上会出现反应，无病时就无反应，为经穴；汇入于曲泽穴，曲泽在肘内侧，屈肘时才能取得，为合穴。这是手少阴经的五输穴。

肝脏出于大敦穴，大敦在足大趾尖端及三毛之中，为井穴，属木；流行于行间穴，行间在足大趾次趾之间，为荥穴；灌注于太冲穴，太冲在行间穴上二寸凹陷之中，为输穴；经行于中封穴，中封在内踝前一寸半凹陷之中，令患者足尖逆而上举，可见有宛宛陷窝，再令患者将足恢复自如，则进针可通，或令患者将足微摇而取得，为经穴；汇入于曲泉穴，曲泉在膝内辅骨之下，大筋之上，屈膝取之即得，为合穴。这是足厥阴经的五输穴。

脾脏出于隐白穴，隐白在足大趾端内侧，为井穴，属木；流行于大都穴，大都在本节之后的凹陷中，为荥穴；灌注于太白穴，太白在本节后核骨之下，为输穴；经行于商丘穴，商丘在内踝之下凹陷中，为经穴；汇入于阴陵泉穴，阴陵泉在膝内侧辅骨之下的凹陷中，伸足取之即得，为合穴。这是足太阴经的五输穴。

　　肾脏出于涌泉穴,涌泉在足底心,为井穴,属木;流行于然谷穴,然谷在足内踝前大骨下陷中,为荥穴;灌注于太溪穴,太溪在内踝骨后,跟骨之上凹陷中,跳动不止,为输穴;经行于复溜穴,复溜在内踝上二寸,为经穴;汇入于阴谷穴,阴谷在内辅骨之后,大筋之下,小筋之上,按之应手,屈膝取之即得,为合穴。这是足少阴经的五输穴。

　　膀胱出于至阴穴,至阴在足小趾端外侧,为井穴,属金;流行于通谷穴,通谷在小趾本节之前外侧,为荥穴;灌注于束骨穴,束骨在本节之后的凹陷中,为输穴;过于京骨穴,京骨在足外侧大骨之下,为原穴;经行于昆仑穴,昆仑在足外踝之后,跟骨之上,为经穴;汇入于委中穴,委中在膝弯中央,为合穴,可以屈而取之。这是足太阳经脉的六输穴。

　　胆出于窍阴穴,窍阴在足小趾侧的次趾尖端,为井穴,属金;流行于侠溪穴,侠溪在足小趾与四趾之间,为荥穴;流注于临泣穴,临泣由侠溪再向上行一寸半处凹陷中,为输穴;过于丘墟穴,丘墟在外踝骨前之下凹陷中,为原穴;经行于阳辅穴,阳辅在外踝之上四寸余,辅骨的前方,绝骨的上端,为经穴;汇入于阳陵泉穴,阳陵泉在膝外侧凹陷中,为合穴,伸足取之而得。这是足少阳经的六输穴。

　　胃出于厉兑穴,厉兑在足大趾侧的次趾之端,为井穴,属金;流行于内庭穴,内庭在次趾外侧与中趾之间,为荥穴;灌注于陷谷穴,陷谷在中趾的内侧上行二寸的凹陷中,为输穴;过于冲阳穴,冲阳在足背上自趾缝向上约五寸的凹陷中,为原穴,摇足而取得之;经行于解溪穴,解溪在冲阳之上一寸半凹陷中,为经穴;汇入于下陵穴,下陵就是在膝下三寸,胻骨外缘的三里穴,为合穴;再从三里下三寸,是上巨虚穴,大肠属之,自上巨虚再下三寸,为下巨虚穴,小肠属之。由于大肠小肠,在体内连属于胃腑之下,因而在经脉上也有连属足阳明胃脉之处。这是足阳明经的六输穴。

　　三焦,上合手少阳经脉,其血气出于关冲穴,关冲在无名指之端,为井穴,属金;流行于液门穴,液门在小指与次指之间,为荥穴;灌注于中渚穴,中渚在无名指本节后之陷中,为输穴；过于阳池穴，阳池在腕上凹陷中，为原穴；经行于支沟穴，支沟在腕后三寸的两骨间凹陷中，为经穴；汇入于天井穴，天井在肘外大骨上的凹陷中，为合穴，屈肘取之即得；三焦之气输于下部者，在足太阳经之前，足少阳经之后，出于膝腘窝外缘，名叫委阳，是足太阳经的大络，又是手少阳的经脉。三焦虽属手少阳经，在下则有足少阳、太阳二经之输给。所以又自足太阳经别出在外踝上五寸处，别入通过腿肚，出于委阳，与足太阳经的正脉相并，入腹内联络膀胱，约束着下焦。其气实则为小便不通，气虚则为遗尿；遗尿当用补法，小便不通当用泻法。

小肠，上合手太阳经脉，其血气出于少泽穴，少泽在手小指外侧端，为井穴，属金；流行于前谷穴，前谷在手外侧本节前的凹陷中，为荥穴；灌注于后溪穴，后溪在手上外侧小指本节的后方，为输穴；过于腕骨穴，腕骨在手外侧腕骨之前，为原穴；经行于阳谷穴，阳谷在腕后锐骨前下方的凹陷中，为经穴；汇入于小海穴，小海在肘内侧大骨之外，距离骨尖半寸处的凹陷中，伸臂取之即得，为合穴。这是手太阳经的六输穴。

大肠，上合手阳明经脉，其血气出于商阳穴，商阳在食指内侧端，为井穴，属金；流行于二间穴，二间在食指本节之前，陷中，称为荥穴；灌注于三间穴，三间在本节之后，为输穴；过于合谷穴，合谷在大指次指岐骨之间，为原穴；经行于阳溪穴，阳溪在大指本节后，腕上两筋之间的凹陷中，为经穴；汇入于曲池穴，曲池在肘外侧辅骨的凹陷处，屈臂取之即得，为合穴。这是手阳明经的六输穴。

上面讲的，就是五脏六腑的输穴，五脏阴经五五二十五个腧穴，六腑阳经六六三十六个腧穴。而六腑的血气，都出行于足三阳经脉，又上合于手。

【原典】

缺盆⑥之中，任脉也，名曰天突，一。次任脉侧之动脉，足阳明也，名曰人迎，二。次脉手阳明也，名曰扶突，三。次脉手太阳也，名曰天窗，四。次脉足少阳也，名曰天容，五。次脉手少阳也，名曰天牖，六。次脉足太阳也，名曰天柱，七。次脉颈中央之脉，督脉也，名曰风府。腋内动脉，手太阴也，名曰天府。腋下三寸，手心主也，名曰天池。刺上关者，呿不能欠⑦；刺下关者，欠不能呿。刺犊鼻者，屈不能伸；刺两关者，伸不能屈。足阳明挟喉之动脉也，其腧在膺中。手阳明次在其腧外，下至曲颊一寸。手太阳当曲颊。足少阳在耳下曲颊之后。手少阳出耳后，上加完骨之上。足太阳挟项大筋之中发际。阴尺动脉在五里，五腧之禁也。肺合在肠，大肠者，传道之府。心合小肠，小肠者，受盛之府。肝合胆，胆者，中精之府。脾合胃，胃者，五谷之府。肾合膀胱，膀胱者，津液之府也。少阳属肾，肾上连肺⑧，故将两藏。三焦者，中渎之府也，水道出焉，属膀胱，是孤之府也。是六府之所与合者。春取络脉诸荥大筋分肉之间，甚者深取之，间⑨者浅取之。夏取诸腧孙络肌肉皮肤之上。秋取诸合⑩，余如春法。冬取诸井诸腧之分，欲深而留之。此四时之序，气之所处，病之所舍，藏之所宜。转筋者，立而取之，可令遂已。痿厥者，张而刺之，可令立快也。

【精注】

⑥缺盆：在此指天突处。

⑦呿不能欠：呿，张口。欠，合口。指应张口取穴，不应闭口。

⑧少阳属肾，肾上连肺：少阳当为"少阴"之误；本句中的"肾"字涉上衍，当删去。

⑨间：指病轻。

⑩合：即诸经之合穴。

【今译】

左右两缺盆的中央，是任脉所行之处，有穴名天突；次于任脉后第一行的动脉，是足阳明经脉所行之处，有穴名人迎；第二行是手阳明经脉所行之处，有穴名扶突；第三行是手太阳经脉所行之处，有穴名天窗；第四行是足少阳经脉所行之处，有穴名天冲；第五行是手少阳经脉所行之处，有穴名天牖；第六行是足太阳经脉所行之处，有穴名天柱；第七行在颈（项）中央，是督脉所行之处，有穴名风府。在腋下上臂内侧的动脉，是手太阴经脉所行之处，有穴名天府；在侧胸部当腋下三寸，是手厥阴心包经脉所行之处，有穴名天池。

刺上关穴，要张口而不能闭口；刺下关穴，要闭口而不能张口。刺犊鼻穴，要屈膝而不能伸足；刺内关与外关穴，要伸手而不能弯屈。

足阳明胃经的动脉，挟喉而行，有腧穴分布在胸之两旁膺部。手阳明经的腧穴，在它的外侧，距离曲颊一寸。手太阳经的腧穴，在曲颊处。足少阳经的腧穴，在耳下曲颊之后。手少阳经的腧穴，在耳后完骨之上，足太阳经的腧穴，在项后，挟大筋两旁发际下的凹陷中。

五里穴，在尺泽穴上三寸有动脉处，不当屡刺，以防五腧之血气尽泄。

肺合大肠，大肠是输送小肠已化之物的器官。心合小肠，小肠是受盛由胃而来之物的器官。肝合胆，胆是居中受精汁的器官。脾合胃，胃是消化五谷的器官。肾合膀胱，膀胱是贮存小便的器官。手少阳也属肾，肾又上连于肺，所以能统率三焦和膀胱两脏器。三焦，是像沟渎一样行水的器官，水道由此而出，属于膀胱，没有脏来配合，是一个孤独的器官。这就是六腑与五脏相配合的情况。

春天有病，应刺络穴，荥穴与经脉分肉之间，病重的刺深些，病轻的刺浅些；夏天有病，应刺输穴、孙络，孙络在肌肉皮肤之上；秋天有病，除取各穴之外，其余参照春季的刺法；冬天有病，应刺井穴或输穴，要深刺和留针。这是根据四时气候的顺序，血气运行的深浅，病邪逗留的部位以及时令、经络皮肉等与五脏相应的关系，从而决定的四时刺法。治疗转筋病，让患者站立来取穴施刺，可以使痉挛现象迅即消除。治疗痿厥病，先让患者舒展四肢然后取穴施刺，容易见效。

小针解第三

【导读】

本篇叙述了正邪之气的出入往来、血气的逆顺盛衰，用针的迎随补泻、出纳疾徐等问题，认为邪气、浊气、清气的中伤人体，大致可分上、中、下三部，用针时应注意对于邪浅者不应深刺。

【原典】

所谓易陈者，易言也，难入者，难著于人也。粗守形者，守刺法也。上守神者，守人之血气有余不足，可补泻也。神客者，正邪共会也。神者，正气也。客者，邪气也。在门者，邪循正气之所出入也。未睹其疾者，先知邪正何经之疾也。恶知其原者，先知何经之病所取之处也。

刺之微在数迟者，徐疾之意也。粗守关者，守四肢而不知血气正邪之往来也。上守机者，知守气也。机之动不离其空中者，知气之虚实，用针之徐疾也。空中之机清静以微者，针以得气，密意①守气勿失也。其来不可逢者，气盛不可补也。其往不可追者，气虚不可泻也。不可挂以发者，言气易失也。扣之不发者，言不知补泻之意也，血气已尽而气不下也。知其往来者，知气之逆顺盛虚也。要与之期者，知气之可取之时也。

粗之暗者，冥冥②不知气之微密也。妙哉！工独有之者，尽知针意也。往者为逆者，言气之虚而小，小者逆也。来者为顺者，言形气之平，平者顺也。明知逆顺，正行无问者，言知所取之处也。迎而夺之者，泻也。追而济之者，补也。

所谓虚则实之者，气口虚而当补之也。满则泄之者，气口盛而当泻之也。宛陈则除之者，去血脉也。邪胜则虚之者，言诸经有盛者，皆泻其邪也。徐而疾则实者，言徐内而疾出也。疾而徐则虚者，言疾内而徐出也。言实与虚若有若无者，言实者有气，虚者无气也。察后与先若亡若存者，言气之虚实，补泻之先后也，察其气之已下与常存也。为虚与实若得若失者，言补者必然③若有得也，泻则怳然④若有失也。

夫气之在脉也邪气在上者，言邪气之中人也高，故邪气在上也。浊气在中者，言水谷皆入于胃，其精气上注于肺，浊溜于肠胃，言寒温不适，饮食不节，而病生于肠胃，故命曰浊气在中也。清气在下者，言清湿地气之中人也，必从足始，故曰清气在下也。针陷脉则邪气出者，取之上。针中脉则邪气出者，取之阳明合也。针太深则邪气反沉者，言浅浮之病，不欲深刺也，深刺则邪气从之入，故曰反沉也。皮肉筋脉各有所处者，言经络各有所主也。

【精注】

①密意：认真，细心。

②冥冥：幽暗而不清楚。

③必（bì）然：盛满的意思。

④怳然：突然的意思。

【今译】

"易陈"指的是针刺的道理说起来容易。"难入"是讲针刺的精微难对人讲明。"粗守形"是说粗医只知道拘守刺法。"上守神"是说高医能根据病人的血气虚实情况来考虑可补或可泻。"神客"是指正邪交争。"神"，是指正气，"客"，是指邪气。"在门"，是指邪气的入侵是循着正气的门户出入的。"未睹其疾"，是说预先没弄清病在何经。"恶知其原"，是说哪能轻易知道何经有病和应取何穴位。

"刺之微在数迟"是说针刺的微妙在于掌握进针手法的快慢。"粗守关"，是指粗医在针治时仅仅拘守四肢关节部的穴位，而不知道血气盛衰和正邪往来胜负的情况。"上守机"，是说高医针治时能掌握气机的变化规律。"机之动不离其空中"，是说气机的变化都反应在腧穴之中，了解气机的虚实变化，就可运用徐疾补泻的手法。"空中之机，清净以微"，是说针下已经得气，还必须仔细体察气之往来，而不能失掉补泻的时机。"其来不可逢"，是说邪气正盛时，不能运用补法。"其往不可追"，是说正气已虚时，不可妄用泻法。"不可挂以发"，是说针下得气的感应，是很容易消失的。"扣之不发"，是说不知道补泻的意义，而误用补泻手法，则会使血气耗损而邪气不能被祛除。"知其往来"，是说应了解气机变化的时机以便及时用针。"要与之期"，是说要知道及时进行针刺的时机。

"粗之暗"是说粗医昏昧无知，不能体察气机的变化。"妙哉工独有之"是说高明的医生，能完全体察气机的变化和运用针刺加以补泻的意义。"往者为逆"，是说邪去正衰，脉象虚小，属逆症。"来者为顺"，是说正气尚足，形气也阴阳平衡，属顺症。"明知逆顺，正行无问"，是说知道疾病的顺逆，就可以毫无疑问地选穴针刺了。"迎而夺之"，是说迎着经气循行的方向下针，是泻法。"追而济之"，是说随着经气循行的方向下针，属补法。

"虚则实之"讲的是气口脉气虚的应当用补法。"满则泄之"，是说气口脉气盛的应当用泄法。"宛陈则除之"，是说应排除络脉中的久积的瘀血。"邪胜则虚之"，是说经脉中邪气盛时，应当用泻法，使邪气随针外泄。"徐而疾则实"，是说慢进针而快出针的补法。"疾而徐则虚"，是说快进针而慢出针的泻法。"言实与虚，若有若无"，是说用补法可以使正气恢复，用泻法可以使邪气消失。"察后与先，若亡若存"，是说根据气的虚实，来决定补泻手法的先后，再观察邪气是否已退，或是邪气仍滞留。"为虚为实，若得若实"，是说用补法要使患者感觉充实而似有所得，用泻法则要使患者感到轻松而若有所失。

"气之在脉，邪气在上"讲的是邪气侵入经脉后，风热之邪多伤在人的头部，所以说"邪气在上"。"浊气在中"，是说水谷入胃后，它的精微之气上注于肺，浊气滞留于肠胃，如果寒温不适，饮食不节，肠胃就会发生疾病，浊气也就不能下行了，所以说"浊气在中"。"清气在下"，是说清冷潮湿之气伤人，多从足部开始，所以说"清气在下"。"针陷脉则邪气出"，是指风热等邪气伤了人的上部，应取头部的腧穴治疗。"针中脉则浊气出"，是指肠胃的浊气引发的疾病，应取足阳明胃经的合穴足三里治疗。"针太深则邪气反沉"，是说邪气轻浅的病，不宜深刺，如果刺得太深了，反而会使邪气随针深入，所以说为"反沉"。"皮肉筋脉，各有所处"，是说皮肉筋脉各有一定的部位，经络也因而各有主治。

【原典】

取五脉者死，言病在中，气不足，但用针尽大泻其诸阴之脉也。取三阳之脉者[5]，唯言尽泻三阳之气，令病人恇然不复也。夺阴者死，言取尺之五里往者也。夺阳者狂，正言也。睹其色，察其目，知其散复，一其形，听其动静者，言上工知相五色于目，有知调尺寸小大缓急滑涩，以言所病也。知其邪正者，知论虚邪与正邪之风也。

右主推之，左持而御之者，言持针而出入也。气至而去之者，言补泻气调而去之也。调气在于终始一者，持心也。节之交三百六十五会者，络脉之渗灌诸节者也。

所谓五藏之气已绝于内者，脉口气内绝不至，反取其外之病处与阳经之合，有留针以致阳气，阳气至则内重竭，重竭则死矣，其死也无气以动，故静。

所谓五藏之气已绝于外者，脉口气外绝不至，反取其四末之输，有留针以致其阴气，阴气至则阳气反入，入则逆，逆则死矣，其死也阴气有余，故躁。所以察其目者，五藏使五色[6]循明，循明则声章[7]，声章者，则言声与平生异也。

【注解】

⑤取三阳之脉者：当作“取三阳脉恇者”。

⑥五色：即眼睛各部位显示五脏之颜色。

⑦章：为显著之意。章作“彰”。

【今译】

“取五脉者死”讲的是病在内脏而元气不足的，反而用针尽力大泻五脏的腧穴，是会致人死亡的。“取三阳之脉”，是说尽泻手足三阳六腑的腧穴，会使病人精神怯弱，而且不易复元。“夺阴者死”，是说针刺尺部的五里穴，泻到五次，则脏阴之气必泻尽而死。“夺阳者狂”，是说大泻三阳之气，会至狂证。“睹其色，察其目，知其散复，一其形，听其动静”，是说医生中的高手，懂得从眼睛观察五色变化，并能细察脉象的大小、缓急，滑涩，从而了解到发病的原因。“知其邪正”，是说知道病人所感受的是虚邪之风还是正邪之风。

"右主推之，左持而御之"说的是针刺时用右手推以进针，左手护持针身的进针出针的运用手法。"气至而去之者"，是说运用补泻手法，等气机调和时，就应该去针。"调气在于终始一者"，是说在运针调气的时候，要始终专心一意，使心神不外驰。"节之交三百六十五会"，是说周身三百六十五穴，都是络脉气血渗灌各部的通会之处。

"五脏之气，已绝于内"说的是五脏的精气内虚了，气口脉便虚浮无根，按切也感觉不到。对这种阴虚证，治疗时，反取患者体表的病处和阳经的合穴，又留针以补充阳气，阳气得到了补充，则阴气就会更加内竭，五脏精气竭而再竭，那么人将必死无疑。由于阴不生阳，无气以动，所以死时又表现得十分安静。

"五脏之气，已绝于外"说的是气口脉象沉微，轻取的感觉好像没有了，这就是五脏阳气衰竭的现象。对这种病，在针治时，反而取用四肢末稍的腧穴，并留针以补阴气，使阴气盛而阳气内陷，阳气内陷就会发生厥逆的病，厥逆则会导致死亡。死亡时，由于阴气有余，所以会出现烦躁现象。察目是因为五脏的精气能使眼睛和面部五色洁明，精气内盛，所以发出的声音就会宏亮。声音宏亮，听起来就与平常不一样了。

邪气脏腑病形第四

【导读】

本篇论述了邪气中人的不同原因和部位，介绍了察色、按脉、问病、诊尺肤等诊法在诊断上的重要性，列举了五脏病变、六腑病变的症状及针刺治疗方法。

【原典】

黄帝问于岐伯曰：邪气之中人也奈何？岐伯答曰：邪气之中人高也。黄帝曰：高下有度乎？岐伯曰：身半以上者，邪中之也；身半以下者，湿中之也。故曰：邪之中人也，无有常，中于阴则溜①于府，中于阳则溜于经。黄帝曰：阴之与阳也，异名同类，上下相会，经络之相贯，如环无端。邪之中人，或中于阴，或中于阳，上下左右，无有恒常，其故何也？岐伯曰：诸阳之会，皆在于面。中人也方乘虚时，及新用力，若饮食汗出腠理开，而中于邪。中于面则下阳明，中于项则下太阳，中于颊则下少阳，其中于膺背两胁亦中其经。黄帝曰：其中于阴奈何？岐伯答曰：中于阴者，常从臂胻始。夫臂与胻，其阴皮薄，其肉淖泽②，故俱受于风，独伤其阴。黄帝曰：此故伤其藏乎？岐伯答曰：身之中于风也，不必动藏。故邪入于阴经，则其藏气实，邪气入而不能客，故还之于府。故中阳则溜于经，中阴则溜于府。黄帝曰：邪之中人藏奈何？岐伯曰：愁忧恐惧则伤心。形寒寒饮则伤肺，以其两寒相感，中外皆伤，故气逆而上行。有所堕坠，恶血留内，若有所大怒，气上而不下，积于胁下，则伤肝。有所击仆，若醉入房，汗出当风，则伤脾。有所用力举重，若入房过度，汗出浴水，则伤肾。黄帝曰：五藏之中内奈何？岐伯曰：阴阳俱感，邪乃得住。黄帝曰：善哉。

【精注】

①溜：同"流"，即流传的意思。

②淖泽：湿润柔软之意。

【今译】

黄帝问岐伯说：邪气是如何侵犯人体的？岐伯回答说：邪气侵犯人体的部位有上有下。

黄帝又问：部位的上下有一定的常规吗？岐伯说：上半身发病，是受了风寒等外邪所致；下半身发病，是受了湿邪所致。这是一般情况。所以说，邪气侵犯人体，发病没有固定的部位。例如邪气伤了阴经，也会流传到属阳的六腑；邪气侵犯了阳经，也可能就在本经的通路上发病。

黄帝说：经络虽有阴阳之分，但都属于整体的经络系统，内连脏腑，外络肢节，上下会通，经脉与络脉相互贯通，如环无端。外邪伤人，有的侵袭阴经，有的侵袭阳经，部位或上下，或左右，没有固定的地方，这是什么道理呢？

岐伯说：手足三阳经，都会聚于头面。邪气中伤于人，一般都是乘正气虚弱之时，以及在劳累之后，或者饮食汗出，腠理开泄的时候，都容易被邪气侵袭。邪气侵袭了面部，会沿着阳明经脉下传；邪气侵袭项部，则沿太阳经脉下传；邪气侵袭颊部，则沿少阳经脉下传，邪气侵犯了胸膺、脊背和两胁，也都分别在阳明经、太阳经、少阳经所过之处发病。

黄帝问：请给我讲讲邪气侵入阴经的情况？岐伯回答说：邪气侵入阴经，通常是从手臂和足胫部开始。臂与足胫部内侧的皮肤较薄，肌肉比较柔软，所以身体各部虽然同样受风，而仅仅损害这些部位的内侧。

黄帝又问：这种邪气久留能伤及五脏吗？岐伯说：身体感受了风邪，不一定会伤及五脏。因为邪气侵入阴经时，若五脏之气充实，邪气就不能入里停留，而还归于六腑。所以外邪侵袭于阳经，能在本经上发病；外邪侵袭于阴经，能溜注到六腑而发病。

黄帝说：邪气侵犯人体而伤及五脏是怎样的？岐伯说：愁忧恐惧等精神因素能伤心。形体受寒与吃寒冷的饮食能伤肺，因为两种寒邪同时感受，皮毛与肺都受损，所以发生咳喘等肺气上逆的病变。如跌仆堕坠，瘀血留于内，又因大怒，肝气上逆，瘀血阻滞于胁下，就会伤肝。如因击仆损伤，或醉后入房，汗出当风，就会伤脾。如用力举重，再加房劳过度，或出汗后浴于水中，就会伤肾。

黄帝问：请给我讲讲五脏为风邪所伤的情况？岐伯回答说：一定要脏气先伤于内，再感外邪。在内外俱伤的情况下，风邪才能内侵入脏。黄帝说：你说得很好！

【原典】

黄帝问于岐伯曰：首面与身形也，属骨连筋，同血合于气耳。天寒则裂地凌冰③，其卒寒或手足懈惰，然而其面不衣何也？岐伯答曰：十二经脉，三百六十五路，其血气皆上于面而走空窍，其精阳气上走于目而为睛，其别走于耳而为听，其宗气上出于鼻而为臭，其浊气出于胃，走唇舌而为味。其气之津液皆上熏于面，而皮又厚，其肉坚，故天气甚寒不能胜之也。黄帝曰：邪之中人，其病形何如？岐伯曰：虚邪之中身也，洒淅动形。正邪④之中人也微，先见于色，不知于身，若有若无，若亡若存，有形无形，莫知其情。黄帝曰：善哉。

黄帝问于岐伯曰：余闻之，见其色，知其病，命曰明；按其脉，知其病，命曰神；问其病，知其处，命曰工。余愿闻见而知之，按而得之，问而极之，为之奈何？岐伯答曰：夫色脉与尺之相应也，如桴鼓影响之相应也，不得相失也，此亦本末根叶之出候也，故根死则叶枯矣。色脉形肉不得相失也，故知一则为工，知二则为神，知三则神且明矣。黄帝曰：愿卒闻之。岐伯答曰：色青者，其脉弦也；赤者，其脉钩也；黄者，其脉代也；白者，其脉毛；黑者，其脉石。见其色而不得其脉，反得其相胜之脉则死矣；得其相生之脉，则病已矣。黄帝问于岐伯曰：五藏之所生，变化之病形何如？岐伯答曰：先定其五色五脉之应，其病乃可别也。黄帝曰：色脉已定，别之奈何？岐伯曰：调其脉之缓、急、小、大、滑、涩，而病变定矣。黄帝曰：调之奈何？岐伯答曰：脉急者，尺之皮肤亦急⑤；脉缓者，尺之皮肤亦缓；脉小者，尺之皮肤亦减而少气；脉大者，尺之皮肤亦贲而起；脉滑者，尺之皮肤亦滑；脉涩者，尺之皮肤亦涩。凡此变者，有微有甚。故善调尺者，不待于寸，善调脉者，不待于色。能参合而行之者，可以为上工，上工十全九；行二者，为中工，中工十全七；行一者，为下工，下工十全六。

【精注】

③凌冰：积冰之意。

④正邪：指四时正常之风，乘虚而侵袭人体。

⑤尺之皮肤亦急：尺，指尺肤，下各句中"尺"字同。

【今译】

黄帝问岐伯说：头面和全身各部，都是由筋骨支撑和联系的，同样是由于气血的循行以供给营养的，但当天寒地冻，滴水成冰的时候，突然受到寒冷，可以手足麻木而不灵活，可是面部却不怕冷，不用衣物覆盖，这是什么缘故？岐伯回答说：人体十二经脉，三百六十五络脉的血气，都上注于面而走七窍。它的精阳之气，上注于目而能视物；它的旁行之气从两侧上行于耳而能听；它的宗气上通于鼻而能嗅；它的谷气从胃上通唇舌而能辨别五味。而各种气所化的津液都上行熏蒸于面部，而面部皮肤较厚，肌肉也坚实，所以虽在极寒冷的气候中，也能够适应。

黄帝问：病邪侵犯人体，会发生怎样的症状？岐伯说：虚邪伤人，病人恶寒战栗；正邪伤人，发病较轻微，开始只在面色上有点变异，身上没有什么感觉，像有病又像无病，像邪已去又像留在体内，或在表面有些轻微表现，可又不明显，所以不容易知道它的病情。黄帝说：很好！

黄帝问岐伯说：我听说观察病人气色的变化而知道病情的，叫做明；切按脉象而知道病情的，叫做神；询问病人而知道病的部位的，叫做工。我希望了解为什么望色能知道疾病，切脉能知道病情的变化，问诊可了解疾病的所在，其道理究竟何在？

岐伯说：病人的气色、脉象、尺肤都与疾病有一定的相应关系，犹如桴鼓相应一样，是不会不一致的。这也和树木的根本与枝叶一样，所以根本衰败，枝叶就枯槁。诊病时要从色、脉、形肉全面观察，不能有所偏废，所以知其一仅仅是一般医生，称为工；知其二是比较高明的医生，称为神；知其三才是最高明的医生，称为神明。

黄帝说：希望你全面详细地给我讲讲这个道理。岐伯回答说：一般疾病，色脉是相应的，出现青色，是弦脉；红色，是钩脉；黄色，是代脉；白色，是毛脉；黑色，是石脉。若见其色而不见其脉，或反见相克之脉，主预后不良；若见到相生之脉，虽然有病，也会痊愈的。

黄帝问岐伯道：五脏发生疾病，它的内在变化和所表现的症状，是怎样的？

岐伯回答说：要首先确定五色，五脉与疾病相应的情况，则五脏所生的疾病就可以辨别了。

黄帝说：气色和脉象已经确定了，怎样来辨别五脏疾病呢？

岐伯说：只要诊查出脉象的缓、急、大、小、滑、涩，则病变就可确定了。

黄帝说：诊查的方法怎样？岐伯说：脉象急的，尺部的皮肤也紧急；脉象缓的，尺肤也弛缓；脉象小的，尺肤也瘦小；脉象大的，尺肤也大而隆起；脉象滑的，尺肤也滑润；脉象涩的，尺肤也枯涩。以上脉象与尺肤的变化，是有轻重不同的。所以善于诊察尺肤的，不必等待诊察寸口的脉象；善于诊察脉象的，不必等待观五色，就可知道病情。假如能将色、脉、尺肤综合运用，就可使诊断更正确，称为上工，上工可治愈十分之九；如能运用两种诊察方法，称为中工，中工可治愈十分之七；若只能用一种诊察方法的，称为下工，下工仅能治愈十分之六。

【原典】

黄帝曰：请问脉之缓、急、小、大、滑、涩之病形何如？岐伯曰：臣请言五藏之病变也。心脉急甚者为瘛疭[6]；微急为心痛引背，食不下。缓甚为狂笑；微缓为伏梁[7]在心下、上下行，时唾血。大甚为喉吤；微大为心痹引背，善泪出。小甚为善哕，微小为消瘅。滑甚为善渴；微滑为心疝引脐，小腹鸣。涩甚为喑；微涩为血溢，维厥，耳鸣，颠疾。

肺脉急甚为癫疾；微急为肺寒热，怠惰，咳唾血，引腰背胸，若鼻息肉不通。缓甚为多汗；微缓为痿瘘，偏风，头以下汗出不可止。大甚为胫肿；微大为肺痹引胸背起，恶日光。小甚为泄，微小为消瘅。滑甚为息贲上气，微滑为上下出血。涩甚为呕血；微涩为鼠瘘，在颈支腋之间，下不胜其上，其应善酸矣。

肝脉急甚者为恶言；微急为肥气，在胁下若覆杯。缓甚为善呕，微缓为水瘕痹也。大甚为内痈，善呕衄；微大为肝痹阴缩，咳引小腹。小甚为多饮，微小为消瘅。滑甚为㿉疝，微滑为遗溺。涩甚为溢饮，涩微为瘛挛筋痹。

脾脉急甚为瘛疭；微急为膈中，食饮入而还出，后沃沫[8]。缓甚为痿厥；微缓为风痿，四肢不用，心慧然若无病。大甚为击仆；微大为疝气，腹里大脓血，在肠胃之外。小甚为寒热，微小为消瘅。滑甚为㿉癃，微滑为虫毒蛔蝎腹热。涩甚为肠颓；微涩为内颓，多下脓血。

肾脉急甚为骨癫疾；微急为沉厥奔豚⑨，足不收，不得前后。缓甚为折脊；微缓为洞，洞者，食不化，下嗌还出。大甚为阴痿；微大为石水，起脐已下至小腹垂垂然，上至胃脘，死不治。小甚为洞泄，微小为消瘅。滑甚为癃颓；微滑为骨痿，坐不能起，起则目无所见。涩甚为大痈，微涩为不月沉痔。

【精注】

⑥瘛疭：手足抽搐之义。

⑦伏梁：腹部包块，突起如大臂，如伏在心下至脐的横梁间，因此名之。

⑧后沃沫：大便泻下冷沫。

⑨奔豚：为肾之积。发自少腹，上至心下，状如豚奔，或上或下，疼痛难忍。

【今译】

黄帝说：缓、急、小、大、滑、涩这些脉象，所主的病状是怎样的呢？

岐伯说：让我谈五脏的具体病变。心脉急甚是手足抽搐；微急是心痛牵引到脊背，饮食不下。心脉缓甚为心神失常的狂笑；微缓为久积之伏梁，在心下，上下走动，常有唾血。心脉大甚为喉中如有物梗阻；微大为心痹作痛引背，时时泪出。心脉小甚为呃逆；微小为消谷善饥的消瘅病。心脉滑甚为消渴；微滑为心疝痛引脐部，小腹鸣响。心脉涩甚为瘖不能言；微涩为出血，四肢厥逆，耳鸣，头顶疾病。

肺脉急甚主癫疾；微急为肺有寒热，倦怠乏力，咳嗽咳血，牵引胸部和腰背部作痛，或鼻中息肉阻塞。肺脉缓甚为多汗；微缓为痿痿，半身不遂，头部以下汗出不止。肺脉大甚为足胫肿；微大为肺痹，牵引胸背胀痛，怕见日光。肺脉小甚为泄泻；微小为消瘅。肺脉滑甚为咳喘气逆；微滑在上为衄血，在下为泄血。肺脉涩甚为呕血；微涩为鼠瘘，发于颈项与腋下，下肢软弱难以支撑躯体，四肢酸甚。

肝脉急甚主口出愤怒的语言；微急为肥气病，位于胁下，形状好像覆着的杯子一样。肝脉缓甚为呕吐，微缓为水积胸胁而小便不通。肝脉大甚为内有痈肿，经常呕吐和衄血；微大为肝痹病，阴器收缩，咳嗽牵引小腹作痛。肝脉小甚为多饮，微小为消谷善饥的消瘅病。肝脉滑甚为阴囊肿大的癀疝病；微滑为遗尿病。肝脉涩甚为水肿；微涩为筋脉瘈挛不舒的筋痹病。

脾脉急甚主四肢抽搐；微急为食入而吐的膈中病，大便多泡沫。脾脉缓甚为四肢痿软无力，四肢厥冷；微缓为风痿病，四肢痿废不用，但神志清楚，和无病的人一样。脾脉大甚为猝然仆倒的病；微大为痞气病，腹中多脓血而在肠胃之外。脾脉小甚为寒热病；微小为内热消瘅。脾脉滑甚为阴囊肿大的癀疝和小便不通的癃闭病；微滑为肠中有蛔虫等寄生虫病，腹中发热。脾脉涩甚为大肠脱出的肠颓病；微涩是肠内溃脓，故大便下脓血。

肾脉急甚为邪深至骨的骨癫疾；微急为下肢沉重逆冷，发为奔豚，两足伸而不能屈，大小便不通。肾脉缓甚为腰脊痛如折；微缓为洞泄病，洞泄的症状是饮食不化，食入之后即从大便排出。肾脉大甚为阴痿不起；微大为石水病，从脐以下至小腹部胀满下坠，上至胃脘不适，预后不良。肾脉小甚为洞泄病；微小为消瘅病。肾脉滑甚为小便不通，或为癀疝；微滑为骨痿病，可坐而不能起立，起立则目眩视物不清。肾脉涩甚为大的痈肿；微涩为月经不行，或痔疾日久不愈。

【原典】

黄帝曰：病之六变者，刺之奈何？岐伯答曰：诸急者多寒；缓者多热；大者多气少血；小者血气皆少；滑者阳气盛，微月有热；涩者多血少气，微有寒。是故刺急者，深内而久留之。刺缓者，浅内而疾发针，以去其热。刺大者，微泻其气，无出其血。刺滑者，疾发针而浅内之，以泻其阳气而去其热。刺涩者，必中其脉，随其逆顺而久留之，必先按而循之，已发针，疾按其痏⑩，无令其血出，以和其脉。诸小者，阴阳形气俱不足，勿取以针，而调以甘药也。

黄帝曰：余闻五藏六府之气，荥输所入为合，令何道从入，入安连过⑪，愿闻其故。岐伯答曰：此阳脉之别入于内，

中華藏書

下部《黄帝内经·灵枢》

中国书店

属于府者也。黄帝曰：荥输与合，各有名乎？岐伯答曰：荥输治外经，合治内府。黄帝曰：治内府奈何？岐伯曰：取之于合。黄帝曰：合各有名乎？岐伯答曰：胃合于三里，大肠合入于巨虚上廉；小肠合入于巨虚下廉，三焦合入于委阳，膀胱合入于委中央，胆合入于阳陵泉。黄帝曰：取之奈何？岐伯答曰：取之三里者，低跗；取之巨虚者，举足；取之委阳者，屈伸而索之；委中者，屈而取之；阳陵泉者，正竖膝予齐下至委阳之阳取之；取诸外经者，揄申而从之⑫。

黄帝曰：愿闻六府之病。岐伯答曰：面热者足阳明病，鱼络血者手阳明病，两跗之上脉竖陷者足阳明病，此胃脉也。大肠病者，肠中切痛而鸣濯濯，冬日重感于寒即泄，当脐而痛，不能久立，与胃同候，取巨虚上廉。胃病者，腹䐜胀，胃脘当心而痛，上支两胁，膈咽不通，食饮不下，取之三里也。小肠病者，小腹痛，腰脊控睾而痛，时窘之后，当耳前热，若寒甚，若独肩上热甚，及手小指次指之间热，若脉陷者，此其候也，手太阳病也，取之巨虚上廉。三焦病者，腹气满，小腹尤坚，不得小便，窘急，溢则水，留即为胀，候在足太阳之外大络，大络在太阳少阳之间，亦见于脉，取委阳。膀胱病者，小腹偏肿而痛，以手按之，即欲小便而不得，肩上热。若脉陷，及足小指外廉及胫踝后皆热。若脉陷，取委中央。胆病者，善太息，口苦，呕宿汁，心下淡淡⑬，恐人将捕之，嗌中吤吤然，数唾，在足少阳之本末，亦视其脉之陷下者灸之，其寒热者取阳陵泉。黄帝曰：刺之有道乎？岐伯答曰：刺此者，必中气穴，无中肉节，中气穴则针染（一作游）于巷，中肉节即皮肤痛。补泻反则病益笃。中筋则筋缓，邪气不出，与其真相搏，乱而不去，反还内著⑭，用针不审，以顺为逆也。

【精注】

⑩痏：痏（wěi），指针孔而言。

⑪入安连过：手足三阳脉气与那些脏腑经脉相连属。

⑫揄申而从之：牵引四肢取穴。

⑬淡淡：跳动的样子。

⑭著：通"着"。

【今译】

黄帝说：五脏病变出现的六种脉象，应用何种方法针刺？岐伯说：凡是脉象紧急的多是有寒邪；脉象缓的多属热；脉象大的多属气有余而血不足；脉小的多属气血两不足；脉滑的是阳盛微有热；脉涩的是血瘀气虚，微有寒象。因此，在针刺时，对出现急脉的病变应深刺，留针的时间要长；对出现缓脉的病变要浅刺，出针要快，以散其热；对出现大脉的病变，要用轻泻的刺法，微泻其气，不要出血；对出现滑脉的病变，要用浅刺而快出针的方法，以泻亢盛的阳气，而泄其热；对出现涩脉的病变，针刺时必须刺中其脉，根据经气的逆顺方向行针，留针时间要长，并按摩以导引脉气，出针后要很快按住针孔，不要出血，使经脉中气血调和；凡出现小脉的，是阴阳气血俱虚，不宜用针刺治疗，可用甘味药来调治。

黄帝说：我听说五脏六腑之气，都出于井穴，经过荥穴、输穴而入归于合穴。其气血是从何道注入的，进入后又和哪些脏腑经脉有连属的关系？希望听你讲讲其中的道理。岐伯说：这是手足阳经从别络进入内部而连属于六腑的。

黄帝说：荥穴、输穴与合穴，在治疗上各有一定的作用吗？

岐伯说：荥穴、输穴的脉气浮浅，可以治外经的病，合穴的脉气深入，可以治疗内腑的病。

黄帝说：对人体内部的腑病应如何治疗？岐伯说：要取阳经的合穴。

黄帝说：合穴各有名称吗？岐伯说：足阳明胃经的合穴在三里；手阳明大肠经的脉气，循足阳明胃脉合于巨虚上廉；手太阳小肠经的脉气，循足阳明胃脉合于巨虚下廉；手少阳三焦经合于足太阳经之委阳穴；足太阳膀胱经合于委中；足少阳胆经合于阳陵泉。

黄帝说：合穴怎样取法呢？岐伯说：三里穴要使足背低平而取；巨虚穴要举足而取；委阳穴要先屈后伸下肢而取；委中穴要屈膝而取；阳陵泉穴要正身蹲坐使两膝齐平，向下在委阳的外侧取之。凡取治外在经脉的病，要牵引伸展四肢，来寻找

中华藏书

黄帝内经·最新整理珍藏版

中国书店

穴位。

黄帝说：希望你给我讲讲六腑病变的情况。岐伯说：足阳明经脉行于面，面部发热就是足阳明经的病变；手阳明经脉行于鱼际之后，故手鱼血脉郁滞或有瘀斑是手阳明经的病；两足背的冲阳脉，出现坚实挺竖或虚软下陷现象的，是足阳明经的病，这是胃的经脉。

大肠病的症状，肠中如刀割样疼痛，水气在肠中通过发出濯濯之声，冬天再受了寒邪，就会引起泄泻，当脐部疼痛，不能久立。大肠与胃密切相关，故可以取胃经的上巨虚穴治疗。

胃病的症状，腹部胀满，胃脘当中疼痛，向上至两胁支撑作胀，胸膈和咽部阻塞不通，饮食不下。治疗当取足三里穴。

小肠病的症状，小腹作痛，腰脊牵引至睾丸疼痛，大小便窘急，耳前发热，或寒甚，或肩上热甚，手小指与无名指间热甚，或络脉虚陷不起，这都属于小肠病的证候。手太阳小肠经的病，可以取胃经的下巨虚穴治疗。

三焦病的症状，腹中胀满，小腹部胀得更甚，小便不通而有窘迫感，水溢于皮下为水肿，或停留在腹部为水胀病。三焦病也可以观察是太阳经外侧大络的变化，大络在太阳经与少阳经之间，为三焦的下腧委阳穴，三焦有病，亦可见到脉的异常，治疗时取委阳穴。

膀胱病的症状，小腹部肿胀疼痛，用手按小腹，即有尿意，但又解不出，肩上发热，或络脉虚陷不起，以及足小趾外侧和踝部、小腿上发热。若络脉虚陷不起，治疗时可以取膀胱经的合穴委中。

胆病的症状，常常吸长气，口苦，呕吐苦水，心跳不安，恐惧，如有人将捕捉他一样，咽中如物梗阻，常想吐出来。在足少阳经起点至终点的循行通路上，也可以出现络脉陷下的情况，可以用灸的方法治疗；如胆病而有寒热现象的，可取足少阳经的合穴阳陵泉刺治。

黄帝问：针刺有一定的规律可以遵循吗？岐伯回答说：针刺这些疾病，一定要刺中穴位，切不可刺于肉节。因为刺中穴位，就能够针着脉道而经络疏通，若误刺在肉节上，只能损伤皮肉而使皮肤疼痛。还有补泻的手法如果用反了，就会使疾病更加危重。如果误刺在筋上，会伤筋而造成筋的弛缓，邪气不能驱除，反与真气纠缠而疾病不去，以至入里内陷而使疾病加重。上述就是用针不审慎，违反了正常的针刺规律所造成的恶果。

根结第五

【导读】

本篇详细论说了三阴三阳经的根结部位与穴名，介绍了三阴三阳经开、阖、枢的不同作用和所主病症，依据经气一昼夜在人体运行五十周次的原理，讨论了从歇止脉次数的多少，来测定脏气亏损的情况。

【原文】

岐伯曰：天地相盛，寒暖相移，阴阳之道，孰少孰多？阴道偶，阳道奇，发于春夏，阴气少，阳气多，阴阳不调，何补何泻？发于秋冬，阳气少，阴气多，阴气盛而阳气衰，故茎叶枯槁，湿雨下归，阴阳相移，何泻何补？奇邪离经^①，不可胜数，不知根结^②，五藏六府，折关败枢^③，开合而走，阴阳大失，不可复取。九针之玄，要在终始，故能知终始，一言而毕，不知终始，针道咸绝。太阳根于至阴，结于命门，命门者目也。阳明根于厉兑，结于颡大，颡大者钳耳也。少阳根于窍阴，结于窗笼，窗笼者耳中也。太阳为开，阳明为合，少阳为枢。故开折则肉节渎而暴病起矣，故暴病者取之太阳，视有余不足，渎者皮肉宛焦而弱^④也。合折则气无所止息而痿疾起矣，故痿疾者取之阳明，视有余不足，无所止息者，真气稽留，邪气居之也。枢折即骨繇而不安于地，故骨繇^⑤者取之少阳，视有余不足，骨繇者节缓而不收也，所谓骨繇者摇故也，当穷^⑥其本也。太阴根于隐白，结于太仓。少阴根于涌泉，结于廉泉。厥阴根于大敦，结于玉英，络于膻中。太阴为开，厥阴为合，少阴为枢。故开折则仓廪无所输膈洞^⑦，膈洞者取之太阴，视有余不足，故开折者气不足而生病也。合折即气绝而喜悲，悲者取之厥阴，视有余不足。枢折则脉有所结而不通，不通者取之少阴，视有余不足，有结者皆取之不足。足太阳根于至阴，溜于京骨，注入昆仑，入于天柱、飞扬也。足少阳根于窍阴，溜于丘墟，注于阳辅，入于天容、光明也。足阳明根于厉兑，溜于冲阳，注于下陵，入于人迎、丰隆也。手太阳根于少泽，溜于阳谷，注于少海，入于天窗、支正也。手少阳根于关冲，溜于阳池，注于支沟，入于天牖、外关也。手阳明根于商阳，溜于合谷，注于阳溪，入于扶突、偏历也。此所谓十二经者，盛络皆当取之。一日一夜五十营者，以营五藏之精，不应数者，名曰狂生。所谓五十营者，五藏皆受气。持其脉口，数其至也，五十动而不一代者，五藏皆受气；四十动一代者，一藏无气；三十动一代者，二藏无气；二十动一代者，三藏无气；十动一代者，四藏无气；不满十动一代者，五藏无气。予之短期，要在终始。所谓五十动而不一代者，以为常也，以知五藏之期。予之短期者，乍数乍疏也。

【精注】

①奇邪离经：奇邪，即不正之气。离，有"罹"的意思，此为侵入。本句的意思为不正之邪侵入人体经脉流传不定。

②根结：经脉的起始和终止的部位。

③折关败枢：关，指开、阖。即折败关枢。

④皮肉宛焦而弱：指肌肉消瘦干枯的意思。

⑤骨繇（yáo）：指骨节弛缓不收，摇摆不定。

⑥穷：穷究，推究的意思。

⑦膈洞：指膈塞、洞泄两种病症。

【今译】

岐伯说：天地之气互相感应，寒暖气候递相推移，阴阳的消长、寒热的盛衰、谁多谁少，都是有规律可循的。阴道为偶数，阳道为奇数。病发在春夏之季的，阴气少而阳气多，对阴阳不能调和所致的病，应该怎样用补法和泻法？病发在秋冬季的，阳气少而阴气多，此时由于阳气衰少阴气充盛，因此草木的茎叶枯萎凋落，水湿会下渗到根部，对于阴阳相移的病变，又应该怎样用补法和泻法呢？不正的邪气侵入经络，所发生的病变是难以胜数的，如果不知根结的意义，奇邪侵扰脏腑致使功能失常，枢机败坏，气走泄而阴阳大伤，这样病也就难治了。九针的功用发挥，主要在于经脉根结。因此知道了经脉根结，针刺的道理一说就清楚了。假如不知道经脉根结，针刺的道理就闭绝难通。

足太阳膀胱经起于足小拇趾外侧的至阴穴，结于面部的命门。所谓"命门"，就是内眼角的睛明穴。足阳明胃经起于足大拇趾和食趾端的厉兑穴，归结于额角的颡大。所谓"颡大"，就是钳束于耳的上方、额角部位的头维穴。足少阳胆经起于足小趾端的窍阴穴，结于耳部的窗笼。所谓"窗笼"，就是听会穴。太阳为开，阳明为合，少阳介于表里之间，可转输内外，如门户的枢纽，故称为枢。所以太阳之关失掉了机能，则肉节渎而发生暴疾。因此针治暴疾，可取用足太阳膀胱经，根据病的情况，判断应该泻有余，还是应该补不足。渎，是皮肉瘦小憔悴的意思。阳明之合失掉了功能，气就会无所止息，痿疾也就发生了。因此，针治痿疾，可取用足阳明胃经，根据病的情况，判断应该泻其有余，还是应该补其不足。无所止息，就是说如果正气运行不畅，邪气就会留在里面了。少阳之枢失掉了功能，就会发生骨繇病而站立不稳。因此，诊治骨繇病，可取用足少阳胆经，根据病的情况，判断应该泻其有余，还是应该补其不足。"骨繇"，是指骨节弛缓不收的意思。以上所说的病应该探明它的根源。

足太阴脾经从足大趾内侧的隐白穴起，归结于上腹部的太仓穴。足少阴肾经从足心的涌泉穴起，归结于喉部的廉泉穴。足厥阴肝经从足大趾外侧的大敦穴起，归结于胸部的玉英穴而络于膻中穴。太阴为开；厥阴为阖；少阳为枢。所以太阴之关失掉了功能，就会使脾运化功能降低而不能转输谷气，表现为上则膈气痞塞，下则洞泄不止。治膈塞洞泄的病，可取用足太阴脾经穴，根据病的情况而泻其有余，补其不足。太阴之开失掉了功能，主要是因为脾气不足而引起的。厥阴之阖失掉了功能，肝气就会弛缓，表现为时常悲哀。治疗悲的病，可取用足厥阴肝经穴，根据病的情况而泻其有余，补其不足。少阴之枢失掉了功能，肾经脉气就会结滞不通。治疗结滞不通的病，可取用足少阴肾经穴，根据病的情况而泻其有余，补其不足。凡是经脉结滞不通的，都可以用上面的方法刺治。

足太阳膀胱经起于本经井穴至阴，流注于原穴京骨，又注于经穴昆仑，上入于颈部的天柱穴，下入于足部的络穴飞扬。足少阳胆经起于本经井穴窍阴，流经原穴丘墟，然后注于经穴阳辅，在上入于颈部的天容穴，在下入于络穴光明。足阳明胃经起于本经井穴厉兑，流经原穴冲阳，然后注入经穴足三里，在上进入颈部的人迎穴，在下进入足部的络穴丰隆。手太阳小肠经起于本经井穴少泽，流经经穴阳谷，然后注入合穴少海，在上进入头部的天窗穴，在下进入臂部的络穴支正。手少阳三焦经脉起于本经井穴关冲，流经原穴阳池，注入经穴支沟，在上进入头部的天牖穴，在下进入络穴外关。手阳明大肠经起于本经井穴商阳，然后流经原穴合谷，注入经穴阳溪，在上进入颈部的扶突穴，在下进入络穴偏历。这就是手三阳、足三阳左右共十二条经脉的根源流向与注入的部位，有络脉盛满现象的，都应当用泻法刺这些穴位。

经脉的气在人体内不断运行，一昼夜为五十周，以营运五脏的精气。如果太过或不及，而不能与周行五十次的次数相应，人就会生病，这种情况称作"狂生"。所谓"五十营"，是说使五脏都能得到精气的营养，并可从诊切寸口脉象、计算脉搏跳动的次数，以测脏气的盛衰。如果脉跳动五十次而无歇止，说明五脏都能接受精气的营养而健全，若脉跳四十次而有一次歇止的，便说明其中一脏衰败了；脉跳三十次而有一次歇止的，是二脏衰败了；脉跳二十次而有一次歇止的，是三脏衰败了；脉跳十次而有一次歇止的，是四脏衰败了；脉跳动不满十次就歇止的，是因为五脏精气俱衰，说明病者死期将近。脉跳动五十次而不歇止的，是五脏正常的脉象，可以借以测知五脏的精气情况。至于预料一个人短期内是否死亡，则是从他脉象的忽快忽慢来断定的。

【原典】

黄帝曰：逆顺五体者，言人骨节之小大，肉之坚脆，皮之

厚薄，血之清浊，气之滑涩，脉之长短，血之多少，经络之
数，余已知之矣，此皆布衣匹夫之士也。夫王公大人，血食之
君，身体柔脆，肌何软弱，血气慓悍滑利，其刺之徐疾浅深多
少，可得同之乎？岐伯答曰：膏粱菽藿⑧之味，何可同也。气
滑即出疾，其气涩则出迟，气滑则针小而入浅，气涩则针大而
入深，深则欲留，浅则欲疾。以此观之，刺布衣者深以留之，
刺大人者微以徐之，此皆因气慓悍滑利也。黄帝曰：形气之逆
顺奈何？岐伯曰：形气不足，病气有余，是邪胜也，急泻之。
形气有余，病气不足，急补之。形气不足，病气不足，此阴阳
气俱不足也，不可刺之，刺之则重不足，重不足则阴阳俱竭，
血气皆尽，五藏空虚，筋骨髓枯，老者绝灭，壮者不复矣。形
气有余，病气有余，此谓阴阳俱有余也，急泻其邪，调其虚
实。故曰有余者泻之，不足者补之，此之谓也。故曰刺不知逆
顺，真邪相搏。满而补之，则阴阳四溢⑨，肠胃充郭，肝肺内
膜，阴阳相错。虚而泻之，则经脉空虚，血气竭枯，肠胃慑
辟⑩，皮肤薄者，毛腠夭瞧，予之死期。故曰用针之要，在于
知调阴与阳，调阴与阳，精气乃光，合形与气，使神内藏。故
曰上工平气，中工乱脉，下工绝气危生。故曰下工不可不慎
也。必审五藏变化之病，五脉之应，经络之实虚，皮之柔粗，
而后取⑪之也。

【注解】

⑧膏粱菽藿：膏，指肥腻食物；粱，精细粮食；菽，豆
类；藿，豆叶。

⑨阴阳四溢：《甲乙经》作"阴阳血气四溢"。

⑩慑辟：软弱无力，邪气充斥的意思。

⑪取：治。

【今译】

黄帝说：人形体的差异有五种情况，即是指其骨节大小的
不同，肌肉坚脆的差别，皮肤厚薄、清浊的差异，气的运行也
有滑有涩，经脉也有长有短，津血也有多有少，以及经络的数
目等，这些我已经知道了，但这指的都是布衣之士，对于那些
王公大人和终日食肉的人，他们往往身体脆弱，肌肉软弱，血

气运行急速而滑利，在治疗时，手法的快慢，进针的深浅，取穴的多少，也可相同对待吗？岐伯回答说：吃肥甘美味的人与吃糠菜粗食的人，在针治时怎么会一样呢？对于他们，气滑的应出针快，气涩的应出针慢；气滑的应当用小针浅刺，气涩的应当用大针深刺，深刺的还应留针，浅刺的则出针要快。由此看来，针刺布衣之士应深刺并且要留针，针刺王公大人应浅刺并且要慢进针，因为他们的气行有慓悍与急滑的不同。

黄帝说：形气出现了有余或不足的差别，该如何治疗呢？岐伯说：形气不足，病气有余的，是邪气满实了，应当急用泻法以祛其邪；若形气有余，病气不足的，应当急用补法以抵御邪气；如果形气和病气俱不足，则是阴阳之气都已经不足了，不能用针刺这种病人，否则会更加不足，更加不足就会导致阴阳俱竭，气血耗尽，五脏空虚，筋骨枯槁，其结果是，老年人将要死亡，壮年人也难复原。假若形气有余，病气也有余，这就是阴阳都有余了，应该急用泻法祛其实邪，以调其虚实。所以说，凡是有余的应该用泻法，不足的应该用补法，就是这个道理。

因此凡是针刺，如果不懂得补泻逆顺的道理，就会导致正气与邪气的相互搏结。若邪气实却用了补法，就会导致阴阳气血满溢，邪气也会充塞大肠和胃，肝肺会发生胀满，阴阳之气也就错乱了。若正气虚却用了泻法，就会使经脉空虚，气血耗损枯竭，肠胃松弛无力，人也就会瘦得皮包骨，毫毛脱折枯焦，凭此便可以预见离死期不远了。

因此运用针法的要领，在于懂得调和阴阳。调和好了阴阳，精气就可以充足，形体与神气也可能相合，神气便能内藏而不会泄漏了，所以说，只有高明的医生才能够调理阴阳之气，使阴阳之气平衡。一般的医生常常扰乱经脉，低劣的医生则有可能耗绝精气而危害生命。所以说，针刺时，运用补泻手法不可不审慎，一定要审察五脏的病情变化，以及五脏的脉象与痛的感应情况，经络的虚实情况，皮肤的柔粗情况，才能够选取适当的经穴进行治疗。

寿夭刚柔第六

【导读】

本篇叙述了人体素质不同与寿夭的关系，用阴阳学说分析了人体内外和脏腑组织的阴阳属性，根据病邪性质的不同及其侵袭人体部位的区别，提出了相应的治法。

【原文】

黄帝问于少师曰：余闻人之生也，有刚有柔，有弱有强，有短有长，有阴有阳，愿闻其方。少师答曰：阴中有阴，阳中有阳，审知阴阳，刺之有方①，得病所始，刺之有理，谨度②病端，与时相应，内合于五藏六府，外合于筋骨皮肤。是故内有阴阳，外亦有阴阳。在内者，五藏为阴，六府为阳；在外者，筋骨为阴，皮肤为阳。故曰病在阴之阴者，刺阴之荥输；病在阳之阳者，刺阳之合；病在阳之阴者，刺阴之经；病在阴之阳者，刺络脉。故曰病在阳者命曰风，病在阴者命曰痹，阴阳俱病命曰风痹。病有形而不痛者，阳之类也；无形而痛者，阴之类也。无形而痛者，其阳完③而阴伤之也，急治其阴，无攻其阳；有形而不痛者，其阴完而阳伤之也，急治其阳，无攻其阴，阴阳俱动，乍有形，乍无形，加以烦心，命曰阴胜其阳，此谓不表不里，其形不久。

【精注】

①刺之有方：针刺有一定的法度、规律。

②度：揣度的意思。

③阳完：指阳分尚未受病。

【今译】

黄帝问少师说：我听说人体的先天素质，有刚柔、强弱、长短、阴阳等不同，希望听你讲讲对这些不同体质的人的针刺方法。

少师答道：就人体的阴阳而论，阴中还有阴，阳中还有阳。首先要掌握阴阳的规律，才能很好运用针刺方法。同时还要了解发病的经过情况，用针才能合理。必须细心推测开始发病的因素，以及人体与四时气候的相应关系，在内与五脏六腑相合，在外与筋骨皮肤相合。所以体内有阴阳，体表亦有阴阳。在体内五脏为阴，六腑为阳；在体表筋骨为阴，皮肤为阳。因而临床治疗上，病在阴中之阴的五脏，可刺阴经的荥穴和输穴；病在阳中之阳的皮肤，可刺阳经的合穴；病在阳中之阴的筋骨，可刺阴经的经穴；病在阴中之阳的六腑，可刺络穴。因此，疾病的性质由于发病部位不同而异，病在体表，由于外感邪气引起的属阳，称为"风"；病在体内，由于病邪在内，使气血阻滞不畅的属阴，称为"痹"；如果表里阴阳俱病的，称为"风痹"。再从疾病的症状来分析，如果有外在形体的症状而没有内脏疼痛症状的，多属于阳症；没有外在形体的症状而见有内脏疼痛症状的，多属于阴症。由于体表无病而内脏受伤，当速治其里，不要误治其表；由于内脏无病而体表受伤的，当速治其表，不要误治其里。如果表里同时发病，症状忽见于体表，忽见于内脏，再加上病者心情烦躁不安，是内脏病甚于体表病，这就是病邪不单纯在表，也不单纯在里，属于表里同病，故预后不良。

【原典】

黄帝问于伯高曰：余闻形气病之先后，外内之应奈何？伯高答曰：风寒伤形，忧恐忿怒伤气。气伤藏，乃病藏；寒伤形，乃应形④，风伤筋脉，筋脉乃应。此形气外内之相应也。黄帝曰：刺之奈何？伯高答曰：病九日者，三刺而已。病一月者，十刺而已。多少远近，以此衰之⑤。久痹不去身者，视其血络，尽出其血。黄帝曰：外内之病，难易之治奈何？伯高答曰：形先病而未入藏者，刺之半其日；藏先病而形乃应者，刺之倍其日。此月内难易之应也。

【精注】

④乃应形：应误当作"病"字。"作脏病脏"，"伤形病形"，上下相应。

⑤以此衰之：依照这个标准进行计算。

【今译】

黄帝问伯高说：我听说人的形体与脏气发病有先后，可以给我讲讲它们内外相应的情况吗？伯高回答说：风寒之邪，多伤于人的外在形体；忧恐忿怒等情志变化，多伤及内在脏气。凡七情之气伤脏，则病变部位应在内脏；外感寒邪伤形，则发生疾病应在形体；风邪直接伤及筋脉，则筋脉也就相应地发生病变。由此可见，病邪与所伤部位的形气，是内外相应的。

黄帝说：如何进行针刺治疗呢？伯高回答说：大抵病为九天，针治三次就会好；病已一月，针治十次可以好。病程的远近或时间的多少，都可根据这三天针一次的方法来计算之。至于邪气内阻，久而不愈之病，可仔细观察病人的血络，针刺血络出尽其恶血。

黄帝说：内外之病治疗上难易的情况是怎样的？伯高回答说：外形先受病而尚未伤及内脏的，针治次数可以根据已病的日数减半计算。如果内脏先受病而后相应及于外形的，针刺次数则应当加倍计算。这是说疾病部位有内外之分，而治疗上也有难易的区别。

【原典】

黄帝问于伯高曰：余闻形有缓急，气有盛衰，骨有大小，肉有坚脆，皮有厚薄，其以立寿夭奈何？伯高答曰：形与气相任则寿，不相任则夭。皮与肉相果则寿，不相果则夭。血气经络胜形则寿，不胜形则夭。黄帝曰：何谓形之缓急？伯高答曰：形充而皮肤缓者则寿，形充而皮肤急者则夭。形充而脉坚大者顺也，形充而脉小以弱者气衰，衰则危矣。若形充而颧不起者骨小，骨小则夭矣。形充而大肉䐃坚而有分者肉坚，肉坚则寿矣；形充而大肉无分理⑥不坚者肉脆，肉脆则夭矣。此天之生命，所以立形定气⑦而视寿夭者。必明乎此立形定气，而后以临病人，决死生。黄帝曰：余闻寿夭，无以度之。伯高答曰：墙基⑧卑，高不及其地者，不满三十而死；其有因加疾者，不及二十而死也。黄帝曰：形气之相胜，以至寿夭奈何？伯高答曰：平人而气胜形者寿；病而形肉脱，气胜形者死，形胜气者危矣。

【精注】

⑥分理：指肌肉的纹理。

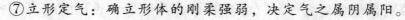

⑦立形定气：确立形体的刚柔强弱，决定气之属阴属阳。

⑧墙基：张介宾注："墙基者，面部四旁骨骼也。"

【今译】

黄帝问伯高说：我听说人的外形有缓急，正气有盛衰，骨骼有大小，肌肉有坚脆，皮肤有厚薄，从这些方面怎样来确定人的寿夭呢？伯高回答说：外形与正气相称的多长寿；不相称的多夭折。皮肤与肌肉相称的多长寿；不相称的多夭折。内在血气经络的强盛超过外形的多长寿；不能超过外形的多夭折。

黄帝说：给我讲讲形体缓急的情况？伯高回答说：外形壮实而皮肤舒缓的多长寿；外形虽盛而皮肤紧急的多夭折。外形壮实而脉象坚大有力的为顺；外形虽盛而脉象弱小无力的为气衰，气衰是危险的。假使外形虽盛而颧骨不突起者骨骼小，骨骼小的多夭折。如外形壮实，而大肉突起有分理者是肉坚实，肉坚实的人多长寿；外形虽盛而大肉无分理不坚实者是肉脆，肉脆的人多夭折。以上所说，虽是人的先天禀赋，但是可以根据这些形气的不同情况来衡量体质之强弱，从而推断其长寿或夭折。医工必须明白这些道理，而后临床时根据形气的情况，以决定预后的良与不良。

黄帝说：我已听过关于寿夭的区别，但究竟怎样来衡量呢？伯高回答说：凡是面部肌肉陷下，而四周骨骼显露的，不满三十岁就会死亡。如果再加上疾病的影响，不到二十岁就会有死亡的可能。

黄帝说：形与气相胜是如何决定寿夭的？伯高回答说：健康人正气胜过外形的就会长寿；病人肌肉已经极度消瘦，虽然正气胜过外形，也终将不免要死亡；如果外形胜过正气，则是很危险的。

【原典】

黄帝曰：余闻刺有三变，何谓三变？伯高答曰：有刺营者，有刺卫者，有刺寒痹之留经者。黄帝曰：刺三变者奈何？伯高答曰：刺营者出血，刺卫者出气，刺寒痹者内热。黄帝曰：营卫寒痹之为病奈何？伯高答曰：营之生病也，寒热少气，血上下行。卫之生病也，气痛时来时去，佛忾贲响⑨，风寒客于肠胃之中。寒痹之为病也，留而不去，时痛而皮不仁。黄帝曰：刺寒痹内热奈何？伯高答曰：刺布衣者，以火焠之。刺大人者，以药熨之。黄帝曰：药熨奈何？伯高答曰：用淳酒二十升，蜀椒一斤，干姜一斤，桂心一斤，凡四种，皆㕮咀，渍酒中。用绵絮一斤，细白布四丈，并内酒中。置酒马矢煴中，盖封涂，勿使泄。五日五夜，出布绵絮，曝干之，干复渍，以尽其汁。每渍必晬其日，乃出干。干，并用滓与绵絮，复布为复巾，长六七尺，为六七巾。则用之生⑩桑炭炙巾，以熨寒痹所刺之处，令热入至于病所，寒复炙巾以熨之，三十遍而止。汗出以巾拭身，亦三十遍而止。起步内中，无见风，每刺必熨，如此病已矣，此所谓内热也。

【精注】

⑨佛忾贲响："佛忾"（fúkài），杨上善曰："佛忾，气盛满貌。贲响。腹胀貌。"胸腹胀满，肠胃响鸣。

⑩生：点燃。

【今译】

黄帝说：我听说刺法有三变，指的是什么？伯高回答说：指的是刺营分，刺卫分，刺寒痹稽留于经络三种。

黄帝说：这三种刺法是怎样的？伯高回答说：刺营分时要疏通其血，刺卫分时要调和其气，刺寒痹时要使热气纳于内。

黄帝说：营分、卫分、寒痹的病状如何？伯高回答说：营分病多出现寒热往来，呼吸少气，血上下妄行。卫有病则痛无定处，也不定时，胸腹会感到满闷或者窜动作响，这是风寒侵袭于肠胃所致。寒痹的病状，多由病邪久留而不解，因此时常感到筋骨作痛，甚或皮肤麻木不仁。

黄帝说：刺寒痹怎样才能使躯体内部产生热感？伯高回答说：对一般体质比较好的劳动者病人，可用烧红的火针刺治，而对养尊处优体质较差的病人，则多用药熨。

黄帝说：如何药熨呢？伯高回答说：用醇酒二十升，蜀椒一升，干姜、桂心各一斤（升）。共四种药，都嚼碎，浸在酒中。再用丝绵一斤，细白布四丈，一齐纳入酒中。把酒器加上盖，并用泥封固，不使泄气，放在燃着的马粪内煨，经过五天五夜。将细布与丝绵取出晒干，干后再浸入酒内，如此反复地将药酒浸干为度。每次浸的时间要一整天，然后拿出来再晒干。等酒浸干后，将布做成夹袋，每个长六到七尺，共做成六七个，将药渣与丝绵装入袋内。用时取生桑炭火，将夹袋放在上面烘热，熨敷于寒痹所刺的地方，使得热气能深透于病处。夹袋冷了再将其烘热。如此熨敷三十次，每次都使患者出汗。出汗后用手巾揩身，也需要三十遍。并令患者在室内行走，但不能见风。按照这样的方法，每次针治时，再加用熨法，病就会好了。这就是"内热"的方法。

官针第七

【导读】

本篇论述了九针的九种不同刺法及与其相适应的九类不同病变，介绍了适应十二经病症的十二节刺法以及适应邪气深浅程度的三刺法和适应五脏病症的五刺法。

【原典】

凡刺之要，官针①最妙。九针之宜，各有所为，长短大小，各有所施也，不得其用，病弗能移。疾浅针深，内伤良肉，皮肤为痈；病深针浅，病气不泻，支为大脓②。病小针大，气泻太甚，疾必为害；病大针小，气不泄泻，亦复为败。失针之宜③，大者泻，小者不移，已言其过，请言其所施。

病在皮肤无常处者，取以镵针于病所，肤白勿取。病在分肉间，取以员针于病所。病在经络痼痹者，取以锋针，病在脉，气少当补之者，取以鍉针于井荥分输。病为大脓者，取以铍针。病痹气暴发者，取以员利针。病痹气痛而不去者，取以毫针。病在中者，取以长针。病水肿不能通关节者，取以大针。病在五藏固居者，取以锋针，泻于井荥分输，取以四时。凡刺有九，以应九变。一曰输刺；输刺者，刺诸经荥输藏腧也。二曰远道刺；远道刺者，病在上，取之下，刺府腧也。三曰经刺；经刺者，刺大经之结络经分也。四曰络刺；络刺者，刺小络之血脉也。五曰分刺；分刺者，刺分肉之间④也。六曰大泻刺⑤；大泻刺者，刺大脓以铍针也。七曰毛刺⑥；毛刺者，刺浮痹皮肤也。八曰巨刺；巨刺者，左取右，右取左。九曰焠刺，焠刺者，刺燔针则取痹也。

【精注】

①官针："官"有用之义，是动词。旧注为公认的符合标准的针具，似不合。

②支为大脓：支，太素卷作"反"字，当从。

③失针之宜：失，《甲乙经》作"夫"字。

④分肉之间："分肉"指肌肉间赤白相分。"之间"指肌肉与肌肉之间的凹陷处。

⑤大泻刺：谓针刺脓疡，排脓放血。

⑥毛刺：皮肤浅刺。

【今译】

针刺的要点，在于正确选用符合规格的针具。九针依据其各自的长、短、大、小，分别有不同的功用。

如果用法不当，病就难除。病在浅表的却针刺过深，就会损伤里面的好肉，发生痈肿。病在深部的却针刺过浅，病邪就不能排除，反而会形成大的脓疡。病轻浅却用大针，会使元气外泻而加重病情；疾病深重却用小针，邪气得不到排泄，治疗也就得不到效果了。不正确的用针往往是宜用小针却因误用了大针而泄去了正气，应用大针却误用了小针而使病邪得不到排除。这里已经说了错用针具的害处，那就让我再谈九针的正确用法。

病在皮肤而没有固定的地方，可以用镵针针刺病变部位，但皮肤苍白的就不能针刺了。病在肌肉间的，可以用圆针揩病变部位。病在经络，日久成痹的，应用锋针治疗。病在经脉，而气又不足的，当用补法，以锓针按压井、荥、输等穴位。对患严重脓疡的，应当用铍针排脓治疗。痹症急性发作的，应当用圆利针治疗。患痹症而疼痛又日久不止的，可以用毫针治疗。病已入里的，应当用长针刺治。患水肿并且关节不通利的，应当用大针刺治。病在五脏而固留不去的，可用锋针，在井荥输等穴用泻法刺治，并依据四时与腧穴的关系进行选穴。

针刺有九种方法：第一种叫做输刺，是针刺十二经四肢的井、荥、输、经、合等各穴，以及背部两侧的脏腑俞穴。第二种叫做远道刺，是说病在上部的，从下部取穴，针刺足三阳经的腑俞穴。第三种叫做经刺，就是针刺在深部经脉触到的硬结或压痛。第四种叫络刺，就是刺皮下浅部的小络脉。第五种叫分刺，就是针刺肌肉的间隙。第六种叫做大泻刺，就是用铍针刺肠痈。第七种叫毛刺，就是针刺皮肤浅表的痹症。第八种叫做巨刺，就是左侧的病刺右侧的穴，右侧的病刺左侧的穴。第九种叫做焠刺，就是用火针治痹症。

【原典】

凡刺有十二节，以应十二经。一曰偶刺；偶刺者，以手直心若背⑦，直痛所，一刺前，一刺后，以治心痹，刺此者傍针之也。二曰报刺；报刺者，刺痛无常处也，上下行者，直内无拔针，以左手随病所按之，乃出针复刺之也。三曰恢刺；恢刺者，直刺傍之，举之前后，恢筋急⑧，以治筋痹也。四曰齐刺，齐刺者，直入一，傍入二，以治寒气小深者。或曰三刺；三刺者，治痹气小深者也。五曰扬刺，扬刺者，正内一，傍内四，而浮之，以治寒气之博大者也。六曰直针刺，直针刺者，引皮乃刺之，以治寒气之浅者也。七曰输刺；输刺者，直入直出，稀发针而深之，以治气盛而热者也。八曰短刺；短刺者，刺骨痹，稍摇而深之，致针骨所，以上下摩骨也。九曰浮刺，浮刺者，傍入而浮之，以治肌急而寒者也。十曰阴刺；阴刺者，左右率刺之，以治寒厥，中寒厥，足踝后少阴也。十一曰傍针刺；傍针刺者，入直刺傍刺各一，以治留痹久居者也。十二曰赞刺；赞刺者，直入直出，数发针而浅之出血，是谓治痈肿也。

脉之所居深不见者刺之，微内针而久留之，以致其空脉气也。脉浅者勿刺，按绝其脉乃刺之，无令精出，独出其邪气耳。所谓三刺则谷气出者，先浅刺绝皮，以出阳邪；再刺阴邪出者，少益深，绝皮致肌肉，未入分肉间也；已入分肉之间，则谷气出。故刺法曰：始刺浅之，以逐邪气而来血气；后刺深之，以致阴气之邪；最后刺极深之，以下谷气。此之谓也。故用针者，不知年之所加，气之盛衰，虚实之所起，不可以为工也。

【精注】

⑦直心若背：直，当也。本句意为正当胸背。

⑧恢筋急：恢复筋脉拘急。

【今译】

针刺有十二种方法，是为了适应十二经的病变。第一种叫偶刺，偶刺是用手对着胸部或背部，当痛处，一针刺前胸，一针刺后背，以治疗心痹的病。但刺时，针尖要向两旁倾斜。第二种叫报刺，报刺就是用针刺治痛无定处的病。方法是垂直行针，用左手按其痛处然后将针拔出。再进针。第三种叫恢刺，恢刺就是直刺筋脉的旁边，提插运捻向前向后，以治筋痹。第四种叫做齐刺，齐刺就是在病点正中直刺一针，左右两旁再各刺一针，以治寒邪小而深者。此法又叫三刺，三刺可以治疗痹气小而深的病。第五种叫扬刺，扬刺就是在病点正中刺一针，在病变周围刺四针，用浅刺法，以治寒气广泛的病。第六种叫做直针刺，直针刺就是用手捏起皮肤，将针沿皮直刺而入，以治寒气较浅的病。第七种叫做输刺，输刺就是将针直入直出，取穴少却又刺得深，以治气盛而有热的病。第八种叫做短刺，短刺可以治疗骨痹病，方法是慢慢进针，同时稍稍摇动针体，使针渐渐深入骨部，然后再上下提插摩擦骨部。第九种叫浮刺，浮刺是在病点旁浮浅的斜刺，以治疗肌肉挛急而寒的病。第十种叫阴刺，阴刺为左右都刺，以治寒厥病，凡中寒厥的，应刺足内踝后面的太溪穴。第十一种叫傍针刺，傍针刺就是在病点直刺一针，旁边也刺一针，以治久而不愈的痹症。第十二种叫赞刺，赞刺就是直入直出，快速进出针并浅刺出血，以治疗痈肿。

经脉所在的部位，如果深而难见，针刺时要轻轻地进入而长时间留针，以疏导孔中的脉气。脉浅的不要刺，要先按绝经脉气，才可以进针，不使精气外泄，只使其邪气排出。

所谓经过三刺就使谷气流通的针法，是指先浅刺皮肤，以宣泄阳邪；如果再刺就会使阴邪排出，稍微深刺，透过皮肤而接近肌肉，但没有刺到肌肉之间；当刺达肌肉之间时，谷气就会流通，针感也就出现了。所以刺法讲：开始应当浅刺，以驱逐浅表的邪气，而让血气流通；然后再深刺，以使阴邪外泄，最后深刺到深处，以疏导谷气。这就叫三刺。所以用针的人，如果不知道每年运气的变化、气的盛衰所引起的疾病的虚实状况，就不能成其为医者。

　　【原典】

　　凡刺有五，以应五藏。一曰半刺；半刺者，浅内而疾发针，无针伤肉，如拔毛状，以取皮气，此肺之应也。二曰豹文刺；豹文刺者，左右前后针之，中脉为故，以取经络之血者，此心之应也。三曰关刺；关刺者，直刺左右，尽筋上，以取筋痹，慎无出血，此肝之应也，或曰渊刺，一曰岂刺。四曰合谷刺；合谷刺者，左右鸡足，针于分肉之间，以取肌痹⑨，此脾之应也。五曰输刺；输刺者，直入直出，深内之至骨，以取骨痹，此肾之应也。

　　【注解】

　　⑨肌痹：《太素·卷二十五》："寒湿之气，客于肌中，名曰肌痹。"

　　【今译】

　　还有五种刺法，可以与五脏有关的病变相应。第一叫半刺，半刺就是下针浅而很快出针，不刺伤肌肉，就像拔除毫毛一般，以祛除皮毛间的邪气，这是相应于肺脏的刺法。

　　第二叫豹文刺，豹文刺就是在病变部位的左右前后下针，以刺中络脉使其出血为度，以消散经络间的瘀血，这是相应于心脏的刺法。

　　第三叫关刺，关刺就是直刺四肢关节的附近，以治疗筋痹，但应当注意刺时不能出血，这是相应于肝脏的刺法，也叫渊刺，又叫岂刺。

　　第四叫合谷刺，合谷刺就是将针深刺到分肉之间，左右各斜刺一针，就像鸡足的样子，以治疗肌痹，这是相应于脾脏的刺法。

第五叫输刺，输刺指的是直接进针又直接出针，将针深刺到骨部，以治疗骨痹，这是相应于肾脏的刺法。

本神第八

【导读】

本篇论说了神、魂、魄、意、志的意义及其与五脏的关系，叙述了各脏因情志不节的影响所发生的病症，指出要根据虚实的不同症候进行调治。

【原典】

黄帝问于岐伯曰：凡刺之法，先必本于神①。血、脉、营、气、精神，此五藏之所藏也，至其淫泆离藏②则精失、魂魄飞扬、志意恍乱、智虑③去身者，何因而然乎？天之罪与？人之过乎？何谓德④、气⑤、生、精、神、魂、魄、心、意、志、思、智、虑？请问其故。岐伯答曰：天之在我者德也，地之在我者气也，德流气薄而生者也。故生之来谓之精，两精相搏谓之神，随神往来者谓之魂，并精而出入者谓之魄，所以任物者谓之心，心有所忆谓之意，意之所存谓之志，因志而存变谓之思，因思而远慕谓之虑，因虑而处物谓之智。故智者之养生也，必顺四时而适寒暑，和喜怒而安居处，节阴阳而调刚柔，如是则僻邪不至，长生久视⑥。是故怵惕⑦思虑者则伤神，神伤则恐惧流淫⑧而不止。因悲哀动中者，竭绝而失生。喜乐者，神惮散而不藏。愁忧者，气闭塞而不行。盛怒者，迷惑而不治。恐惧者，神荡惮而不收。

【精注】

①神：即神气。各种精神意志活动的总称。

②淫泆离藏：淫泆，失常、过度的意思。本句的意思为七情为度，任情放恣，则可使五脏精气散失。

③智虑：是意、志、思、虑、智的省称，即指思维活动。

④德：指自然界的空气、日光、雨霜。

中華藏書

黄帝内经·

最新整理珍藏版

中国书店

⑤气：指地面上谷物、水分等生活必须条件。

⑥长生久视：视，活也。长生久视，意即生命长久。

⑦怵惕：怵，恐惧。惕，惊恐不安。即恐惧的意思。

⑧流淫：此指滑精带下等。

【今译】

黄帝问岐伯道：大凡针刺的方法，必须先以人的生命活动为根本。因为血、脉、营、气、精、神，这些都属五脏所藏的维持生命活动的物质和动力。如果七情过度，使其与内脏分离，那么精气就随之而散失，魂魄不定而飞扬，意志无主而恍乱，思考决断能力丧失，这是什么原因造成的呢？究竟是天生的灾难，还是人为的过失呢？什么叫德、气、生、精、神、魂、魄、心、意、志、思、智、虑？请给我讲讲这里面的道理。岐伯回答说：天所赋予人的是"德"（如自然界的气候、日光雨露等），地所赋予人的是"气"（如地面上的物产）。因此，由于天之德下流与地之气上交，阴阳相结合，使万物化生，人才能生存。人之生命的原始物质，叫做精；男女交媾，两精结合而成的生机，叫做神；随从神气往来的精神活动，叫做魂；从乎精的先天本能，叫做魄；脱离母体之后，主宰生命活动的，叫做心；心里忆念而未定的，叫做意；主意已考虑决定，叫做志；根据志而反复思考，叫做思；思考范围由近及远，叫做虑；通过考虑而后毅然处理，叫做智。所以聪明的人保养身体，必定是顺从四时节令变化，来适应气候的寒暑，不让喜怒过度，注意正常的饮食起居，节制阴阳的偏颇，调剂刚柔的活动。能坚持这样做，四时不正的邪气也难以侵袭，从而能够获致长寿而不易衰老。

恐惧和思虑太过能损伤心神，神伤而恐惧的情绪时时流露于外，阴气流失而不能固摄。因悲哀太甚，内伤肝脏，能使正气耗竭以至绝灭而死亡。喜乐过度，使神气涣散而不守。忧愁太甚，使气机闭塞不通。大怒以后，能使神志昏迷。恐惧太甚，也使神气散失而不收。

【原典】

心怵惕思虑则伤神，神伤则恐惧自失，破䐃脱肉，毛悴色夭，死于冬。脾愁忧而不解则伤意，意伤则悗乱，四支不举，毛悴色夭，死于春。肝悲哀动中则伤魂，魂伤则狂忘不精⑨，不精则不正⑩当人，阴缩而挛筋，两胁骨不举，毛悴色夭，死于秋。肺喜乐无极则伤魄，魄伤则狂，狂者意不存人，皮革焦，毛悴色夭，死于夏。肾盛怒而不止则伤志，志伤则喜忘其前言，腰脊不可以俯仰屈伸，毛悴色夭，死于季夏；恐惧而不解则伤精，精伤则骨酸痿厥，精时自下。是故五藏，主藏精者也，不可伤，伤则失守而阴虚，阴虚则无气，无气则死矣。是故用针者，察观病人之态，以知精神魂魄之存亡得失之意，五者以伤，针不可以治之也。

　　肝藏血，血舍魂，肝气虚则恐，实则怒。脾藏营，营舍意，脾气虚则四支不用，五藏不安，实则腹胀经溲不利⑪。心藏脉，脉舍神，心气虚则悲，实则笑不休。肺藏气，气舍魄，肺气虚则鼻塞不利少气，实则喘喝胸盈仰息。肾藏精，精舍志，肾气虚则厥⑫，实则胀，五藏不安。必审五藏之病形，以知其气之虚实，谨而调之也。

【精注】

⑨不精：精神不能专一。

⑩不正：指神志狂乱，举动失常。

⑪经溲不利：经，《甲乙经》作"泾"，为大便，溲为小便。经溲不利，即大、小便不通利。

⑫厥：逆，即反。

【今译】

　　心若恐惧和思虑太过会伤及所藏之神，神伤便会时时恐惧，不能自主，久而大肉瘦削，皮毛憔悴，气色枯夭，死亡在冬季。脾因忧愁不解而伤及所藏之意，意伤便会胸膈烦闷，手足无力举动，皮毛憔悴，气色枯夭，死亡在春季。肝因悲哀太过而伤及所藏的魂，魂伤便会狂妄而不能精明，举动失常，同时使人前阴萎缩，筋脉拘挛，两胁不能舒张，皮毛憔悴，气色枯夭，死亡在秋季。肺因喜乐太过而伤及所藏的魄。魄伤便会形成癫狂，语无伦次，皮毛肌肤憔悴，气色枯夭，死亡在夏季。肾因大怒不止而伤及所藏的志，志伤便会记忆力衰退，腰脊不能俯仰转动，皮毛憔悴，气色枯夭，死亡在夏季。又因恐惧不解而伤精，精伤则骨节酸软痿弱，四肢发冷，精液时时外流。所以说，五脏都主藏精，不能损伤，伤则所藏之精失守而为阴不足，阴不足则正气的化源断绝，人无正气则死。因此，用针治病，应当仔细察看病人的神情与病态，从而了解其精、神、魂、魄、意、志有无得失的情况，如果五脏之精已经耗伤，就不可以妄用针刺治疗。

肝脏主藏血，血中舍魂。所以肝气虚容易恐惧，肝气实容易发怒。脾脏主藏营，营中舍意，脾气虚则四肢不能运动，五脏缺乏营气而不能发挥正常的功能，脾气实则发生腹中胀满，大小便不利。心脏主藏脉，脉中舍神，心气虚易产生悲感，心气实则嘻笑不止。肺脏主藏气，气中舍魄，肺气虚则发生鼻塞呼吸不利，短气，肺气实则喘促胸满，仰面呼吸。肾脏主藏精，精中舍志，肾气虚则四肢厥冷，肾气实则小腹作胀。五脏发生病变，必须审察其病状，进一步分析其病症属虚还是属实，然后谨慎地进行调治。

终始第九

【导读】

本篇介绍了循经近刺和远道刺法的原则，说明了针刺的深浅与先后，应根据病人体质、时令气候、发病之后、针刺部位等具体情况来灵活运用，指出了针刺十二禁，论说了各经气血将绝时会出现的症状。

【原典】

凡刺之道，毕于终始，明知终始，五藏为纪，阴阳定矣。阴者主藏，阳者主府，阳受气于四末，阴受气于五藏。故泻者迎之，补者随之，知迎知随，气可令和。和气之方，必通阴阳，五藏为阴，六府为阳，传之后世，以血为盟，敬之者昌，慢之者亡，无道行私，必得夭殃。谨奉天道，请言终始，终始者，经脉为纪，持其脉口人迎，以知阴阳有余不足，平与不平，天道毕矣。所谓平人者不病，不病者，脉口人迎应四时也，上下相应而俱往来也，六经之脉不结动①也，本末之寒温之相守司②也，形肉血气必相称也，是谓平人。少气者，脉口人迎俱少而不称尺寸也。如是者，则阴阳俱不足，补阳则阴竭，泻阴则阳脱。如是者，可将以甘药，不可饮以至剂。如此者弗灸，不已者因而泻之，则五藏气坏矣。人迎一盛，病在足少阳，一盛而躁，病在手少阳。人迎二盛，病在足太阳，二盛而躁，病在手太阳。人迎三盛，病在足阳明，三盛而躁，病在手阳明。人迎四盛，且大且数，名曰溢阳③，溢阳为外格。脉口一盛，病在足厥阴，厥阴一盛而躁，在手心主。脉口二盛，病在足少阴，二盛而躁，在手少阴。脉口三盛，病在足太阴，三盛而躁，在手太阴。脉口四盛，且大且数者，名曰溢阴，溢阴为内关④，内关不通死不治。人迎与太阴脉口俱盛四倍以上，命曰关格⑤，关格者与之短期。

【精注】

①结动：结，指脉结代；动，指脉疾动。

②相守司：指相互协调配合。

③溢阳：阳气盛极充斥于外。

④内关：阴气盈溢于内，关闭阳气而不得入，故称内关。

⑤关格：阴阳俱盛不相协调，内外阴阳相互格拒，为关格。

【今译】

针刺的原理，全都包括在古经《终始》篇里，要清楚地了解经气运行起止来去的道理，就必须以五脏为纲纪，以确定阴经阳经的关系。阴经主五脏，阳经主六腑。阳经承接四肢中运行的脉气，阴经承接五脏中运行的脉气。所以，在采用泻法刺治时要迎而守之，采用补法刺治时要随而济之。掌握了迎随补泻的要领，就可以使脉气调和。而调和脉气的要点，在于了解阴阳规律，五脏为阴，六腑为阳。如果要将这些道理传授给后世，传授时应歃血明誓，也只有如此，才能发扬光大。如果不加重视，这些道理就会逐渐消亡，如果不按这些方法去做，就会造成天祸。

中華藏書

下部《黄帝内经·灵枢》

中国书房

谨慎地顺应天地间阴阳盛衰的道理，以掌握针刺终始的含义。所谓终始，就是以十二经脉为纲纪，诊察寸口和人迎两处，以了解人体阴阳的虚实盛衰，以及阴阳的平衡情况。这样也就大致掌握了阴阳盛衰的规律。所谓平人，就是平常无病的人。平人的脉口和人迎两处的脉象是和四时的阴阳变化相和的，脉气也上下相应，往来不息，六经的脉搏既无结涩和不足，也没有动疾有余的现象产生，内脏之本和肢体之末，在四时寒温变化时，就能相互协调，形肉和血气也能互为协调。这就是平常无病的人。

　　气短的人，脉口和人迎都会表现出虚弱无力的脉象，与两手的寸、尺两脉也不相称。这种情况，属于阴阳都不足的症象。治疗时，如果补阳，就会导致阴气衰竭，泻阴又会导致阳气脱泄。因此，只能用甘缓的药剂加以调补，如果还不能痊愈则可服用能快速起效的药物。像这样的病，切勿用艾灸治疗，如果因不能快速产生疗效，而用泻法，那么五脏的精气就会受到损害。

　　若人迎脉比寸口大一倍，这表明病在足少阳胆经，大一倍而又同时出现躁动症状的，病在少阳三焦经。人迎脉比寸口大两倍的，病在足太阳膀胱经，大两倍而又同时有躁动症状的，病在手太阳小肠经。人迎脉比寸口脉大三倍的，病在足阳明胃经，大三倍而又同时有躁动症状的，病在手阳明大肠经。人迎脉比寸口大四倍的，并且脉象又大又快的，叫溢阳，溢阳是因为六阳盛极，而不能与阴气相交，所以称为外格。

　　若寸口脉比人迎大一倍的，这表明病在足厥阴肝经，大一倍而又同时有躁动症状的，病在手厥阴心包络经。寸口脉比人迎大两倍，病在足少阴肾经，大两倍而又同时有躁动症状的，病在手少阴心经。寸口脉比人迎大三倍，病在足太阴脾经，大三倍而又同时有躁动症状的，病在手太阴肺经。寸口脉比人迎大四倍，并且脉象又大又快的，叫做溢阴。溢阴是因为六阴盛极，而不能与阳气相交，所以称为内关。内关是阴阳隔绝的死症。人迎与寸口脉都比平常的大四倍以上的，叫做关格。出现了关格的脉象，人也就接近死期了。

【原典】

人迎一盛，泻足少阳而补足厥阴，二泻一补，日一取之，必切而验之，疎取之上，气和乃止。人迎二盛，泻足太阳，补足少阴，二泻一补，二日一取之，必切而验之，疎取之上，气和乃止。人迎三盛，泻足阳明而补足太阴，二泻一补，日二取之，必切而验之，疎取之上，气和乃止。脉口二盛，泻足厥阴而补足少阳，二补一泻，日一取之，必切而验之；疎而取之，气和乃止。脉口一盛，泻足少阴而补足太阳，二补一泻，二日一取之，必切而验之，疎取之上，气和乃止。脉口三盛，泻足太阴而补足阳明，二补一泻，日二取之，必切而验之，踩而取之上，气和乃止。所以日二取之者，太阳主胃⑥，大富于谷气，故可日二取之也。人迎与脉口俱盛三倍以上，命曰阴阳俱溢，如是者不开，则血脉闭塞，气无所行，流淫于中，五藏内伤。如此者，因而灸之，则变易而为他病矣。

【精注】

⑥太阳主胃：阳，《甲乙经》作"阴"字。太阴主胃，太阴属脾，与胃为表里，故言太阴主胃。

【今译】

人迎脉比寸口脉大一倍的，治法为泻足少阳胆经，而补足厥阴肝经。用二泻一补法，每日针刺一次，施针时，还必须切人迎与寸口脉，以测病势的进退，如果表现为躁动不安的，应取上部的穴位，直到脉气调和了才能停止针刺。人迎脉比寸口脉大两倍，就应该泻足太阴膀胱经，补足少阴肾经。用二泻一补法，每两日针刺一次，施针时，还应切人迎与寸口脉，以测病势的进退，如果同时有躁动不安的情况的，应取用上部的穴位，直到脉气调和了才能停止针刺。人迎脉比寸口脉大三倍的，就应该泻足阳明胃经，补足太阴脾经，用二泻一补法，每日针刺二次，施针时，还应切人迎与寸口脉，以测病势的进退，如果表现为躁动不安的，就取上部的穴位，直到脉气调和了，才能停止针刺。

寸口脉比人迎脉大一倍的，治法为泻足厥阴肝经，以补足少阳胆经，用二泻一补法，每日针刺一次，施针时，还应切寸口与人迎脉，以测病势的进退，如果有躁动不安的情况的，就应取上部的穴位，直到脉气调和了，才能停止针刺。寸口脉比人迎脉大两倍的，应该泻足少阴肾经，以补足太阳膀胱经。用二泻一补法，每两日针刺一次，施针时，还应切寸口与人迎脉，以测病势的进退，如果有躁动不安的情况的，应取上部的穴位，直到脉气调和了，才能停止针刺。寸口脉比人迎脉大三倍的，应该泻足太阴脾经，以补足阳明胃经，用二泻一补法，每日针刺两次，施针时，还应切寸口与人迎脉，以测病势的进退，如果有躁动不安的情况的，应取上部的穴位，直到脉气调和了，才能停止针刺。每日针刺两次的原因是什么呢？因为太阴主胃，当谷气充盛时，人就气多血多，所以可以每日刺两次。人迎和寸口脉的脉象都比平常大三倍以上的，叫做阴阳俱溢。这样的病，如果不加以疏理，血脉就会闭塞，气血也不能流通，流溢于肉里，就会损伤五脏。在这种情况下，如果妄用了灸法，就会导致变易，而引发其他的疾病。

【原典】

凡刺之道，气调而止，补阴泻阳，音气益彰，耳目聪明，反此者气血不行。所谓气至而有效者，泻则益虚，虚者脉大如其故而不坚也，坚如其故者，适虽言故，病未去也。补则益实，实者脉大如其故而益坚也，夫如其故而不坚者，适虽言快，病未去也。故补则实，泻则虚，痛虽不随针，病必衰去。必先通过十二经脉之所生病，而后可得传于终始矣。故阴阳不相移，虚实不相倾，取之其经。

【今译】

针刺的目的都是使阴阳调和。补阴泻阳，就是补五脏不足的正气，泻六淫邪气，这样人才能声音清朗，元气充盛，耳聪目明。如果泻阴补阳，就会导致气血不畅。所谓针下得气而有了疗效，是说实证因为用了泻法，证候便由实转虚，这种虚证的脉象虽然与原来的大小相同，但已变得虚软不坚了；如果脉象仍然坚实，病人虽已感到轻快，但疾病也并未去除。如果虚证用了补法，证候就会由虚转实，这种实证的脉象虽然与原来同样大小，却比先前坚实有力；如果经过针刺，脉象还像以前那样大，却虚软而不坚实，患者虽然觉得舒服，但疾病也未除去。所以应正确运用补泻的手法，以使补能充实正气，泻能祛除邪气，病痛虽不能随着出针而立即除去，但病势却必然会减轻。必须先了解十二经脉的机理，才能领悟终始章的深刻涵义。阴经阳经各有固定的循行部位，与脏腑也有确定的配属关系，补虚泻实的原则也不能互为颠倒。针治也应按经取穴。

【原典】

凡刺之属，三刺⑦至谷气⑧，邪僻妄合，阴阳易居，逆顺相反，沉浮异处，四时不得，稽留淫泆，须针而去。故一刺则阳邪出，再刺则阴邪出，三刺则谷气至，谷气至而止。所谓谷气至者，已补而实，已泻而虚，故以知谷气至也。邪气独去者，阴与阳未能调，而病知愈也。故曰补则实，泻则虚，痛虽不随针，病必衰去矣。阴盛而阳虚，先补其阳，后泻其阴而和之。阴虚而阳盛，先补其阴，后泻其阳而和之。三脉动于足大指之间，必审其实虚。虚而泻之，是谓重虚，重虚病益甚。凡刺此者，以指按之，脉动而实且疾者疾泻之，虚而徐者则补之，反此者病益甚。其动也，阳明在上，厥阴在中，少阴在下。膺腧中膺，背腧中背。肩膊虚者，取之上。重舌，刺舌柱以铍针也。手屈而不伸者，其病在筋，伸而不屈者，其病在骨，在骨守骨，在筋守筋。补须一方实，深取之，稀按其痏，以极出其邪气；一方虚，浅刺之，以养其脉，疾按其痏，无使邪气得入。邪气来也紧而疾，谷气来也徐而和。脉实者，深刺之，以泄其气；脉虚者，浅刺之，使精气无得出，以养其脉，独出其邪气。刺诸痛者，其脉皆实。故曰：从腰以上者，手太阴阳明皆主之；从腰以下者，足太阴阳明皆主之。病在上者下取之，病在下者上取之，病在头者取之足，病在足者取之腘。病生于头者头重，生于手者臂重，生于足者足重，治病者先刺其病所从生者也。春气在毛，夏气在皮肤，秋气在分肉，冬气在筋骨，刺此病者各以其时为齐⑨。故刺肥人者，以秋冬之齐；刺瘦人者，以春夏之齐。病痛者阴也，痛而以手按之不得者阴也，深刺之。病在上者阳也，病在下者阴也。痒者阳也，浅刺之。病先起阴者，先治其阴而后治其阳；病先起阳者，先治其阳而后治其阴。刺热厥者，留针反为寒；刺寒厥者，留针反为热。刺热厥者，二阴一阳；刺寒厥者，二阳一阴。所谓二阴者，二刺阴也；一阳者，一刺阳也。久病者邪气入深，刺此病者，深内而久留之，间日而复刺之，必先调其左右，去其血脉，刺道毕矣。

【精注】

⑦三刺：指针刺皮肤、肌肉、分肉三种不同深浅的刺法。

⑧谷气：在此指正气。

⑨各以其时为齐：分别根据四时阴阳变化作为针刺深浅的准则。

【今译】

一般若适于用针治的病，都应当用三刺法，使针下获得谷气流通的感觉。由于邪气侵入经脉后会与血气相温和，会扰乱阴阳之气原有的位置，使气血运行的逆顺方向倒置，脉象的沉浮异常，与四时不相应，邪气就会滞留体内而淫溢流散。这些病变，都可用针刺治疗。初刺是刺皮肤，以使浅表的阳邪排出；二刺是刺肌肉，以使阴分的邪气排出；三刺是刺分肉，以使谷气流通而能得气，但得气后就可以出针了。所谓谷气至，是说在用了补法之后，会感觉到正气充实了，在用了泻法之后，会感觉到病邪被排出了。也因此知道谷气已到了。经过针刺，邪气被排出后，虽然阴阳血气还没有得以完全调和，但已察觉病痊愈。所以准确地使用补法，正气就可得到充实；准确使用泻法，邪气就会衰退，病痛虽然不会随着出针而立即痊愈，但病势必定会减轻的。

阴经的邪气旺盛，阳经的正气虚弱，须先补充阳经的正气，再泻去阴的邪气，以调和其有余和不足。阴经的正气虚弱了，阳经的邪气盛了，应该先补阴经的正气，再泻去阳经的邪气，从而调和它的有余和不足。

足阳明经、足厥阴经、足少阴经三脉，都搏动于足大拇趾与食指之间，针刺时应当察视三经的实虚。如果虚证误用了泻法，叫重虚，虚而更虚，病情就免不了会加重。凡是刺治这类病证，可以先切其脉搏，脉的搏动坚实而急速的，就立即用泻法；脉的搏动虚弱而缓慢的，就用补法，如果用了相反的针法，那么病情就会加重。至于三经动脉，足阳明经在足跗之上，足厥阴经在足跗之内，足少阴经在足附之下。

阴经有病的，应刺胸部的腧穴；阳经有病的，应刺背部的腧穴；肩膊部出现虚证的，应当取上肢经脉的腧穴。对于重舌（舌下所生的一肿物，形状像小舌——译注。）的患者，应当用铍针，刺舌下根柱部，以排出恶血。手指弯曲而不能伸直的，即筋病；手伸直而不能弯曲的，属骨病。而病在骨的就应当治骨，病在筋的就应当治筋。

用针刺的方法补泻时，应该注意的问题是：脉象坚实有力的，就用深刺的方法，出针后也不要很快按住针孔，以利其尽量泄去邪气；脉象虚弱乏力的，就用浅刺的方法，以养护所取的经脉，出针时，则应迅速按住针孔，以防止邪气的侵入。邪气来时，针下会感觉到坚紧而疾速。谷气来时，针下会感觉徐缓而柔和。脉气盛实的，应当用深刺的方法，向外泻去邪气；脉气虚弱的，就应当用浅刺的方法，使精气不至于外泄，而养其经脉，仅将邪气泄出。针刺各种疼痛的病症，大多用深刺的方法，因为痛证的脉象都坚实有力。

腰以上的病，可取手太阴、手阳明二经的穴位针治；腰以下的病，可取足太阴、足阳明二经的穴位刺治；病在上部的，可以取下部的穴位。病在下部的，可以取上部的穴位；病在头部的，可以取足部的穴位；病在足部的，可以取腘窝部的穴位；病在头部的，会觉得头很沉重；病患于手部的，会觉得臂很沉重；病在足部的，会觉得足很沉重。取穴刺治时，应先找出最先发病的部位，然后再行针刺。

春天的邪气伤人的毫毛，夏天的邪气伤人的皮肤，秋天的邪气伤人的肌肉，冬天的邪气伤人的筋骨。治疗与时令相关的病，针刺的深浅，应该因季节的变化而有所不同。针刺肥胖的人，应采取秋冬所用的深刺法，针刺瘦弱的人，应采取春夏所用的浅刺法。有疼痛症状的病人，多属阴证，疼痛而用按压的方法却不确定痛处的，也属于阴证，都应当用深刺的方法。病在上部的属阳证，病在下部的属阴证。身体发痒的人，说明病邪在皮肤，属阳证，应采用浅刺的方法。

中華藏書

下部《黄帝内经·灵枢》

中国书房

五四五

病起于阴经的，应当先治疗阴经，然后再治阳经；病起于阳经的，应当先治疗阳经，然后再治疗阴经。刺治热厥的病，进针后应当留针，以使热象转寒；刺治寒厥的病，进针后应当留针，以使寒象转热。刺治热厥的病，应当刺阴经二次，刺阳经一次；刺治寒厥的病，应当刺阳经二次，刺阴经一次。二阴的意思，是指在阴经针刺二次；一阳的意思，是指在阳经针刺一次。久病的人，病邪的侵入必定已经很深，针刺这类疾病，必须深刺而且留针时间要长，每隔一日应当再针刺一次。还必须先确定邪气在左右的偏盛情况，刺之以使其调和，并去掉血络中的瘀血。针刺的道理大体就如此了。

【原典】

凡刺之法，必察其形气，形肉未脱，少气而脉又躁，躁厥者，必为缪刺之，散气可收，聚气可布。深居静处，占神往来，闭户塞牖，魂魄不散，专意一神，精气之分，毋闻人声，以收其精，必一其神，令志在针，浅而留之，微而浮之，以移其神，气至乃休。男内女外，坚拒勿出，谨守勿内，是谓得气。

凡刺之禁：新内勿刺，已刺勿内。已醉勿刺，已刺勿醉。新怒勿刺，已刺勿怒。新劳勿刺，已刺勿劳。已饱勿刺，已刺勿饱。已饥勿刺，已刺勿饥，已渴勿刺，已刺勿渴。大惊大怒，必定其气，乃刺之。乘车来者，卧而休之，如食顷乃刺之。出行来者，坐而休之，如行十里顷乃刺之。凡此十二禁者，其脉乱气散，逆其营卫。经气不次，因而刺之，则阳病入于阴，阴病出为阳，则邪气复生，粗工勿察，是谓伐身，形体淫泆，乃消脑髓，津液不化，脱其五味，是谓失气也。

【今译】

针刺前，应注意查看病人形体的强弱和元气盛衰的情况。如果形体肌肉并不显得消瘦，只是元气衰少而脉象躁动的，这种脉象躁动而厥的病，必须用缪刺法，使耗散的真气可以收敛，积聚的邪气可以散去。针刺时，刺者应如深居幽静一样，静察病人的精神活动，又如同紧闭的门窗一样，心神贯注，听不到外界的声响，以使精神内守，专一地进行针刺。或用浅刺而留针的方法，或用轻微浮刺的方法，以转移病人的注意力，直到针下得气为止。针刺之后，应使阳气内敛，阴气外散，持守正气而不让其泄出，谨守邪气而不让其侵入，这就是得气的含义。

针刺的禁忌是这样的：行房事不久的不可针刺，针刺后不久的不可行房事；正当醉酒的人不可针刺，已经针刺的不能紧接着就醉酒；正发怒的人不可以针刺，针刺后的人不能发怒；刚刚劳累的人不能针刺，已经针刺的人不要过度劳累；饱食之后不可以针刺，已经针刺的人不能食得过饱；饥饿的人不可以针刺，已经针刺的人不要受饥饿；正渴的时候不可以针刺，已经针刺的人不要受渴。异常惊恐的人，应待其情绪安定之后，才可以针刺。乘车前来的人应该让他躺在床上休息大约一顿饭的时间再给他针刺。步行前来的病人，应叫他坐下休息大约走十里路所需的时间，才可以针刺。以上这十二种情况，大多会脉象紊乱，正气耗散，营卫失调，经脉之气不能依次运行，如果此时草率地针刺，就会使阳经的病侵入内脏，阴经的病传致阳经，使邪气重新得以滋生。粗医不体察这些禁忌而用针刺，可以说是在摧残病人的身体，使其全身酸痛无力，脑髓消耗，津液不能输布，丧失了化生五味的精微，而造成真气消亡，这就是所说的失气。

【原典】

太阳之脉，其终也，戴眼反折⑩瘛疭，其色白，绝皮⑪乃绝汗，绝汗则终矣。少阳终者，耳聋，百节尽纵，目系绝，目系绝一日半则死矣，其死也，色青白乃死，阳明终者，口目动作，喜惊妄言，色黄，其上下之经盛而不行则终矣。少阴终者，面黑齿长而垢，腹胀闭寒，上下不通而终矣。厥阴终者，中热嗌干，喜溺心烦，甚则舌卷卵上缩而终矣。太阴终者，腹胀闭不得息，气噫善呕，呕则逆，逆则面赤，不逆则上下不通，上下不通则面黑皮毛焦而终矣。

【精注】

⑩反折：即弓角反张。

⑪绝皮：绝，穿越，指真气越出皮。

中华藏书

黄帝内经·最新整理珍藏版

【今译】

手足太阳二经脉气将绝的时候，病人会出现双眼上视而不能转动，角弓反张，手足抽搐，面色苍白，皮包败绝，汗水暴下，绝汗一出，人也就快死亡了。手足少阳二经脉气将绝时，病人会出现耳聋，周身关节松弛无力，目系脉气竭绝而眼珠不能转动，目系已经竭绝，过一日半的时间就会死亡了，临死时会面色青白。手足阳明二经脉气将绝时，病人会出现口眼抽动、歪斜，易惊恐，胡言乱语，面色黄，三脉躁动，脉气不行，这时人也就要死亡了。手足少阴二经脉气将绝时，病人会出现面色发黑，牙齿变长且多污垢，腹部胀满，气机阻塞，上下不通等证，这时就接近死亡了。手足厥阴二经脉气将绝之时，病人会出现胸中发热，咽喉干燥，小便频数，心烦，甚至舌卷，阴囊上缩等证，并很快会死亡。手足太阴二经脉气将绝的时候，病人会出现腹部胀闷、呼吸不利，嗳气，喜呕吐，呕吐时气机上逆，气机上逆面色就会发赤，如果气不上逆就会上下不通，上下不通就会出现面色发黑，皮毛焦枯等症状，病到这种程度，离死亡也就不远了。

经脉第十

【导读】

本篇强调了经脉在诊断和治疗上的重要作用，细述了十二经脉的起止点、循行部位、发病症候和治疗原则，列举了五阳经气绝的特征和预后，介绍了十五络脉的名称、循行、病候及治疗方法。

【原文】

雷公问于黄帝曰：禁脉之言①，凡刺之理，经脉为始，营其所行，制其度量，内次五藏，外别六府，愿尽闻其道。黄帝曰：人始生，先成精，精成而脑髓生，骨为干，脉为营，筋为刚，肉为墙，皮肤坚而毛发长，谷入于胃，脉道以通，血气乃行。雷公曰：愿卒闻经脉之始生。黄帝曰：经脉者，所以能决死生，处百病，调虚实，不可不通。

【精注】

①禁脉之言：脉，《类经》、《灵枢集注》均作"服"；《禁服》，古医书篇名。

【今译】

雷公问黄帝道：《禁服》（原"服"字作"脉"，据《图经》及张注本改）章上说，针刺治病的原理，首先应当懂得经脉系统，因为它是全身气血运行的通道，它循行的路线和长短都有一定的标准，在内依次与五脏相联，在外分别与六腑相通。希望能听您详细地讲讲这里面的道理。

黄帝说：人在孕育之初，是先由男女会合而成精，然后由精发育而生脑髓，此后逐渐形成人体，以骨为支柱，以经脉作为营运气血的通道，以坚劲的筋来约束骨胳，肌肉像墙一样卫护机体，到皮肤坚韧、毛发生长，人形即成，出生以后，水谷入胃，化生精微，脉道内外贯通，血气即可在脉中运行不止。

雷公说：希望听您讲讲经脉的起始循行情况。黄帝说：经脉用来决断疾病的预后，处治许多疾病，调节虚实，医者必须通晓。

【原典】

肺手太阴之脉，起于中焦，下络大肠，还循②胃口，上膈属肺，从肺系横出腋下，下循臑内，行少阴心主之前，下肘中，循臂内上骨下廉，入寸口，上鱼，循鱼际，出大指之端；其支者，从腕后直出次指内廉，出其端。是动③则病肺胀满膨膨而喘咳，缺盆中痛，甚则交两手而瞀，此为臂厥。是主肺所生病者，咳，上气喘渴，烦心胸满，臑臂内前廉痛厥，掌中热。气盛有余，则肩背痛风寒，汗出中风，小便数而欠。气虚则肩背痛寒，少气不足以息，溺色变。为此诸病，盛则泻之，虚则补之，热则疾之，寒则留之，陷下则灸之，不盛不虚，以经取之。盛者寸口大三倍于人迎，虚者则寸口反小于人迎也。

【精注】

②还循：去而复返，称为"还"；循，沿着。

③是动：指外邪侵犯本经。

中華藏書　下部《黄帝内经·灵枢》　五四九　中国书房

【今译】

手太阴肺经，起始于中脘部，向下联络大肠，回绕沿着胃下口到胃上口，上贯膈膜，连属肺脏，再从气管、喉咙横走腋下，沿上臂内侧下行，走在手少阴经和手厥阴经的前面，直下至肘内，然后顺着前臂内侧，经掌后高骨下缘，入寸口动脉处，行至鱼，沿手鱼边缘，出拇指尖端；它的支脉，从手腕后直走食指内侧尖端，与手阳明大肠经相接。

由于外邪侵犯本经而发生的病症，为肺部膨膨胀满，咳嗽气喘，缺盆部疼痛，严重的可见两手交叉按于胸部，视物模糊不清，这是臂厥病。本经所主的肺脏发生病变，可见咳嗽，呼吸迫促，喘声粗急，心中烦乱，胸部满闷，臑臂部内侧前缘疼痛厥冷，或掌心发热。本经气盛有余，可发生肩背疼痛，畏风寒，汗出等中风症，小便次数多而量少。本经气虚，可发生肩背疼痛，气短，小便颜色变得不正常。以上这些病症，属实的就用泻法，属虚的就用补法，属热的就用速刺法，属寒的就用留针法，脉虚陷的就用灸法，不实不虚的从本经取治；本经气盛，寸口脉比人迎脉大三倍；气虚，寸口脉反小于人迎脉。

【原典】

大肠手阳明之脉，起于大指次指之端，循指上廉，出合谷两骨之间，上入两筋之中，循臂上廉，入肘外廉，上臑外前廉，上肩，出髃骨④之前廉，上出于柱骨之会上，下入缺盆络肺，下膈属大肠；其支者，从缺盆上颈贯颊，入下齿中，还出挟口，交人中，左之右，右之左，上挟鼻孔。是动则病齿痛颈肿。是主津液所生病者，目黄口干，鼽衄，喉痹，肩前臑痛，大指次指痛不用。气有余则当脉所过者热肿，虚则寒栗不复。为此诸病，盛则泻之，虚则补之，热则疾之，寒则留之，陷下则灸之，不盛不虚，以经取之。盛者人迎大三倍于寸口，虚者人迎反小于寸口也。

【精注】

④髃骨：肩胛骨与锁骨相连接处。

【今译】

手阳明大肠经，起始于食指尖端，沿食指的上缘，通过拇指、食指岐骨间的合谷穴，上入腕上两筋凹陷处，沿前臂上方至肘外侧，再沿上臂外侧前缘，上肩，出肩峰前缘，上出于大椎穴上，再向前入缺盆，联络肺，下膈，连属大肠；它的支脉，从缺盆上走颈部，通过颊部，入下齿龈，回转线至上唇，左右两脉交会于人中，左脉向右，右脉向左，上行夹于鼻孔两侧，与足阳明胃经相接。

由于外邪侵犯本经而发生的病症，表现为牙齿疼痛，颈部肿大。本腑所主的津液发生病变，可出现眼睛发黄，口中发干，鼻流清涕或出血，喉中肿痛，肩前及上臂作痛，食指疼痛不能运动。气有余的实症，为在本经脉循行所过的部位上发热而肿；气不足的虚症，为恶寒战栗，且难以回复温暖。这些病症，属实的就用泻法。属虚的就用补法，属热的就用速刺法，属寒的就用留针法，脉虚陷的就用灸法，不实不虚的从本经取治。本经气盛，人迎脉比寸口脉大三倍；气虚，人迎脉反小于寸口脉。

【原典】

胃足阳明之脉，起于鼻之交頞中，旁纳（一本作约字）太阳之脉，下循鼻外，入上齿中，还出挟口环唇，下交承浆，却循颐后下廉，出大迎，循颊车，上耳前，过客主人，循发际，至额颅；其支者，从大迎前下人迎，循喉咙，入缺盆，下膈属胃络脾；其直者，从缺盆下乳内廉，下挟脐，入气街中；其支者，起于胃口，下循腹里，下至气街中而合，以下髀关，抵伏兔，下膝膑中，下循胫外廉，下足跗，入中指内间；其支者，下廉三寸而别，下入中指外间；其支者，别跗上，入大指间，出其端。是动则病洒洒振寒，善呻数欠颜黑，病至则恶人与火，闻木声则惕然而惊，心欲动，独闭户寒牖而处，甚则欲上高而歌，弃衣而走，贲响腹胀，是为骭厥。是主血所生病者，狂疟温淫汗出，鼽衄，口喎唇胗，颈肿喉痹，大腹水肿，膝膑肿痛，循膺、乳、气街、股、伏兔、骭外廉、足跗上皆痛，中指不用。气盛则身以前皆热，共有余于胃，则消谷善饥，溺色黄。气不足则身以前皆寒栗，胃中寒则胀满。为此诸病，盛则泻之，虚则补之，热则疾之，寒则留之，陷下则灸之，不盛不虚，以经取之。盛者人迎大三倍于寸口，虚者人迎反小于寸口也。

【今译】

足阳明胃经，从鼻旁起，由此上行，左右相交于鼻梁凹陷处，缠束旁侧的足太阳经脉，至目下睛明穴，由此下行，沿鼻外侧，入上齿龈，复出环绕口唇，相交于任脉的承浆穴，退转沿腮下后方出大迎穴，沿耳下颊车上行至耳前，过足少阳经的客主人穴，沿发际至额颅部；它的支脉，从大迎前下走人迎穴，沿喉咙入缺盆，下膈膜，连属胃腑，联络与本经相表里的脾脏；其直行的经脉，从缺盆下走乳内侧，再向下挟脐，入毛际两旁的气冲部；另一支脉，从胃下口走腹内，下至气冲部与前直行的经脉会合，再由此下行，经大腿前方至髀关，直抵伏兔穴，下入膝盖中，沿胫骨前外侧至足背，入中趾内侧；又一支脉，从膝下三寸处分出，下行到足中趾的外侧；又一支脉，从足背斜出足厥阴的外侧，走入足大趾，直出大趾尖端，与足太阴脾经相接。

由于外邪侵犯本经而发生的病症，有发寒颤抖，好呻吟，频频打呵欠，额部暗黑，病发时厌恶见人和火光，听到木的声响就会惊怕，心跳不安，喜欢关闭门窗独居室内等症状，甚至会登高唱歌，脱掉衣服乱跑，且有肠鸣腹胀，这叫"骭厥"。由本腑所主的血发生病变，会出现因高热以致发狂抽搐，温病，汗自出，鼻流清涕或衄血，口唇生疮疹，颈肿，喉肿闭塞，因水停而腹肿大，膝盖部肿痛，沿胸侧、乳部、伏兔、足胫外缘、足背上均痛，足中趾不能屈伸。本经气盛，胸腹部都发热，胃热盛则消谷而易于饥饿，小便色黄；本经气不足则胸腹部感觉发冷，如胃中有寒，可发生胀满。这些病症，属实的就用泻法，属虚的就用补法，属热的就用速刺法，属寒的就用留针法，脉虚陷的就用灸法，不实不虚的从本经取治。本经气盛，人迎脉比寸口脉大三倍；气虚，人迎脉反小于寸口脉。

【原典】

脾足太阴之脉，起于大指之端，循指内侧白肉际，过核骨后，上内踝前廉，上腨后，循胫骨后，交出厥阴之前，上膝股内前廉，入腹属脾络胃，上膈，挟咽，连舌本，散舌下；其支者，复从胃，别上膈，注心中。是动则病舌本强，食则呕，胃脘痛，腹胀善噫，得后与气则快然如衰，身体皆重。是主脾所生病者，舌本痛，体不能动摇，食不下，烦心，心下急痛，溏、瘕、泄、水闭、黄疸，不能卧，强立股膝内肿厥，足大指不用。为此诸病，盛则泻之，虚则补之，热则疾之，寒则留之，陷下则灸之，不盛不虚，以经取之。盛者寸口大三倍于人迎，虚者寸口反小于人迎也。

【今译】

足太阴脾经，起于足大趾尖端，沿大趾内侧赤白肉分界处，经过大趾本节后的圆骨，上行至足内踝的前方，再上行入小腿肚内，沿胫骨后方，交出足厥阴之前，再向上行，经过膝、大腿内侧的前缘，入腹内，属脾络胃，再上穿过横膈膜，夹行咽喉，连舌根，散于舌下；它的支脉，从胃腑分出，上膈膜，注于心中，与手少阴经相接。

外邪侵犯足太阴脾经而导致的病症有，舌根运动不柔和，食后就呕吐，胃脘部疼痛，腹胀，多嗳气，如果解了大便或转矢气后，就觉得轻松如病减去一样，全身感觉沉重。本经所主的脾脏发生病变，会出现舌根疼痛，身体不能动摇，饮食不下，心烦，心下掣引作痛，大便稀薄或下痢，或小便不通，黄疸，不能安卧，勉强站立时，则大腿、膝内侧肿痛厥冷，足大趾不能活动。这些病症，属实的就用泻法，属虚的就用补法，属热的就用速刺法，属寒的就用留针法，脉虚陷的就用灸法，不实不虚的从本经取治。本经气盛，寸口脉比人迎脉大三倍；气虚，寸口脉反小于人迎脉。

【原典】

心手少阴之脉，起于心中，出属心系，下膈络小肠；其支者，从心系上挟咽，系目系；其直者，复从心系却上肺，下出腋下，循臑内后廉，行手太阴心主之后，下肘内，循臂内后廉，抵掌后锐骨之端，入掌内后廉，循小指之内出其端。是动则病咽干心痛，渴而欲饮，是为臂厥。是主心所生病者，目黄胁痛，臑臂内后廉痛厥，掌中热痛。为此诸病，盛则泻之，虚则补之，热则疾之，寒则留之，陷下则灸之，不盛不虚，以经取之。盛者寸口大再倍于人迎，虚者寸口反小于人迎也。

【今译】

手少阴心经，起于心中，再从心中出而联属于心系，下过膈膜，联络小肠；它的支脉，从心与他脏相联系的脉络上夹咽喉，而与眼球内连于脑的脉络相联系；直行的脉，又从心与他脏相联系的脉络上行至肺向下，横出腋下，沿上臂内侧的后缘，行手太阴经和手厥阴经的后面，下行肘内，沿臂内侧后缘达掌后小指侧高骨端，入手掌内后缘，沿小指内侧至尖端，与手太阳经相接。

外邪侵犯手少阴心经所发生的病症有，咽喉干燥，心痛，渴欲饮水，这是臂间经气厥逆的现象。本经所主的心脏发生病变，会出现眼睛发黄，胁肋胀满疼痛，上臂膊和小臂内侧后缘疼痛、厥冷，或掌心热痛。这些病症，属实的就用泻法，属虚的就用补法，属热的就用速刺法，属寒的就用留针法，脉虚陷的就用灸法，不实不虚的从本经取治。本经气盛，寸口脉比人迎脉大两倍；气虚，寸口脉反小于人迎脉。

【原典】

小肠手太阳之脉，起于小指之端，循手外侧上腕，出踝中，直上循臂骨下廉，出肘内侧两筋之间，上循臑外后廉，出肩解，绕肩胛，交肩上，入缺盆络心，循咽下膈，抵胃属小肠；其支者，从缺盆循颈上颊，至目锐眦，却入耳中；其支者，别颊上𩑔抵鼻，至目内眦，斜络于颧。是动则病咽痛颔肿，不可以顾，肩似拔，臑似折。是主液所生病者，耳聋目黄颊肿，颈颔肩臑肘臂外后廉痛。为此诸病，盛则泻之，虚则补之，热则疾之，寒则留之，陷下则灸之，不盛不虚，以经取之。盛者人迎大再倍于寸口，虚者人迎反小于寸口也。

【今译】

手太阳小肠经，起于小指外侧的尖端，沿手外侧上至腕，过腕后小指侧高骨，直向上沿前臂骨的下缘，出肘后内侧两筋中间，再向上沿上臂外侧后缘，出肩后骨缝，绕行肩胛，相交于两肩之上，入缺盆，联络心，沿咽、食道下穿膈膜至胃，再向下连属于小肠；它的支脉，从缺盆沿颈上颊，至眼外角，转入耳内；又一支脉，从颊部别出走入眼眶下而达鼻部，再至眼内角，斜行络于颧骨部，与足太阳经相接。

外邪侵犯手太阳小肠经而发生的病症有，咽喉疼痛，颌部肿，头项难以转侧回顾，肩痛如拔，臂痛如折。本经所主的液发生的病变，会出现耳聋，眼睛发黄，颊肿，颈、颌、肩、臑、肘、臂后缘疼痛。这些病症，属实的就用泻法，属虚的就用补法，属热的就用速刺法，属寒的就用留针法，脉虚陷的就用灸法，不实不虚的从本经取治。本经气盛，人迎脉比寸口脉大两倍；气虚，人迎脉反小于寸口脉。

【原典】

膀胱足太阳之脉，起于目内眦，上额交巅；其支者，从巅至耳上角；其直者，从巅入络脑，还出别下项，循肩髆内，挟脊抵腰中，入循膂，络肾属膀胱；其支者，从腰中下挟脊贯臀，入腘中；其支者，从髆内左右，别下贯胛，挟脊内，过髀枢，循髀外从后廉下合腘中，以下贯踹内，出外踝之后，循京骨，至小指外侧。是动则病冲头痛，目似脱，项如拔，脊痛腰似折，髀不可以曲，腘如结，踹如裂，是为踝厥。是主筋所生病者，痔疟狂癫疾，头囟项痛，目黄泪出鼽衄，项背腰尻腘踹脚皆痛，小指不用。为此诸病。盛则泻之，虚则补之，热则疾之，寒则留之，陷下则灸之，不盛不虚，以经取之。盛者人迎大再倍于寸口，虚者人迎反小于寸口也。

【今译】

足太阳膀胱经，起于眼内角，上行额部，交会于头顶；它的支脉，从头顶到耳上角；直行的脉则从头顶入内络脑，复出下行项部，沿着肩胛骨内侧夹行于脊柱两旁，到达腰部，沿着脊旁肌肉深层行走，联络与本经相表里的肾脏，连属膀胱；又一支脉，从腰部夹脊下行，通过臀部，直入腘窝中；还有一支脉，从左右肩胛骨内分而下行，贯穿肩胛，夹行于脊内，过髀枢，沿着大腿外后侧向下行，与前一支脉会合于腘窝中，由此再向下，经过小腿肚，外出踝骨的后方，沿小趾本节后的圆骨至小趾外侧尖端，与足少阴经相接。

中華藏書

下部《黄帝内经·灵枢》

中国书房

外邪侵犯足太阳膀胱经发生的病症有，气上冲而头痛，眼球疼痛像脱出似的，项部疼痛拟拔，脊背疼痛，腰痛似折，大腿不能屈伸，腘窝部似扎缚，小腿肚疼痛如裂，这叫做踝厥病。本经所主的筋发生病变，会出现痔疮，疟疾，狂病，癫病，卤门部及项部疼痛，眼睛发黄，流泪，鼻流清涕或出血，项、背、腰、尻、腘、踹及脚部都疼痛，足小趾不能活动。这些病症，属实的就用泻法，属虚的就用补法，属热的就用速刺法，属寒的就用留针法，脉虚陷的就用灸法，不实不虚的从本经取治。本经气盛，人迎脉比寸口脉大两倍；气虚，人迎反小于寸口脉。

【原典】

肾足少阴之脉，起于小指之下，邪走足心，出于然谷之下，循内踝之后，别入跟中，以上踹内，出腘内廉，上股内后廉，贯脊属肾络膀胱；其直者，从肾上贯肝膈，入肺中，循喉咙，挟舌本，其支者，从肺出络心，注胸中。是动则病饥不欲食，面如漆柴，咳唾则有血，喝喝而喘，坐而欲起，目𰀁𰀁如无所见，心如悬若饥状，气不足则善恐，心惕惕如人将捕之，是为骨厥。是主肾所生病者，口热舌干，咽肿上气，嗌干及痛，烦心心痛，黄疸肠澼，脊股内后廉痛，痿厥嗜卧，足下热而痛。为此诸病，盛则泻之，虚则补之，热则疾之，寒则留之，陷下则灸之，不盛不虚，以经取之。灸则强食生肉，缓带披发，大杖重履而步。盛者寸口大再倍于人迎，虚者寸口反小于人迎也。

【今译】

足少阴肾经，起于足小趾下，斜走足心，出内踝前大骨的然谷穴下，沿内踝骨的后面转入足跟，由此上行经小腿肚内侧，出腘窝内侧，再沿大腿内侧后缘，贯穿脊柱，联属肾脏，联络与本脏相表里的膀胱；直行的经脉，从肾上行至肝，通过膈膜入肺，沿着喉咙而挟于舌根；它的支脉，从肺出联络心，注于胸中，与手厥阴经相接。

外邪侵犯足少阴肾经而发生的病症有，虽觉饥饿而不想进食，面色黑而无华，咳吐带血，喘息有声，刚坐下就想起来，两目视物模糊不清，心慌如悬像饥饿的样子；气虚就容易发生恐惧，心中惊悸好像有人捕捉他一样，这叫做骨厥。本经脉所主的肾脏发生病变，会出现口热，舌干，咽部肿，气上逆，喉咙发干而痛，心内烦扰且痛，黄疸，痢疾，脊背、大腿内侧后缘疼痛，足部痿软而厥冷，好睡，或足心发热而痛。这些病症，属实的就用泻法，属虚的就用补法，属热的就用速刺法，属寒的就用留针法，脉虚陷的就用灸法。不实不虚的从本经取治。使用灸法以后，应加强饮食营养，促使身体恢复，还要宽松腰带，散披头发，手拄结实的拐杖，足穿重履散步，使气血通畅。本经气盛，寸口脉比人迎脉大两倍；气虚，寸口脉反小于人迎脉。

【原典】

心主手厥阴心包络之脉，起于胸中，出属心包络，下膈，历络三焦；其支者，循胸出胁，下腋三寸，上抵腋，下循臑内，行太阴少阴之间，入肘中，下臂行两筋之间，入掌中，循中指出其端；其支者，别掌中，循小指次指出其端。是动则病手心热，臂肘挛急，腋肿，甚则胸胁支满，心中憺憺大动，面赤目黄，喜笑不休。是主脉所生病者，烦心心痛，掌中热。为此诸病，盛则泻之，虚则补之，热则疾之，寒则留之，陷下则灸之，不盛不虚，以经取之。盛者寸口大一倍于人迎，虚者寸口反小于人迎也。

【今译】

手厥阴心包经，起于胸中，出属心包络，下膈膜，依次联络胸腹的上中下三部；它的支脉，从胸出胁，当腋缝下三寸处上行至腋窝，向下再循上臂内侧手太阴经和手少阴经中间入肘中，向下沿着前臂两筋之间入掌中，经中指直达尖端；又一支脉，从掌内沿无名指直达尖端，与手少阳经相接。

外邪侵犯手厥阴心包经而发生的病症有，手心发热，臂肘部拘挛，腋部肿，甚至胸胁胀满，心动过速，面赤，眼黄，嘻笑不止。本经所主的脉发生病变，会出现心烦，心痛，掌心发热。这些病症，属实的就用泻法，属虚的就用补法，属热的就用速刺法，属寒的就用留针法，脉虚陷的就用灸法，不实不虚的从本经取治。本经气盛，寸口脉比人迎脉大一倍；气虚，寸口脉反小于人迎脉。

【原典】

三焦手少阳之脉，起于小指次指之端。上出两指之间，循手表腕，出臂外两骨之间，上贯肘，循臑外上肩，而交出足少阳之后，入缺盆，布膻中，散落心包，下膈，循属三焦⑤；其支者，从膻中上出缺盆，上项，系耳后直上，出耳上角，以屈下颊出颐；其支者，从耳后入耳中，出走耳前，过客主人前，交颊，至目锐眦。是动则病耳聋浑浑焞焞，嗌肿喉痹。是主气所生病者，汗出，目锐眦痛，颊痛，耳后肩臑肘臂外皆痛，小指次指不用。为此诸病，盛则泻之，虚则补之，热则疾之，寒则留之，陷下则灸之，不盛不虚，以经取之。盛者人迎大一倍于寸口，虚者人迎反小于寸口也。

【精注】

⑤循属三焦：循，当作"遍"字。

【今译】

手少阳三焦经，起于无名指尖端，上行出小指与无名指中间，沿手与腕的背面，出前臂外侧两骨中间，向上穿过肘，沿上臂外侧上肩，交出足少阳经的后面，入缺盆，布于两乳之间的膻中，与心包联络，下膈膜，依次联属于上、中、下三焦；它的支脉，从胸部的膻中上行，出缺盆，上走项，夹耳后，直上出耳上角，由此环曲下行，绕颊部至眼眶下；又一支脉，从耳后进入耳中，复出耳前，过足少阳经客主人穴的前方，与前一条支脉交会于颊部，向上行至眼外角，与足少阳经相接。

外邪侵犯手少阳三焦经而发生的病症，为耳聋轰轰作响，喉咙肿，喉痹。本经所主的气发生病变，出现自汗出，外眼角痛，颊痛，耳后、肩、臑、肘、臂外侧都疼痛，无名指不能运动。这些病症，属实的就用泻法，属虚的就用补法，属热的就用速刺法，属寒的就用留针法，脉虚陷的就用灸法，不实不虚的从本经取治。本经气盛，人迎脉比寸口脉大一倍；气虚，人迎脉反小于寸口脉。

【原典】

胆足少阳之脉，起于目锐眦，上抵头角，下耳后，循颈行手少阳之前，至肩上，却交出手少阳之后，入缺盆；其支者，从耳后入耳中，出走耳前，至目锐眦后；其支者，别锐眦，下大迎，合于手少阳，抵于颐，下加颊车，下颈合缺盆以下胸中，贯膈络肝属胆，循胁里，出气街，绕毛际，横入髀厌中；其直者，从缺盆下腋，循胸过季胁，下合髀厌中，以下循髀阳，出膝外廉，下外辅骨之前，直下抵绝骨之端，下出外踝之前，循足跗上，入小指次指之间；其支者，别跗上，入大指之间，循大指歧骨内出其端，还贯爪甲，出三毛。是动则病口苦，善太息，心胁痛不能转侧，甚则面微有尘，体无膏泽，足外反热，是为阳厥。是主骨所生病者，头痛颔痛，目锐眦痛，缺盆中肿痛，胁下肿，马刀侠瘿，汗出振寒，疟，胸胁肋髀膝外至胫绝骨外踝前及诸节皆痛，小指次指不用。为此诸病，盛则泻之，虚则补之，热则疾之，寒则留之，陷下则灸之，不盛不虚，以经取之。盛者人迎大一倍于寸口，虚者人迎反小于寸口也。

【今译】

足少阳胆经，起于眼外角，上行至额角，折向下转至耳后，沿颈走手少阳经前面至肩上，又交叉到手少阳经的后面，入于缺盆；它的支脉，从耳后入耳内，复出走耳前至眼外角后方；又一支脉，从眼外角，下走大迎，会合手少阳经，达眼眶下方，再下走颊车至颈，与本经前入缺盆之脉相合，然后下行至胸中，通过膈膜，与本经互为表里的肝脏相联络，连属于胆腑，再沿胁内下行，经气街，绕阴毛处，横入环跳部；直行的脉，从缺盆下腋，沿胸部过季胁，与前一支脉会合于环跳部，由此沿着大腿的外侧下行出膝外缘，向下入外辅骨之前，再直下至外踝上方三寸处的骨凹陷处，出外踝前，沿足背出足小趾与第四趾尖端；又一支脉，由足背走向足大趾，沿足大趾与次趾的骨缝，至大趾尖端，又返回穿入爪甲后的毫毛处，与足厥阴经相接。

外邪侵犯足少阳胆经所发生的病症为口苦，时常叹气，胸

中華藏書

下部《黄帝内经·灵枢》

中国书房

五五九

胁部作痛，不能转动翻身，病重的面色灰暗无光泽，全身皮肤枯槁，足外侧发热，这叫做阳厥。本经所主的骨发生病变，会出现头痛，下颌及外眼角痛，缺盆部肿痛，腋下肿，腋下或颈旁生瘰疬，自汗出而发冷，疟疾，胸、胁、肋、大腿、膝外侧直至胫骨、绝骨、外踝前以及诸关节皆痛，足第四趾不能运动。这些病症，属实的就用泻法，属虚的就用补法，属热的就用速刺法，属寒的就用留针法，脉虚陷的就用灸法，不实不虚的从本经取治。本经气盛，人迎脉比寸口脉大一倍；气虚，人迎脉反小于寸口脉。

【原典】

肝足厥阴之脉，起于大指丛毛之际，上循足跗上廉，去内踝一寸，上踝八寸，交出太阴之后，上腘内廉，循股阴入毛中，过阴器，抵小腹，挟胃属肝络胆，上贯膈，布胁肋，循喉咙之后，上入颃颡，连目系，上出额，与督脉会于巅；其支者，从目系下颊里，环唇内；其支者，复从肝别贯膈，上注肺。是动则为腰痛不可以俯仰，丈夫㿉疝，妇人少腹肿，甚则嗌干，面尘脱色。是主肝所生病者，胸满呕逆飧泄，狐疝遗溺闭癃。为此诸病，盛则泻之，虚则补之，热则疾之，寒则留之，陷下则灸之，不盛不虚，以经取之。盛者寸口大一倍于人迎，虚者寸口反小于人迎也。

【今译】

足厥阴肝经，起于足大趾爪甲后毫毛处的边缘，沿足背上行至内踝前一寸，至踝上八寸，交出于足太阴经的后面，上走腘内缘，沿大腿内侧入阴毛中，左右交叉，环绕生殖器，向上达少腹，夹行于胃的两旁，连属肝脏，络于与本经相表里的胆腑，向上穿过膈膜，散布胁肋，再沿喉咙后面，绕到面部至上颚骨的上窍，连目系，出额部，与督脉相会于巅顶的百会；它的支脉，从目系下走颊内，环绕唇内；又一支脉，从肝别出穿过膈膜，注于肺中，与手太阴经相接。

外邪侵犯足厥阴肝经而发生的病症为腰痛不能俯仰，男子患癀疝，妇女患少腹部肿胀，病重的可见咽喉发干，面色灰暗无光泽。本经所主的肝脏发生病变，会出现胸中满闷，呕吐气逆，腹泻完谷不化，疝病，遗尿或小便不通。这些病症，属实的就用泻法，属虚的就用补法，属热的就用速刺法，属寒的就用留针法，脉虚陷的就用灸法，不实不虚的从本经取治。本经气盛，寸口脉比人迎脉大一倍；气虚，寸口脉反小于人迎脉。

【原典】

手太阴气绝则皮毛焦，太阴者行气湿于皮毛者也，故气不荣则皮毛焦，皮毛焦则津液去皮节，津液去皮节者则爪枯毛折，毛折者则毛先死，丙笃丁死，火胜金也。手少阴气绝则脉不通，脉不通则血不流，血不流则髦色不泽，故其面黑如漆柴者，血先死，壬笃癸死，水胜火也。足太阴气绝者则脉不荣肌肉，唇舌者肌肉之本也，脉不荣则肌肉软，肌肉软则舌萎人中满，人中满则唇反，唇反者肉先死，甲笃乙死，木胜土也。足少阴气绝则骨枯，少阴者冬脉也，伏行而濡骨髓进也，故骨不濡则肉不能著也，骨肉不相亲则肉软却，肉软却故齿长而垢发无泽，发无泽者骨先死，戊笃己死，土胜水也。足厥阴气绝则筋绝，厥阴者肝脉也，肝者筋之合也，筋者聚于阴气，而脉络于舌本也，故脉弗荣则筋急，筋急则引舌与卵，故唇青舌卷卵缩则筋先死，庚笃辛死，金胜木也。五阴气俱绝则目系转，转则目运，目运者为志先死，志先死则一日半死矣。六阳气绝，则阴与阳相离，离则腠理发泄，绝汗乃出，故旦占夕死，夕占旦死。

【今译】

手太阴肺经的脉气竭绝，皮毛就会憔悴枯槁。手太阴肺能运行精气以温润皮毛。所以肺虚而不能运行精气以发挥营养作用，皮毛就憔悴枯槁；皮毛憔悴枯槁，是由于皮肤关节失去了津液的滋润；皮肤关节失去了津液的滋润，于是爪甲枯槁，毫毛折断脱落；毫毛折断脱落，是肺的精气先衰竭的症象。此种症象，丙日危重，丁日死亡，这是由于火克金的缘故。

手少阴心经的脉气竭绝，则脉道不通。手少阴经是心脏的经脉；心与血脉相配合。若脉道不通，血流就不畅；血流不畅，面色就失去润泽。故面色暗黑无光泽，是血脉先枯竭的症象。此种症象，壬日危重，癸日死亡，这是由于水克火的缘故。

足太阴脾经的脉气竭绝，经脉就不能输布水谷精微以营养肌肉。唇舌，是肌肉之本。经脉不能输布营养，就会使肌肉松软；肌肉松软则舌体萎缩，人中部肿满；人中部肿满，口唇就外翻；口唇外翻，是肌肉先衰萎的症象。此种症象，甲日危重，乙日死亡，这是由于木克土的缘故。

足少阴肾经的脉气竭绝，就会使骨枯槁。肾应于冬其脉伏行在深部而濡养骨髓。若骨髓得不到肾气濡养，肌肉就不能附着于骨；骨肉不能亲合而分离，肌肉就软弱萎缩；肌肉软缩，就显得齿长而多垢，头发也失去光泽；头发不光泽，是骨气先衰败的症象。此种症象，戊日危重，乙日死亡，这是由于土克水的缘故。

足厥阴肝经脉气竭绝，筋的功能就衰竭。足厥阴属肝脏的经脉；肝脉外合于筋；经筋会聚在阴器，而脉联络于舌根。如果肝脉不能营运精微以养筋，则筋就拘急；筋急牵引阴囊和舌根。所以出现口唇发青、舌体卷屈、阴囊上缩，是筋先败绝的症象。此种症象，庚日危重，辛日死亡，这是由于金克木的缘故。

五脏阴经的精气都竭绝，就会出现目系转动；目系转动则目眩，视物不清；目眩为神志先丧失；神志既丧，最远不超过一天半就要死亡。六腑阳经的精气败绝，阴气与阳气就两相分离；阴阳分离别腠理开发，精气外泄，可见汗出不止。所以早晨出现危象，预计晚上可能死亡，夜间出现危象，预计明晨可能死亡。

【原典】

经脉十二者，伏行分肉之间，深而不见；其常见者，足太阴过于外踝之上⑥，无所隐故也。诸脉之浮而常见者，皆络脉也。六经络手阳明少阳之大络，起于五指间，上合肘中。饮酒者，卫气先行皮肤，先充络脉，络脉先盛，故卫气已平，营气乃满，而经脉大盛。脉之卒然动者，皆邪气居之，留于本末；不动则热，不坚则陷且空，不与众同，是以知其何脉之动也。雷公曰：何以知经脉之与络脉异也？黄帝曰：经脉者常不可见也，其虚实也以气口知之，脉之见者皆络脉也。雷公曰：细子无以明其然也。黄帝曰：诸络脉皆不能经大节之间，必行绝道而出，入复合于皮中，其会皆见于外。故诸刺络脉者，必刺其结上，甚血者虽无结，急取之以泻其邪而出其血，留之发为痹也。凡诊络脉，脉色青则寒且痛，赤则有热。胃中寒，手鱼之络多青矣；胃中有热，鱼际络赤；其暴黑者，留久痹也；其有赤有黑有青者，寒热气也；其青短者，少气也。凡刺寒热者皆多血络，必间日而一取之，血尽而止，乃调其虚实；其青而短者少气，甚者泻之则闷，闷甚则仆不得言，闷则急坐之也。

【精注】

⑥足太阴过于外踝之上：外，当作"内"字。

【今译】

十二经脉均隐伏行于分肉之间，位置较深，从体表不易察见；通常能察见到的，只有手太阴经过手外踝之上气口部分，这是由于该处骨露皮薄无所隐蔽的缘故。其他各脉浮于表浅而能见到的，都是络脉。手六经的络脉以阳明、少阳二经为最大，此络分别起于五指间，向上汇合于肘关节之中。饮酒后，酒随卫气外达皮肤，先充于络脉，使络脉先盛满。所以卫气已经满盛，营气才能满盛以致经脉大盛。任何经脉突然发生异常搏动，都由于邪气留在脏腑（本）经脉（末）所致；如果邪气在经脉聚而不动，就可郁而化热，脉形坚硬，若脉不坚硬，是由邪气深使经气空虚，与一般人的脉象不同，这样就可以知道那一经脉有了变动的病态。

雷公说：如何辨别经脉与络脉的不同呢？黄帝说：经脉一般是不易看到的，它有了虚实的变化，可从寸口部位诊察得知。脉之显露可见到的，都是络脉。

雷公问：为什么会有这种区别呢？黄帝回答说：所有络脉都不能经过大的骨节之间，只在经脉所不到的间道出入联络，再结合到皮肤的浮络，会合后都显现在外面。因此，凡针刺各络脉时，必须刺在络脉有血液瘀结之处；若血聚甚多，虽无瘀结之络，也应急刺络脉，放出恶血，以泻其邪，否则留结体内，会发为痹痛之证。

一般诊察络脉颜色来判断疾病：络脉色青的，是寒邪凝滞而产生疼痛；络脉色红的，有热象。胃中有寒，手鱼部的络脉多见青色；胃中有热，手鱼部边缘的络脉多呈赤色。络脉显露黑色，是邪留日久的痹证；络脉颜色兼有赤、黑、青的，是寒热错杂的病证；络脉青色而部位短小的，是气虚证。针刺治疗时，对于寒热病，应该多刺浅表的血络，必须隔日一刺，把恶血泻尽为止，然后根据病情虚实进行调治；若络脉小而短的，是气虚的表现，对这种病人如用泻法，会引起昏闷烦乱，甚至突然跌倒，不能言语，在昏闷烦乱发生时，应立即扶病人坐起，施行急救。

【原典】

手太阴之别，名曰列缺，起于腕上分间，并太阴之经直入掌中，散入于鱼际。其病实则手锐掌热，虚则欠㰦、小便遗数，取之去腕半寸，别走阳明也。手少阴之别，名曰通里，去腕一寸半，别而上行，循经入于心中，系舌本，属目系。其实则支膈，虚则不能言，取之掌后一寸，别走太阳也。手心主之别，名曰内关，去腕二寸，出于两筋之间，循经以上系于心包络心系。实则心痛，虚则为头强，取之两筋间也。手太阳之别，名曰支正，上腕五寸，内注少阴；其别者，上走时，络肩髃。实则节弛肘废，虚则生肬，小者如指痂疥，取之所别也。手阳明之别，名曰遍历，去腕三寸，别入太阴；其别者，上循臂，乘肩髃，上曲颊遍历；其别者，入耳合于宗脉。实则龋聋，虚则齿寒痹隔。取之所别也。手少阳之别，名曰外关，去腕二寸，外绕臂，注胸中，合心主。病实则肘挛，虚则不收。取之所别也。足太阳之别，名曰飞阳，去踝七寸，别走少阴。实则鼽窒头背痛。虚则鼽衄。取之所别也。足少阳之别，名曰光明，去踝五寸，别走厥阴，下络足跗。实则厥，虚则痿躄，坐不能起。取之所别也。足阳明之别，名曰丰隆，去踝八寸，别走太阴；其别者，循胫骨外廉，上络头项，合诸经之气，下络喉嗌。其病气逆则喉痹瘁喑，实则狂巅，虚则足不收胫枯，取之所别也。足太阴之别，名曰公孙，去本节之后一寸，别走阳明；其别者，入络肠胃。厥气上逆则霍乱，实则肠中切痛，虚则鼓胀，取之所别也。足少阴之别，名曰大锺，当踝后绕跟，别走太阳；其别者，并经上走于心包，下外贯腰脊。其病气逆则烦闷，实则闭癃，虚则腰痛，取之所别也。足厥阴之别，名曰蠡沟，去内踝五寸，别走少阳；其别者，径胫⑦上睾，结于茎。其病气逆则睾肿卒疝，实则挺长，虚则暴痒，取之所别也。任脉之别，名曰尾翳，下鸠尾，散于腹。实则腹皮痛，虚则痒搔，取之所别也。督脉之别，名曰长强，挟脊上项，散头上，下当肩胛左右，别走太阳，入贯膂。实则脊强，虚则头重，高摇之，挟脊之有过者，取之所别也。脾之大络，名曰大包，出渊腋⑧下三寸，布胸胁。实则身尽痛，虚则百节尽皆纵，此脉若罗络之血者，皆取之脾之大络脉也。凡此十五络者，实则必见，虚则必下，视之不见，求之上下，人经不同。络脉异所别也。

【精注】

⑦径胫：《甲乙经》作"循胫"。

⑧渊腋：穴名。胆经的腧穴；此指腋窝的源头。

【今译】

手太阴经分出的络脉，叫做列缺。它起于手腕上的分肉之间，与本经经脉并行，直入手掌中，散于鱼际处。本络脉发病，邪实的见腕后高骨及手掌发热；正虚的见张口呵欠，小便不禁或频数。治疗时，取腕后一寸半的列缺穴。本络由此别出，联络手阳明经脉。

手少阴经分出的脉络，叫做通里。它起于腕上一寸处，别出上行，循本经入于心中，再上行联系舌根，联属目系。本络脉发病，邪实的见胸膈间有支撑不舒之感；正虚的见不能言语。治疗时，取掌后一寸处的通里穴。本络由此别出，联络手太阳经脉。

手厥阴心包经的别络，起点处的腧穴名叫内关。它起于腕上二寸处的两筋之间，本络由此别走于手少阳经。并循本经上行，系于心包，联络心系。本络脉发病，邪气实的见心痛；正气虚的见心中烦乱。治疗时，取腕上二寸处两筋间的内关穴。

手太阳经分出的络脉，叫做支正。它起于腕上五寸，向内

中华藏书

下部《黄帝内经·灵枢》

中国书店

五六五

注于手少阴心经；其别出的向上过肘，络于肩髃穴处。本络脉发病，邪实的见骨节弛缓，肘关节萎废不能运动；正虚的就会发生赘肉，小的赘肉数多如指间疬疥一样。治疗时，取本经别出的络穴支正。

手阳明经分出的络脉，叫做偏历。它起于腕上三寸处，别行走入手太阴经；其别而上行的沿臂上肩髃，再上行过颈到曲颊，偏络于齿根；另一别出的络脉，上入耳中，合于该部的主脉。本络脉发病，邪实的见龋齿，耳聋；正虚的见齿冷，膈间闭塞不通。治疗时，取本经别出的络穴偏历。

手少阳经分出的络脉，叫做外关。它起始于腕上二寸处，向外绕行于臂部，再上行注于胸中与手厥阴心包经相会合。本络脉发病，邪实的见肘关节拘挛；正虚的见肘部弛缓不收。治疗时，取本经别出的络穴外关。

足太阳经分出的络脉，叫做飞阳。它起于外踝上七寸处，别行走入足少阴经。本络脉发病，邪实的出现鼻塞不通，头与背部疼痛；正虚的出现鼻流清涕或出血。治疗时，取本经别出的络穴飞阳。

足少阳经分出的脉络，叫做光明。它起于外踝上五寸处，别行走入足厥阴经，向下络于足背。本络脉发病，邪实的见肢冷；正虚的见下肢痿软无力不能行走，坐而不能起立。治疗时，取本经别出的络穴光明。

足阳明经分出的络脉，叫做丰隆。它起于外踝上八寸处，别行走入足太阴经；其别出而上行的，沿着胫骨的外缘，络于头项，与该处其他各经经气会合，向下绕络于喉咽。本络脉发病，其病气上逆，出现喉痹和突然失音；邪实则神志失常而发生癫狂；正虚则两足弛缓不收，小腿肌肉枯萎。治疗时，取本经别出的络穴丰隆。

足太阴经分出的络脉，叫做公孙。它起于足大趾本节后一寸处，别行走入足阳明经；其别出而上行的入腹络于肠胃。本络脉发病，其厥气上逆则发为霍乱；邪气实则肠中疼痛如刀切；正气虚则腹胀如鼓。治疗时，取本经别出的络穴公孙。

足少阴经分出的络脉，叫做大钟。它起于足内踝的后面，环绕足跟别行走入足太阳经；其别出而行的络脉与本经向上的经脉相并，走入心包络下，然后向外贯穿腰脊。本络脉发病，其病气上逆发生心烦闷乱；邪气实则二便不通；正气虚则腰痛。治疗时，取本经别出的络穴大钟。

足厥阴经分出的络脉，叫做蠡沟。它起于内踝上五寸处，别行走入足少阳经；其别出而上行的络脉，沿小腿向上达于睾丸部，聚于阴茎。其病气上逆突然发为疝病睾丸肿大；邪气实则阴茎易于勃起；正气虚则阴部奇痒。治疗时，取本经别出的络穴蠡沟。

任经分出的络脉，叫做尾翳。由此别出下行，散布于腹部。本络脉发病，邪气实则腹部皮肤痛；正气虚则腹部皮肤作痒。治疗时，取本经别出的络穴尾翳。

督脉分出的络脉，叫做长强。由此别出挟脊脊上行到项部，散布于头上，再向下行于肩胛两旁，别行走入足太阳膀胱经，深入贯穿脊脊内。本络脉发病，邪气实则脊柱强直；正气虚则头部沉重。检查时，摇动患者的头项部，可以发现挟脊之脉有病变。取本经别出的络穴长强治疗。

足太阴脾经分出的络脉，叫做大包。从渊腋下三寸处，散布于胸胁部。如本络脉发病，邪气实则全身疼痛；正气虚则周身骨节弛纵无力。因这一络脉包罗诸络之血，若有瘀血，治疗时取本络脉的大包穴。

上述十五络脉，邪气猖盛时络脉明显可见，正气虚弱则脉络陷下而不易看见。虽然在外表看不见，但可在络脉循行部位的上下寻求。由于经脉随着人的体型而有所不同，所以络脉也有差异，必须灵活对待。

中華藏書

黄帝内经·最新整理珍藏版

经别第十一

【导读】

本篇论说了十二经脉在医学上的重要作用，详细说明了十二经别的循行经路及其离合出入的配合关系。

【原文】

黄帝问于岐伯曰：余闻人之合于天道也，内有五藏，以应五音五色五时五味五位也；外有六府，以应六律，六律建①阴阳诸经而合之十二月、十二辰、十二节、十二经水、十二时、十二经脉者，此五藏六府之所以应天道。夫十二经脉者，人之所以生，病之所以成，人之所以治，病之所以起②，学之所始，工之所止也③，粗之所易，上之所难也。请问其离合出入④奈何？岐伯稽首再拜曰：明乎哉问也！此粗之所过，上之所息也⑤，请卒言之。

【精注】

①建：分主。

②起：谓病愈。《史记·扁鹊列传》："越人能使之起耳。"

③止：调留心。杨上善曰："止，留也。"

④离合出入：离，出是指经别从经脉分出来；合，入是指阳经经别最后归于本经、阴经经别最后与阳经相合。

⑤上之所息：息，《甲乙经》作"悉"。

【今译】

黄帝问岐伯道：我听说人与天地间的事物及其变化规律是相对应的。人体内属阴的五脏分别对应着五音、五色、五时、五味、五方；外有属阳的六腑以对应六律，六律分六阴六阳，合于人体诸经，以对应时令的十二月、十二辰、十二节、十二经水、十二时和十二经脉。这就是五脏六腑与天地间的事物及其变化规律相对应的情况，十二经脉在人体内是气血运行的通路，与人的生存，疾病的形成，以及人的健康，疾病的痊愈，都有着密切的关系。所以初学医者必须从十二经脉学起；就是知识渊博的医生，也要进一步研究它。粗劣的医生觉得经脉容易掌握，而高明的医生却认为经脉难以精通。

黄帝问岐伯道：经脉在人体内的离合出入是怎样的呢？岐伯恭敬地行礼后说：问得很高明啊！关于经脉的学问，粗劣的医生容易忽略，而高明的医生却尽心研究，让我详尽地说一下吧。

【原典】

足太阳之正，别入于腘⑥中，其一道下尻五寸⑦，别入于肛，属于膀胱，散之肾，循膂当心入散；直者，从膂上出于项，复属于太阳，此为一经也。足少阴之正，至腘中，别走太阳而合，上至肾，当十四𩩲⑧，出属带脉；直者，系舌本，复出于项，合于太阳，此为一合也。成以诸阴之别⑨，皆为正也。

足少阳之正，绕髀入毛际，合天厥阴；别者，入季胁之间，循胸里属胆，散之上肝贯心，以上挟咽，出颐颔中，散于面，系目系，合少阳于目外眦也。足厥阴之正，别跗上，上至毛际，合于少阳，与别俱行，此为二合也。

足阳明之正，上至髀⑩，入于腹里，属胃，散之脾，上通于心，上循咽出于口，上颃颡，还系目系，合于阳明也。足太阴之正，上至髀，合于阳明，与别俱行，上结于咽，贯舌中，此为三合也。

手太阳之正，指地⑪，别于肩解，入腋走心，系小肠也。手少阴之正，别入于渊腋两筋之间，属于心，上走喉咙，出于面，合目内眦，此为四合也。

手少阳之正，指天⑫，别于巅，入缺盆，下走三焦，散于胸中也。手心主之正，别于渊腋三寸，入胸中，别属三焦，出循喉咙，出耳后，合少阳完骨之下，此为五合也。

手阳明之正，从手循膺臑，别于肩髃，入柱骨，下走大肠，属于肺，上循喉咙，出缺盆，合于阳明也。手太阴之正，别入渊腋少阴之前，入走肺，散之大肠，上出缺盆，循喉咙，复合阳明，此六合也。

【精注】

⑥腘：膝部的后面，正中处是委中穴。

⑦下尻五寸："尻"，此指承扶穴处。

⑧颎：《甲乙经》作"椎"。

⑨成以诸阴之别：成，《甲乙经》作"或"。

⑩髀：大腿。

⑪指地：自下而上行。

⑫指天："天"指上说，谓三焦经别始于头顶部。

【今译】

足太阳膀胱经的正经，一条别行进入于膝腘窝之中，与足少阴肾经的经脉相合而上行；另一条至尻下五寸处后，另行入肛门，入属于膀胱本腑，再散行于肾脏，沿脊柱内侧上行，至心脏而分散；其本经之外别行的一条直行经，由脊上出于颈部，再入属于足太阳本经经脉。足少阴肾经的正经，由膝腘窝中，另出一脉，与足太阳之经相会合，又上行至肾脏，当十四椎处，再外出而联属于带脉；其直行的，系于舌根，又出于颈部与足太阳膀胱经相合，这就是阴阳表里相配的第一合。诸阳经的正经，均流入诸阴经的别出经，称为别出的正经。

足少阳胆经的正经，上行绕过大腿外侧进入阴毛中，与足厥阴肝经相合。其另行的，注入季肋之间，再沿着胸里，入属于胆腑，又散行上至肝脏，通过心部，夹于咽喉，出于腮部与颌中，散布在面部，系于目系，与足少阳本经会合于眼外角处。足厥阴肝经的正经，由足背另行，上至阴毛中，与足少阳胆经相合，与其另行的经脉并行，这就是阴阳表里相配的第二合。

足阳明胃经的正经，上行至髀部，进入腹里，入属于胃腑，散行至脾脏，通过心，沿咽喉而由于口部，再上行至鼻柱的上部和眼眶的下部，环绕目系，与足阳明本经相会合。足太阴脾经的正经，上行至髀部，与足阳明经另行的正经合并后上行，上至咽喉部，贯入舌中，这就是阴阳表里相配的第三合。

手太阳小肠经的正经，从下而向上循行，并从肩后关节另行，进入腋下，经过心脏，下行入属于小肠本腑。手少阴心经的正经，另行而入腋下渊腋穴的两筋之间，入属心脏，再上行于喉咙，出于面部，与手太阳经的一条支脉会合于眼内角，这就是阴阳表里相配的第四合。

手少阳三焦经的正经，自上而下循行，起于巅部别行进入缺盆，向下行入三焦本腑，再散行于胸中。手厥阴心包经的正经，另起于渊腋下三寸处，进入胸中，再行入属于三焦，上沿喉咙，出于耳后，与手少阳三焦经会合于完骨之下，这就是阴阳表里相配的第五合。

手阳明大肠经的正经，起于手并上行到胸侧、乳部，然后另行出于肩髃腧穴处，进入大椎，再向下行至于大肠本腑。上属于肺脏，然后向上沿喉咙，出于缺盆，与手阳明本经相会合。手太阴肺经的正经，另行而入渊腋穴，行于手少阴经的前方，进入肺脏，散行至大肠，再上行出于缺盆，沿喉咙，再与手阳明大肠经相合，这就是阴阳表里相配的第六合。

经水第十二

【导读】

本篇详细叙述了十二经脉与十二经水相合情况，介绍了各经针刺浅深与留针时间的标准，指出针灸不能太过以及度量人体应以中等身材为标准。

【原典】

黄帝问于岐伯曰：经脉十二者，外合于十二经水，而内属于五藏六腑。夫十二经水者，其有大小、深浅、广狭、远近各不同，五藏六腑之高下、小大、受谷之多少亦不等，相应奈何？夫经水者，受水而行之；五藏者，合神气魂魄而藏之；六腑者，受谷气而行之，受气而扬之；经脉者，受血而营之。合而以治①奈何？刺之深浅，灸之壮数，可得闻乎？岐伯答曰：善哉问也！天至高，不可度，地至广，不可量，此之谓也。且夫人生于天地之间，六合之内，此天之高、地之广也，非人力之所能度量而至也。若夫人八尺之士，皮肉在此，外可度量切循而得之，其死可解剖而视之，其藏之坚脆，腑之大小，谷之多少，脉之长短，血之清浊②，气之多少③，十二经脉之多血少气，与其少血多气，与其皆多血气，与其皆少血气，皆有大数④。其治以针艾，各调其经气，固其常有合乎？

【精注】

①合而以治：谓用经水比喻经脉以治病。

②血之清浊：人体血气有轻清与稠浊的区别。

③气之多少：谓脏腑、经脉之气的强弱。

④大数：大，《甲乙经》作"定"。定数，一定的标准。

【今译】

黄帝问岐伯道：人体的十二经脉，外合于地面上十二条河流，内则连属于五脏六腑。这十二条河流，每条的大小、深浅、广狭和远近各不相同；五脏六腑也有上下、大小和容纳饮食多少的不同，两者是如何相应的呢？这十二经水，从其源受水而通行各处；五脏主管神、气、魂、魄等功能活动；六腑受纳水谷，经消化吸收水谷精气，输送布散于全身；经脉受纳血液，营运于周身。上述这些是如何运用在治疗上的？针刺的深浅，施灸壮数的多少，可以都给我讲讲吗？

岐伯回答说：你问得很好！天很高难以计算，地很广难以度量。人生活在天地之间，六合之内，这就说明天高地广，不是用人力所能计量准确的。但是人的身体，皮肉俱在，可从外部计算测量，用手指切按而获得各部的情况，死了以后可以通过解剖来观察内在的情况。其五脏的坚脆，六腑的大小，受谷的多少，经脉的长短，血液的清浊，气分的强弱，以及十二经脉的多血少气、少血多气、血气俱多、血气俱少，皆有一定的度数标准。若发生病变，用针灸治疗，以分别调和经气的虚实，那么针灸的深浅多少，本来和十二经水的深浅多少是可以相合的么？

【原典】

黄帝曰：余闻之，快于耳，不解于心⑤，愿卒闻之。岐伯答曰：此人之所以参天地而应阴阳也，不可不察。足太阳外合清水，内属膀胱，而通水道焉。足少阳合于渭水，内属于胆。足阳明外合于海水，内属于胃。足太阴外合于湖水，内属于脾。足少阴外合于汝水，内属于肾。足厥阴外合于渑水，内属于肝。手太阳外合于淮水，内属于小肠，而水道出焉。手少阳外合于漯水，内属于三焦。手阳明外合于江水，内属于大肠。手太阴外合于河水，内属于肺。手少阴外合于济水，内属于心。手心主外合于漳水，内属于心包。凡此五藏六腑十二经水者，外有源泉而内有所禀，此皆内外相贯，如环无端，人经亦然。故天为阳，地为阴，腰以上为天，腰以下为地。故海以北者为阴，湖以北者为阴中之阴，漳以南者为阳，河以北者至漳者为阳中之阴，漯以南至江者为阳中之太阳，此一隅之阴阳也，所以人与天地相参也。

【精注】

⑤快于耳，不解于心：杨上善注："快于耳，浅知也；解于心，深识也。"不解于心，不能深刻地理解。

【今译】

黄帝说：我听了你的话，耳边甚觉快当，但心里仍是不解，希望你给我详细地讲一讲。

岐伯说：这是人与自然界相配合而与阴阳规律相适应的道理，不可不详细识别。足太阳经外合于清水，内联属于膀胱腑，主要功能是通利水道；足少阳经外合于渭，内联属于胆腑；足阳明经外合于海水，内联属于胃腑；足太阴经外合于湖水，内联属于脾脏；足少阴经外合于汝水，内联属于肾脏；足厥阴经外合于渑水，内联属于肝脏；手太阳经外合于淮水，内联属于小肠，水道由此而出；手少阳经外合于漯水，内联属三焦；手阳明经外合于江水，内联属于大肠；手太阴经外合于河水，内联属于肺脏；手少阴经外合于济水，内联属于心脏；手厥阴经外合于漳水，内联属于心包络。以上所说的五脏六腑和十二经水，显现于外各有源泉，在内各有禀承，这都是内外相互贯通，如圆环一样周而复始无有尽头，人的经脉循行也是如此。天气轻清属阳，地气重浊属阴；人体腰以上像天属阳，腰以下像地属阴。以十二经水分阴阳，海水以北属阴，湖水以北属阴中之阴；漳水以南属阳，河水以北至漳水之间属阳中之阴；漯水以南至江水之间属阳中之太阳。这是举大地一部分区域河流的阴阳属性，用来说明人与自然界密切相应的情况。

【原典】

黄帝曰：夫经水之应经脉也，其远近浅深，水血之多少各不同，合而以刺之奈何？岐伯答曰：足阳明，五藏六腑之海也，其脉大血多，气盛热壮，刺此者不深弗散，不留不泻也。足阳明刺深六分，留十呼。足太阳深五分，留七呼。足少阳深四分，留五呼。足太阴深三分，留四呼。足少阴深二分，留三呼。足厥阴深一分，留二呼。手之阴阳，其受气之道近，其气之来疾，其刺深者皆无过二分，其留皆无过一呼。其少长大小肥瘦，以心撩⑥之，命曰法天之常。灸之亦然。灸而过此者得恶火，则骨枯脉涩；刺而过此者，则脱气⑦。

黄帝曰：夫经脉之大小，血之多少，肤之厚薄，肉之坚脆，及䐃之大小，可为量度乎？岐伯答曰：其可为度量者，取其中度也，不甚脱肉而血气不衰也。若失度之人，痟瘦而形肉脱者，恶可以度量刺乎⑧。审切循扪按，视其寒温盛衰而调之。是谓因适而为之真也。

【精注】

⑥撩：通"料"。揣度；估算。

⑦脱气：损伤正气。

⑧恶可以度量刺乎："恶"，作"何"解。本句是说不能用失度之人而确定针刺的浅深。

【今译】

黄帝说：十二经水应于十二经脉，它们的远近深浅，水血多少各不相同，如果两者结合起来，应如何用于针刺治疗呢？岐伯回答说：足阳明胃，是五脏六腑气血来源的"海"，其经脉最大而多气多血，发病时热势必甚，所以不深刺则邪不能散，不留针则邪气不能泻。足阳明经，针刺六分深，留针呼吸十次的时间；足太阳经，针刺五分深，留针呼吸七次的时间；足少阳经，针刺四分深，留针呼吸五次的时间；足太阴经，针刺三分深，留针呼吸四次的时间；足少阴经，针刺二分深，留针呼吸三次的时间；足厥阴经，针刺一分深，留针呼吸二次的时间。手三阴三阳经脉，均循行于人体上半身，接受心肺气血的距离较近，针刺深度一般不超过二分，留针时间一般不超过一次呼吸。

但年岁有老少，身材有大小，体格有胖瘦的不同，医者必须心中有数，因人而施，这叫做顺从自然之理。灸法也是如此。如果施灸过度，变成"恶火"，就会骨髓枯槁，血脉凝涩；针刺过度，会发生正气虚脱的不良后果。

黄帝说：经脉的大小，血的多少，皮肤的厚薄，肌肉的坚脆，以及肉块的大小，都能定出计量标准的吗？岐伯回答说：可以进行计量的，要选择中等身材，以肌肉不甚消瘦，血气不甚衰弱的人为标准。如果被计量的人形体消瘦，以致肌肉脱削，怎么可以计量以作针刺的标准呢？所以必须通过切、循、扪、按等方法检查，根据证候的寒热虚实情况，来进行调治，这就叫做因人制宜的治疗方法。

经筋第十三

【导读】

本篇介绍了十二经筋的起止点与循行部位，指出了十二经筋的主要症候和治疗方法。

【原典】

足太阳之筋，起于足小指上，结于踝，邪①上结于膝，其下循足外侧，结于踵②，上循跟，结于腘；其别者，结于踹外，上腘中内廉，与腘中并上结于臀，上挟脊上项；其支者，别入结于舌本；其支者，结于枕骨，上头下颜，结于鼻；其支者，为目上网，下结于烦③；其支者，从腋后外廉，结于肩髃；其支者，入腋下，上出缺盆，上结于完骨④；其支者，出缺盆，邪上出于烦。其病小指支，跟肿痛，腘挛，脊反折，项筋急，肩不举，腋支，缺盆中纽痛，不可左右摇。治在燔针劫刺⑤，以知为数，以痛为输，名曰仲春痹也。

足少阳之筋，起于小指次指，上结外踝，上循胫外廉，结于膝外廉；其支者，别起外辅骨，上走髀，前者结于伏兔之上，后者结于尻；其直者，上乘眇季胁，上走胁前廉，系于膺乳，结于缺盆；直者，上出腋，贯缺盆，出太阳之前，循耳后，上额角，交巅上，下走颔，上结于𬱃；支者，结于目眦为外维⑥。其病小指次指支转筋，引膝外转筋，膝不可屈伸，腘筋急，前引髀，后引尻，即上乘眇季胁痛，上引缺盆膺乳颈，维筋急，从左之右，右目不开，上过右角，并蹻脉而行，左络于右，故伤左角，右足不用，命曰维筋相交。治在燔针劫刺，以知为数，以痛为输，名曰孟春痹也。

【精注】

① 邪：通"斜"。

② 踵：足跟部。

③ 𬱃（qiú）：指眼眶下外侧的高骨，即颧骨。

④ 完骨：即耳后的高骨。

⑤ 劫刺：速入针速出针的一种针刺方法。

⑥ 维：筋骨。

【今译】

足太阳膀胱经的筋，它的循行从足小拇趾开始，向上结聚在外踝，再斜行向上结聚于膝部；循行于足跗下，沿足外踝的外侧，结聚于足跟，又沿足跟上行而结聚于膝腘内。它另行的一条支筋，结聚于腿肚的外侧，上行进入腘窝的内侧缘，与前一支筋并行，上结于臀部，再上行经过脊柱两旁，至头项；由此分出的支筋，另行入内并结聚于舌根。其直行的支筋，由项上行而结聚于枕骨，再至头顶，然后下至眉上，结聚于鼻的两旁。由鼻分出的支筋，像网络一样围绕而上至眼泡，然后向下结聚于颧骨处；又一支筋，由腋后外侧，上行而结聚于肩髃穴处；另一条支筋，由腋窝，向上出于缺盆处结聚于耳后完骨部；还有一条支筋，由缺盆部另出，斜行向上出于颧骨部。由本经筋所引起的病症表现为：足小拇趾及足跟疼痛，膝腘部挛急，脊背反张，项筋发紧，肩不能抬举，腋部牵扯缺盆部辗转疼痛，肩部不能左右摇动。治疗时应用火针速刺疾出的方法。针刺的次数以病情好转为度，以痛处作为针刺的穴位。这种病称为仲春痹。

足少阳胆经的筋，从足的无名趾端起，上行而结聚于外踝，并沿着胫骨外侧，向上结聚于膝部外缘；其支筋，另起于外辅骨，上行至髀部时，分为两支，其行在前面的，结聚于伏兔之上，行在后面的，结聚于尻部；它的直行筋，上行至肋下空软处，再至腋部的前缘，夹胸旁乳部而结聚于缺盆；又一直行筋，向上出于腋部，经过缺盆，行于足太阳经筋的前面，沿着耳后，上抵额面，在头顶上相交，再下行到颔部，然后又向上结聚于颧部；另有一条支筋，结于眼外角，为眼的外维。本经筋所发生的病症表现为：足的无名趾抽筋牵引至膝的外侧，膝关节僵直，膝窝里的筋拘紧，并牵引到前后的髀部和尻部，又向上牵及肋下空软处和软肋部疼痛，再向上牵引缺盆部、胸旁乳部、颈部等处，使所有连结的筋都感到拘急。如果从左侧向右侧维络的筋拘急时，右眼就无法睁开，这是因为本筋上行而过头的右面与跷脉并行的原因，另外左侧的筋与右侧的筋相连结，如左侧的筋受伤，右脚就不能活动。以上现象称为维筋相交。治疗时应采取火针速刺疾出的方法。针刺的次数以病情好转为度，以痛处作为针刺的穴位。这种病称为孟春痹。

【原典】

足阳明之筋，起于中三指，结于跗上，邪外上加于辅骨，上结于膝外廉，直上结于髀枢，上循胁，属脊；其直者，上循骭，结于膝；其支者，结于外辅骨，合少阳；其直者，上循伏兔，上结于髀，聚于阴器，上腹而布，至缺盆而结，上颈，上挟口，合于頄，下结于鼻，上合于太阳，太阳为目上网，阳明为目下网；其支者，从颊结于耳前。其病足中指支，胫转筋，脚跳坚[7]，伏兔转筋，髀前肿，㿉疝。腹筋急，引缺盆及颊，卒口僻，急者目不合，热则筋纵目不开。颊筋有寒则急引颊移口，有热则筋驰纵缓，不胜收故僻。治之以马膏，膏其急者，以白酒和桂，以涂其缓者，以桑钩钩之，即以生桑灰[8]置之坎中，高下以坐等，以膏熨急颊，且饮美酒，啖美炙肉，不饮酒者，自强也，为之三拊[9]而已。治在燔针劫刺，以知为数，以痛为输，名曰季春痹也。

足太阴之筋，起于大指之端内侧，上结于内踝；其直者，络于膝内辅骨，上循阴股，结于髀，聚于阴器，上腹，结于脐，循腹里，结于肋，散于胸中；其内者，著于脊。其病足大指支，内踝痛，转筋痛，膝内辅骨痛，阴股引髀而痛，阴器纽痛，下引脐两胁痛，引膺中脊内痛。治在燔针劫刺，以知为数，以痛为输，命曰孟秋痹也。

【精注】

⑦脚跳坚：脚跳动而且有坚硬不适的感觉。

⑧生桑灰：灰，《太素》作"炭"。

⑨拊：抚摸。在此有按摩之意。

【今译】

足阳明胃经的筋，从足的中趾起，结聚于足背，沿足背的外侧斜行，上行至辅骨，结聚于膝的外侧，再直上而结聚于髀枢，然后沿胁部，联属于脊柱；其直行的一条支筋，向上沿胫骨而结聚于膝部；由此又分出的支筋，在外辅骨相结聚，并与足少阳经的筋相合；其直行的筋，上沿伏兔而结于髀，在阴器相会合，再向上散布于腹部，至缺盆部结聚，然后上沿颈部，夹口而行，至颧部会合后，又向下结聚于鼻部，上与足太阳经的筋相合，足太阳经的筋是上眼泡的纲维，足阳明经的筋是下眼泡的纲维；它的支筋由颊部结聚于耳前。本经筋所发生的病症表现在：足的中趾及胫部抽筋、足部颤动及强硬不适、伏兔部转筋、髀前部肿、阴囊肿大、腹筋拘急，并向上牵引缺盆及颊部，使口角突然歪斜。因受寒而引起筋拘急的，就会令眼闭合；因受热而导致筋驰缓的，就会使眼无法张开。颊筋受寒，就会牵引颊部，使口张开不能闭合；颊筋受热，就会使筋驰缓舒张、无力收缩，以致口角歪斜。治疗时可用马油膏涂擦拘急的面颊，用白酒调和桂末涂抹弛缓的面颊，用桑钩钩住口角，再将桑木炭火，放在地坑中，地坑的深度要与病人坐位的高度相等。然后用马脂温熨拘急的面颊，同时饮点美酒，吃些熏肉之类的美味，就是不会喝酒的人，也要尽量喝一点，并在患处频频按摩。至于治疗患筋病的病人，就应采取火针速刺疾出的方法。针刺的次数，以见效为度，以痛处作为针刺的穴位。这种病称为季春痹。

足太阴脾经的筋，发端于足的大拇趾内侧的尖端，上行而结聚于内踝；其直行的一条支筋，向上结聚于膝内辅骨，再沿大腿内缘，于髀部交结后聚会于阴器，又上行至腹部，在脐部相结聚，然后沿着腹里，结聚于胁肋，并散布于胸中；其内部的支筋，附着于脊柱。本经筋所发生的病症表现为：足的大拇趾疼痛牵引至内踝痛，或抽筋痛、膝内辅骨痛、大腿内侧及髀部作痛，阴器有扭转痛感，并向上牵引脐部和两胁作痛，甚至引起胸的两旁和脊内痛。治疗本病时，应采取火针速刺疾出的方法。针刺的次数以见效为度，以痛处作为针刺的穴位。这种病为孟秋痹。

【原典】

足少阴之筋，起于小指之下，并足太阴之筋邪走内踝之下，结于踵，与太阳之筋合而上结于内辅之下，并太阴之筋而上循阴股，结于阴器，循脊内挟膂，上至项，结于枕骨，与足太阳之筋合。其病足下转筋，及所过而结者皆痛及转筋。病在此者主痫瘛及痉，在外者不能俯，在内者不能仰。故阳病者腰反折不能俯，阴病者不能仰。治在燔针劫刺，以知为数，以痛为输，在内者熨引饮药。此筋扭伤，纽发数甚者，死不治，名曰仲秋痹也。

足厥阴之筋，起于大指之上，上结于内踝之前，上循胫，上结内辅之下，上循阴股，结于阴器，络诸筋。其病足大指支，内踝之前痛，内辅痛，阴股痛转筋，阴器不用，伤于内则不起，伤于寒则阴缩小，伤于热则纵挺不收。治在行水清阴气。其病转筋者，治在燔针劫刺，以知为数，以痛为输，命曰季秋痹也。

【今译】

足少阴肾经的筋，发端于足小拇趾的下方，与足太阴脾经的筋合并后，沿内踝骨的下方斜行，结聚于足跟，又与足太阳膀胱经的筋相合而上行，结聚于内辅骨下，并在此与足太阴经的筋合并，再沿着大腿的内侧上行，结聚于阴器，然后沿脊内，夹脊柱骨上行至项，结聚于枕骨，与足太阳膀胱经的筋相合。本经筋所发生的病症表现为：足下转筋，以致本经筋所到之处都疼痛、抽筋。病在足少阴经筋的，以病症、拘挛、痉症为主要症状；病在背侧的不能前俯；病在胸腹侧的不能后仰。所以患阳病则项背拘急，腰向后反折而身体不能前俯；阴病则腹部拘急，身体就不能后仰。治疗本病时，应采取火针速刺疾出的方法。针刺的次数以病情好转为度，以痛处作为针刺的穴位；病在胸腹内的，可用熨法、导引、汤药来治疗。如转筋发作次数过多而病情危重的，就为不治之症。这种病称为仲秋痹。

足厥阴肝经的筋，发端于足的大拇趾上，上行而结聚于内踝之前，再上行沿胫骨结于膝内辅骨的前方，然后沿大腿内侧，结聚于阴器，与其他经筋相联络。本经筋所发生的病症表现为：足的大拇趾疼痛牵引内踝前疼痛、内辅骨痛、大腿内侧痛并且抽筋、前阴功能障碍。如伤于房室，就会导致阳痿；伤于寒邪则阴器缩入；伤于热则阴器挺长不收。治疗本病时，应该行水以治厥阴之气，如属抽筋疼痛之类的病症，就应用火针速刺疾出的方法，针刺的次数以病情好转为度，以痛处作为针刺的穴位。这种病称为季秋痹。

【原典】

手太阳之筋，起于小指之上，结于腕，上循臂内廉，结于肘内锐骨之后，弹之应小指之上，入结于腋下；其支者，后走腋后廉，上绕肩胛，循颈出走太阳之前，结于耳后完骨；其支者，入耳中；直者，出耳上，下结于颔[⑩]，上属目外眦。其病小指支，肘内锐骨后廉痛，循臂阴入腋下，腋下痛，腋后廉痛，绕肩胛引颈而痛，应耳中鸣痛，引颔目瞑，良久乃得视，颈筋急则为筋瘘颈肿。寒热在颈者，治在燔针劫刺之，以知为数，以痛为输，其为肿者，复而锐之。本支者[⑪]，上曲牙，循耳前，属目外眦，上颔，结于角。其痛当所过者支转筋。治在燔针劫刺，以知为数，以痛为输，名曰仲夏痹也。

手少阳之筋，起于小指次指之端，结于腕，上循臂结于肘，上绕臑外廉，上肩走颈，合手太阳；其支者，当曲颊入系舌本；其支者，上曲牙，循耳前，属目外眦，上乘颔，结于角。其病当所过者即支转筋，舌卷。治在燔针劫刺，以知为数，以痛为输，名曰季夏痹也。

【精注】

⑩颔：腮下。

⑪本支者：《甲乙经》卷二第六无"本支者"至"以痛为输"四十一字，此系下"手少阳之筋"文，守山阁校本以为复衍于此，当删，其说是。故此处不译。

【今译】

手太阳小肠经的筋，发端于手的小拇指的上端，结聚于手腕，再沿前臂内侧上行，结聚于肘内高骨的后方，如用手指弹拨此处的筋，小指就会有酸麻的感觉，再上行入内结聚于腋下；它的支筋，向后沿腋窝后缘，上行绕过肩胛，经过颈部，出于足太阳经筋之前，结聚于耳后完骨处；由此处分出的支筋，进入耳中；其直行的筋，于耳上出，下行结于颔部，又上行联属于眼外角。本经筋所发生的病症表现为：手的小拇指疼痛牵引肘内侧高骨后缘疼痛、沿臂的内侧至腋下及腋下后侧都疼痛、肩胛周围及颈部疼痛，并引起耳中鸣痛，牵引颔部使眼睛无法睁开，要过许久才能看东西；若颈筋拘急过甚，就导致筋痿、颈肿等症。颈部受寒热之气而发病的，应用火针速刺疾出的方法。针刺的次数以见效为度，以痛处作为针刺的穴位。如针刺后肿仍不消除，就再用锐利的针刺治。这种病称为仲夏痹。

手少阳三焦经的筋，发端于手的无名指端，结聚于手腕，沿臂上行并结聚于肘部，再向上绕臑的外侧，行至肩部，然后至颈部与手太阳小肠经的筋相合。它的支筋，由曲颊部深入，系于舌根，另有一条支筋，上行行于曲牙，沿耳前，联属于眼外角，再向上经过额部，结聚于额角。本经筋所发生的病症表现为：经筋所过之处，出现疼痛、抽筋、舌卷等症。治疗时应采取火针速刺疾出的方法。针刺的次数以见效为度，以痛处作为针刺的穴位。将这种病症称为季夏痹。

【原典】

手阳明之筋，起于大指次指之端，结于腕，上循臂，上结于肘外，上臑，结于髃；其支者，绕肩胛，挟脊；直者，从肩髃上颈；其支者，上颊，结于頄；直者，上出手太阳之前，上左角，络头，下右颔。其病当所过者支痛及转筋，肩不举颈，不可左右视。治在燔针劫刺，以知为数，以痛为输，名曰孟夏痹也。

手太阴之筋，起于大指之上，循指上行，结于鱼后，行寸口外侧，上循臂，结肘中，上臑内廉，入腋下，出缺盆，结肩前髃，上结缺盆，下结胸里，散贯贲，合贲下，抵季胁。其病当所过者支转筋痛，甚成息贲，胁急吐血。治在燔针劫刺，以知为数，以痛为输，名曰仲冬痹也。

【今译】

手阳明大肠经的筋，从手的食指之端起，结于腕部，沿臂上行并结于肘部的外侧，再经过臑部而结于肩髃；它的支筋，绕过肩胛，夹脊柱两侧而行；其直行的筋，由肩髃上至颈部；另一条支筋，上行于颊部，结聚于颧骨部；出于手太阳小肠经筋的前方，再至左额角，络于头部，然后下行到右额。本经筋所发生的病症表现为：本筋经所经过的部位，出现疼痛、抽筋、肩不能抬、脖颈不能左右转动。治疗时应采取火针速刺疾出的方法。针刺的次数以见效为度，以痛处作为针刺的穴位。这种病称为孟夏痹。

手太阴肺经的筋，它的循行起于手的大拇指之端，沿指上行，结聚于鱼际部之后，经过寸口的外侧，沿臂内结聚于肘中，再上行于臑部内侧，进入腋下，出于缺盆，又结聚于肩髃前方，然后上行结于缺盆，再下行结聚于胸里，分散而贯穿贲门下部，与手厥阴经的筋相合后，下行直抵季胁。本经筋所发生的病症表现为：循行经过的部位，出现抽筋、疼痛，严重的则发展为息贲之症（息贲：五脏积病之一，因肺气积于胁下，喘息上贲而得名。症状为：恶寒发热、右胁痛、背痛、呕逆等——译注）、两胁拘急、吐血。治疗时应采取火针速刺疾出的方法。针刺的次数以见效为度，以痛处作为针刺的穴位。这种病称为仲冬痹。

【原典】

手心主之筋，起于中指，与太阴之筋并行，结于肘内廉，上臂阴，结腋下，下散前后挟胁；其支者，入腋，散胸中，结于臂。其病当所过者支转筋，前及胸痛息贲。治在燔针劫刺，以知为数，以痛为输，名曰孟冬痹也。

手少阴之筋，起于小指之内侧，结于锐骨，上结肘内廉，上入腋，交太阴，挟乳里，结于胸中，循臂，下系于脐。其病内急，心承伏梁，下为肘网。其病当所过者支转筋，筋痛。治在燔针劫刺，以知为数，以痛为输。其成伏梁唾血脓者，死不治。经筋之病，寒则反折筋急，热则筋弛纵不收，阴痿不用。阳急则反折，阴急则俯不伸。焠刺者，刺寒急也，热则筋纵不收，无用燔针。名曰季冬痹也⑫。

足之阳明，手之太阳，筋急则口目为僻，眦⑬急不能卒视，治皆如右方也。

【精注】

⑫守山阁校本注云："此六字原刻误在后'无用燔针'之下。按上下文云，'阳急则反折，阴急则俯不收。'明是统论经筋，非专指手少阴也。故依张介宾说，移首在'唾血脓者死不治'下。"故此处在译时，亦将"名曰季冬痹也"移首"唾血脓者死不治"之后译出。

⑬眦：眼眶。

【今译】

手厥阴心包络经的筋，它的循行起于手的中指之端，与手太阴肺经的筋并行，结聚于肘的内侧，再上行沿臂的内侧结聚于腋下，然后下行分散，前后夹胁肋；它的支筋，进入腋下，散布于胸中，结聚于贲门。本经筋所发生的病症表现为：其循行经过的部位，出现抽筋和胸部作痛，成为息贲证。治疗时应采取火针速刺疾出的方法。针刺的次数以见效为度，以痛处作为针刺的穴位。这种病称为孟冬痹。

手少阴心经的筋，它的循行起于手的小拇指的内侧，结聚于掌后高骨，再上行而结于肘部内侧，进入腋下，与手太阴肺经的筋相交叉，夹乳的内侧而结聚于胸中，然后沿着贲门，向下与脐部相连。本经筋所发生的病症表现为：胸内拘急、心下有积决坚伏而成伏梁（伏梁：五脏积病一，起于心经气血凝滞，久治不愈，以致脐旁或脐上突起如手臂之物，伏而不动，

如屋梁——译注）、肘部拘急、本经筋所循行经过的部位，都会抽筋，疼痛。治疗时，应采取火针速刺疾出的方法。针刺的次数，以见效为度，以痛处作为针刺的穴位。如果已成伏梁之症而吐脓血的，为不治之症，这种病称为季冬痹。

凡是经筋所发生的病症，遇寒则筋拘急；遇热就会使筋弛缓不收，阴痿不举。背部的筋拘急就会使身体向后反张，腹部的筋拘急就会使身体前俯而不能伸直。火针是用于刺治因寒而致筋急的，若因热而致筋弛缓，就不能再用火针了。而足阳明胃经和手太阳小肠经的筋拘急时，就会出现口眼歪斜、眼角拘急、视物模糊的症状，治疗时就可采用上面讲的粹针劫刺法。

骨度第十四

【导读】

本篇介绍了人体各部骨骼的长短尺寸，指出经脉的长度是以骨度为依据的，认为外形大小与内在脏器有密切联系。

【原文】

黄帝问于伯高曰：脉度言经脉之长短，何以立之？伯高曰：先度其骨节之大小广狭长短，而脉度定矣。

黄帝曰：愿闻众人之度，人长七尺五寸者，其骨节之大小长短各几何？伯高曰：头之大骨围二尺六寸，胸围四尺五寸，腰围四尺二寸。发所复者，颅至项尺二寸，发以下至颐长一尺，君子终折[①]。结喉以下至缺盆中长四寸，缺盆以下[②]至髑肟[③]长九寸，过则肺大，不满则肺小。髑肟以下至天枢[④]长八寸，过则胃大，不及则胃小。天枢以下至横骨[⑤]长六寸半，过则回肠广长，不满则狭短。横骨长六寸半，横骨上廉以下至内辅之上廉长一尺八寸，内辅之上廉以下至下廉长三寸半，内辅下廉下至内踝长一尺三寸，内踝以下至地长三寸，膝腘以下至跗属长一尺六寸。跗属以下至地长三寸，故骨围大则太过，小则不及。角以下至柱骨长一尺，行腋中不见者长四寸，腋以下至季胁长一尺二寸，季胁以下至髀枢长六寸，髀枢以下至膝中长一尺九寸，膝以下至外踝长一尺六寸，外踝以下至京骨长三寸，京骨以下至地长一寸。耳后当完骨者广九寸，耳前当耳门者广一尺三寸，两颧之间相去七寸，两乳之间广九寸半，两髀之间广六寸半。足长一尺二寸，广四寸半。肩至肘长一尺七寸，肘至腕长一尺二寸半，腕至中指本节长四寸，本节至其末长四寸半。项发⑥以下至背骨长二寸半，膂骨⑦以下至尾骶二十一节长三尺，上节长一寸四分，分之一奇分⑧在下，故上七节至于膂骨九寸八分分之七，此众人骨之度也，所以立经脉之长短也。是故视其经脉之在于身也，其见浮而坚⑨，其见明而大者，多血；细而沉者，多气也。

【精注】

①君子终折：终，极也。在此指发育完全成熟的成年人。折，在此指标准。指一般成年人标准。

②缺盆以下：指胸骨上窝正中，任脉的天突穴。

③髑肟（héyú）：指蔽心骨，即胸骨剑突，又称鸠尾骨。

④天枢：穴名。属足阳明胃经。位于脐旁二寸。在此指两天枢穴之间的脐中央部位。

⑤横骨：即耻骨。

⑥项发：指项后发际正中处。

⑦膂骨：此处指大椎。

⑧奇分：奇，余数。奇分，指有余未尽的部分。

⑨坚：长。

【今译】

黄帝问伯高道：《脉度》篇所说经脉的长短，是怎样确定的呢？伯高说：可以先测量骨节的大小、宽狭、长短，从而就可以测定经脉的长度。

黄帝道：我希望听你讲讲一般人的骨度，成人以七尺五寸长计算，其骨节的大小、长短各是多少？伯高说：头颅大骨周围二尺六寸，胸围四尺五寸，腰围四尺二寸。头发所覆盖的部位，颅至项为一尺二寸，前发际以下至颐长一尺，后发际至颐共二尺二寸，君子则折中各一尺一寸。喉结以下至缺盆中央长四寸，缺盆以下至剑骨突长九寸，如果超过九寸的是肺大，不满九寸的是肺小。剑骨突以下至天枢长八寸，超过八寸的是胃大，不满八寸的是胃小。天枢向下至耻骨长六寸半，超过六寸半的是回肠宽而长，不满六寸半的是回肠狭而短。耻骨横长为六寸半，横骨的上缘向下至膝内辅骨的上缘长一尺八寸，内辅骨上缘向下至内辅骨下缘长三寸半，内辅骨下缘向下至内踝骨尖长一尺三寸，内踝骨尖至足底长三寸。膝腘窝向下至足跗两踝之周围所属长一尺六寸，跗骨向下至足底长三寸。以上这些骨的尺寸数字，粗大的会超过，细小的会不及。两侧头角向下至柱骨长一尺，肩骨行至腋中尽处长四寸，腋部向下至软肋长一尺二寸，软肋向下至髀枢长六寸，髀枢向下至膝盖中央长一尺九寸，膝向下至外踝骨尖长一尺六寸，外踝骨尖向下至小趾侧后的京骨长三寸，京骨向下至足底长一寸。耳后当完骨部之间宽九寸，耳前当两耳门之间宽一尺三寸，两颧骨之间宽七寸，两乳之间宽九寸半，两髀之间宽六寸半。足长一尺二寸，宽四寸半。肩端至肘关节长一尺七寸，肘至腕关节长一尺二寸半，腕至中指本节长四寸，中指本节至中指端长四寸半。项后发际向下至背骨第一节的大椎处长二寸半，大椎骨向下至尾骶骨共二十一节长三尺，上面的七节每节长一寸四分一厘，零数在下，所以上七节共长九寸八分七厘。上面讲的就是一般人骨的长度，根据这个标准，可以确定经脉的长短。所以说经脉在人体中，其浮于表面，坚实明显而粗大的是多血之经，细小而隐于内的为多气之经。

五十营第十五

【导读】

本篇以二十八脉和二十八宿相应的情况，说明人体营气循环往复，周流不息，介绍了呼吸与脉搏的比例以及一昼夜营气运行的周次和脉行度数。

【原典】

黄帝曰：余愿闻五十营[①]奈何？岐伯答曰：天周二十八宿，

宿三十六分，人气行一周^②，千八分。日行二十八宿，人经脉上下、左右、前后二十八脉，周身十六丈二尺，以应二十八宿，漏水下百刻，以分昼夜。故人一呼，脉再动，气行三寸，一吸，脉亦再动，气行三寸，呼吸定息^③，气行六寸。十息气行六尺，日行二分。二百七十息，气行十六丈二尺，气行交通于中^④，一周于身，下水二刻，日行二十五分。五百四十息，气行再周于身，下水四刻，日行四十分。二千七百息，气行十周于身，下水二十刻，日行五宿二十分。一万三千五百息，气行五十营于身，水下百刻，日行二十八宿，漏水皆尽，脉终矣。所谓交通者，并行一数也，数五十营备^⑤，得尽天地之寿矣，凡行八百一十丈也。

【精注】

①五十营：五十，指营气一昼夜中在人身周流二十八脉的周数。营，营运的意思。

②人气行一周：指经脉之气在一昼夜内运行五十周次。

③息：一呼一吸为一息。

④气行交通于中：经气在二十八脉中内外贯通运行。

⑤营：满。

【今译】

黄帝说：我希望听你讲讲经脉之气在人体运行五十周的情况。

岐伯回答说：周天有二十八宿，每宿的距离为三十六分；人体的经脉之气在一昼夜中运行五十周，合一千零八分。在一昼夜中太阳运行经历了二十八宿，而人体的经脉分布在上下、左右、前后，共二十八脉，脉气在全身运转一周共十六丈二尺，恰好与二十八宿相应。以铜壶漏水下注百刻为标准，来划分昼夜。所以人呼气一次，脉就跳动二次，气行三寸；吸气一次，脉也跳动二次，气也行三寸。一呼一吸为一息，脉气共行六寸。十息，脉气共行六尺。以二十七息，气行一丈二尺六寸计算，则太阳运行为二分。二百七十息，气行共十六丈二尺，气行交流贯通于经脉之中，在全身运转一周，此时漏水下注二刻，太阳运行二十分有零；五百四十息，脉气在全身运行两

中華藏書

下部《黄帝内经·灵枢》

中国书店

周，这时漏水下注四刻，太阳运行四十分有零；二千七百息，脉气在全身运行十周，此时漏水下注二十刻，太阳运行五宿二十分有零；一万三千五百息，脉气在全身运行五十周，漏水下注正好为一百刻，太阳运行二十八宿。漏水都滴尽时，经脉之气也正好走完五十周。交流贯通指的是脉气在二十八脉通行一周的总数。人的脉气如果能经常日夜运行五十周，就可使人健康无病，寿尽而终。经脉之气在人体运行五十周的总长度是八百一十丈。

营气第十六

【导读】

本篇介绍了营气的来源和生成，详细叙述了营气循十四经脉运行的情况。

【原典】

黄帝曰：营气之道，内①谷为宝。谷入于胃，乃传之肺，流溢于中，布散于外，精专②者行于经隧，常营无已，终而复始，是谓天地之纪。故气从太阴出，注手阳明，上行注足阳明，下行至跗上，注大指间，与太阴合，上行抵髀③。从脾注心中，循手少阴出腋下臂，注小指，合手太阳，上行乘腋出䪼④内，注目内眦，上巅下项，合足太阳，循脊下尻，下行注小指之端，循足心注足少阴，上行注肾，从肾注心，外散于胸中。循心主脉出腋下臂，出两筋之间，入掌中，出中指之端，还注小指次指之端，合手少阳，上行注膻中，散于三焦，从三焦注胆，出胁注足少阳，下行至跗上，复从跗注大指间，合足厥阴，上行至肝，从肝上注肺，上循喉咙，入颃颡⑤之窍，究于畜门⑥。其支别者，上额循巅下项中，循脊入骶，是督脉也，络阴器，上过毛中，入脐中，上循腹里，入缺盆，下注肺中，复出太阴。此营气之所行也，逆顺之常⑦也。

【精注】

①内：同"纳"。受纳的意思。

②精专：精纯的意思。指水谷精微中最精华的营养物质。

③脾：《甲乙经》卷一第十《太素》卷十二均作"脾"。可从。

④頄：（zhuō）：指目下，颧骨内侧的部位。

⑤颃颡：指上腭与鼻相通的孔窍处。

⑥究于畜门：究，终尽。畜，同臭。畜门，即鼻孔。即终于鼻孔。

⑦逆顺之常：逆顺，指经脉向下行者为顺，向上行者为逆。

【今译】

黄帝说：营气能运行全身，是因为人食用水谷，得到了水谷中的精气，因此人食用水谷对于营气非常重要。饮食进入胃中之后，传输到肺，流溢于内营养脏腑，布散于外滋养形体。其中最精纯的部分，则行于脉道之中，经常营运不息，终而复始，这是自然的规律。营气的运行是从手太阴经脉出，注于手阳明经脉，上行传注足阳明经脉，下行达足跗，传注足大趾间，与足太阴经脉会合。上行股内入腹，从脾上传注心中，沿手少阴经脉，出腋窝，下臂，至手小指，会合于手太阳经脉。上行经过腋部，出眼下眦内，注于眼内角，再上行头顶中央，下走项后，与足太阳经脉会合。沿脊柱下行于尾骶部，再下行注于足小趾尖，斜入足心，注于足少阴经脉。上行注入肾脏，由肾转注心脏，向外布散于胸中，沿手厥阴经脉，出腋窝，下臂，经腕后两筋之间，入掌中，出中指尖，回出注无名指尖，合手少阳经脉。上行于两乳之间，膈膜之上，散布于三焦，从三焦注胆，出胁肋，注足少阳经脉。下行至足背，复从足背注足大趾，合足厥阴经脉。上行至肝脏，从肝脏上注于肺脏，再上沿喉咙，入上颚之窍，深入于鼻内通脑之处。别行的分支，由额沿头顶，下项后中线，沿脊柱入骶内，这是督脉；再由此环绕阴器，从阴毛中部上行，过脐中，上沿腹内，入缺盆，下注肺脏，复出手太阴经脉。这就是营气运行的途径，不管向上行还是向下行，都依此规律而不变。

中華藏書

下部《黄帝内经·灵枢》

中国书店

中華藏書

黄帝内经·

最新整理珍藏版

中国书房

五九〇

中国书房

脉度第十七

【导读】

本篇主要讲经脉长度及其与络脉的区别以及当经气营运全身时出现的生理病理变化。

【原典】

黄帝曰：愿闻脉度。岐伯答曰：手之六阳，从手至头，长五尺，五六三丈。手之六阴，从手至胸中，三尺五寸，三六一丈八尺，五六三尺，合二丈一尺。足之六阳，从足上至头，八尺，六八四丈八尺。足之六阴从足至胸中，六尺五寸，六六三丈六尺，五六三尺，合三丈九尺。跷脉从足至目，七尺五寸，二七一丈四尺，二五一尺，合一丈五尺。督脉任脉各四尺五寸，二四八尺，二五一尺，合九尺。凡都合一十六丈二尺，此气之大经隧也。经脉为里，支而横者为络，络之别者为孙，盛而血者疾诛之①，盛者泻之，虚者饮药以补之。

【精注】

①盛而血者疾诛之：孙络血盛的，应当马上放血。

【今译】

黄帝说：我希望知道经脉的长度。

岐伯回答说：手的左右六条阳经，由手到头，每条经脉长五尺，五六合三丈，手的左右六条阴经，由手到胸，每条经脉长三尺五寸，三六合一丈八尺，五六为三尺，共合二丈一尺。足的左右六条阳经，由足到头，每条经脉长八尺，六八合四丈八尺。足的左右六条阴经，由足到胸，每条经脉长六尺五寸，六六合三丈六尺，五六合三尺，共计三丈九尺。左右跷脉，由足到目，每条长七尺五寸，二七合一丈四尺，二五为一尺，共计一丈五尺。督脉、任脉各长四尺五寸，二四合八尺，二五为一尺，二条经脉共长九尺。以上各经总长共为一十六丈二尺，这就是脉气循行的大的经脉通道。经脉在体内，由经脉分出而横行的支脉为络脉，由络脉分出的分支为孙络。如孙络满盛而有瘀血，就应该立即除去瘀血。经络中邪气盛的，可以用泻下法，正气虚的就应服药进行补益。

【原典】

五藏常内阅②于上七窍也，故肺气通于鼻，肺和则鼻能知臭香矣；心气通于舌，心和则舌能知五味矣；肝气通于目，肝和则目能辨五色矣；脾气通于口，脾和则口能知五谷矣；肾气通于耳，肾和则耳能闻五音矣。五藏不和则七窍不通，六府不和则留为痈。故邪在府则阳脉不和，阳脉不和则气留之，气留之则阳气盛矣。阳气太盛则阴脉不利，阴脉不利则血留之，血留之则阴气盛矣。阴气太盛，则阳气弗能荣也，故曰关；阳气太盛，则阴气不能荣也，故曰格。阴阳俱盛，不得相荣，故曰关格。关格者，不得尽期而死也。

【精注】

②阅：经历，通达。

【今译】

五脏的精气，由体内显露于面部七窍。肺气与鼻相通，肺气调和，鼻就能辨别香臭；心气与舌相通，心气调和，舌就能辨别五味；肝气与目相通，肝气调和，目就能辨五色；脾气与口相通，脾气调和，口就能辨别五谷的味道；肾气外通于耳，肾气调和，耳就能辨别五音。如果五脏失调，就会导致七窍滞涩，六腑不和，则会导致邪气留积，气血郁阻，发为痈疡。所以六腑受邪，属阳的经脉就会失调，以致气留滞，使阳气偏盛。而阳气偏盛，就会使属阴的经脉失调，引起血留滞，使阴气偏盛。如果阴气太盛，就会阻碍阳气运行，这叫做关；阳气太盛，就会阻止阴气的运行，这叫做格。如果阴阳之气都偏盛，使阴阳不能相互营运调和，就称为关格。出现关格后，人就会早亡。

【原典】

黄帝曰：跷脉安起安止？何气荣水③？岐伯答曰：跷脉者，少阴之别，起于然骨之后，上内踝之上，直上循阴股入阴，上循④胸里入缺盆，上出人迎之前，入頄属目内眦，合于太阳、阳跷而上行，气并相还则为濡目⑤，气不荣则目不合。黄帝曰：

气独行五藏，不荣六府，何也？岐伯答曰：气之不得无行也，如水之流，如日月之行不休。故阴脉荣其藏，阳脉荣其府，如环之无端，莫知其纪，终而复始。其流溢之气，内溉藏府，外濡腠理。黄帝曰：跷脉有阴阳，何脉当其数⑥？岐伯答曰：男子数其阳，女子数其阴，当数者为经，其不当数者为络也。

【精注】

③荣水：《甲乙经》卷二第二作"荣也"。可从。

④循：按次序。

⑤濡目：张志聪注："阴跷阳跷之气相并，经脉外内之气交相往还，则为濡目。"濡，润泽的意思。

⑥当其数：指计算在经脉总长度十六丈二尺之内的，即男子数两阳跷脉，女子数两阴跷脉。

【今译】

黄帝说：跷脉从何处起，又止于何处呢？又是哪一条经的经气使它像流水一样地营运呢？岐伯回答说：阴跷脉是足少阴肾经的支脉，起于然骨后的照海穴，上行至内踝上，再沿大腿内侧，进入阴器，并沿着腹部向上，经胸内，进入缺盆，然后向上出于人迎的前面，进入颧部，连于眼内角，与足太阳经、阳跷脉相合而上行，阴跷、阳跷的脉气并行回还而濡润眼目。如果脉气衰竭，那么眼睛就不能闭合。

黄帝说：为什么阴脉之气，独行于五脏，而没有营运到六腑呢？岐伯回答说：脉气的营运不会停息，如流动的水，又如运行的日月，永无止时。所以阴脉营运五脏的精气，阳脉营运六腑的精气，就像圆环一样没有尾端，也无从知道它的起点，因其总是周而复始地循环着。流溢的脉气，在内灌溉五脏六腑，在外濡润肌表皮肤。

黄帝说：跷脉有阴阳之分，哪一条的长度与前面所说的一丈五尺的数值是一样的呢？岐伯说：要看病人是男还是女，男子计算的是阳跷脉的长度，女子计算的是阴跷脉的长度。要计算长度的跷脉为经，不计算长度的跷脉为络。

营卫生会第十八

【导读】

本篇指出了营卫的来源、循行路线以及运行周次，概述了营卫与三焦的关系以及营卫与气血的关系。

【原文】

黄帝问于岐伯曰：人焉受气？阴阳焉会？何气为营？何气为卫？营安从生？卫于焉会？老壮不同气，阴阳异位，愿闻其会。岐伯答曰：人受气于谷，谷入于胃，以传与肺，五藏六府，皆以受气，其清者为营，浊者为卫，营在脉中，卫在脉外，营周不休，五十而复大会。阴阳相贯①，如环无端。卫气行于阴二十五度，行于阳二十五度，分为昼夜，故气至阳而起，至阴而止。故曰：日中而阳陇②为重阳，夜半而阴陇为重阴。故太阴主内，太阳主外，各行二十五度，分为昼夜。夜半为阴陇，夜半后而为阴衰，平旦阴尽而阳受气矣。日中为阳陇，日西而阳衰，日入阳尽而阴受气矣。夜半而大会，万民皆卧，命曰合阴，平旦阴尽而阳受气，如是无已，与天地同纪。

【精注】

① 阴阳相贯：阴经阳经相互贯通。

② 阳陇：陇通隆，隆盛之义。阳气陇起，形容阳气旺盛。

【今译】

黄帝问岐伯说：人体的精气从什么地方来？阴阳之气是如何交会的？"营"指的是什么气？"卫"指的又是什么气？营是怎样生成的？卫是怎样和营相会的？老年人与壮年人气的盛衰不同，日夜气行的位置各异，请你讲讲交会的情况。岐伯答道：人体精气来源于饮食物，饮食入胃，经过消化，再经脾吸收其精微之气，然后向上传注到肺，从而五脏六腑都能得到精微之气的供养。这些精气中，轻清的部分叫"营"，重浊的部分叫"卫"，营气运行于经脉之内，卫气运行于经脉之外，周流不息，各行五十周次而后大会，阴分和阳分互相贯通，终而复始，如圆环之无端始。卫气运行于阴分二十五周次，运行于阳分二十五周次，这是以白天和黑夜来划分的，所以气行到阳分为起始，行到阴分为终止。因此，当中午阳气隆盛时叫做"重阳"，到半夜阴气隆盛时叫做"重阴"。太阴主管人体内部，太阳主管人体外表，营卫在其中各运行二十五周次，都以昼夜来划分。半夜是阴分之气最隆盛的时候，自半夜以后，行于阴分之气就逐渐衰减，到早晨时，则行于阴分之气已尽，而阳分开始受气。中午是阳分之气最隆盛的时候，从日西斜，行于阳分之气就逐渐衰减，到日落时，则行于阳分之气已尽，而阴分开始受气。并且在半夜的时候，阴阳之气相会合，此时人们均已入睡，称为"合阴"。到早晨则行于阴分之气已尽，而阳分开始受气。如此循环不息，和自然界昼夜阴阳的变化规律相一致。

【原典】

黄帝曰：老人之不夜瞑③者，何气使然？少壮之人不昼瞑者，何气使然？岐伯答曰：壮者之气血盛，其肌肉滑，气道通，荣卫之行，不失其常，故昼精而夜瞑。老者之气血衰，其肌肉枯，气道涩④，五藏之气相搏⑤，其营气衰少而卫气内伐⑥，故昼不精，夜不瞑。

黄帝曰：愿闻营卫之所行，皆何道从来？岐伯答曰：营出于中焦，卫出于下焦⑦。黄帝曰：愿闻三焦之所出。岐伯答曰：上焦出于胃上口，并咽以上贯膈而布胸中，走腋，循太阴之分而行，还至阳明，上至舌，下足阳明，常与营俱行于阳二十五度，行于阴亦二十五度一周也，故五十度而复大会于手太阴矣。黄帝曰：人有热，饮食下胃，其气未定，汗则出，或出于面，或出于背，或出于半身，其不循卫气之道而出何也？岐伯曰：此外伤于风，内开腠理，毛蒸理泄，卫气走之，故不得循其道，此气慓悍滑疾，见开而出，故不得从其道，故命曰漏泄。

【精注】

③瞑：此处指睡眠。

④气道涩：营卫之气运行涩滞不畅。

⑤相搏：相互搏结。

⑥内伐：向内扰。

⑦卫出于下焦：有一说认为"下"应为"上"字。

【今译】

黄帝说：老年人夜间不易熟睡的原因是什么？是什么气使他们这样的？壮年人在白天往往不想睡，这又是什么气使他们这样的？岐伯答道：壮年人的气血旺盛，肌肉滑利，气道畅通，营卫的运行都很正常，所以白天的精神饱满，而晚上睡得很熟。老年人的气血衰少，肌肉枯瘦，气道滞涩，五脏之气耗损，营气衰少，卫气内伐于阴，所以白天精神不振，晚上也就不能熟睡了。

黄帝说：想问问您关于营气与卫气的运行，是从什么道路来的？岐伯答道：营气出于中焦，卫气出于下（上）焦。

黄帝问：三焦之气从何处出发？岐伯回答说：上焦出自胃的上口贲门，与食道并行向上至咽喉，贯穿于膈膜而分布于胸中，再横走至腋下，沿着手太阴经的路线循行，回复至手阳明，向上到舌，下循足阳明胃经，卫气与营气同样运行于阳分二十五周次，运行于阴分二十五周次，这就是昼夜一周，所以卫气五十周次行遍全身，再与营气大会于手太阴肺经。

黄帝说：热的饮食入胃，还没有化成精微的时候，就已出汗，有出于面部的，有出于背部的，有出于半身的，不循卫气通常的运行道路而出，这是什么原因呢？岐伯说：这是由于外表受了风邪的侵袭，腠理开发，毛窍疏泄，卫气趋向体表，就不能循常道而行，这是因为卫气的本性是漂悍滑疾的，见到何处疏张开来，就由此道而出行，所以不一定循行于脉道，这种出汗过多的情况，名叫"漏泄"。

【原典】

黄帝曰：愿闻中焦之所出。岐伯答曰：中焦亦并胃中，出上焦之后，此所受气者，泌⑧糟粕，蒸津液，化其精微，上注于肺脉，乃化而为血，以奉生身，莫贵于此，故独得行于经隧，命曰营气。黄帝曰：夫血之与气，异名同类，何谓也？岐伯答曰：营卫者精气也，血者神气也，故血之与气，异名同类

中華藏書

下部《黄帝内经·灵枢》

中国书房

五九五

中国书房

焉。故夺血者无汗，夺汗者无血，故人生有两死而无两生。

黄帝曰：愿闻下焦之所出。岐伯答曰：下焦者，别回肠，注于膀胱而渗入焉。故水谷者，常并居于胃中，成糟粕，而俱下于大肠，而成下焦，渗而俱下，济泌别汁⑨，循下焦而渗入膀胱焉。黄帝曰：人饮酒，酒亦入胃，谷未熟而小便独先下何也？岐伯答曰：酒者熟谷之液也，其气悍以清，故后谷而入，先谷而液出焉。黄帝曰：善。余闻上焦如雾，中焦如沤，下焦如渎⑩，此之谓也。

【精注】

⑧泌：过滤。

⑨济泌别汁：经过过滤分开清浊，清者渗入膀胱，浊者归于大肠。

⑩如渎：沟渠。

【今译】

黄帝问：中焦出于何处？岐伯答道：中焦的部位与胃相并列，在上焦之后，它的功能是吸收精气，通过泌去糟粕、蒸腾津液，而化成精微，然后向上传注于肺脉，再化为血液，奉养周身，这是人体内最宝贵的物质，所以能够独行于经脉之内，称为"营气"。

黄帝说：血与气，名虽不同而实是同类的物质，如何来理解呢？岐伯答道：营和卫，都属于精气；而血是精气所化生的更高贵的物质，因此叫"神气"。所以说血与气名虽不同，而实质上是同类的物质。凡失血过多的人，其汗也少；出汗过多的人，其血亦少。所以说人体夺血或夺汗均可死亡，而血与汗缺一则不能生存。

黄帝说：请教关于下焦的出处。岐伯答道：下焦分别清浊，糟粕从回肠而下行，水液注于膀胱而渗入其中。所以说，水谷同在脾胃之中，经过消化吸收以后，糟粕传入大肠；水液渗入膀胱，这就是下焦的主要功能。总的来看，是经过分别清浊之后，循下焦而渗入于膀胱的。

黄帝说：人饮的酒也是入胃的，为什么五谷尚未消化，而小便独先下行呢？岐伯答道：由于酒是谷类已经蒸熟酿成的液体，其性，慓悍而质清稀，因此，酒液虽在五谷之后入胃，但经过脾胃的迅速吸收，多余的水分反在五谷腐熟之前排出于体外。

黄帝说：不错。我现在明白上焦的作用能输布精气，像雾露蒸腾一样；中焦的作用主腐熟运水化谷，像沤渍东西一样，下焦的作用主排泄废料，像沟渠一样不断地将水液和糟粕排出体外。三焦的功能特点就是这样吧！

四时气第十九

【导读】

本篇论说了四时气候变化对人体的影响，指出针刺治疗时，应根据时令气候的不同，选择适当的穴位，掌握进针的深浅和手法，对温疟、风水、飧泄、转筋水肿、着痹、疠风、六腑病等症介绍了针刺治疗方法。

【原典】

黄帝问于岐伯曰：夫四时之气，各不同形，百病之起，皆有所生，灸刺之道，何者为定（一本作宝）？岐伯答曰：四时之气，各有所在，灸刺之道，得气穴为定。故春取经血脉分肉之间，甚者深刺之，间者①浅刺之。夏取盛经孙络，取分间绝皮肤。秋取经腧，邪在府，取之合。冬取井荥，必深以留之。

温疟汗不出，为五十九痏。风㾫②肤胀，为五十七痏，取皮肤之血者，尽取之。飧泄，补三阴之上，补阴陵泉，皆久留之，热行乃止。转筋于阳治其阳，转筋于阴治其阴，皆卒刺③之。徒㾫④，先取环谷下三寸，以铍针针之，已刺而筩⑤之，而内之，入而复之，以尽其水，必坚，来缓则烦悗，来急则安静，间一日刺之，㾫尽乃止。饮闭药⑥，方刺之时徒饮之，方饮无食，方食无饮，无食他食，百三十五日。著痹不去，久寒不已，卒取其三里骨为干。肠中不便，取三里，盛泻之，虚补之。疠风者，素刺其肿上，已刺，以锐针针其处，按出其恶气，肿尽乃止，常食方食，无食他食。

【精注】

①间者：病情轻的。

②风痋（shuǐ）：张志聪注："水病也。因汗出遇风，风水之邪。留于皮肤而为肿胀也。"张景岳注："痋，水同。"风痋，病名，即风水。

③卒刺：即粹刺、燔刺。

④徒痋：徒，仅仅，只。徒痋，指只仅仅是因水邪所引起的水肿病。

⑤箭：箭与"筒"同，中空如筒的针。

⑥闭药：指治疗小便不利等闭病的利尿逐水药。

【今译】

黄帝问岐伯道：四时气候的变化都不一样，百病的产生又与气候有密切联系，在这种情况下如何决定针灸治疗的方法呢？岐伯回答说：四时邪气侵袭人体而使人发病，但各有一定的部位。灸刺的原则，也应当根据不同的发病季节来确定有关的穴位。所以在春天针刺，就取用络脉分肉的间隙，病重的深刺，病轻的浅刺；在夏天针刺，就取用阳经、孙络，或取分肉之间，以及透过皮肤浅刺；在秋天针刺，就取用各经的输穴，如病邪在六腑的，可以取用合穴；在冬天针刺，就取用各经的井穴和荥穴，应深刺而且留针时间较长。

病人患温疟而不出汗的，可以取五十九个治疗热病的主要腧穴。患风水病，皮肤浮肿的，可以取五十七个治疗水病的主要腧穴。如果皮肤有血络，就应针刺放血。患飧泄证，应补三阴交穴，同时上刺阴陵泉，都应长时间留针，待针下有热感才可止针。患转筋在外侧部位的，取三阳经的腧穴；患转筋在内侧部位的，取三阴经的腧穴，都是用火针刺入。

病人患水肿而不兼风邪的，首先用铍针刺脐下三寸的部位，然后再用中空如筒的针刺入针处，以吸出腹中的水。反复这样做，把水放尽。水去之后，则肌肉坚实。若排水时排泄缓慢，就会使病人烦躁满闷；若排泄得较快，则病人觉得舒适安静。用此法可隔天刺一次，直至水尽为止，并兼服利水的药物。一般在刚进行针刺时服药。服药时不可吃东西，吃东西时不可服药，开始禁食伤脾助湿的食物一百三十五天。患各种痹症经久不愈的，是有寒湿久留在内，应用火针刺足三里；如腹中感觉不适，就取足三里穴针治。邪气盛的就用泻下法，正气虚的就用补益法。患麻风病的，应经常用针刺其肿胀部位，然后再用锐利的针刺患处，并用手按压出毒气恶血，直到肿消为止。患者宜经常吃些适宜的食物，忌吃任何不利于调理的食物。

【原典】

腹中常鸣，气上冲胸，喘不能久立，邪在大肠，刺肓之原、巨虚上廉、三里。小腹控睾⑦，引腰脊，上冲心，邪在小肠者，连睾系，属于脊，贯肝肺，络心系。气盛则厥逆，上冲肠胃，熏肝，散于肓，结于脐。故取之肓原以散之，刺太阴以予之，取厥阴以下之，取巨虚下廉以去之，按其所过之经以调之。善呕，呕有苦，长太息，心中憺憺⑧，恐人将捕之，邪在胆，逆在胃，胆液泄则口苦，胃气逆则呕苦，故曰呕胆。取三里以下胃气逆，则刺少阳血络以闭胆逆，却调其虚实以去其邪。饮食不下，膈塞不通，邪在胃脘，在上脘则刺抑而下之，在下脘则散而去之。小腹痛肿，不得小便，邪在三焦约，取之太阳大络，视其络脉与厥阴小络结而血者，肿上及胃脘，取三里。睹其色，察其以⑨，知其散复者，视其目色，以知病之存亡也。一其形，听其动静⑩者，持气口人迎以视其脉，坚且盛且滑者病日进，脉软者病将下，诸经实者病三日已。气口候阴，人迎候阳也。

【精注】

⑦控睾：牵引睾丸。

⑧心中憺憺，憺憺，动荡貌。心中憺憺，指心烦不安。

⑨察其以：以，《太素》作"目"。

⑩动静：情况；消息。

【今译】

病人腹中时常鸣响，气上逆而冲向胸部，喘促，身体不能久立，说明邪在大肠，应用针刺气海、巨虚上廉、足三里。小腹部牵引睾丸作痛，连及腰脊上冲心而痛，表明邪在小肠而为小肠疝病，小肠下连睾系，向后附属于脊椎，与肝肺相通，联络心系。因此邪气盛时，就会使厥气上逆，冲犯肠胃，干扰肝脏，散布于肓膜，结聚于脐。所以治小肠病时应当取脐下的气海穴，以散邪气。针刺手太阴经以补肺经之虚；取足厥阴经，以泻肝经之实；取下巨虚穴以去小肠的病邪，并耳按邪气所过的经脉取穴调治。

病人经常呕吐，呕吐物有苦味，经常唉声叹气，心里恐惧不安，担心有人捕捉他，这是邪气在胆，胃气上逆所致。胆汁外泄，就会口感苦味，胃气上逆，就会呕出苦水来，所以叫呕胆。治疗时应取足三里穴以降胃气之逆，刺足少阳经的血络，以抑制胆气之逆。然后根据病的虚实用补虚泻实的方法，调虚实去其邪。饮食入咽后，如停滞不下，就会感觉胸膈闭塞不通，这是邪气在胃脘所致。如邪气在上脘，就针刺上脘穴，使滞气下行；若邪气在下脘，就针刺下脘穴，用温而使其散行的方法，以散寒滞。小腹部肿痛，小便不通，这是邪在膀胱，下焦阻塞不通所致，应当取用足太阳经的大络委阳穴。如发现足太阳经的络脉与足厥阴经的孙络有瘀血结聚，且肿势又向上延及胃脘，就应该取足三里穴刺治。针刺时，应注意观察病人的气色和眼神，从而推知正气的散失或恢复。观察病人目色的变化，可推知病邪的存在或消失。诊病时，医生要全神贯注，察看病人的神态举止，诊其气口脉和人迎脉。如果脉象坚硬并且洪大而滑，说明邪气正盛，是病症日渐加重的迹象；如果脉象软而和缓，表明正气正在恢复，是病势将退的征兆。如病在各经而且脉坚实有力，说明病再过三天左右就会痊愈，气口脉属手太阴肺脉，为五脏之主，故以候手足各脉之阴；人迎脉属足阳明胃脉，胃为六腑之源，故以候手足各脉之阳。

五邪第二十

【导读】

本篇主要讲邪伤五腑所引起的病症以及刺治方法。

【原典】

邪在肺，则病皮肤痛，寒热，上气喘，汗出，咳动肩背。取之膺中外腧，背三节五藏①（一本作五颐又五节）之傍，以手疾按之，快然，乃刺之，取之缺盆②中以越之。

邪在肝，则两胁中痛，寒中，恶血在内，行善掣，节时脚肿，取之行间以引胁下，补三里以温胃中，取血脉以散恶血，取耳间青脉③，以去其掣。

邪在脾胃，则病肌肉痛。阳气有余，阴气不足，则热中善饥；阳气不足，阴气有余，则寒中肠鸣腹痛。阴阳有余，若④俱不足，则有寒有热。皆调于三里。

邪在肾，则病骨痛阴痹。阴痹者，按之而不得，腹胀腰痛，大便难，肩背颈项痛，时眩。取之涌泉、昆仑，视有血者尽取之。

邪在心，则病心痛喜悲，时眩仆，视有余不足而调之其输也。

【精注】

①三节五藏：《甲乙经》卷九第三，《脉经》卷六第七等均作"三椎"。可从。

②缺盆：即天突穴。

③耳间青脉：张志聪曰："耳间青脉，乃少阳之绝，循耳之前后，入耳中。"

④若：如果。

【今译】

病邪侵袭到肺脏，将会出现皮肤疼痛，恶寒发热，气上逆而喘，汗出，咳嗽牵引到肩背作痛等症。治疗可取侧胸上部的中府、云门穴，以及背部第三椎骨旁的肺俞穴。针刺时，先以手速按其处，病者觉得爽快一些，就在该处进针。同时可取缺盆穴，使肺中邪气向上越出。

病邪侵袭到肝脏，就会出现两胁中疼痛、寒气在中，恶血瘀留在内，走路时经常关节牵引作痛，并且时有脚肿的症状。治疗可取行间穴，以引胁肋间的郁结之气下行，并取足三里穴以温其胃中，同时对有瘀血的络脉，可用刺法以散其恶血，再取耳轮后青络上的瘈脉穴，以减去牵引性的病痛。

病邪侵袭到脾胃，就会出现肌肉疼痛，如果阳气有余，阴气不足，则热在中而易饥；阳气不足，阴气有余，则寒在中而肠鸣、腹痛；若阴阳均有余或均不足，则有寒有热。这些病症，都可取三里穴来调治。

病邪侵袭到肾脏，就会出现骨痛、阴痹。所谓阴痹，是说在形体表面按摸不到，症见腹胀，腰痛，大便难，肩、背、颈、项等处疼痛，以及经常目眩诸症。治疗时可取涌泉、昆仑穴；凡有瘀血的，都刺出其血。

病邪侵袭到心脏，就会出现心痛，容易悲伤，经常目眩跌倒等症状。诊疗时先要分析其偏虚还是偏实，然后取治于本经的腧穴。

寒热病第二十一

【导读】

本篇介绍了皮寒热、肌寒热、骨寒热以及骨痹、厥痹等病的症状和治疗方法，讨论了天牖五部的五个腧穴的部位和主治，对龋齿、热厥、寒厥等症给出了治疗方法。

【原典】

皮寒热者，不可附席，毛发焦，鼻槁腊①，不得汗。取三阳之络，以补手太阴。肌寒热者，肌痛，毛发焦而唇槁腊，不得汗。取三阳于以下去其血者，补足太阴以出其汗。骨寒热者，病无所安，汗注不休。齿未槁，取其少阴于阴股之络；齿已槁，死不治。骨厥亦然。骨痹，举节不用而痛，汗注烦心。

取三阴（一本作三阳）之经，补之。身有所伤血出多，及中风寒，若有所堕坠，四支懈惰不收，名曰体惰。取其小腹脐下三结交。三结交者，阳明、太阴也，脐下三寸关元也。厥痹者，厥气上及腹。取阴阳之络，视主病也，泻阳补阴之经也。

【精注】

①槁腊：槁腊，同义复词，即干焦的意思。

【今译】

皮肤发生寒热病，会出现身体疼痛不能接触床席，毛发枯燥，鼻孔发干，汗液不出等症状，治疗时应取足太阳经的络穴，以补手太阴经诸穴的不足。

肌肉寒热，则难免肌腱疼痛，毛发焦枯，唇舌干燥，汗不得出。应取足太阳经在下肢的络穴，散放出瘀血，以补足太阴经，汗就得出了。

骨骼寒热，病人烦躁不安，大汗淋漓，若是牙齿还没出现枯槁的现象，当取足少阴大腿内侧的络穴大钟，如牙齿已现枯槁，便是不治的死症。至于骨厥病的诊治也是这样。

患骨痹的，全身骨节不能自由活动，疼痛异常，汗出如注，心中倾乱。治疗时可取三阴经的穴位，针刺用补法。

身体若被金属利器划伤，流了很多血，并且又遭遇风寒的侵袭，或者从高处跌落，以致肢体懈怠无力，这叫做体惰，治疗时可取小腹脐下的三结交穴。三结交，是阳明胃经、太阴脾经和脐下三寸的任脉关元穴。

厥痹，是厥逆之气上及腹部，治疗时可取阴经或阳经的络穴，但必须察明主病的所在，在阳经用泻法，在阴经用补法。

【原典】

颈侧之动脉人迎。人迎，足阳明也，在婴筋②之前。婴筋之后，手阳明也，名曰扶突。次脉，手少阳也，名曰天牖。次脉，足太阳也，名曰天柱。腋下动脉，臂太阴也，名曰天府。阳阳头痛，胸满不得息，取之人迎。暴喑气鞕③，取扶突与舌本出血。暴聋气蒙④，耳目不明，取天牖。暴挛痫眩，足不任身，取天柱。暴瘅内逆，肝肺相搏，血溢鼻口，取天府。此为天牖五部。

中華藏書

下部《黄帝内经·灵枢》

中国书房

中華藏書

黄帝内经·最新整理珍藏版

【精注】

②婴筋：指颈两侧的筋。

③暴喑气鞭：暴喑，突然音哑不能讲话。气鞭，《太素》作"气鲠"。指喉舌强硬。

④暴聋气蒙：暴聋，突然耳聋。气蒙，病名，因经气蒙蔽所致的耳目不明。

【今译】

颈侧的动脉是人迎穴，人迎属足阳明胃经，在颈筋的前面。颈筋后面是手阳明经的腧穴，名叫扶突。再向后是手少阳经的天牖穴。天牖后面是足太阳经的天柱穴。腋下三寸处的动脉，是手太阴经的腧穴，名叫天府。

阳邪上逆而头痛，胸中满闷，呼吸不利，当取人迎穴治之；突然失音，喉舌强硬的，当取扶突穴刺之，并针刺舌根出血；突然耳聋，经气蒙蔽，耳失聪，目不明的，治疗时取天牖穴。突然发生拘挛、癫痫、眩晕、足软支撑不住身体，治疗时取天柱穴。突然热渴，腹气上逆，肝肺二经内蕴的火邪相互搏击，以致血逆妄行，上溢鼻口，治疗时取天府穴。以上五穴，即所谓的五后扁五部。

【原典】

臂阳明有入顺遍齿者，名曰大迎，下齿龋取之。臂恶寒补之。不恶寒泻之。足太阳有入顺遍齿者，名曰角孙，上齿龋取之，在鼻与顺前。方病之时其脉盛，盛则泻之，虚则补之。一曰取之出鼻外⑤。足阳明有挟鼻入于面者，名曰悬颅，属口，对入系目本⑥，视有过者取之，损有余，益不足，反者益其。足太阳有通项入于脑者，正属目本，名曰眼系，头目苦痛取之，在项中两筋间，入脑乃别阴跷、阳跷，阴阳相交，阳入阴，阴出阳，交于目锐眦，阳气盛则瞋目，阴气盛则瞑目。热厥取足太阴、少阳，皆留之；寒厥取足阳明、少阴于足，皆留之。舌纵涎下，烦悗，取足少阴。振寒洒洒，鼓颔，不得汗出，腹胀烦悗，取手太阴。刺虚者，刺其去也；刺实者，刺其来也。春取络脉，夏取分腠，秋取气口，冬取经输，凡此四时，各以时为齐。经脉治皮肤，分腠治肌肉，气口治筋脉，经输治骨髓、五藏。身有五部：伏兔一；腓二，腓者腨也；背三；五藏之腧四；项五。此五部有痈疽者死。病始于臂者，先取手阳明、太阴而汗出；病始头首者，先取项太阳而汗出；病始足胫者，先取足阳明而汗出。臂太阴可汗出，足阳明可汗出。故取阴而汗出甚者，止之于阳；取阳而汗出甚者，止之于阴。凡刺之害，中而不去则精泄，不中而去则致气；精泄则病甚而恇⑦，致气则生为痈疽也。

【精注】

⑤一曰取之出鼻外：此句下脱"方病之时，盛泻虚补"一句。

⑥目本：即目系，眼内连于脑的脉络。

⑦恇：怯弱。

【今译】

手阳明大肠经有分支入于颧部而遍及全齿的，叫做大迎，所以下齿龋痛应取大迎穴。其恶寒的，用补法，不恶寒的，用泻法。足太阳膀胱经入于颧部而遍及全齿的，名叫角孙，所以治疗上齿龋痛，应取角孙穴及鼻和颧骨前面的穴，在刚发病的时候，如果脉气充盛，就要用泻法，反之则用补法。另有一说，可在鼻外侧取穴施治。

足阳明胃经有分支夹着鼻子循行而入于面部的，名叫悬颅。其经脉下行属于口，上行的由口入系于目本。应根据发病的部位取穴，泻有余，补不足；若取之不当，则可能泻不足，补有余，而适得其反了！足太阳膀胱经过颈入于脑部，直接连属于目本的叫做眼系。若头目疼痛，可在头项中两筋间取穴。此脉入脑后，分别联属于阴阳二蹻脉，阴阳交会，阳入里，阴出外，交会于眼的内角。如果阳气偏盛，则两目张开，如果阴气偏盛，则两目闭合。

得热厥症的，可取足太阴脾经、足少阳肝经进行治疗。得寒厥症的，可取足阳明胃经、足少阴肾经进行治疗，都应该留针。舌纵缓不收，口角流涎，胸中烦闷的，当取足少阴肾经穴。发冷，两腮像打鼓一样颤抖，汗不得出，腹胀烦闷，当取手太阴肺经穴。针刺正气虚的病症，应顺着脉气的去向施以补法；针刺邪气实的病症，应迎着脉气的来向施以泻法。

春季用针取穴于络脉；夏季用针取穴于肌肉与皮肤间；秋季用针取穴于气口，冬季用针取穴于经脉。凡此四时行针，应与时令的特征相适应、相谐调。

取络穴脉穴可治皮肤，取肌肤间穴可治肌肉，取气口穴可治筋脉。取各经脉之穴则可治骨髓和五脏诸病。

身体有五个重要部位：伏兔其一，小腿其二，背部（督脉及膀胱经所行处。——译注）其三，五脏俞穴其四，项部其五。此五部患痈疽者，为不治之症。

疾病始于手臂的，可先取手阳明大肠经、手太阴肺经的穴位，使其出汗；疾病始于头部的，可先取项部足太阳膀胱经的穴位，使其出汗；疾病开始发生在足部胫部的，可先取足阳明胃经的穴位，使其出汗。针刺手太阴经的诸穴可令汗出，针刺足阳明经诸穴也可令汗出。针刺阴经而出汗过多的，可取阳经穴来止汗；针刺阳经而出汗过多的，可取阴经穴来止汗。

错误用针一般能造成的危害有：一是刺中病邪而留针不去，使病人精气耗泄；二是尚未刺中病邪就立即出针，使邪气凝聚不散。精气耗泄会使病情加重而身体羸弱，邪气凝聚不散则能引起痈疡之症。

癫狂第二十二

【导读】

本篇论说了癫疾的发作过程、症候类型、临床表现、针灸治疗方法以及预后，介绍了狂症的病因、症状和针灸治疗方法，并对风逆、厥逆等病的诊治作了简要介绍。

【原文】

目眦外决于面者，为锐眦；在内近鼻者为内眦；上为外眦，下为内眦。癫疾始生，先不乐，头重痛，视举①目赤，甚作极已，而烦心，候之于颜，取手太阳、阳明、太阳，血变而止。癫疾始作而引口②啼呼喘悸者，候之手阳明、太阳，左强者攻其右，右强者攻其左，血变而止。癫疾始作先反僵，因而脊痛，候之足太阳、阳明、太阴、手太阴，血变而止。治癫疾者，常与之居，察其所当取之处。病至，视之有过者泻之，置其血于瓠壶③之中，至其发时，血独动矣，不动，灸穷骨二十壮。穷骨者，骶骨也。骨癫疾者，顑④齿诸腧分肉皆满，而骨居⑤，汗出烦悗。呕多沃沫，气下泄，不治。筋癫疾者，身倦挛急大，刺项大经之大杼脉。呕多沃沫，气下泄，不治。脉癫疾者，暴仆，四肢之脉皆胀而纵。脉满，尽刺之出血；不满，灸之挟项太阳，灸带脉于腰相去三寸，诸分肉本输。呕多沃沫，气下泄，不治。癫疾者，疾发如狂者，死不治。

【精注】

①视举：指目上视或是目直视。

②引口：指口角牵拉，抽掣而动。

③瓠壶：将葫芦剖开所做成的容器。

④顑：顑通颔，面部的一个部位，约相当于腮部。

⑤骨居：亦即骨倨，骨倨，骨骼强直。

【今译】

若病人出现眼角向外凹陷于面颊一侧的，称作锐眦；若出现在眼的内侧靠近鼻梁的，称作内眦。上眼胞属目外眦；下眼胞属目内眦。

癫病开始发生的时候，病人本感到闷闷不乐，头部沉重疼痛，眼直视，两眼发红，进一步发作到严重时，就会出现心中烦乱不宁。医者诊察时，可通过颜面部的色泽、表情，来推断其病将要发作。治疗可取手太阳、手阳明、手太阴三经的一些腧穴，等到患者面部的血色转为正常时停针。癫病开始发作的时候，有口角牵引而歪斜，发出啼叫的声音，喘促、心悸的症状，应当候察手阳明、手太阳两经，根据其病变所在而治疗，凡左侧正常的，应刺右侧，右侧正常的，应刺左侧，等到患者面部的血色转为正常时停针。癫病开始发作时，先见腰脊反张而僵硬，因此会觉得脊柱作痛，候察其病变所在。可取足太阳、足阳明、足太阴、手太阳经的一些腧穴，等到患者面部的血色转为正常时停针。治疗癫病时，医生应当常与病者住在一处，观察所应当取治的部位，当病发作时，根据其有病的经脉，使用泻法出血。将泻出的血放在葫芦内，等到再复发时，其血就会变动；如果没有变动，可灸穷骨二十壮。所谓"穷骨"，就是骶骨。

病已深入到骨的骨癫疾，颌齿部的腧穴及分肉之间，都充满了邪气，身体瘦弱而骨独留，经常出汗，胸中烦闷；倘呕吐出很多的白沫，而又气泄于下，就是不治的死症。病已深入于筋的筋癫疾，筋肉拘挛而身体蜷缩，筋脉拘急，脉大，治疗宜刺项后足太阳膀胱经的大杼穴；倘呕吐出很多的白沫，而又气泄于下的，就是不治的死症。病已深入于脉的脉癫疾，发病时突然跌倒，四肢的脉都胀满而弛纵不收。当脉满处，都可以针刺出血；如脉不满而陷下的，宜灸夹行于项后两侧足太阳经的腧穴，并可灸带脉穴，在与腰相距三寸许的地方，也可灸诸经的分肉之间与四肢的腧穴；倘呕吐出很多的白沫，而又气泄于下的，就是不治的死症。

上面讲的各种癫疾，如果发作时像狂症一样，就是死症，没办法治。

【原典】

狂始生，先自悲也，喜忘苦怒善恐者，得之忧饥，治之取手太阴、阳明，血变而止，及取足太阴、阳明。狂始发，少卧不饥，自高贤也，自辩智也，自尊贵也，善骂詈，日夜不休，治之取手阳明、太阳、太阴、舌下少阴，视之盛者，皆取之，不盛，释之也。狂言、惊、善笑、好歌乐、妄行不休者，得之大恐，治之取手阳明、太阳、太阴。狂，目妄见、耳妄闻、善呼者，少气之所生也，治之取手太阳、太阴、阳明、足太阴、头、两颞。狂者多食，善见鬼神，善笑而不发于外者，得之有所大喜，治之取足太阴、太阳、阳明，后取手太阴、太阳、阳明。狂而新发，未应如此者，先取曲泉左右动脉，及盛者见血，有顷已，不已，以法取之，灸骨骶二十壮。

【今译】

狂证开始发生的时候，患者先有悲伤的情绪，健忘，容易发怒，时常恐惧，这是由于过度的忧愁与饥饿所致。治疗可取手太阴经、手阳明经的一些腧穴，等到患者面部的血变为正常时停针，并取足太阴经、足阳明经的一些腧穴。

狂证开始发作的时候，睡眠少不知饥饿，自高自大自以为贤能，自以为能言善辩有才智，自以为尊贵，好骂人，日夜吵闹不休。治疗可取手阳明、手太阳、手太阴、手少阴经的一些腧穴及舌下的廉泉穴。但要注意血脉盛的才可以施针。脉不盛的，就不用它了。

患者语言狂妄，易惊，好笑，喜欢歌唱，行动反常而不停止，这是由于大恐所致。治疗可取手阳明、手太阳、手太阴经的一些腧穴。

狂证发作时，有幻视幻听，好喊叫的症状，这是由于神气衰少所致。治疗可取手太阳、手太阴、手阳明、足太阴经的一些腧穴以及头部和两颔部的腧穴。

发狂的人，多食而不知饱，疑神疑鬼，内心喜笑而不显露于外，这是由于喜乐过度所致。治疗可先取足太阴、足太阳、足阳明的一些腧穴，后再取手太阴、手太阳、手阳明的一些腧穴。

如果刚得狂证，还不像上面讲得那么严重时，可先取左右曲泉，以及血脉盛的用针泻血，不久就可痊愈了；如果还没有治愈，再用上述的治法治疗，并灸骶骨二十壮。

【原典】

风逆暴四支肿，身漯漯⑥，晞然⑦时寒，饥则烦，饱则善变，取手太阴表里，足少阴、阳明之经，肉清取荥，骨清取井、经也。厥逆为病也，足暴清，胸若将裂，肠若将以刀切之，烦而不能食，脉大小皆涩，暖取足少阴，清取足阳明，清则补之。温则泻之。厥逆腹胀满，肠鸣，胸满不得息，取之下胸二胁咳而动手者，与背腧以手按之立快者是也。内闭不得溲，刺足少阴、太阳与骶上以长针，气逆则取其太阴、阳明、厥阴，甚取少阴、阳明动者之经也。少气，身漯漯也，言吸吸也，骨酸，体重，懈惰不能动，补足少阴。短气，息短不属，动作气索⑧，补足少阴，去血络也。

【精注】

⑥漯漯：汗出淋漓。

⑦唏然：因身体寒冷而发出的一种唏嘘声。

⑧气索：索，尽，空。气索，指用尽全身力气。

【今译】

外受风邪而厥气内逆的病，症状见四肢突然肿胀，身体像被水淋一样寒栗颤抖，时常因寒栗而发生唏嘘声，饥饿时心中就烦乱，吃饱后又多变而不安，治疗可取手太阴与手阳明表里两经，以及足少阴、足阳明经的一些腧穴，如果肌肉清冷的，可取荥穴，骨骼清冷的，应取井穴与经穴。

厥逆病的症状，是两足突然清冷，胸中痛得像要裂开一样，肠中痛得如刀切一样，心中烦乱而不能进食，脉搏无论大小都兼涩象，如身体温暖的，可取足少阴经的腧穴，如身体清冷的，可取足阳明经的腧穴，身体清冷的当用补法，身体温暖的当用泻法。

厥逆病会出现腹胀，肠鸣，胸中闷而呼吸不利，治疗可取胸下两胁肋间，咳嗽则脉动应手的腧穴，再取背俞穴，用手按压就觉得轻快的，就是应刺的穴位。

下焦肾与膀胱气化不利而小便不通，治疗可取足少阴与足太阳两经及骶上的一些腧穴，用长针刺之。

气机上逆，就取足太阴、足阳明、足厥阴经的一些腧穴，病势重的，可取足少阴与足阳明经发生变动的腧穴。

如气衰而身体颤抖，言语不相连续、骨节发疫而身体沉重，身体懈惰无力而不能动作，治疗可取足少阴经的腧穴用补法。

对气息短促，呼吸不能连续，一活动就感到气虚而疲乏的病人，治疗可补足少阴经的腧穴，其脉有瘀血的，应刺之出血。

读书随笔

中華藏書

黄帝内经·最新整理珍藏版

中国书房

中国书房

热病第二十三

【导读】

本篇主要论说热病的证候、诊断、治疗以及预后，介绍了热病禁忌、针刺的九种症候以及针刺治疗热病的五十九个穴位。

【原文】

偏枯，身偏不用而痛，言不变，志不乱，病在分腠之间，巨针取之，益其不足，损其有余，乃可复也。痱之为病也，身无痛者，四支不收，智乱不甚，其言微知，可治，甚则不能言，不可治也。病先起于阳，后入于阴者，先取其阳，后取其阴，浮而取之。

热病三日，而气口静，人迎躁者，取之诸阳，五十九刺，以泻其热而出其汗，实其阴以补其不足者。身热甚，阴阳皆静者，勿刺也；其可刺者，急取之，不汗出则泄。所谓勿刺者，有死征也。热病七日八日，脉口动喘而短^①（一本作弦）者，急刺之，汗且自出，浅刺手大指间。热病七日八日，脉微小，病者溲血，口中干，一日半而死，脉代者，一日死。热病已得汗出，而脉尚躁，喘且复热，勿刺肤，喘甚者死。热病七日八日，脉不躁，躁不散数，后三日中有汗；三日不汗，四日死。未曾汗者，勿腠刺之。

【精注】

①喘而短：《甲乙经》作"喘而眩"。

【今译】

偏枯病的症状是身体一侧瘫痪，不能随意活动，并伴有疼痛，患者言语正常、神志清楚，这是病邪在分肉腠理之间所导致的，治疗时宜温卧取汗，用大针刺，虚则补，实则泻，即可恢复正常。风痱表现为身体不觉疼痛，四肢弛缓不收，意识错乱但尚属轻微，说起话来，声音虽小，但还可以听明白，如此则可治疗。病情严重不能说话的，就不可治疗了。风痱病先起于阳分，而后入于阴分，治疗时应当先刺其阳经，再刺其阴经，并用浅刺的方法。

热病已经三日，如寸口部脉象平静而人迎部脉象躁动的，可随症选取各阳经治疗热病的五十九穴，以泻其表热，使邪气随汗而出，充实其阴而补不足。病人身体发热本很厉害，而寸口、人迎的脉象反现沉静的，就不可以针刺了。但凡还有针刺的可能，就当立即针刺，虽不能出汗，犹可泄其病邪。所谓不可以针刺者，是指有死亡症象的人。

患热病已七八天，寸口脉象躁动，并有气喘、头眩症状的，应尽快施治，汗将自出，浅刺手大拇指之间的穴位即可。

同样已经七八日，而脉象微小，现尿血，口干的，过一日半就会死亡。若出现代脉的，一天内就死。热病已经出汗，而脉象仍呈现躁动，且呼吸喘促，身复发热时，就不要再刺其肌表，否则易导致气喘加重而死亡。

热痛已经七八日，脉没有躁象，或虽有躁象，但力不大，也不数疾的，若三日中能有汗出，可望痊愈；若三日后仍不能出汗，第四天就会死亡。未尝出汗的，就不能通过肌腠进行针刺治疗。

【原典】

热病先肤痛窒鼻充面，取之皮，以第一针，五十九，苟轸鼻②，索皮于肺，不得索之火，火者心也。热病先身涩，倚而热，烦悗，干唇口嗌，取之皮，以第一针，五十九，肤胀口干，寒汗出，索脉于心，不得索之水，水者肾也。热病嗌干多饮，善惊，卧不能起，取之肤肉，以第六针，五十九，目眦青，索肉于脾，不得索之木，木者肝也。热病而青脑痛，手足躁，取之筋间，以第四针，于四逆，筋躄目浸，索筋于肝，不得索之金，金者肺也。热病数惊，瘛疭而狂，取之脉，以第四针，急泻有余者，癫疾毛发去，索血于心，不得索之水，水者肾也。热病身重骨痛，耳聋而好瞑，取之骨，以第四针，五十九刺，骨病不食，啮齿③耳青，索骨于肾，不得索之土，土者脾也。热病不知所痛，耳聋不能自收，口干，阳热甚，阴颇有寒者，热在髓，死不可治。热病头痛颞颥④目瘛脉痛，善衄，厥热病也，取之以第三针，视有余不足，寒热痔。热病体重，肠中热，取之以第四针，于其腧及下诸指间，索气于胃胳⑤，得气也。热病挟脐急痛，胸胁满，取之涌泉与阴陵泉，取以第四针，针嗌里。热病而汗且出，及脉顺可汗者，取之鱼际、太渊、大都、太白，泻之则热去，补之则汗出，汗出太甚，取内踝上横脉以止之。热病已得汗而脉尚躁盛，此阴脉之极也，死；其得汗而脉静者，生。热病者脉尚盛躁而不得汗者，此阳脉之极也，死；脉盛躁得汗静者，生。

【精注】

②苛轸鼻：苛，小也；轸，同"疹"。苛疹鼻，指鼻上生有小疹。

③齘齿：齘，咬也。即咬牙齿。

④颥颥（nièrú）：即鼽骨。

⑤胳：当为"络"。

【今译】

热病发展到皮肤疼痛，鼻塞不通，面部浮肿的地步，应该用浅刺皮肤的针法，以九针中的镵针，在治热病的五十九个穴位里选穴针刺。如果鼻部生有小疹子，就同样用浅刺针法刺肺经穴位，但不能针刺属火的心经穴位，因为心火能克制肺金。

热病开始就出现皮肤粗涩，烦躁不安而发热，咽干唇燥等症，当治血脉，用九针中的镵针，在五十九穴里，选取与脉有关的穴位进行针刺。如果出现皮肤肿胀、口干、出冷汗等现象，也是邪在心脉，当刺其血脉。但不能刺肾经穴位，因肾水能克心火。

热病，表现为咽干、饮水多，时常惊悸不宁、不能安卧等症状的，当以针刺肌肉为主，用九针中的圆利针，刺五十九穴中与肌肉有关的穴位。其间若有眼角发青的，同样以刺肌肉取脾经穴，但不能取肝经穴位，因肝木能克脾土。

热病，表现为面色发青，头脑作痛，手足躁动等症状的，应当刺其筋结之间，用九针中的锋针，刺其四肢末端的腧穴。如有抽筋拘挛，目生白翳的症状，同样治筋病取肝经穴位，但不能取肺经腧穴，因肺金能克肝木。

中華藏書

下部《黄帝内经·灵枢》

中國書店

六一三

热病，表现为屡发惊悸、手足抽搐、精神狂乱等症状的，应当刺血络，用九针中的锋针，立泻热邪，如因癫狂而使毛发脱落的，同样针刺血脉，取心经腧穴，但不能取肾经穴位，因为肾水能克制心火。

热病，表现为身体沉重，骨节疼痛，耳聋而欲闭目的症状的，应刺于骨，可用九针中的锋针在五十九个有关的穴位上进行针刺。如果患骨病不愿吃东西、咬牙、耳呈青色，同样应取肾经穴位，但不能刺脾经穴位，因脾土能克肾水。

热病，表现为痛而不知其处，耳聋、四肢弛缓不收，口发干，时有阳气偏盛而热烦，时有阴气偏盛而畏冷的，此乃热邪已深入骨髓，为不治之死症。

热病，表现为头痛，颞骨部位及眼区筋脉抽掣作痛，时常鼻出血的，此乃是热邪厥逆于上，应用九针中的镵针，根据病情虚实，泻实邪之有余，补正气之不足。

热病，表现为身体沉重，胃肠中热的，应用九针中的锋针，取脾胃二经的腧穴以及在下部的各足趾间的穴位，同时还可以针刺胃经的络穴，以调治脾胃之气。

热病，表现为脐周拘急疼痛，胸胁胀满的，可取涌泉穴与阴陵泉穴，并用九针中的锋针，刺廉泉穴。

热病而汗将出以及脉症相合而认为可用汗法去热的，当取手太阴经穴鱼际、太渊，足太阴经穴大都、太白刺之。针刺时用泻法就可以退热，用补法可使汗出。如出汗过多，可针刺内踝上横纹三阴交穴，以止汗。

热病，汗已出，而脉象仍呈躁盛实乃阴脉虚弱至极的，为死症；若出汗之后，脉象转为平静的，愈后良好。若脉现躁象而不能出汗的，阴脉亢盛至极，亦是死症；若脉虽躁盛，而在汗出以后脉象转为平静的，是顺症，愈后必良。

【原典】

热病不可刺者有九：一曰，汗不出，大颧发赤哕者死；二曰，泄而腹满甚者死；三曰，目不明，热不已者死；四曰，老人婴儿，热而腹满者死；五曰，汗不出，呕下血者死；六曰，舌本烂，热不已者死；七曰，咳而衄，汗不出，出不至足者死；八曰，髓热者死；九曰，热而痉者死。腰折，瘈疭，齿噤齘也。凡此九者，不可刺也。

所谓五十九刺者，两手外内侧各三，凡十二痏；五指间各一，凡八痏，足亦如是；头入发一寸傍三分各三，凡六痏；更入发三寸边五，凡十痏；耳前后耳下者各一，项中一，凡六痏；巅上一，囟会一，发际一，廉泉一，风池二，天柱二。

气满胸中喘息，取足太阴大指之端，去爪甲如韭叶，寒则留之，热则疾之，气下乃止。心疝暴痛，取足太阴、厥阴，尽刺去其血络。喉痹舌卷，口中干，烦心心痛，臂内廉痛，不可及头，取手小指次指爪甲下，去端如韭叶。目中赤痛，从内眦始，取之阴跷。风痉身反折，先取足太阳及腘中及血络出血；中有寒，取三里。癃，取之阴跷及三毛上及血络出血。男子如蛊，女子如怚⑥，身体腰脊如解，不欲饮食，先取涌泉见血，视跗上盛⑦者，尽见血也。

【精注】

⑥女子如怚：《甲乙经》作"女子如阻"。即女子如月经之阻隔。

⑦盛：充盈，盛满。

【今译】

热病有九种死症不能用针刺治疗：一是汗不得出，两颧发赤，呃逆呕吐的；二是泄泻而腹部胀满极严重的；三是两眼视物不清、发热不退的；四是老年人和婴儿发热而腹部胀满的；五是汗不得出，呕吐而兼有下血的；六是舌根溃烂，发热不退的；七是咳嗽，鼻孔出血，汗不得出，或虽汗出而达不到足部的；八是热邪已深入骨髓的；九是发热而出现痉病情况的。痉病，就是脊背反张，手足抽搐，牙关紧闭以及牙齿相切等症状。凡上述九种症候，均不可以针刺。

治疗热病的穴位有五十九个：两手外侧各三穴，两手内侧各有三穴，左右共十二个穴。五指之间，各有一穴，左右共八穴。足小拇趾间也各有一穴。头部入发际一寸，向两侧旁开分为三处，每侧各有三穴，左右共六穴。再向上入发际三寸，两边各有五穴，左右共十穴。耳前耳后各有一穴，口下一穴，项

中華藏書

下部《黄帝内经·灵枢》

中国书房

六一五

中華藏書

黄帝内经·最新整理珍藏版

中国书店

中一穴，合起来共六穴。巅顶一穴，前发际一穴，后发际一穴，廉泉一穴，风池二穴，天柱二穴，共九穴。总计为五十九穴。

胸中气满而呼吸喘促的，可针刺足太阴脾经在足大拇趾之端的穴位，距趾甲像薤叶那样宽。症属寒的，留针宜久；症属热的，去针宜疾。一旦逆气下降，喘安气间，即可止针。

心疝病突发疼痛，可取足太阴经与足厥阴经，在这两经的血络上，针刺放血。咽喉肿痛，吞咽困难，舌体卷缩，口干，心烦，胸痛，手臂内侧作痛，不能上举，应刺无名指端的关冲穴，其穴距指甲角像韭叶那样宽。

眼球发红疼痛，病从眼内角开始的，取阴跷脉的照海穴刺之。

风痉出现颈项强直、角弓反张症状，当先取足太阳经在腘窝中央的委中穴，并在表浅的血络上针刺出血。如腹中有寒，就兼取足阳明经的足三里穴。

小便不通，治疗时可取用阴跷以及足大拇趾外侧三毛上的大敦穴，并在肝肾二经的血络上针刺出血。

男子少腹胀满疼痛，就像得蛊胀病一样，女子经行不畅或经闭不来，使得腰部脊柱就像分解开一样难受，全身无力，食欲不振，治疗时应先取涌泉穴针刺出血，再刺脚面上有充血现象的血络，针刺出血。

厥病第二十四

【导读】

本篇讲了厥头痛、厥心痛、虫瘕和蛟蛕、耳鸣、耳聋等病的症状及针刺治疗方法，对真头痛、真心痛、风痹的症状及预后也作了相应介绍。

【原典】

厥头痛，面若肿起而烦心，取之足阳明、太阴。厥头痛，头脉痛，心悲善泣，视头动脉反盛者，刺尽去血，后调足厥阴。厥头痛，贞贞头重而痛，泻头上五行，行五，先取手少阴，后取足少阴。厥头痛，意善忘，按之不得，取头面左右动脉，后取足太阴。厥头痛，项头痛，腰脊为应，先取天柱，后取足太阳。厥头痛，头痛甚，耳前后脉涌有热（一本云有动脉），泻出其血，后取足少阳。真头痛，头痛甚，脑尽痛，手足寒至节，死不治。头痛不可取于腧者，有所击堕，恶血在于内，若肉伤，痛未已，可则刺，不可远取也。头痛不可刺者，大痹为恶，日作者，可令少愈，不可已。头半寒痛，先取手少阳、阳明，后取足少阳、阳明。

【今译】

因厥气上逆而引发的头痛，如出现面部浮肿和心中烦躁的，可以选取足阳明与足太阴经的腧穴。

因厥气上逆而引发的头痛，如出现头部一定的经脉处疼痛，心中悲观，好哭泣，可以诊察其头部动脉，在跳动过盛处刺出血，然后取足厥阴经的腧穴。

因厥气上逆而引发的头痛，痛处固定不移，并有沉重感，应用泻法，取头部中行督脉与两旁的足太阳、足少阳经，共计五行，每行五穴，合计二十五穴；先取手少阴经，后取足少阴经的腧穴。

因厥气上逆而引发的头痛，健忘，按摩不到痛点所在，可先取在头面部左右的动脉，然后再取足太阴经的腧穴。

因厥气上逆而引发的头痛，如从项部先痛，而后腰脊部也相应疼痛的，可先取天柱穴，后取足太阳经的腧穴。

因厥气上逆而引发的头痛，痛得很剧烈，耳前耳后的脉络都努张而有热，应先取局部泻出其血，后取足少阳经的腧穴。

邪气在脑的真头痛，痛得很剧烈，如果满脑都疼痛，手足发冷至关节的，这是不治的死症。

有一种不可取固定腧穴施治的头痛，是因为被击伤或从高处跌落后，有瘀血留阻于内或肌肉受伤而痛势不止，可在受伤的局部针刺，不可取用远距离的腧穴。

又有一种头痛不可用针刺的，是由严重的痹症为患，假使每天发作的，用针刺治疗可使痛势减轻一些，但无法根治。

中華藏書

下部 《黄帝内经·灵枢》

中国书店

六一七

头一侧发冷而痛的偏头痛，应先取手少阳、手阳明经的腧穴，后取足少阳、足阳明经的腧穴。

【原典】

厥心痛，与背相控，善瘈，如从后触其心，伛偻者，肾心痛也，先取京骨、昆仑，发狂不已，取然谷。厥心痛，腹胀胸满，心尤痛甚，胃心痛也，取之大都、太白。厥心痛，痛如以锥针刺其心，心痛甚者，脾心痛也，取之然谷、太溪。厥心痛，色苍苍如死状，终日不得太息，肝心痛也，取之行间、太冲。厥心痛，卧若徒居①，心痛间，动作痛益甚，色不变，肺心痛也，取之鱼际、太渊。真心痛②，手足青至节，心痛甚，旦发夕死，夕发旦死。心痛不可刺者，中有盛聚，不可取于腧。肠中有虫瘕③及蛟蛕④，皆不可取以小针。心肠者，作痛肿聚，往来上下行，痛有休止，腹热喜渴涎出者，是蛟蛕也，以手聚按而坚持之，无令得移，以大针刺之，久持之，虫不动，乃出针也。惹腹烁痛，形中上者。

【精注】

①徒居：徒，闲也。徒居，即闲居静养的意思。

②真心痛：病名。病见心痛剧烈，手足厥冷，预后不良。

③虫瘕：肠内寄生虫团聚所形成的腹内肿物。

④蛟蛕：泛指肠道寄生虫。

【今译】

因厥气上逆而引发的心痛，牵引至背部，并有拘急感，似从背后触动心脏一样，以致背屈腰弯，这是肾邪厥逆的心痛，应当先取京骨、昆仑穴，针后可以立即止痛，如痛不止，可再取然谷穴。

因厥气上逆而引发的心痛，胸腹胀满，心口疼痛剧烈，这是胃邪厥逆的心痛，可取大都、太白穴。

因厥气上逆而引发的心痛，痛如锥针刺其心一样，心口疼痛剧烈，这是脾气厥逆的心痛，可取然谷、太溪穴。

因厥气上逆而引发的心痛，面色苍白如死人，整天不能深呼吸，这是肝气厥逆的痛，可取行间、太冲穴。

因厥气上逆而引发的心痛，当安卧和休息时，疼痛比较轻，而活动时疼痛就加重，但面色不变，这是肺气厥逆的心痛，可取鱼际、太渊穴。

邪气在心的真心痛。手足冷至肘膝关节，心部痛势剧烈，早上发作的到晚上就会死亡，晚上发作的到次日早上就会死亡。

心痛不能用刺法治疗的，是因为内有积聚或瘀血停聚，所以这种病不可以取穴治疗。

肠内有虫积或蛔虫一类的病，都不适宜用小针治疗。脘腹疼痛，发作时痛苦难忍，内有肿块，上下游走不定，时痛时止，腹部热，经常口渴流涎，这是有蛔虫的症象。针刺时用手按紧结块，不让它移动，然后用大针刺之，手仍捏住，等虫不动才可以出针。一般来说，脘腹懊恼作痛，并有结块在中而上冲的，就是有虫的症象。

【原典】

耳聋无闻，取耳中。耳鸣，取耳前动脉。耳痛不可刺者，耳中有脓，若有干耵聍⑤，耳无闻也。耳聋，取手小指次指爪甲上与肉交者，先取手，后取足。耳鸣，取手中指爪甲上，左取右，右取左，先取手，后取足。足髀不可举，侧而取之，在枢合中，以员利针，大针不可刺。病注下血，取曲泉。风痹淫泺⑥，病不可已者，足如履冰，时如入汤中，股胫淫泺，烦心头痛，时呕时悗，眩已汗出，久则目眩，悲以喜恐⑦，短气不乐，不出三年死也。

【精注】

⑤耵聍：即耳垢。

⑥淫泺：指疾病浸淫发展，病情逐渐加重。

⑦喜恐：好发恐惧。

【今译】

耳聋听不到声音，可取耳中的听宫穴。耳内鸣响，可取耳前动脉处的耳门穴。耳内疼痛，不适宜针刺治疗的是指耳中有脓，或有干耳垢，以致听觉失聪的疾患。治疗耳聋，可先取无名指爪甲上的关冲穴，后取足第四趾的窍阴穴。治疗耳鸣，可取手中指爪甲上端的中冲穴，左侧耳鸣取右侧穴，右侧耳鸣取左侧穴，先取手上的腧穴，以后再取足部的大敦穴。

足部腿股部不能抬起的，可以侧卧取髀枢中的环跳穴，用员利针，不可用大针。下血如注的病，可取曲泉穴。

风痹症感受邪气浸淫，身体日益消瘦，病程时间长而不痊愈，两脚有时冷有时热，大小腿部因邪气浸淫而肌肉瘦削，并见心烦不安，头痛，时作呕吐或饱闷，目眩才定就出虚汗，停一会儿又发生目眩，心情悲伤，容易恐惧，呼吸短促，闷闷不乐，出现这些症状三年内可能死亡。

病本第二十五

【导读】

本篇以多种疾病为例，说明了临床上"急则治其标，缓则治其本"的具体运用，认为对一般疾病都应先治其本，并具体指出，对中满和大小便不利这一类标急的病症，应先治标。

【原典】

先病而后逆者，治其本。先逆而后病者，治其本。先寒而后生病者，治其本。先病而后生寒者，治其本。先热而后生病者，治其本。先泄而后生他病者，治其本。必且调之，乃治其他病。先病而后中满者，治其标。先病后泄者，治其本。先中满而后烦心者，治其本。有客气①，有同气。大小便不利，治其标；大小便利，治其本。病发而有余，本而标之，先治其本，后治其标；病发而不足，标而本之，先治其标，后治其本。谨详察间甚②，以意调之，间者并行③，甚为独行。先大小便不利而后生他病者，治其本也。

【精注】

①客气：指外感六淫之邪。

②间甚：间，指疾病减轻；甚，指疾病加重。

③间者并行：指其病较浅的，当标本同治。

【今译】

先有病后来又出现厥逆的，应先治其本病；厥逆在先而后又有其它病的，应先治其厥逆。先患寒性病，而后发生其他病变的，当治疗其先寒；先有某病，而后出现寒症的，当治疗其先病；先患热症，而后发生其他病变的，当治疗其先热；先有某病而后发生泄泻的，当以治其原病为本；先有泄泻而后发生其他疾病的，应以先治泄泻为本，必须先治好泄泻，然后才可治其他病。先有了某种病后发生腹中满闷的，则应先治中满之标；先患了病，而后发生泄泻的，当以治先病为本；先有中满，而后导致心烦不舒畅的，则应治中满之本。

病有忌外邪者，有忌内邪者，凡出现大小便不通利的症状时，先治大小便不利之标；大小便通利的，则以治其先病为本。

疾病发生表现为有余的实症，说明邪气变本为标，当先治邪气有余的症候，后治其他的症候。疾病发作而出现正气不足的虚症现象，则说明正气不足变标为本，应当先扶人体的正气，再祛除病邪。总之，必须谨慎地详察病情，根据病症的轻重缓急而精心调治。病情轻缓的可以标本兼治，病情急重的，则分步治疗，或先治标，或先治本。就像对先有大小便不通利而后发生其他疾病的，应分步先治大小便不利的本病那样。

杂病第二十六

【导读】

本篇论说了喉痹、疟疾、齿痛、耳聋、衄血、腰痛、项痛、心痛等病，认为它们兼症不同，应分经取治，并指出了颅痛、腹满、腹痛、痿、厥以及哕等病的症状和治疗方法。

【原典】

厥挟脊而痛至顶，头沉沉然①、目𥉂𥉂然②、腰脊强，取足太阴腘中血络。厥胸满面肿，唇漯漯然③，暴言难，甚则不能言，取足阳明。厥气走喉而不能言，手足清④，大便不利，取足少阴。厥而腹向向然⑤，多寒气，腹中榖榖，便溲难，取足太阴。嗌干，口中热如胶，取足少阴。膝中痛，取犊鼻，

中華藏書

黄帝内经·最新整理珍藏版

中国书店

以员利针，发而间之⑥。针大如氂，刺膝无疑。喉痹不能言，取足阳明；能言，取手阳明。疟不渴，间日而作，取足阳明；渴而日作，取手阳明。齿痛，不恶清饮，取足阳明；恶清饮，取手阳明。聋而不痛者，取足少阳；聋而痛者，取手阳明。衄而不止，衃血流，取足太阳；衃血，取手太阳，不已，刺宛骨下，不已，刺腘中出血。腰痛，痛上寒，取足太阳阳明；痛上热，取足厥阴；不可以俯仰，取足少阳；中热而喘，取足少阴、腘中血络。喜怒而不欲食，言益小，刺足太阴；怒而多言，刺足少阳。颔痛，刺手阳明与颔之盛脉出血。项痛不可俯仰，刺足太阳；不可以顾，刺手太阳也。小腹满大，上走胃，至心，淅淅身时寒热，小便不利，取足厥阴。腹满，大便不利，腹大，亦上走胸嗌，喘息喝喝然⑦，取足少阴。腹满食不化，腹向向然，不能大便，取足太阴。心痛引腰脊，欲呕，取足少阴。心痛，腹胀啬啬然，大便不利，取足太阴。心痛引背不得息，刺足少阴；不已，取手少阳。心痛引小腹满，上下无常处，便溲难，刺足厥阴。心痛，但短气不足以息，刺手太阴。心痛，当九节刺之，按已刺按之，立已；不已，上下求之，得之立已。颞痛，刺足阳明曲周动脉见血，立已；不已，按人迎于经，立已。气逆上，刺膺中陷者与下胸动脉。腹痛，刺脐左右动脉，已刺按之，立已；不已，刺气街，已刺按之，立已。痿厥为四末束悗，乃疾解之，日二，不仁者十日而知，无休，病已止。哕⑧，以草刺鼻，嚏而已；无息而疾迎引之，立已；大惊之，亦可已。

【精注】

①沉沉然：指头昏沉重，不能抬举的样子。

②眈眈（huāng）然：喻视物不清的样子。

③唇漯漯（tà）然：口唇肿胀的样子。

④清：寒冷的意思。

⑤腹向向然：向，趋向。在此引申指腹胀。

⑥发而间之：发，出针。言出针后稍停片刻再刺。

⑦喝喝然：喘息而喉中喝喝有声的样子。

⑧哕：呃逆。

【今译】

经气厥逆，导致脊柱两旁作痛，上至头顶，头昏沉重，眼视物不清，腰脊部强直，可取足太阳经在腘部的委中穴处的络脉刺血。

经气厥逆，出现胸中满闷，面部浮肿，口唇肿起而流涎，突然讲话困难，甚至不能言语的，可取足阳明经的腧穴治疗。

经气厥逆，上行到喉部以致不能言语，手足发冷，大便不利，可取足少阴经的腧穴治疗。

经气厥逆，腹部膨胀弹之有声，寒气滞留，腹中有水声，大小便不利，可取足太阴经的腧穴治疗。

咽喉干燥，口中热而唾液胶粘，可取足少阴经的腧穴治疗。

膝关节疼痛，可取犊鼻穴，用圆利针刺之，出针后隔些时候还可再刺。这种针身大如牛尾的长毛，用刺膝部无疑是最为适宜的。

喉痹肿痛，不能说话的，取足阳明经的腧穴治疗；能够讲话的，可取手阳明经的腧穴治疗。

得疟疾而口不渴，隔日发作一次的，可取足阳明经的腧穴治疗；如口渴，每日发作的，可取手阳明经的腧穴治疗。

牙齿疼痛，不怕冷饮的，可取足阳明经的腧穴治疗；如怕冷饮的，可取手阳明经的腧穴治疗。

耳聋并不疼痛的，取足少阳经的腧穴治疗；耳聋兼有疼痛的，取手阳明经的腧穴治疗。

鼻出血不止，如有黑色衄血流出的，可取足太阳经的腧穴治疗；如衄血结滞，可取手太阳经的腧穴治疗。如果没有治愈，可刺腕骨下的腕骨穴治疗；再不愈，可刺腘中出血。

腰痛，痛处发寒的，可取足太阳、足阳明两经的腧穴治疗；如痛处发热的，可取足厥阴经的腧穴治疗；如腰痛不能俯仰的，可取足少阳经的腧穴治疗；如果内有热而气喘的，可取足少阴经的腧穴与委中处络脉刺血。

易怒而不想吃饭，不愿讲话的，可刺足太阴经的腧穴；如果易怒而讲话特别多的，可刺足少阳经的腧穴。

中华藏书 下部《黄帝内经·灵枢》 中国书店

　　下巴部疼痛，可取手阳明经的腧穴与足阳明经的颊车穴泻血。

　　项部疼痛，不能俯仰的，可刺足太阳经的腧穴；如果不能左右盼顾的，可刺手太阳经的腧穴。

　　小腹部胀满膨大，向上波及胃脘以至心胸部，恶寒战栗时，常有寒热，小便不利，可取足厥阴经的腧穴治疗。

　　腹部胀满，大便不利，腹膨大向上影响到胸部与喉咙，气喘有声，可取足少阴经的腧穴治疗。

　　腹中胀满，食物积滞不化，腹中鸣响，大便不通，可取足太阴经的腧穴治疗。

　　心痛牵引到腰脊作痛，恶心欲吐，可取足少阴经的腧穴治疗。

　　心痛、腹中作胀、肠中涩滞不通、大便不利，可取足太阴经的腧穴治疗。

　　心痛牵引到背部作痛，呼吸不利。可刺足少阴经的腧穴；如没有治愈，可取手少阴经的腧穴治疗。

　　心痛牵引到小腹胀满，上下窜痛无定处，大小便不利，可刺足厥阴经的腧穴。

　　心痛，出现气短，呼吸困难，可刺手太阴经的腧穴。心痛，可在第九胸椎棘突下的筋缩穴刺之，先在穴位上按揉，刺后再继续按揉，可以立即止痛；如痛仍不止，再在该处上下寻求痛点刺治，就可立即止痛。

　　下巴痛，可刺足阳明经在曲周部的颊车穴处出血，可以立即止痛；如果痛仍不止，再按摩人迎部，就可立即止痛。

　　气逆上冲，可刺胸膺中凹陷处的膺窗穴，以及胸前下方的动脉处。

　　腹中疼痛，可刺脐左右动脉处的天枢穴，刺后再按摩该处，可以立即止痛；如痛仍未止，可刺气冲穴，刺后再按摩，就可立即止痛。

　　痿与厥病，可将四肢束缚起来，待病者感觉气闷，就立即解开，每天两次，不知痛痒的，治疗十天就可恢复感觉，但不可中止，需继续至病愈为止。

对呃逆症的患者，可用草刺入其鼻孔，使他打喷嚏，打了喷嚏后呃逆即止；也可以闭口停住呼吸，很快的迎其上逆之气引而下行，呃逆即止；或者使呃逆者突然受惊，也可以立愈。

周痹第二十七

【导读】

本篇提出了周痹、众痹两病的鉴别方法，认为痹症的病因，是由于风、寒、湿三邪的侵袭，但由于致病部位的深浅、经络的不同，所以症状各异。对于痹症的治疗，认为除应根据痛处的上下分先后进行施治外，还要注意六经的虚实，经络的血结、陷下等情况，并可采用热熨、运动等辅助疗法。

【原典】

黄帝问于岐伯曰：周痹之在身也，上下移徙①随脉，其上下左右相应，间不容空，愿闻此痛，在血脉之中耶？将在分肉之间乎？何以致是？其痛之移也，间不及下针，其憯痛之时②，不及定治，而痛已止矣，何道使然？愿闻其故。岐伯答曰：此众痹也，非周痹也。黄帝曰：愿闻众痹。岐伯对曰：此各在其处，更发更止，更居更起③，以右应左，以左应右，非能周也，更发更休也。黄帝曰：善。刺之奈何？岐伯对曰：刺此者，痛虽已止，必刺其处，勿今复起。

【精注】

①徙：迁移，移动的意思。

②憯痛：憯，通蓄，蓄积、聚积。指疼痛聚于一处时。

③更发更止，更居更起：更，易也。发止、居起，指疼痛的特点。意为疼痛时发时止，此起彼伏。

【今译】

黄帝问岐伯说：人得了周痹，病邪会随血脉上下移动，疼痛上下左右相应发作，全身疼痛。希望你讲一下像这种情况，是邪在血脉之中呢？还是在分肉之间？其病又从何而来？疼痛

中華藏書

下部《黄帝内经·灵枢》

部位移动得这样快，以致来不及在痛处下针，当某处疼痛比较集中的时候，还没有决定如何去治，而疼痛已经游走，这是什么道理？我想知道这里面的原因。岐伯回答说：这是众痹，而不是周痹。

黄帝说：就说众痹吧。岐伯回答说：众痹，病邪分布在人体的各处，时发时止，此伏彼起，左侧会影响到右侧，右侧也会影响到左侧，但不能遍及全身，其疼痛容易发作，也容易停止。

黄帝说：讲得好。如何针刺治疗呢？岐伯回答说：这种病，当疼痛已停止时，仍应针刺原处。

【原典】

帝曰：善。愿闻周痹如何？岐伯对曰：周痹者，在于血脉之中，随脉以上，随脉以下，不能左右，各当其所。黄帝曰：刺之奈何？岐伯对曰：痛从上下者，先刺其下以过（一作遏下同）之，后刺其上以脱之。痛从下上者，先刺其上以过之，后刺其下以脱之。黄帝曰：善。此痛安生？何因而有名？岐伯对曰：风寒湿气，客于外分肉之间，迫切而为沫，沫得寒则聚，聚则排分肉而分裂也，分裂则痛，痛则神归之，神归之则热，热则痛解，痛解则厥，厥则他痹发，发则如是。

【今译】

黄帝说：讲得好。我希望再听你说说周痹是怎么回事？岐伯回答说：周痹，就是邪气在血脉之中，随着血脉或上或下，不能左右流动，邪气流窜到哪里，哪里就发生疼痛的病症。

黄帝说：用什么方法来针治呢？岐伯回答说：疼痛从上部发展到下部的，先刺其下部，以阻遏病邪的进一步发展，后刺其上部以解除痛源；疼痛从下部发展到上部的，先刺其上部，以阻遏病邪的进展，后刺其下部以解除痛源。

黄帝说：不错。这种疼痛是如何产生的呢？为什么称作周痹？岐伯回答道：风、寒、湿三气侵入肌肉皮肤之间，将分肉间的津液压迫为涎沫，受寒后凝聚不散，进一步就会排挤分肉使它分裂。肉裂就会发生疼痛，则使精神集中在痛的部位，精神集中的地方就会发热，发热则寒散而疼痛缓解。疼痛缓解后，就会引起厥气上逆，厥逆就容易导致其闭阻之处发生疼痛。周痹就是这样上下移行，反复发作的。

【原典】

帝曰：善。余已得其意矣。此内不在藏，而外未发于皮，独居分肉之间，真气不能周④，故命曰周痹。故刺痹者，必先切循其下之六经，视其虚实，及大络之血结而不通，及虚而脉陷空者而调之，熨而通之，其瘛坚，转引则行之。黄帝曰：善。余已得其意矣，亦得其事也。九者，经巽⑤之理，十二经脉阴阳之病也。

【精注】

④周：周流。

⑤巽：顺，符合的意思。

【今译】

黄帝说：讲得好。我知道这个道理了。此病在内未深入脏腑，在外没有散发到皮肤，而留滞在分肉之间，致使真气不能周流全身，所以叫做周痹。因此，针刺痹症，必须首先按压并沿着足六经的分布部位，观察它的虚实，以及大络的血行有无郁结不通，以及因虚而脉络下陷于内的情况，然后加以调治，并可用熨法温通经络，如有筋脉拘急坚劲的现象，可用按摩导引之法，以行其气血。

黄帝接着说：不错，明白了如何得的这种病，也就知道治疗的方法了。九针可使经气顺达，从而治疗十二经脉虚实阴阳的各种病症。

口问第二十八

【导读】

本篇介绍了疾病的原因，认为一般为外感六淫、内伤七情和生活规律失常等因所致，论说了欠、哕、唏、振寒、噫、嚏、軃泣涕、太息、涎下、耳鸣、啮舌等病症的病因、病机和治疗的方法。

中華藏書

黄帝内经·最新整理珍藏版

中国书店

【原典】

黄帝闲居，辟①左右而问于岐伯曰：余已闻九针之经，论阴阳逆顺六经已毕，愿得口问。岐伯避度再拜曰：善乎哉问也，此先师之所口传也。黄帝曰：愿闻口传。岐伯答曰：夫百病之始生也，皆生于风雨寒暑，阴阳喜怒②，饮食居处，大惊卒恐。则血气分离，阴阳破败，经络厥绝，脉道不能，阴阳相逆，卫气稽留，经脉虚空，血气不次，乃失其常。论不在经者，请道其方。

【精注】

①辟：通"避"。摒除之意。

②阴阳喜怒：泛指七情不和。

【今译】

黄帝闲居，屏退身边的人，问岐伯说：我已经听过关于九针在医经上的记载，对论述阴阳经的逆顺走向，手足六经都已经讲完了，我还希望从与您的问答中增长医学知识。岐伯离开座位，再行礼以后说：您问得好啊！这些知识都是先师口传给我的。黄帝问：你可以给我讲讲这些口传的医学知识吗？岐伯答道：大凡疾病的发生，都由于风雨寒暑，房劳过度，喜怒不节，饮食不调，居处不适，大惊猝恐等原因。从而导致了血气分离、阴阳衰竭、经络闭塞、脉道不通、阴阳逆乱、卫气滞留、经脉空虚、气血循行紊乱，于是人体就失去正常状态。古代医经上没有记载的，请让我来说明这些方术。

【原典】

黄帝曰：人之欠者，何气使然？岐伯答曰：卫气昼日行于阳，夜半则行于阴。阴者主夜，夜主卧。阳者主上，阴者主下。故阴气积于下，阳气未尽，阳引而上，阴引而下，阴阳相引，故数欠。阳气尽，阴气盛，则目瞑；阴气尽而阳气盛，则寤矣。泻足少阴，补足太阳。黄帝曰：人之哕者，何气使然？岐伯曰：谷入于胃，胃气上注于肺。今有故寒气与新谷气，俱还入于胃，新故③相乱，真邪相攻，气并相逆，复出于胃，故为哕。补手太阴，泻足少阴。黄帝曰：人之唏④者，何气使然？岐伯曰：此阴气盛而阳气虚，阴气疾而阳气徐，阴气盛而阳气绝，故为唏。补足太阳，泻足少阴。黄帝曰：人之振寒者，何气使然？岐伯曰：寒气客于皮肤，阴气盛，阳气虚，故为振寒寒栗。补诸阳。黄帝曰：人之噫者，何气使然？岐伯曰：寒气客于胃，厥逆从下上散，复出于胃，故为噫。补足太阴、阳明。一曰补眉本也。黄帝曰：人之嚏者，何气使然？岐伯曰：阳气和利，满于心，出于鼻，故为嚏。补足太阳荣眉本，一曰眉上也。黄帝曰：人之亸⑤者，何气使然？岐伯曰：胃不实则诸脉虚，诸脉虚则筋脉懈惰，筋脉懈惰则行阴用力，气不能复，故为亸。因其所在，补分肉间。黄帝曰：人之衰而泣涕出者，何气使然？岐伯曰：心者，五藏六府之主也；目者，宗脉之所聚也，上液之道也；口鼻者，气之门户也。故悲哀悉忧则心动，心动则五藏六府皆摇，摇则守脉感⑥，宗脉感则液道开，液道开故泣涕出焉。液者，所以灌精濡空窍者也，故上液之道开则泣，泣不止则液竭，液竭则精不灌，精不灌则目无所见矣，故命曰夺精。补天柱经侠颈。黄帝曰：人之太息者何气使然？岐伯曰：忧思则心系急，心系急则气道约，约则不利，故太息以伸出之。补手少阴心主，足少阳留之也。黄帝曰：人之涎下者，何气使然？岐伯曰：饮食者皆入于胃，胃中有热则虫动，虫动则胃缓，胃缓则廉泉开，故涎下。补足少阴。黄帝曰：人之耳中鸣者，何气使然？岐伯曰：耳者宗脉之所聚也，故胃中空则宗脉虚，虚则下溜，脉有所竭者，故耳鸣。补客主人，手大指爪甲上与肉交者也。黄帝曰：人之自啮舌者，何气使然？岐伯曰：此厥逆走上，脉气辈⑦至也。少阴气至则啮舌，少阳气至则啮颊，阳明气至则啮唇矣。视主病者则补之。凡此十二邪者，皆奇邪之走空窍者也。故邪之所在，皆为不足。故上气不足，脑为之不满，耳为之苦鸣，头为之苦倾，目为之眩；中气不足，溲便之为变，肠为之苦鸣；下气不足，则乃为痿厥心悗。补足外踝下留之。

【精注】

③新故：指新入的水谷之气与故有的寒气。

中華藏書

下部《黄帝内经·灵枢》

中国书房

六二九

④唏：唏（xī），同"欷"。人在悲伤时的哀叹声。

⑤亸（duǒ）：指人体怠惰无力的一种病态。

⑥感：通"撼"。动摇的意思。

⑦辈：群、伙的意思，比喻数量之多。

【今译】

黄帝说：人为什么会打呵欠？岐伯答道：卫气白天行于阳分，夜间行于阴分。阴气主夜主静，入夜则多睡眠；阳气主升发而向上，阴气主沉降而向下。故阴气聚集于下，阳气开始入于阴分，阳引阴气向上，阴引阳气向下，阴阳上下相引，于是连连呵欠。等到阳气都入于阴分，阴气盛时，就能闭目安眠；若阴气尽而阳气盛，人就醒了。对于这样的病，应该泻足少阴肾经，补足太阳膀胱经。

黄帝问道：人患呃逆症，是什么原因所致？岐伯说：正常情况下，饮食物入胃，经过胃的腐熟、脾的运化，将精微上注到肺。现在患者原已感受寒邪，又新进饮食，寒邪与食滞都留于胃中，新进的饮食与原有的寒邪两相扰乱，邪正相争，邪气与胃气搏结而同时上逆，再从胃中出，所以发生呃逆。治疗时，应补手太阴肺经，泻足少阴肾经。

黄帝问：人为什么会哀叹？岐伯说：人是由于阴气盛而阳气虚，阴气运行快速，阳气运行缓慢，甚至阴气过盛，阳气衰微，所以造成哀叹。治疗时，应补足太阳经，泻足少阴经。

黄帝问：人为什么会发冷颤抖？岐伯说：由于寒邪侵入皮肤，阴寒之邪偏盛，体表阳气偏虚，所以出现发冷、颤抖的症状。治疗时，当采用温补各阳经的方法。

黄帝问：人为什么会发生嗳气？岐伯回答说：寒邪侵入胃中，厥逆之气从下向上扩散，再从胃中出，所以出现嗳气。治疗时，应该补足太阴脾经和足阳明胃经。

黄帝说：人为什么会打喷嚏？岐伯说：阳气和利，布满于心胸而上出于鼻，成为喷嚏。治疗时，应补足太阳荣穴通谷，以及眉根部的攒竹穴。

黄帝问：人为什么会全身无力、疲困懈惰？岐伯说：胃气虚，以致各经脉皆虚；各经脉的虚衰就导致筋脉懈惰无力；筋脉懈惰，若再强力入房，则元气不能恢复，于是出现懈惰无力的㿀证。治疗时，应根据病变发生的重点部位，在分肉间施以补法。

黄帝问：人因哀伤而涕泪俱出，这是什么原因？岐伯答道：心是五脏六腑的主宰；眼睛是许多经脉聚会的地方，也是津液由上而外泄的道路；口鼻是气出入的门户。大凡悲哀忧愁等情志变化，首先激动了心神，心神不安则影响到其他脏腑和波及各经脉，从而使眼及口鼻的液道开经，涕泪就由此而出。人体的液，有渗灌精微物质濡养孔窍的作用，所以上液之道开张就流泪，而哭泣不止则可耗竭精液，不能渗灌精微以濡养空窍。所以目无所见，这叫作"夺精"。治疗时应补足太阳经在项部的天柱穴。

黄帝说：人为什么会叹气？岐伯说：忧愁思虑则心系急迫，心系急迫就约束气道，气道约束就呼吸不利，所以不时作深呼吸以伸展其气。治疗时，应补手少阴经、手厥阴经、足少阳经，采用留针的方法。

黄帝问：人为什么会流涎？岐伯说：饮食入胃，若胃中有热，寄生虫因热而蠕动，会使胃气弛缓，胃缓则舌下廉泉开张而流涎。治疗时，应补足少阴肾经。

黄帝问：人为什么会发生耳鸣？岐伯答道：耳部是宗脉聚集的地方，若胃中空虚，水谷精气供给不足，则宗脉必虚，宗脉虚则阳气不升，精微不得上奉，上入耳部的经脉气血不充而有耗竭的趋势，所以耳中鸣响。治疗时，应在足少阳胆经的客主人穴及位于手大指爪甲角的手太阴肺经少商穴施以补法。

黄帝说：人为什么会有时自咬其舌？岐伯说：这是由于厥气上逆，影响到各经脉之气分别上逆而致。如少阴脉气上逆，就会咬舌；少阳脉气上逆，就会咬颊部；阳明脉气上逆，就会咬唇。治疗时，应诊视发病部位，确定属于何经，而施以补法。

上述十二种病邪，都是奇邪侵入孔窍造成的。故邪气侵害的部位，都由于正气的不足。凡上气不足，则脑髓不充，症见耳鸣、头倾、目眩；中气不足，症见二便失常、肠中鸣响；下气不足，两足痿弱无力、厥冷、心胸窒闷。治疗时，补足太阳经位于足外踝后部的昆仑穴，并用留外法。

【原典】

黄帝曰：治之奈何？岐伯曰：肾主为欠，取足少阴。肺主为哕，取手太阴、足少阴。唏者，阴和阳绝，故补足太阳，泻足太阴。振寒者，补诸阳。噫者，补足太阴、阳明。嚏者，补足太阳、眉本。亸，因其所在，补分肉间。泣出，补天柱经侠颈⑧，侠颈者，头中分也。太息，补手少阴、心主、足少阳留之。涎下，补足少阴。耳鸣，补客主人、手大指爪甲上与肉交者。自啮舌，视主病者则补之。目眩头倾，补足外踝下留之。痿厥心悗，刺足大指间上二寸留之，一曰足外踝下留之。

【精注】

⑧颈：脖子。

【今译】

黄帝说：上面的这些病，应该如何治疗？岐伯说：肾主呵欠，故呵欠应取足少阴肾经。肺主呃逆，故呃逆应取手太阴肺经以及足少阴肾经。哀叹是由于阴盛阳衰，所以要补足太阳膀胱经、泻足少阴肾经。发冷战抖，要补各阳经。嗳气，应补足太阴脾经和足阳明胃经。喷嚏，当补足太阳膀胱经的攒竹穴。肢体懒惰无力，根据发病部位，补分肉间。哭泣涕泪俱出，当补位于项后中行两旁的足太阳经天柱穴。叹气，当补手少阴心经、手厥阴心包经和足少阳胆经，用留针法。流涎，补足少阴肾经。耳鸣，补足少阳胆经的客主人穴，以及位于手大指爪甲角部的手太阴肺经的少商穴。自咬舌颊等部位，应据发病部位的所属经脉分别施用补法。目眩、头倾，补足外踝后的昆仑穴，用留针法。肢痿无力而厥冷、心胸窒闷的，刺足大趾本节后二寸处，用留针法，也可以说针刺足外踝后的昆仑穴，并用留针法。

师传第二十九

【导读】

本篇指出在问诊过程中，要特别留意病人的喜好，这样才能更深入地了解病人病情，有针对性地治疗；介绍了"从外知内"的诊断机理，即根据肢体、五官的形态及功能改变，来测候内脏的大小、强弱和预后吉凶等。

【原典】

黄帝曰：余闻先师，有所心藏，弗著于方。余愿闻而藏之，则而行之，上以治民，下以治身，使百姓无病，上下和亲，德泽下流，子孙无忧，传于后世，无有终时，可得闻乎？岐伯曰：远乎哉问也。夫治民与自治，治彼与治此，治大与治小，治国与治家，未有逆而能治之也，夫惟顺而已矣。顺者，非独阴阳脉论气之逆顺也，百姓人民皆欲顺其志也。黄帝曰：顺之奈何？岐伯曰：入国问俗，入家问讳，上堂问礼，临病人问所便。黄帝曰：便病人奈何？岐伯曰：夫中热消瘅①则便寒，寒中之属则便热。胃中热，则消谷，令人悬心善饥，脐以上皮热。肠中热，则出黄如糜，脐以下皮寒。胃中寒，则腹胀；肠中寒，则肠鸣飧泄；胃中寒，肠中热，则胀而且泄。胃中热，肠中寒，则疾饥，小腹痛胀。黄帝曰：胃欲寒饮，肠欲热饮，两者相逆，便之奈何？且夫王公大人血食之君，骄恣从欲②，轻人，而无能禁之，禁之则逆其志，顺之则加其病，便之奈何？治之何先？岐伯曰：人之情，莫不恶死而乐生，告之以其败，语之以其善，导之以其所便，开之以其所苦，虽有无道之人，恶有不听者乎？黄帝曰：治之奈何？岐伯曰：春夏先治其标，后治其本；秋冬先治其本，后治其标。黄帝曰：便其相逆者奈何？岐伯曰：便此者，食饮衣服，亦欲适寒温，寒无凄怆，暑无出汗。食饮者，热无灼灼，寒无沧沧。寒温中适，故气将持。乃不致邪僻也。

【精注】

①消瘅：病名。又名消中，即今天的消渴病。症见身热消

瘦、消谷善饥，多饥、多食、多尿。病因是五脏柔弱，阴虚消损所致。

②从欲：从通"纵"。纵欲，任情放纵。

【今译】

黄帝说：我听说先师有许多诊病心得，但没有记载下来。我希望听你讲讲并记住它，并作为准则执行，在大的方面用以治疗民众的疾病，从小的方面可以保养自己的身体，使百姓不为疾病所困，上下亲善，造福后人，让子子孙孙不为疾病所忧虑，并让这些经验世代流传，朝夕常鉴。你可以讲给我听吗？岐伯说：你的思想真深邃啊！不论治民、治身、治彼、治此，治小还是治大，治国还是理家，从来没有用逆行倒施的方法能治理好的，只有顺应客观规律，才行得通。所谓顺，不仅仅是指医学上阴阳、经脉、气血的逆顺，就是对待人民都要顺应民心。

黄帝问：如何才能做到顺呢？岐伯回答说：到达一个国家后，要先问清楚当地的风俗习惯；进入人家时，要先问清楚他家的忌讳；登堂时更要先问清楚人家的礼节；医生临证时也要先询问病人怎样才觉得适宜。

黄帝问：什么样的治法使病人觉得适宜？岐伯说：由热而致多食易饥的消渴病人，适宜于寒的治法；属于寒邪内侵一类的病症，就适宜于热的治法。胃里有热，就会很快地消化谷物，叫人心似悬挂，总有饥饿感。脐以上的皮肤有热感，说明肠中有热，就会排出像糜粥一样的粪便，觉得脐以下的皮肤寒冷。胃中有寒，就会腹胀；肠中有寒，会产生肠鸣飧泄的症状。如胃中有寒，肠中有热，就会导致胀满泄泻；胃中有热，肠中有寒，就会引起易于饥饿、而小腹胀痛。

黄帝说：胃热宜食寒物，肠寒宜食热物，寒热两者性质相反，对此应怎样治疗呢？尤其那些王公大人，肉食之君，都是性情骄傲恣意妄行轻视别人的，无法劝阻他们，且劝阻就算违背他们的意志，但如顺着他们的意志，就会加重病情。在这种情况下，如何顺适其宜？治疗时又应先从哪里着手呢？岐伯说：人没有不怕死的，谁不喜欢活着？如果医生告诉他哪些对身体有害、哪些对人身体有益，并指导他怎样做，那么虽有不太懂情理的人，哪里还有不听劝告的呢？

黄帝问：如何治疗呢？岐伯说：春夏时节，应先治在外的标病，后治在内的本病；秋冬之季，应先治在内的本病，后治在外的标病。

黄帝问：对那种习惯与病情相矛盾的又如何使其适宜呢？岐伯说：顺应这样的病人，但在日常生活中，应注意使他寒温适中。天冷时，要加厚衣服，不要使他冻得发抖；天热时，要减少衣服；不要使他热得出汗。在饮食方面，也不要吃过热过凉的食物。这样寒温适中，真气就能内守，邪气也就无法侵入人体而致病了。

【原典】

黄帝曰：本藏以身形支节胭肉③，候五藏六府之小大焉。今夫王公大人、临朝即位之君而问焉，谁可扪循之而后答乎？岐伯曰：身形支节者，藏府之盖也，非面部之阅也。黄帝曰：五藏之气，阅于面者，余已知之矣，以支节知而阅之奈何？岐伯曰：五藏六府者，肺为之盖，巨肩陷咽，候见其外。黄帝曰：善。岐伯曰：五藏六府，心为之主，缺盆为之道，骷骨有余，以候髃骬④。黄帝曰：善。岐伯曰：肝者主为将，使之候⑤外，欲知坚固，视目小大。黄帝曰：善。岐伯曰：脾者主为卫，使之迎粮，视唇舌好恶，以知吉凶。黄帝曰：善。岐伯曰：肾者主为外，使之远听，视耳好恶，以知其性。黄帝曰：善。愿闻六府之候。岐伯曰：六府者，胃为之海，广骸、大颈、张胸，五谷乃容；鼻隧以长，以候大肠；唇厚、人中长，以候小肠；目下果大，其胆乃横；鼻孔在外，膀胱漏泄；鼻柱中央起，三焦乃约⑥。此所以候六府者也。上下三等，藏安且良矣。

【精注】

③胭肉：隆起的较大块的肌肉。

④髃骬：骨名，即胸骨剑突。又名鸠骨。

⑤候：诊察。

⑥约：好，正常的意思。

【今译】

黄帝说：《本脏》篇认为：根据人的形体、四肢、关节、肌肉等情况，可以测知五脏六腑的形态大小。但对于王公大人，他们想知道自己的身体状况，而医生又不能随便检查，该怎么回答呢？岐伯说：人的身形肢节，覆盖在五脏六腑的外部，观察它们也能了解内脏情况，但它不像望面色那样简单。

黄帝说：我已知道脏精气的情况，可以由人的面部观察得知。但从肢节而察知内脏的情况，该如何观察呢？岐伯说：五脏六腑中，肺所处的部位最高，如伞盖一样。根据肩的上下动态和咽喉的高突或凹陷情况，就能测知肺脏是怎样的。黄帝说：讲得好。岐伯说：五脏六腑，心是主宰。以缺盆作为血脉的通道，观察两肩端骨距离的远近，再结合胸骨剑突的长短等，就可测知缺盆骨的部位，从而了解心脏的大小脆坚。肝在五脏中；像位将军，开窍于目，要从外面测知肝是否坚固，就应观察眼睛的大小。黄帝说：讲得好。岐伯说：脾脏捍卫全身，接受水谷的精微，并输送到身体各部。所以了解唇舌味口的好坏，就可知道脾病的吉凶。黄帝说：讲得好。岐伯说：肾脏主水液，观察耳的听力的强弱；可以测知肾脏的虚实。

黄帝说：讲得好，你给我讲讲测候六腑的方法。岐伯说：六腑之中，胃为水谷之海，凡颊部肌肉丰满，颈部粗壮，胸部开阔的，说明胃容纳水谷的量很大。如鼻道深长，就可测知大肠的状况；如口唇厚而人中沟长，就可测候小肠的情况。下眼胞宽大的可知其胆气刚强；鼻孔掀露于外的，可知其膀胱易于漏泄。鼻柱中央高起的，可知其三焦固密。这就是用来测候六腑的一般方法。人体和面部的上中下三部匀称，这样的脏腑就精气充满，功能稳定，是比较好的。

决气第三十

【导读】

本篇指出了精、气、津、液、血、脉发生病变的主要症状，认为出现这些症状的原因是过分耗损而引发的虚症的特征。

【原典】

黄帝曰：余闻人有精、气、津、液、血、脉，余意以为一气耳，今乃辨①为六名，余不知其所以然。岐伯曰：两神相搏，合而成形，常先身生，是谓精。何谓气？岐伯曰：上焦开发，宣五谷味，熏肤，充身泽毛，若雾露之溉，是谓气。何谓津？岐伯曰：腠理发泄，汗出溱溱②，是谓津。何谓液？岐伯曰：谷入气满，淖泽注于骨，骨属屈伸，泄泽，补益脑髓，皮肤润泽，是谓液。何谓血？岐伯曰：中焦受气取汁，变化而赤，是谓血。何谓脉？岐伯曰：壅遏③营气，令无所避，是谓脉。

【精注】

①辨：分也。

②溱溱：汗出滋润的样子。

③壅遏：壅塞、遏制。此指脉约束限制营气的作用。

【今译】

黄帝说：我听说人身有精、气、津、液、血、脉，我原以为这是"一气"，现在分为六种不同的名称，这是怎么回事？岐伯说：男女交媾，和合而成新的形体，在新的形体产生之前的物质叫做"精"。什么叫"气"？岐伯说：五谷所化生的精微物质，从上焦散布，熏蒸于皮肤，充养周身，滋润毛发，好像雾露一样溉养万物，这就叫做"气"。什么叫"津"？岐伯说：肌腠疏泄，像汗液一样溱溱地流出来的，叫做"津"。什么叫"液"？岐伯说：水谷精气充满到周身，外溢部分注于骨，使关节的屈伸滑利，渗出的部分，能补益脑髓；散布到皮肤，使皮肤润泽，这叫做"液"。什么叫"血"？岐伯说：饮食物经中焦所吸收的精气，取其

中華藏書

下部《黄帝内经·灵枢》

中国书房

六三七

中華藏書

黄帝内经·最新整理珍藏版

中国书房

精微部分再经气化而变化成的液体，这叫做"血"。什么叫"脉"？岐伯说：像隧道一样约束着营气的运行，不使它泛滥委行，这叫做"脉"。

【原典】

黄帝曰：六气者，有余不足，气之多少，脑髓之虚实，血脉之清浊，何以知之？岐伯曰：精脱者，耳聋；气脱者，目不明；津脱者，腠理开，汗大泄；液脱者，骨属屈伸不利，色天④，脑髓消，胫酸，耳数鸣；血脱者，色白，天然不泽，其脉空虚，此其候也。

黄帝曰：六气者，贵贱何如？岐伯曰：六气者，各有部主也，其贵贱⑤善恶，可为常主⑥，然五谷与胃为大海也。

【精注】

④色天：肤色枯槁。

⑤贵贱：重要、次要的意思。

⑥常主：五常的根本。

【今译】

黄帝说：六气在人体的有余不足，像气的多少、脑髓的虚实，血脉的清浊，如何才能知道呢？岐伯说：精的大量耗损，则使人耳聋。气的大量耗损，则使人视觉不明。津脱的，腠理开，汗大泄。液的大量耗损，使人关节屈伸不利，面色憔悴，脑髓消减，小腿酸软，常常耳鸣。血的大量耗损，可见面色眈白，枯槁无华，最后脉象也空虚无神。这就是六气不足的主要症候。

黄帝问：你刚才讲的六气，在人体有没有主要与次要的区别呢？岐伯回答说：六气在人体是各有其分布部位，并且由各别脏器所主。其在人体的主要次要区别，只是从它们经常发挥的专门作用而分，但其来源，都依赖于脾胃的功能和饮食物的不断供给。

肠胃第三十一

【导读】

本篇介绍了唇、齿、口、舌、会咽、咽门、胃、小肠、大肠、直肠等消化道器官的大体解剖情况，分别对其长度、宽度、周长、直径、重量、容量等方面作了说明。

【原典】

黄帝问于伯高曰：余愿闻六府传谷者，肠胃之小大长短，受谷之多少奈何？伯高曰：请尽言之，谷所从出入浅深远近长短之度：唇至齿长九分，口广①二寸半。齿以后至会厌，深三寸半，大容五合。舌重十两，长七寸，广二寸半。咽门重十两，广一寸半，至胃长一尺六寸。胃纡②曲屈，伸之，长二尺六寸，大③一尺五寸，径五寸，大容④三斗五升。小肠后附脊，左环回周迭积，其注于回肠者，外附于脐上，回运环十六曲，大二寸半，径八分分之少半，长三丈二尺。回肠当脐，左环回周叶积而下，回运环反十六曲，大四寸，径一寸寸之少半，长二丈一尺。广肠傅脊⑤，以受回肠，左环叶脊，上下辟⑥，大八寸，径二寸寸之大半，长二尺八寸。肠胃所入至所出，长六丈四寸四分，回曲环反，三十二曲也。

【精注】

①广：横长，即宽度。

②纡：屈曲。

③大：指周长。

④大容：最大容量。

⑤傅：通"附"。

⑥辟：通"襞"，衣服上的绉褶，在此引申为叠积。指广肠内壁皱纹积如裙褶。

【今译】

黄帝问伯高道：我想听你讲讲六腑传化水谷的情况，以及肠胃的大小、长短和受纳水谷的容量。

中华藏书

下部《黄帝内经·灵枢》

中国书房

伯高说：请让我详细地把饮食从入口到变成废物而排出体外所经过的有关的消化器官的深浅、远近、长短情况都讲给您听。唇与牙齿间长九分，口的宽度为二寸半。从牙齿后到会厌，深三寸半，能容纳食物；舌的重量为十两，长七寸，宽二寸半；咽门重十两，宽一寸半；自咽门到胃长一尺六寸；胃呈弯曲状，伸直了长二尺六寸，周长一尺五寸，直径五寸，能容食物三斗五升；小肠的后部附于脊部，从左向右环绕，层层折叠接回肠，与回肠相接部分的外侧附着于脐的上方，再回运环绕十六曲，周长二寸半，直径不到八分半，长三丈二尺；回肠在脐部向左回屈环绕，像树叶一样重叠而下，回行环绕，也有十六个弯曲，周长四寸，直径接近一寸半，长二丈一尺；广肠附着于脊部，接受来自回肠的内容物，并向左环绕盘叠脊部上下，周长八寸，直径二寸半有余，长二尺八寸。胃肠总共长六丈零四寸四分，有三十二个弯曲。

平人绝谷第三十二

【导读】

本篇叙述了肠胃的大小、长度和生理功能，指出了平人绝食而死的日期，认为造成这种结果的原因是水谷精气津液都竭尽了。

【原典】

黄帝曰：愿闻人之不食，七日而死何也？伯高曰：臣请言其故。胃大一尺五寸，径五寸，长二尺六寸，横屈受水谷三斗五升。其中之谷常留二斗，水一斗五升而满。上焦泄气[①]，出其精微，慓悍滑疾，下焦下溉诸肠。小肠大二寸半，径八分分之少半，长三丈二尺，受谷二斗四升，水六升三合合之大半；回肠大四寸，径一寸寸之少半，长二丈一尺。受谷一斗，水七升半；广肠大八寸，径二寸寸之大半，长二尺八寸，受谷九升三合八分合之一。肠胃之长，凡五丈八尺四寸，受水谷九斗二升一合合之大半，此肠胃所受水谷之数也。平人则不然，胃满则肠虚，肠满则胃虚，更虚更满②，故气得上下，五藏安定，血脉和利，精神乃居，故神者，水谷之精气也。故肠胃之中，当留谷二斗，水一斗五升。故平人日再后③，后二升半，一日中五升，七日五七三斗五升，而留水谷尽矣。故平人不食饮七日而死者，水谷精气、津液皆尽故也。

【精注】

①上焦泄气：指上焦宣发布散水谷精微的作用。

②更虚更满：肠胃交替空虚与充满。

③日再后：指每日大便两次。

【今译】

黄帝说：人七天不饮不食就会死亡，这是怎么回事？伯高说：让我来告诉您。胃圆周长一尺五寸，直径五寸，长二尺六寸，其形弯曲，横于上腹，能受纳水谷三斗五升，其中经常容纳二斗谷物，一斗五升水液就满了。上焦主布散精气，将中焦化生的精微布散出去，其运行快速滑利；其余的向下焦传入大肠。小肠圆周长二寸半，直径八分又三分之一分，长三丈二尺，能容纳谷物二斗四升，水六升三合又三分之二合。回肠圆周长四寸，直径一寸又三分之一寸，长二丈一尺，能容纳谷物一斗，水七升半。直肠圆周长八寸，直径二寸又三分之二寸，长二尺八寸，能容纳谷物九升三合又八分之一合。肠胃的总长度，共计五丈八尺四寸，能容纳水谷九斗二升一合又三分之二合，这就是肠胃能够受纳水与谷物的总数。但人们在日常生活中并不如此，因为当胃中纳满水谷时，肠内是空虚的，等到水谷注满肠中，则胃内又空虚了。肠胃交替地虚和满，所以气机才能上下畅行，五脏功能正常，血脉通利，精神内守。因此，神就是水谷精微之气所化。由于肠胃之内，经常容留谷物二斗，水一斗五升，所以一般健康人，每天都要解大便两次，每次排出二升半，一天共排出五升，七天内总计为三斗五升。将肠胃所留的水谷完全排尽。所以健康人如果七天不饮不食，就会死亡，这是因为水谷精气津液都已竭尽的原因。

海论第三十三

中华藏书

黄帝内经·最新整理珍藏版

中国书房

六四二

中国书房

【导读】

本篇指出十二经脉应十二经水合为"四海"，各有汇聚与输注之处，列举了四海有余和不足的症状，并提出了治疗原则即调其虚实。

【原典】

黄帝问于岐伯曰：余闻刺法于夫子，夫子之所言，不离于营卫血气。夫十二经脉者，内属于府藏，外络于支节，夫子乃合之于四海乎？岐伯答曰：人亦有四海，十二经水，经水者，皆注于海，海有东南西北，命曰四海。黄帝曰：以人应之奈何？岐伯曰：人有髓海，有血海，有气海，有水谷之海，凡此四者，以应四海也。黄帝曰：远乎哉。夫子之合人天地四海也，愿闻应之奈何？岐伯答曰：必先明知阴阳表里荥输所在，四海定矣。

【今译】

黄帝问岐伯道：我听你讲刺法，总是围绕营卫气血来讲。人体中运行营卫气血的十二经脉，在内联属于五脏六腑、在外联络于肢体关节，你能把它们与四海联系起来吗？岐伯回答说：人体也有四海和与十二经脉相应的十二经水，经水都留注于海中，自然界有东、南、西、北四个海，因此将此称为四海。

黄帝说：人体如何与四海相应呢？岐伯说：人体有髓海、血海、气海、水谷之海。这四海与自然界的四海相应。

黄帝说：这实在是一个很精深的问题，你把人身的四海与自然界的四海联系在一起，它们是怎样相应的呢？岐伯回答说：必须先明确人身的阴阳、表里及经脉荥、输穴等的分布情况，才可以确定人身的四海。

【原典】

黄帝曰：定之奈何？岐伯曰：胃者水谷之海，其输上在气街，下至三里。冲脉者，为十二经之海，其输上在于大抒，下出于巨虚之上下廉。膻中者，为气之海，其输上在柱骨之上下，前在于人迎。脑为髓之海，其输上在于其盖①，下在风府。黄帝曰：凡此四海者，何利何害，何生何败？岐伯曰：得顺者生，得逆者败；知调者利，不知调者害。

【精注】

①其盖：指脑盖，即头顶的"百会"穴。

【今译】

黄帝问：如何确定四海及经脉重要穴位的位置呢？岐伯回答说：胃受纳水谷，故为水谷之海。胃的气血所输注的重要穴位，在上为气冲穴，在下为足三里穴；冲脉与十二经联系密切，故为十二经之海。冲脉的气血所输注的重要穴位，在上为大杼穴，在下为上巨虚和下巨虚；膻中是宗气汇聚的地方，所以称为气海。膻中的气血所输注的重要穴位，在上部为天柱骨上的哑门穴和天柱骨下的大椎穴、在前面的有人迎穴；脑中充满髓液，所以脑为髓海。脑的气血所输注的重要穴位，在上部脑盖中央的百会穴、在下为风府穴。

黄帝问：四海是怎样滋助和损害人体的？又是怎样促进和耗败生命活动的呢？岐伯回答说：如人身四海功能正常，生命力就旺盛；若四海功能失常，人的生命活动就会减弱。调养四海，就有利于身体健康，不善于调养四海，身体就会遭受损害。

【原典】

黄帝曰：四海之逆顺奈何？岐伯曰：气海有余者，气满胸中，悗息面赤；气海不足，则气少不足以言。血海有余，则常想其身大，怫然②不知其所病；血海不足，亦常想其身小，狭然③不知其所病。水谷之海有余，则腹满；水谷之海不足，则饥不受谷食。髓海有余，则轻劲多力，自过其度④；髓海不足，则脑转耳鸣，胫酸眩冒⑤，目无所见，懈怠安卧。黄帝曰：余已闻逆顺，调之奈何？岐伯曰：审守其输，而调其虚实，无犯其害，顺者得复，逆者必败。黄帝曰：善。

【精注】

②怫然：郁闷不舒的样子。

③狭然：瘦小的样子。

④自过其度："度"指常度。

⑤冒：晕，头蒙。

【今译】

黄帝说：四海的正常和反常情况是怎样的呢？岐伯说：如人的气海邪气有余，就会出现胸中满闷、呼吸急促、面色红赤的症状；如气海正气不足，就会出观气少而说话无力；如人的血海邪气有余，就会常常感到自己身体庞大、郁闷不舒，但又不知道有什么病；如血海正笔不足，就会常感到身体轻小，虽心情不舒，也看不出病来。若人的水谷之海邪气有余，就会得腹满的病；如水谷之海正气不足，就会出现饥饿但却不欲进食的症状。如髓海邪气有余，动作就会表现为过于轻快有力，行动无度；髓海正气不足，就会出现头眩晕、耳鸣、目眩、腿酸软无力、目盲，周身懈怠懒动，常欲安卧等症状。

黄帝问：如何治疗四海的疾病呢？岐伯回答说：应诊察四海输注的各个要穴，并调节它们的虚实，但不要违反虚补、实泻的治疗原则，以免造成严重的后果。按照这条原则去治疗，就能使身体康复，否则，就会有死亡的危险。

黄帝说：讲得好！

五乱第三十四

【导读】

本篇详细论述了"五乱"的发病症状和刺治方法。

【原典】

黄帝曰：经脉十二者，别为五行，分为四时①，何失而乱？何得而治②？岐伯曰：五行有序，四时有分，相顺则治，相逆则乱。黄帝曰：何谓相顺？岐伯曰：经脉十二者，以应十二月。十二月者，分为四时。四时者，春秋冬夏，其气各异，营卫相随，阴阳已和，清浊不相干，如是则顺之而治。黄帝曰：何谓逆而乱？岐伯曰：清气在阴，浊气在阳，营气顺脉，卫气逆行，清浊相干，乱于胸中，是谓大悗。故气乱于心，则烦心密嘿③，俯首静伏；乱于肺，则俯仰喘喝，接手以呼；乱于肠胃，则为霍乱；乱于臂胫，则为四厥；乱于头，则为厥逆，头重眩仆。

【精注】

①别为五行，分为四时：指十经脉分别与五行、四时相通、相配。

②治：正常。

③密嘿："嘿"同"然"，即沉默少言。

【今译】

黄帝问：人身的十二经脉，其属性分别与五行相合，又与四时相应，什么原因使它失调从而引起脉气运行的逆乱？而又是什么原因使它可以正常运行呢？岐伯回答说：五行的内在联系是有一定顺序的，四时气候的变化是有季节之分别的，大凡经脉的运行，与四时五行的规律相适应，就可保持正常的活动，违反了这个规律，就会引起运行的逆乱。

黄帝说：什么才是相互顺应的呢？岐伯说：十二经脉，与十二个月相应。十二个月分为四时，四时就是春、夏、秋、冬，其气候各不相同。人体营气与卫气，是内外相随，阴阳互相协调的，清气与浊气不致互相干犯，这样就能顺应四时而保持健康。

黄帝说：你可以讲讲什么是逆乱的反常情况吗？岐伯说：清之营气本在阴分，浊之卫气本在阳分，营气在脉内顺脉而行，卫气在脉外与脉逆行。如果清浊之气受邪干犯而乱于胸中的，就叫做"大悗"。乱于心，可见心中烦扰，沉默不言，低头静伏而不欲动；乱于肺，可见俯仰不安，喘息喝喝有声，两手按于胸前而呼吸；乱于肠胃，则发为霍乱；乱于手臂与足胫，就会见四肢厥冷；乱于头，就会见厥气上逆，头重眩晕，甚至仆倒。

【原典】

黄帝曰：五乱者，刺之有道乎？岐伯曰：有道以来，有道以去，审知其道，是谓身宝。黄帝曰：善。愿闻其道。岐伯曰：气在于心者，取之手少阴、心主之输；气在于肺者，取之手太阴荥、足少阴输；气在于肠胃者，取之足太阳、阳明；不下者，取之三里。气在于头者，取之天柱、大杼，不知，取足太阳荥输；气在于臂足，取之先去血脉，后取其阳明、少阳之荥输。黄帝曰：补泻奈何？岐伯曰：徐④入徐出，谓之导气；补泻无形，谓之同⑤精。是非有余不足也，乱气之相逆也。黄帝曰：允乎哉道，明乎哉论，请著之玉版，命曰治乱也。

【精注】

④徐：缓慢。

⑤同：积聚之意。

【今译】

黄帝说：你刚讲的五种逆乱的病症，刺治时有一定的原则吗？岐伯说：营卫之气的往来运行，都有一定的规律，能掌握这种规律，实是养生的要点。

黄帝道：对。请你讲讲治疗的原则。岐伯说：气乱于心，取治手少阴心经与手厥阴心包络经的"输"穴神门、大陵；气乱于肺，取手太阴经的"荥"穴鱼际和足少阴经的"输"穴太溪；气乱于肠胃，取足太阴、足阳明的经穴太白、陷谷，如果不能见效的，可以取用足三里穴；气乱于头，取天柱、大杼二穴，如果病仍不减，再取足太阳经的"荥"穴通谷与"输"穴束骨；气乱于手臂与足胫，应先刺瘀结不通的血脉，然后再取阳明、少阳两经的"荥"穴与"输"穴；凡是气乱在臂，取手少阳、阳明的液门、中渚、二间、三间；气乱在足，取足少阳、阳明的侠溪、临泣、内庭、陷谷。

黄帝说：请讲讲补泻的手法。岐伯说：慢进针，慢出针，以导引逆乱的经气，使其恢复正常，这叫做"导气"。这种补和泻，手法轻巧无形，其总的目的都在调和精气。因为这些病症，并不属于有余的实症和不足的虚症，而仅是气机一时的混乱而致违逆。黄帝说：这是很恰当的道理！你的论证也很清楚！让我把它著在珍贵的版上，命名为"治乱"。

胀论第三十五

【导读】

本篇介绍了胀病的病因及分类，认为对本病的治疗，应先用泻法祛除病邪，然后根据病变所在和证候的虚实进行调治。

【原典】

黄帝曰：脉之应于寸口，如何而胀？岐伯曰：其脉大坚以涩者，胀也。黄帝曰：何以知藏府之胀也？岐伯曰：阴为藏，阳为府。黄帝曰：夫气之令人胀也，在于血脉之中耶，藏府之内乎？岐伯曰：三（一云二字）者皆存焉，然非胀之舍也。黄帝曰：愿闻胀之舍。岐伯曰：夫胀者，皆在于藏府之外，排藏府而郭胸胁，胀皮肤，故命曰胀。黄帝曰：藏府之在胸胁腹里之内也，若匣匮之藏禁器也，各有次舍，异名而同处，一域之中，其气各异，愿闻其故。黄帝曰：未解其意，再问。岐伯曰：夫胸腹，藏府之郭也。膻中者，心主之宫城也；胃者，太仓也；咽喉小肠者，传送也；胃之五窍者，闾里①门户也；廉泉玉英者，津液之道也。故五藏六府者，各有畔界，其病各有形状。营气循脉，卫气逆为脉胀，卫气并脉，循分为肤胀。三里而泻，近者一下，远者三下，无问虚实，工在疾泻。

【精注】

①闾里：古时人家聚集处。即乡里，泛指民间。这里指胃为水谷聚集之处。

【今译】

黄帝说：寸口脉出现何种脉象就意味着是胀病呢？岐伯说：脉洪盛坚实而滞涩的，就说明患有胀病。

黄帝说：请讲讲五脏六腑胀病的区别？岐伯说：阴脉胀在脏，阳脉胀在腑。

黄帝说：气机异常可使人患胀病，那么胀病是在血脉之中呢？还是在脏腑之内呢？岐伯说：血脉、脏、腑三者都有不正

中華藏書

下部《黄帝内经·灵枢》

中国书店

常的气，但并不是胀病产生的部位。

黄帝说：我想了解胀病产生的部位。岐伯说：胀病都在脏腑的外面产生，向内压迫脏腑，向外扩张胸胁，使皮肤发胀，所以叫做胀病。

黄帝说：五脏六腑深居在胸腔、腹腔之内，好像禁器藏在匣柜之中，并各自按照一定的次序居守。虽然名字不同。但共同居守于一定的领域。我想知道它们的功能不相同的原因。

岐伯说：胸廓、腹廓是脏腑的外卫；膻中是心脏的宫城；胃是容纳水谷的仓库；咽喉和小肠，是传送饮食的道路；消化道的咽门、贲门、幽门、阑门、魄门五个窍门，就像间巷邻里的门户一样，廉泉、玉英，是津液运行的通路。所以说五脏六腑都有固定的位置界限，并且它们所表现出的症状也各不相同。如营气在脉中正常循行，而卫气运行紊乱，就会引起脉胀；如卫气并入脉中，循行于分肉之间，就会引起肤胀。用针刺治疗时就应取足阳明胃经的足三里穴，且用泻法。若胀的部位离足三里穴较近，针泻一次就可以了；若胀的部位离足三里穴较远，就应针泻三次。不论虚实，胀病初起时都应赶快施行泻法，以治其标。

【原典】

黄帝曰：愿闻胀形。岐伯曰：夫心胀者，烦心短气，卧不安；肺胀者，虚满而喘咳；肝胀者，胁下满面痛引小腹；脾胀者，善哕，四肢烦悗，体重不能胜衣，卧不安；肾胀者，腹满引背央央然，腰髀痛。六府胀：胃胀者，腹满、胃脘痛、鼻闻焦臭、妨于食、大便难；大肠胀者，肠鸣而痛濯濯②，冬日重感于寒，则飧泄不化；小肠胀者，少腹䐜胀，引腰而痛；膀胱胀者，小腹满而气癃③；三焦胀者，气满于皮肤中，轻轻然而不坚；胆胀者，胁下痛胀，口中苦，善太息。凡此诸胀者，其道在一，明知逆顺，针数不失。泻虚补实，神去其室，致邪失正，真不可定，粗之所败，谓之天命。补虚泻实，神归其室，久塞其空，谓之良工。黄帝曰：胀者焉生？何因而有？岐伯曰：卫气之在身也，常然并脉循分肉，行有逆顺，阴阳相随，乃得天和，五藏更始，四时有序，五谷乃化。然后厥气在下，营卫留止，寒气逆上，真邪相攻，两气相搏，乃合为胀也。黄帝曰：善。何以解惑？岐伯曰：合之于真，三合而得。帝曰：善。

【精注】

②濯濯（zhuó）：形容水在肠间流动的声音，即肠鸣声。

③气癃：病名，指小便癃闭不通。癃，闭也。

【今译】

黄帝说：希望听你讲讲胀病所表现的症状。

岐伯说：五脏中心患胀病的表现为：心烦短气，睡卧不安；肺患胀病表现为：胸中虚满，喘息咳嗽；肝患胀病表现为胁下胀满疼痛牵引小腹；脾患胀病表现为：呃逆呕吐，四肢闷胀不舒，肢体沉重，不能胜衣，而且睡卧不安；肾患胀病表现为：腹胀满，牵引背部闭闷不畅，腰髀部疼痛。六腑中胃患胀病表现为：腹部胀满，胃脘疼痛，鼻中常常闻到焦臭的气味，不思饮食，大便困难；大肠患胀病表现为肠中濯濯鸣响而作痛，若冬季再受寒邪侵犯，就会导致完谷不化的飧泄；小肠患胀病表现为：小腹胀满，牵引腰部疼痛；膀胱患胀病表现为：小腹胀满，小便不通；三焦患胀病，表现为：气充塞皮肤，轻浮空虚，松弛；胆患胀病，表现为：胁下疼痛胀满，口中发苦，经常叹息。以上这些脏腑的胀病，在产生和治疗原则上都有相同的规律，只有明确"营""卫""气""血"运行逆顺的情况，从而运用恰当的针刺方法，才能治愈疾病。如果患虚症用泻法，患实症用补法，就会使神气不能内守，正气不能安定，真气动摇，易至人夭折。如果患虚症用补法，患实症用泻法，就能使神气内守，经脉、肌腠充实，这样做的人才可以被称为高明的医生。

黄帝说：胀病为什么会产生以及它的根源是什么？岐伯说：人体内的卫气，在正常情况下，常常伴随着血脉循行于分肉之间，其循行有逆顺的不同，且昼行于阳，夜行于阴，与脉中的营气相随而行，与自然界的规律相适应。营气行于脏腑的经脉，周而复始，也顺应自然界四季的次第变化，使水谷得以正常地化生精微。如果阴阳不相随，气厥于下，使营卫不能正

中華藏書

下部《黄帝内经·灵枢》

中国书房

六四九

中国书房

常循行而凝滞，寒气上逆，邪气与正气相搏结，就会形成胀病。

黄帝说：很好！如何才能将这个问题讲述得更清楚浅显呢？岐伯说：邪气趁营卫循行紊乱时侵入，与真气相合便互相搏结，以致有的存在于血脉，有的存在于五脏，有的存在于六腑，从而形成胀病。黄帝说：讲得真好！

【原典】

黄帝问于岐伯曰：胀论言④无问虚实，工在疾泻，近者一下，远者三下⑤。今有其三而不下者，其过焉在？岐伯对曰：此言陷于肉肓⑥而中气穴者也。不中气穴，则气内闭；针不陷肓，则气不行；上越中肉，则卫气相乱，阴阳相逐。其于胀也，当泻不泻，气故不下，三而不下，必更其道，气下乃止，不下复始，可以万全，乌有殆者乎。其于胀也，必审⑦其胗⑧，当泻则泻，当补则补，如鼓应桴，恶有不下者乎。

【精注】

④胀论言：一曰"胀论"二字误，当作"夫"字。

⑤近者一下，远者三下：近，指新病。远，指久病。下：次。全句释为新病针刺一次，久病针刺三次。

⑥肉肓：指肌肉之间的空隙处。

⑦审：明辨。

⑧胗：张景岳注："必脉字之误。"可从。另有一说胗同"疹"；疹同"诊"，即证。

【今译】

黄帝问岐伯道：你刚才讲过，胀病初起之时，不论虚实，一律应用泻法针刺，离病位较近的针刺一次，离病位较远的针刺三次。而有的针刺三次手胀病仍不见减轻，这是怎么回事？岐伯回答说：这是因为针刺时深入到肌肉的空隙，刺中了血气输注的穴位，故针刺一次或三次胀病即愈。如果针刺时没有深入到肌肉的空隙并刺中穴位，就会使经脉之气不能畅行。邪气闭留在内。如果妄中皮肉，则使卫气更加逆乱，阴阳营卫之气相互排斥。对于胀病而言，当用针刺泻法而不用，所以上逆之气不能下行。针刺三次后气仍不下行的，就必须调换其他的穴位，使上逆之气得以下行，这样胀病就可消除。如果胀痛还没消除，可再换穴位针刺，直至治愈疾病，不再有什么危险。对那些慢性胀病，一定要认真审察症状，当泻的就有泻法，当补的就用补法，有的放矢，就像用槌击鼓一定有响声一样，胀病怎么会不消退呢？

五癃津液别第三十六

【导读】

本篇介绍了津液的来源、病理变化，以及五脏和耳、目的功能。

【原典】

黄帝问于岐伯曰：水谷入于口，输于肠胃，其液别为五，天寒衣薄则为溺与气，天热衣厚则为汗，悲哀气并①则为泣，中热胃缓则为唾。邪气内逆，则气为之闭塞而不行，不行则为水胀，余知其然也，不知其所由生，愿闻其道。岐伯曰：水谷皆入于口，其味有五，各注其海，津液各走其道。故三焦出气②，以温肌肉，充皮肤，为其津；其流③而不行者，为液。天暑衣厚则腠理开，故汗出；寒留于分肉之间，聚沫则为痛。天寒则腠理闭，气湿不行，水下流于膀胱，则为溺与气。五藏六府，心为之主，耳为之听，目为之候④，肺为之相，肝为之将，脾为之卫，肾为之主外。故五藏六府之津液，尽上渗于目，心悲气并则心系⑤急，心系急则肺举，肺举则液上溢，夫心系与肺，不能尽举，乍上乍下，故咳而泣出矣。中热则胃中消谷，消谷则虫上下作，肠胃充郭⑥故胃缓，胃缓则气逆，故唾出。五谷之津液和合而为膏者，内渗入于骨空，补益脑髓，而下流于阴股。阴阳不和，则使液溢而下流于阴，髓液皆减而下，下过度则虚，虚故腰背痛而胫酸。阴阳气道不通，四海闭塞，三焦不泻⑦，津液不化，水谷并于肠胃之中，别于回肠，留于下焦，不得渗膀胱，则下焦胀，水溢则为水胀，此津液五别之逆顺也。

【精注】

①并：在此为聚集之意。

②三焦出气：指三焦能输布水谷精微之气。

③流：《甲乙经》作"留"。

④候：观看。指目的视觉功能。

⑤心系：心及其他脏器相联系的脉络。

⑥郭：同廓，扩大的意思。

⑦泻：疏泻。

【今译】

黄帝问岐伯道：水谷自口食入，输送到肠胃，它化生的津液分为五种：当天气寒冷或穿衣过薄时，就变为小便与气；当天气炎热或穿衣过厚时，就成为汗液；遇悲感哀痛时，气机并合，则化为眼泪；当中焦有热，胃功能弛缓时，就上泛而为唾液；当邪气内犯，气机闭塞而不行，则水气滞留而为水胀。这许多现象，我虽已能了解，但还不知五液是如何生成的，请你讲讲其中的道理。

岐伯说：水谷都从口入，它有五种味道，各归其所喜的五脏，津液亦随其所喜而各走其道，故由三焦输出其气，来温养肌肉，充实皮肤，这就叫做"津"；其留而不行的叫做"液"。

炎暑季节，穿的衣服过厚，则腠理开张，故而汗出，如果寒邪稽留于分肉之间，将津液凝聚为沫汁而发生疼痛；天寒时腠理闭密，气湿不能从汗窍排泄，向下流于膀胱，就为小便与气。

五脏六腑以心为主宰，耳主听觉，眼主视觉，肺像宰相，肝像将军，脾像护卫，肾脏主骨而成形体。所以五脏六腑的津液，向上渗灌于眼睛，当心有悲哀气并时，心系就会引急，心系引急则肺叶上举，肺叶上举使津液向上泛溢。但心系急，肺叶不能经常上举，而是忽上忽下，故发生咳嗽与泪出。

中焦有热，胃中消化谷物过快，肠中寄生虫上下蠕动。若水谷使肠胃充廓，则胃的活动弛缓则气上逆，而为唾液出。

五谷的津液，和合而成为脂膏，向内渗灌于骨孔，上行补益脑髓，向下流于生殖器。

假若阴阳不能调和，则使液下溢于阴窍，髓液也同时减少，流泄过度使真阴虚，虚则发生腰背疼痛、胫部酸软。

假若阴阳气道不通，则四海闭塞，三焦不能输泻，津液不能化生，所受的水谷并聚于肠胃之中，最后别出于大肠，停留在下焦，不能将水分渗入膀胱，则下焦作胀，水液泛溢于外则为水胀。上面谈的就是津液分别为五而后运行的正常与反常情况。

五阅五使第三十七

【导读】

本篇详细叙述了五官与五脏之间的联系规律，认为在五脏发生病变时，外在五官也会相应地发生变态。

【原典】

黄帝问于岐伯曰：余闻刺有五官五阅①，以观五气。五气者，五藏之使也，五时之副也。愿闻其五使当安出？岐伯曰：五官者，五藏之阅也。黄帝曰：愿闻其所出，令可为常。岐伯曰：脉出于气口，色见于明堂②，五色更出，以应五时，各如其藏，经气入藏，必当治里。帝曰：善。五色独决于明堂乎？岐伯曰：五官已辨，阙庭③必张，乃立明堂。明堂广大，蕃蔽④见外，方壁高基，引垂居外，五色乃治，平博广大，寿中百岁。见此者，刺之必已，如是之人者，血气有余，肌肉坚致，故可苦以针⑤。

【精注】

①阅：表现，外候。

②明堂：即鼻部。

③阙庭：阙，指两眉之间；庭，即额部。

④蕃蔽：蕃通潘，指两颊外侧的部位；蔽，指耳郭。

⑤苦以针：当作"取以针"。即用针刺治疗。

【今译】

黄帝问岐伯说：我所说针刺法有五官五阅（五官，即眼、耳、鼻、舌、唇。阅，是显现于外面而可以看到的意思。五官五阅，就是五脏的内在变化在五官方面的表象。）法，可用来观察五种气色。五种气色，是五脏的外在表现，并与五时气候相配合。我希望知道五脏是如何表现在外的。岐伯回答说：五官是五脏的外部表现。

黄帝说：我想知道五脏所表现出的症象，并将它作为诊病的常理。岐伯说：脉象反应在气口，气色表现在鼻部，五色的交替显现，与五时相对应，且各有一定的规律。由经脉传入内脏的，必当调治于里。

黄帝说：好。那么五色的表现仅反映在鼻吗？岐伯回答说：五官之色，已经分明，天庭部位必须开阔饱满，才可由明堂（鼻）测五色。若明堂宽阔，颊部和耳门部显露于外，肌肉高厚隆满，耳垂向下向外，明显开豁，五色正常，五官位置平阔，就可享得百年高寿。这样的人患有疾病时，使用针刺一定能治愈，因为其气血充足，肌肉坚实，腠理致密，因此可以用针刺治疗。

【原典】

黄帝曰：愿闻五官。岐伯曰：鼻者，肺之官也；目者，肝之官也；口唇者，脾之官也；舌者，心之官也；耳者，肾之官也。黄帝曰：以官何候？岐伯曰：以候五藏。故肺病者，喘息鼻胀；肝病者，眦青；脾病者，唇黄；心病者，舌卷短，颧赤；肾病者，颧与颜黑。黄帝曰：五脉安出，五色安见，其常色殆者如何？岐伯曰：五官不辨，阙庭不张，小其明堂，蕃蔽不见，又埤其墙，墙下无基，垂角去外，如是者，虽平常殆，况加疾哉。黄帝曰：五色之见于明堂，以观五藏之气，左右高下，各有形⑥乎？岐伯曰：五藏之在中也，各以次舍，左右上下，各如其度也。

【精注】

⑥形：征象。

【今译】

黄帝问：五官与五脏的关系怎样？岐伯回答说：鼻是肺脏的官窍；眼睛是肝脏的官窍；口唇为脾脏的官窍；舌为心脏的

官窍；耳为肾脏的官窍。

黄帝问：由五官可以测知什么症候呢？岐伯回答说：可以测候五脏的病变。肺脏有病时喘息急促，鼻翼煽动；肝脏有病时，眼角发青；脾脏有病时，口唇发黄；心脏有病时，则舌卷面短缩，两颧红赤；肾脏有病时，两颧及额部发黑。

黄帝问：五脏的脉象正常时，五色的表现也就正常，有的人气色和正常人一样，但一旦有病则会较严重，这是什么原因？岐伯回答说：五官功能失常，天庭不开阔，明堂狭小，颊部和耳门部狭窄不显，肌肉瘦削，耳垂和耳上角向外反出。即使平时色脉正常，也是很衰弱的，何况患有疾病呢！

黄帝说：五色显现于明堂，通过观察可推知五脏之气的变化，是否在明堂的左右上下都会有一定显象？岐伯说：脏腑在胸腹的里面，且各有一定的位置，所以反映在明堂的五色，也有左右上下一定的常度。

逆顺肥瘦第三十八

【导读】

本篇详细论述了针刺疗法的原则，即必须根据人体肤色的黑白，人的胖瘦、高矮等，来决定刺针的深浅，以及是否留针和用针次数等，对十二经脉走向与气血运行的逆顺规律、奇经八脉中冲脉循行上下前后的情况也有所涉及。

【原典】

黄帝问于岐伯曰：余闻针道于夫子，众多毕悉矣，夫子之道应若失，而据未有坚然者也，夫子之问学熟乎，将审察于物而心生之乎？岐伯曰：圣人之为道者，上合于天，下合于地，中合于人事，必有明法，以起度数，法式检押①，乃后可传焉。故匠人不能释尺寸而意短长，废绳墨而起平木也，工人不能置规而为圆，去短而为方。知用此者，固自然之物，易用之教，逆顺之常也。黄帝曰：愿闻自然奈何？岐伯曰：临深决水，不用工力，而水可竭也。循掘决冲②；而经可通也。此言气之滑涩，血之清浊，行之逆顺也。

【精注】

①法式检押：法式，即法则；检押，即规矩。

②循掘决冲：掘，当作"堀"，土穴。决冲，开挖道。指循着孔穴深掘，就能使地面的水冲决而出。

【今译】

黄帝问岐伯道：你说的针刺的道理，很多我已经知道了。根据你谈的针刺理论，在运用到实际中时，常常手到病除，从来没有坚牢不除的病症。你的医术究竟是由勤学好问而熟能生巧呢？还是由于缜密地观察而后思考得来的呢？岐伯说：圣人所行的针道，符合于天地自然与社会人事的变化规律，所以必定有明确的法则，作为推理研究的标准，订立各种方式、方法与规则，然后才可流传于后世。犹如匠人不能离开尺寸而猜测长短，废除绳墨而求得平直；工人不能放弃圆规而画出圆形，丢开矩尺而画出方形。懂得了运用这些法则，便可根据客观事物，教导人们用简易的方法，来掌握经脉逆顺的常规。

黄帝道：希望听你讲讲怎样适应自然？岐伯说：譬如从深处决堤放水，不要用多大的功夫和劳力，就可以将水放尽；沿着窟洞来决开要塞，则直行的大道，就很容易通行了。用这些例子，就可以说明人体气机的滑涩，血液的清浊，经气运行的逆顺了。

【原典】

黄帝曰：愿闻人之白黑肥瘦小长，各有数乎？岐伯曰：年质壮大，血气充盈，肤革坚固，因加以邪，刺此者，深而留之，此肥人也。广肩腋，项肉薄，皮厚而黑色，唇临临然③，其血黑以浊，其气涩以迟，其为人也，贪于取与，刺此者深而留之，多益其数也。黄帝曰：刺瘦人奈何？岐伯曰：瘦人者，皮薄色少，肉廉廉然④，薄唇轻言，其血清气滑，易脱于气，易损于血，刺此者，浅而疾之。黄帝曰：刺常人奈何？岐伯曰：视其白黑，各为调之，其端正敦厚者，其血气和调，刺此者，无失常数也。黄帝曰：刺壮士真骨者奈何？岐伯曰：刺壮士真骨，坚肉缓节监监然⑤，此人重则气涩血浊，刺此者，深而留之，多益其数；劲则气滑血清，刺此者，浅而疾之。黄帝曰：刺婴儿奈何？岐伯曰：婴儿者，其肉脆血少气弱，刺此者，以毫针，浅刺而疾发针，日再可也。黄帝曰：临深决水奈何？岐伯曰：血清气浊⑥，疾泻之，则气竭焉。黄帝曰：循掘决冲奈何？岐伯曰：血浊气涩，疾泻之，则经可通也。

【精注】

③唇临临然：指口唇肥厚而大的样子。

④肉廉廉然：肌肉异常消瘦的样子。

⑤节监监然：骨节清晰可见的样子。

⑥浊：《太素》卷二十二作"滑"。可从。

【今译】

黄帝道：希望听你讲讲人的皮肤黑白、形体肥瘦、年龄长幼，在针刺时的深浅和次数上有一定的标准吗？岐伯说：壮年而体格魁梧的人，气血充盛，皮肤坚固，因感受邪气而发病，可以深刺而留针，这是肥壮人的刺法。病者肩腋部宽阔，项部的肌肉瘦薄，皮肤粗厚而色黑，口唇肥厚下垂；他的血色深而浓厚，气行涩而迟滞，性格好胜而勇于进取。对这种患者可深刺留针，并且可以增加针刺的次数。

黄帝道：刺瘦人是怎样的？岐伯说：瘦人的皮肤薄，颜色淡，肌肉消瘦，口唇薄，言语声音轻，他的血清稀，气滑利，既容易脱气，也容易损血，对这种患者应该浅刺而出针要快。

黄帝道：应如何刺一般的人？岐伯说：这要辨别他肤色的黑白，用不同的方法调治。对于端正敦厚的人，他的血气也是调和的，对这种患者不要违反常规针法。

黄帝道：针刺壮年骨骼坚固的人是怎样的？岐伯说：针刺壮年骨骼坚固的人，肌肉结实，关节舒缓，坚强有力。这种患者，如果是稳重不好动的人，多属气涩血浊，针刺时应当深刺而留针，并且要增加针刺的次数；如果是活泼好动的人，多属气滑血清，针刺时应当用浅刺法，出针要快。

黄帝道：如何针刺婴儿？岐伯回答说：婴儿的肌肉柔脆，血少气弱，针刺时应当用毫针，浅刺而快出针，一天可以针刺两次。

黄帝道："临深决水"在针刺上是怎样的？岐伯说：血清而气浊的，应迅速用泻法，则邪气就可去尽了。黄帝道："循掘决冲"又是什么意思呢？岐伯说：血浊而气涩的，迅速用泻法，则经血就可畅通了。

【原典】

黄帝曰：脉行之逆顺奈何？岐伯曰：手之三阴，从藏走手；手之三阳，从手走头。足之三阳，从头走足；足之三阴，从足走腹。黄帝曰：少阴之脉独下行何也？岐伯曰：不然。夫冲脉者，五藏六府之海也，五藏六府皆禀焉。其上者，出于颃颡，渗诸阳，灌诸精；其下者，注少阴之大络，出于气街，循阴股内廉，人腘中，伏行骭骨内，下至内踝之后属而别；其下者，并于少阴之经，渗三阴；其前者，伏行出跗属，下循跗入大指间，渗诸络而温肌肉。故别络结则跗上不动，不动则厥，厥则寒矣。黄帝曰：何以明之？岐伯曰：以言导之，切而验之，其非必动，然后乃可明逆顺之行也。黄帝曰：窘乎哉！圣人之为道也。明于日月，微⑦于毫厘，其非夫子，孰能道之也。

【精注】

⑦微：《太素·卷十·冲脉》作"彻"。

【今译】

黄帝道：请讲讲经脉循行的逆顺情况？岐伯说：手三阴经脉，是从内脏走向手部；手三阳经脉，是从手部走向头部；足三阴经脉，是从头部走向足部；足三明经脉，是从足部走向腹部。

黄帝道：惟独足少阴经脉下行，是什么缘故？岐伯说：不是这样的。大凡冲脉，是五脏六腑气血汇聚的地方，而五脏六腑都禀受它的气血的濡养。它上行的部分，出于咽后壁上的后鼻道，能渗入阳经，灌注精气；下行的部分，输注于足少阴经的大络，由气街部出行，沿大腿内侧，下入膝腘窝中，伏行于胫骨之内，再下至内踝后跟骨上缘而别行；下行的又一支，与足少阴经相并而行，渗入三阴经；行于前面的，从内踝后的深部出于跟骨结节上缘，下沿足背走入足大趾内，渗入该部的诸络脉而温养肌肉。所以该脉的别络瘀结时，在足背上的脉就不跳动，以致经气厥逆而足胫寒冷。黄帝道：用什么方法查明经气的逆顺呢？岐伯说：开导病人问明症状，用手切足背动脉验其是否跳动，如果它不是厥逆，该处必定有脉跳动，然后就可辨明经脉循行的逆顺情况。

黄帝道：真深奥呀！圣人所行的针道，比日月还光明，比毫厘还细微，若不是先生你，还有谁能讲得出来呢！

血络论第三十九

【导读】

本篇详细论述了奇邪在络，因放血而产生各种不良反应的情况及原理，同时说明了刺针后肉著的原理。

【原典】

黄帝曰：愿闻其奇邪而不在经者。岐伯曰：血络^①是也。黄帝曰：刺血络而仆者，何也？血出而射者，何也？血少黑而浊者，何也？血出清而半为汁者，何也？发针而肿者，何也？血出若多若少而面色苍苍者，何也？发针而面色不变而烦悗者，何也？多出血而不动摇者，何也？愿闻其故。岐伯曰：脉气盛而血虚者，刺之则脱气，脱气则仆^②。血气俱盛而阴气多者，其血滑，刺之则射；阳气畜积，久留而不泻者，其血黑以浊，故不能射。新饮而液渗于络，而未合和于血也，故血出而汁别焉；其不新饮者，身中有水，久则为肿。阴气积于阳，其气因于络^③，故刺之血未出而气先行，故肿。阴阳之气，其新相得而未和合，因而泻之，则阴阳俱脱，表里相离，故脱色而苍苍然。刺之血出多，色不变而烦悗者，刺络而虚经。虚经之属于阴者阴脱，故烦悗。阴阳相得而合为痹者，此为内溢于经，外注于络，如是者，阴阳俱有余，虽多出血而弗能虚也。黄帝曰：相之奈何？岐伯曰：血脉者，盛坚横以赤，上下无常处，小者如针，大者如筋，则而泻之万全也，故无失数矣，失数^④而反，各如其度。黄帝曰：针入而肉著者，何也？岐伯曰：热气因于针则针热，热则肉著^⑤于针，故坚焉。

【精注】

①血络：指四时不正的邪气。

②仆：昏倒的意思。

③其气因于络：因，由也。意为积聚于皮肤间的阴气从络脉而出。

④数：理也。即道理、原则的意思。

⑤肉著：著，着的意思。意为针刺之后，被肌肉紧紧地吸着，即滞针。

【今译】

黄帝说：请给我讲讲由奇邪所导致的，又不在经脉中的病变情况。岐伯回答说：这是病邪滞于络脉导致的病变。

黄帝说：为什么刺血络放血时病人会昏倒？针刺后血液喷射而出，这是怎么回事？放出的血色黑浓厚，又是什么原因？放出的血清稀，有一半像水汁，是什么原因？出针后局部皮肤肿起，是什么原因？放出的血或多或少，面色苍白，是什么原因？面色无变化，但心胸烦闷，是什么原因？出血虽多，但无痛苦，是什么原因？我想听听以上的各种原因。

岐伯回答说：脉气盛但血虚的人，针刺时就会脱气，气脱人就会昏倒；血气虽然俱盛但经脉中阴气较多，所以它的血行滑利，刺络放血时就会血出如喷；阳气蓄积于血络之中，长时间不能外泄，所以血色黑浓厚，不能喷射而出；刚刚喝过水，水液渗入络脉，尚未与血混合时，针刺出的血便清稀；如果不是刚饮过水，那就说明病人体内积有水气，日久便会形成水肿；阴气积蓄于阳分，困滞在络脉，故针刺时血未出而气先行，阴气闭于肉腠则使皮肤发肿；阴阳二气刚刚相合而尚未协调，此时用泻法针刺，就会使阴阳耗散，表里相离，出现面色苍白的现象；刺络时血出较多，但面色不变而心胸烦闷的，是由于刺络使经脉变虚，而虚的经脉连属于五脏之阴，脏虚则阴虚，所以心胸烦闷；阴邪阳邪相合而形成痹症，使邪气内溢于经，外注于络，这样阴分阳分的邪气都有余，所以针刺时虽出血较多，经脉也不会变虚。

黄帝说：如何观察血络呢？岐伯回答说：血脉盛的，络脉坚硬胀满而发赤，或上或下，无固定的部位，小的像针，大的像筷子。在这种情况下，用刺络放血的方法会万无一失。但施治时，切不可违反针刺的原则，否则，就会导致上述不良后果。

黄帝问：针刺入肌体后，被肌肉裹住针身，是怎么回事？岐伯回答说：这是因为肌体的热气使针发热，针身发热，就会使肌肉和针裹在一起了，所以坚实不易转动。

阴阳清浊第四十

【导读】

本篇指出，人体的精气根据来源的不同，可有清浊之分，由清浊之气混乱而导致的病变，在刺法上应有深浅疾徐的不同。

【原典】

黄帝曰：余闻十二经脉，以应十二经水者，其五色各异，清浊不同，人之血气若一，应之奈何？岐伯曰：人之血气，苟能若一，则天下为一矣，恶有乱者乎。黄帝曰：余问一人，非问天下之众。岐伯曰：夫一人者，亦有乱气①，天下之众，亦有乱人②，其合为一耳。黄帝曰：愿闻人气之清浊。岐伯曰：受谷者浊③，受气者清④。清者注阴，浊者注阳。浊而清者，上出于咽；清而浊者，则下行。清浊相干，命曰乱气。黄帝曰：夫阴清而阳浊，浊者有清，清者有浊，清浊别之奈何？岐伯曰：气之大别，清者上注于肺，浊者下走于胃。胃之清气，上出于口；肺之浊气，下注于经，内积于海。黄帝曰：诸阳皆浊，何阳浊甚乎？岐伯曰：手太阳独受阳之浊，手太阴独受阴之清，其清者上走空⑤窍，其浊者下行诸经。诸阴皆清，足太阴独受其浊。诸阳皆浊，而手太阳独受其浊之甚。黄帝曰：治之奈何？岐伯曰：清者其气滑，浊者其气涩，此气之常也。故刺阴者，深而留之；刺阳者，浅而疾之；清浊相干者，以数调之也。

【精注】

①乱气：指人体中逆乱的气血。

②亦有乱人：《太素》作"亦有乱气"。

③受谷者浊：谷气为浊气。

④受气者清：天气为清气。

⑤空：同"孔"。

【今译】

黄帝问：我听说人体的十二经脉与自然界的十二经水相应，水色的青黄赤白黑不一样，清浊也各不相同，而人身的血气都是一样的，它们是如何相应的？岐伯回答说：人体内的血气，假使能够一样的话，那么推及天下的人也就相合为一了，哪里还会有变乱的情况发生呢？

黄帝道：我所问的是一个人的情况，并不同于问天下众多的人啊！岐伯说：一个人的体内也是有气乱情况的，而在天下众多人之内，也有变乱的人，总的看来其道理都是一样的。

黄帝道：请你谈谈人身之气的清浊情况。岐伯说：人所受谷物化生之气是浊的，所受饮料与空气化生之气是清的。清气注入于阴分，浊气输布于阳分。但水谷浊气之中的清气可上升于咽喉，清气之中的浊气可以下行。如果清气与浊气互相混淆，不能分别而行，升降失却其常，这就叫做"乱气"。

黄帝道：所谓阴清而阳浊，浊气之中有清气，清气之中有浊气，那么如何区分清气与浊气呢？岐伯说：气的大致区别：清气是先上注于肺脏的，浊气是先下行而走入于胃腑的。胃腑的浊气所化生的清气，又能上升于口。肺脏的清气所化生的浊气，又能下注于经脉，内积于气海。

黄帝道：所有阳经都是浊的，哪一经的浊气为最甚呢？岐伯说：所有阳经中以手太阳经的浊气为最甚，因其独受诸阳经的浊气；所有阴经中以手太阴经的清气为最甚，因其独受诸阴经的清气。大体上说：清气上走于空窍，浊气下行于诸经。而在诸阴经中都是清气，只有足太阴经独受阴经的浊气，是为清中之浊。

黄帝道：对清浊之气应如何运用刺法呢？岐伯说：凡是受清气的都比较滑利，受浊气的都比较滞涩，这是一般情况。所以刺阴经时要深刺而留针；刺阳经时要浅刺而快出针；如果清浊互相干扰紊乱，就要根据具体情况，按常规分别调治。

阴阳系日月第四十一

【导读】

本篇主要讲一年十二个月中人身上经脉气血的运行情况以及针刺的禁忌。

【原典】

黄帝曰：余闻天为阳，地为阴，日为阳，月为阴，其合之于人，奈何？岐伯曰：腰以上为天，腰以下为地，故天为阳，地为阴。故足之十二经脉以应十二月，月生于水，故在下者为阴。手之十指，以应十日，日主火，故在上者为阳。黄帝曰：合之于脉，奈何？岐伯曰：寅者，正月之生阳也，主左足之少阳。未者，六月，主右足之少阳。卯者，二月，主左足之太阳。午者，五月，主右足之太阳。辰者，三月，主左足之阳明。巳者，四月，主右足之阳明，此两阳合于前，故曰阳明。申者，七月之生阴也，主右足之少阴。丑者，十二月，主左足之少阴。酉者，八月，主右足之太阴。子者，十一月，主左足之太阳。戌者，九月，主右足之厥阴。亥者，十月，主左足之厥阴，此两阴交尽①，故曰厥阴。甲主左手之少阳，己主右手之少阳，乙主左手之太阳，戊主右手之太阳，丙主左手之阳明，丁主右手之阳明，此两火并合，故为阳明。庚主右手之少阴，癸主左手之少阴，辛主右手之太阴，壬主左手之太阴。故足之阳者，阴中之少阳也。足之阴者，阴中之太阴也。手之阳者，阳中之太阳也。手之阴者，阳中之少阴也。腰以上者为阳，腰以下者为阴。其于五藏也，心为阳中之太阳，肺为阳中之少阴，肝为阴中之少阳，脾为阴中之至阴，肾为阴中之太阴。黄帝曰：以治奈何？岐伯曰：正月二月三月，人气②在左，无刺左足之阳。四月五月六月，人气在右，无刺右足之阳。七月八月九月，人气在右，无刺右足之阴。十月十一月十二月，人气在左，无刺左足之阴。黄帝曰：五行以东方甲乙木主春，春者，苍色，主肝，肝者，足厥阴也。今乃以甲为左手之少

中華藏書

下部《黄帝内经·灵枢》

六六三

阳，不合于数，何也？岐伯曰：此天地之阴阳也，非四时五行之以次行也。且夫阴阳者，有名而无形，故数之可十，推之可百，数之可千，推③之可万，此之谓也。

【精注】

①两阴交尽：指少阴、少阳之后的厥阴，厥阴之阴气为最盛。

②人气：指人体的正气。冬春二季人气在左，夏秋二季人气在右。

③推：扩展，扩充。

【今译】

黄帝问：我听说天为阳，地为阴，日为阳，月为阴，它们是如何与人体相对应的呢？岐伯回答说：将人体腰以上的部位，称为天；腰以下的部位，称为地。故天为阳，地为阴。足的十二经脉，分别与一年中的十二个月相应，月生于水，属阴，所以在下的属阴；手的十指，分别与十日相应，日生于火，属阳，所以在上的为阳。

黄帝说：十二月和十日，与经脉相应合的情况是怎样的？

岐伯回答说：正月建寅，是阳气生发的月份，应合于左足的少阳经；六月建未，应合于右足的少阳经；二月建卯，应合于左足的太阳经；五月建午，应合于右足的太阳经；三月建辰，应合于左足的阳明经；四月建巳，应合于右足的阳明经。因三、四月所应合的经脉夹在太阳、少阳经之间，而为两阳合明，所以叫阳明。七月建申，是阴气生发的月份，应合于右足的少阴经；十二月建丑，应合于左足的少阴经；八月建酉，应合于右足的太阴经；十一月建子，应合于左足的太阴经；九月建戌，应合于右足的厥阴经；十月建亥，应合于左足的厥阴经。因为九、十两月所应合的经脉夹在两阴的中间，两阴交会，所以称为厥阴。

甲日与左手的少阳经相应，己日与右手的少阳经相应，乙日与左手的太阳经相应，戊日与右手的太阳经相应，丙日与左手的阳明经相应，丁日与右手的阳明经相应。丙丁都属火，丙、丁日两火合并，所以称为阳明。庚日与右手的少阴经相应，癸日与左手的少阴经相应，辛日与右手的太阴经相应，壬日与左手的太阴经相应。

足在下属阴，所以足的阳经，为阴中的少阳；足的阴经，为阴中的太阴。手在上属阳，手的阳经，为阳中的太阳；手的阴经，为阳中的少阴。腰部以上属阳位，腰部以下属阴位。

以五脏来说，心脏为阳中的太阳，肺脏为阳中的少阴，肝脏为阴中的少阳，脾为阴中的至阴，肾脏为阴中的太阴。

黄帝说：要把这些应用在治疗上应该怎么办？岐伯说：在正月、二月、三月，人的阳气偏重在左，不要针刺左足的三阳经；四月、五月、六月，人的阳气偏重在右，不要针刺右足的三阳经；七月、八月、九月，人的阴气偏重在右，不要针刺右足的三阴经；十月、十一月、十二月，人的阴气偏左，不要针刺左足的三阴经。

黄帝说：五行中东方甲乙木与春季相应，春季的颜色为青色，在内与肝脏相应。肝的经脉是足厥阴经，现在以甲日作为左手的少阳经，是不是就与五行配天干的规律不相符了呢？岐伯说：这是按照天地阴阳的变化规律来说明手足经脉的阴阳属性的，不是根据四时五行的次序来划分阴阳的。并且阴阳是抽象的概念，有名无形所以用阴阳对立统一的观点来说明事物，可以由一到十，也可以由百到千，推演至万。

病传第四十二

【导读】

本篇运用五行相克的次序，以及脏腑表里关系，说明了五脏病候的传变情况，指出疾病传变在一定时间内不会终止，而其预后必然不良，说明了某些疾病在针刺治疗时的可刺、不可刺情况。

【原典】

黄帝曰：余受九针于夫子，而私览于诸方，或有导引行气、乔摩①、灸、熨、刺、焫②、饮药之一者，可独守耶，将尽行之乎？岐伯曰：诸方者，众人之方也，非一人之所尽行也。黄帝曰：此乃所谓守一勿失，万物毕者也。今余闻阴阳之要，虚实之理，倾移之过，可治之属，愿闻病之变化，淫传绝败而不可治者，可得闻乎？岐伯曰：要乎哉问。道，昭乎其如日醒③，窘乎其如夜瞑，能被而服之，神与俱成，毕将服之，神自得之，生神之理，可著于竹帛，不可传于子孙。黄帝曰：何谓日醒？岐伯曰：明于阴阳，如惑之解，如醉之醒。黄帝曰：何谓夜瞑④？岐伯曰：暗乎其无声，漠乎其无形，折毛发理，正气横倾，淫邪泮衍⑤，血脉传溜，大气入藏，腹痛下淫，可以致死，不可以致生。

【精注】

①乔摩：乔，通跻，即按跻。摩，即按摩。乔摩，指按摩疗法。

②焫（ruò）：焫，焚烧。指火烧一类的治疗方法。

③日醒：天明，人即清醒。

④夜瞑：黑夜，人即入睡，在此指夜间看不见东西。

⑤泮（pàn）衍：蔓延扩散。

【今译】

黄帝问：我跟你学了九针，自己也读了一些方书，其中有导引行气、按摩、灸、熨、针刺、火针及服药等疗法，在实际应用时，是只采取其中的一种疗法好呢？还是同时采用多种疗法呢？岐伯回答说：方书上所谈到的各种疗法，是为适应治疗许多人的不同疾病的，并不是对一个病人将多种疗法都使用上的。

黄帝说：这就是掌握了一个总的原则而不遗忘，就能解决各种事物复杂的问题。现在我已经懂得了阴阳的要点，虚实的理论，因失于调护而造成的疾病，以及治愈疾病的各种方法，我希望了解疾病变化的情况，以及病邪传变致使脏气败绝而不易救治的道理，你能告诉我吗？岐伯说：这个问题至关重要。这些医学道理，明白了它就像白天一样头脑清醒，如不明白就像在黑夜中闭上眼睛，什么都难以察觉，所以不但要接受和掌握这些道理，还要按照它去实际运用，聚精会神地体验和探索，就能达到全部理解的境地，而在实际应用的过程中，也就会抓住要领，出神入化，得心应手，对这些理论，应当写在竹帛上传于后世，不应据为私有而只传给自己的子孙。

黄帝说：日醒指的是什么？岐伯说：明白了阴阳的道理，就好像迷惑的难题得到明确的解答，又像在酒醉后清醒过来一样。黄帝说：那夜瞑呢？岐伯说：病邪侵入人体后所引起的内部变化，既没有声音，也没有形象，看不见、摸不着，就像在黑夜闭上眼睛一样，什么都看不见，常在不知不觉之中出现了毛发毁折、腠理开泄多汗，若正气大伤，而邪气弥漫，可经过血脉传到内脏，就会引起腹痛，脏腑功能逆乱，到了邪盛正虚的严重阶段，就不易救治了。

【原典】

黄帝曰：大气入藏奈何？岐伯曰：病先发下心，一日而之肺，三日而之肝，五日而之脾，三日不已，死，冬夜半，夏日中。病先发于肺，三日而之肝，一日而之脾，五日而之胃，十日不已，死，冬日入，夏日出。病先发于肝，三日而之脾，五日而之胃，三日而之肾，三日不已，死，冬日入，夏早食。病先发于脾，一日而之胃，二日而之肾，三日而之膂膀胱，十日不已，死，冬人定，夏晏食。病先发于胃，五日而之肾，三日而之膂膀胱，五日而上之心，二日不已，死，冬夜半，夏日昳。病先发于肾，三日而之膂膀胱，三日而上之心，三日而之小肠，三日不已，死，冬大晨，夏早晡⑥。病先发于膀胱，五日而之肾，一日而之小肠，一日而之心，二日不已，死，冬鸡鸣，夏下晡。诸病以次相传，如是者，皆有死期，不可刺也；间一藏⑦及二三四藏者，乃可刺也。

【精注】

⑥晡：申时，午后三点至五点。

⑦间一藏：在此指传其所生之脏。

【今译】

黄帝说：邪气侵入内脏后，会导致什么样的病变？岐伯说：邪气入脏，若疾病先发生在心，过一天就传到肺，三天就传到肝，五天就传到脾，如再过三天不愈，就会死亡，冬天死于半夜，夏天死于中午。

如果疾病先发生在肺，过三天就传到肝，一天就传到脾，五天就传到胃，如再过十天不愈，就会死亡，冬天死在日落的时候，夏天死在日出的时候。

如果疾病先发生在肝，过三天就传到脾，五天就传到胃，三天就传到肾，如再过三天不愈，就会死亡，冬天死在日落的时候，夏天死在吃早餐的时候。

如果疾病先发生在脾，过一天就传到胃，两天就传到肾，三天就传到脊背和膀胱，如再过十天不愈，就会死亡，冬天死在夜晚，人们刚入睡的时候，夏天死在吃晚饭的时候。

如果疾病首先发生在胃，过五天就传到肾，三天就传到脊背和膀胱，五天就上传到心，如再过两天不愈，就会死亡，冬天死在半夜，夏天死在午后。

如果疾病首先发生在肾，过三天就传到脊背和膀胱，三天就上传到心，三天就传到小肠，如再三天不愈，就会死亡，冬天死在天亮的时候，夏天死在黄昏的时候。

如果疾病首先发生在膀胱，过五天就传到肾，一天就传到小肠，一天就传到心，如再过两天不愈，就会死亡，冬天死在鸡鸣的时候，夏天死在午后。

上面讲的各脏发生疾病，都依相克的次序相传，这样就都有一定的死亡时间，所以不可用针刺的方法治疗；如果疾病传变次序是间隔一脏相传的，或传至第二、三、四脏的，就可以用针刺治疗。

淫邪发梦第四十三

【导读】

本篇指出对阴阳、上下、饥饱及五脏等偏盛的情况下引起的梦境，治疗应用泻法，对脏腑、阴器、项、胫、股肱、胞幹等正虚邪逆所引起的各种梦境，治疗时应用补法。

【原典】

黄帝曰：愿闻淫邪泮衍奈何？岐伯曰：正邪①从外袭内，而未有定舍，反淫于藏，不得定处，与营卫俱行，而与魂魄飞扬，使人卧不得安而喜梦。气淫于府，则有余于外，不足于内；气淫于藏，则有余于内，不足于外。黄帝曰：有余不足有形乎？岐伯曰：阴气盛则梦涉大水而恐惧，阳气盛则梦大火而燔焫②，阴阳俱盛则梦相杀。上盛则梦飞，下盛则梦堕，甚饥则梦取，甚饱则梦予。肝气盛则梦怒，肺气盛则梦恐惧、哭泣、飞扬，心气盛则梦善笑恐畏，脾气盛则梦歌乐、身体重不举，肾气盛则梦腰脊两解不属。凡此十二盛者，至而泻之立已。

【精注】

①正邪：张景岳注："凡阴阳劳逸之感于外，声色嗜欲之动于内，但有气于身心者，皆谓正邪。"

②燔焫：即烧灼的意思。

【今译】

黄帝说：希望听你讲讲邪气弥漫体内的情况？岐伯说：邪气从外侵袭人体，并无固定的部位，流窜于内脏，也不固定处所，当它与营卫之气并行时，就会导致魂魄游荡，使人坐卧不安而多梦。如果它侵扰到腑，则使在外的阳气有余，在内的阴气不足；如果它侵淫到脏，则使在内的阴气有余，在外的阳气不足。

黄帝说：有余与不足，它们的表现分别是什么？岐伯说：如阴气盛，就会梦见趟渡大水而害怕；如阳气盛，就会梦见大火而感到灼热；如阴阳二气俱盛，就会梦见相互格斗残杀。如上体的邪盛，就会梦见自己飞腾向上；如下体的邪盛，就会梦见自己向下坠堕。过度饥饿时，会梦见索取食物；过饱时，会梦见予他人食物。肝气盛的人，会梦见发怒；肺气盛的人，会梦见恐惧、哭泣；心气盛的人，会梦见喜笑或恐怖畏惧；脾气盛的人，会梦见歌唱、欢乐或身体沉重不能举动；肾气盛的人，会梦见腰和脊背分离不相连属。这十二种因气盛引起的病，治疗时可分别根据梦境察知邪的所在而用针刺泻之。

【原典】

厥气客于心，则梦见丘山烟火。客于肺，则梦飞扬，见金铁之奇物。客于肝，则梦山林树木。客于脾，则梦见丘陵大泽，坏屋风雨。客于肾，则梦临渊，没居水中。客于膀胱，则梦游行。客于胃，则梦饮食。客于大肠，则梦田野。客于小肠，则梦聚邑冲衢③。客于胆，则梦斗讼自刳④。客于阴器，则梦接内。客于项，则梦斩首。客于胫，则梦行走而不能前，及居深地窌苑⑤中。客于股肱，则梦礼节拜起。客于胞腘⑥，则梦溲便。凡此十五不足者，至而补之立已也。

【精注】

③聚邑冲衢：冲衢，指交通要道。句意为人口聚集的城市街道。

④自刳（kū）：即剖腹自杀。

⑤窌苑：窌（jiào），同"窖"，即地洞；苑（yuàn），养禽兽、植树木的地方。

⑥胞腘：膀胱和直肠。

【今译】

邪气侵袭到心脏时，就会梦见山丘烟火；如侵犯到肺脏，就会梦见飞扬腾越，或见到金铁制成的奇怪的东西；如邪气侵犯到肝脏，就会梦见山林树木；如邪气侵犯到脾脏，就会梦见丘陵大泽和被风雨损坏的房屋；如邪气侵犯到肾脏，就会梦见自己身临深渊，或浸没在水中；如邪气侵犯到膀胱，就会梦见自己到处游荡；如邪气侵犯到胃，就会梦见饮食；如邪气侵犯到大肠，就会梦见广阔的田野；如邪气侵犯到小肠，就会梦见拥挤的交通要道；如邪气侵犯到胆，就会梦见与人争斗诉讼，破腹自杀；如邪气侵犯到生殖器，就会梦中性交；如邪气侵犯到项部，就会梦见自己被斩首；如邪气侵犯到足胫，就会梦见自己行而不前，以有被困于窖苑之中；如邪气侵犯到大腿和肘臂，就会梦见行跪拜的礼节；如邪气侵犯到膀胱和直肠，就会梦见自己小便和大便。依据上面讲的十五种因气虚而导致的梦境，治疗时可分别察知气虚的所在而用针刺补之。

顺气一日分为四时第四十四

【导读】

本篇以一日分为四时，说明人体阳气活动的情况，可以影响邪正斗争的势力，故病情在一日之中，有旦慧、昼安、夕加、夜甚的不同表现，指出某些疾病不应四时之气，其病情轻重取决于脏气与邪气的盛衰情况，具体阐述了五脏、五变、五输的内容以及五脏与色、时、音、味的配合关系。

【原典】

黄帝曰：夫百病之所始生者，必起于燥湿、寒暑、风雨、阴阳、喜怒、饮食、居处，气合而有形①，得藏而有名②，余知其然也。夫百病者，多以旦慧昼安，夕加夜甚，何也？岐伯曰：四时之气使然。黄帝曰：愿闻四时之气。岐伯曰：春生夏长，秋收冬藏，是气之常也，人亦应之，以一日分为四时，朝则为春，日中为夏，日入为秋，夜半为冬。朝则人气始生，病气衰，故旦慧；日中人气长，长则胜邪，故安；夕则人气始衰，邪气始生，故加；夜半人气入藏，邪气独居于身，故甚也。黄帝曰：其时有反者何也？岐伯曰：是不应四时之气，藏独主其病者，是必以藏气之所不胜时者甚，以其所胜时者起也。黄帝曰：治之奈何？岐伯曰：顺天之时，而病可与期。顺者为工，逆者为粗。

【精注】

①气合而有形：邪气入侵人体后所表现出来的症状和脉象。

②得藏而有名：邪气侵袭脏腑，就形成一定的名称。

【今译】

黄帝说：许多疾病的产生，都是由于燥湿寒暑风雨等外邪侵犯，房劳过度、喜怒不节等情志刺激以及饮食起居失常所引起的。邪气侵犯之后，与正气相搏就会出现各种病态，邪气入脏都有一定的病名，这些情况我已经知道了。许多病人多在早晨病情减轻而神志清爽，白昼较安静，傍晚病势渐渐增重，夜间病势最甚，这是什么道理呢？岐伯说：这是由于四时气候的不同变化而造成的。

黄帝说：希望听你讲讲关于四时之气的情况。岐伯说：春天阳气生发，夏天阳气隆盛，秋天阳气收敛，冬天阳气闭藏，这是一年中四时之气变化的一般规律，人体的阳气变化也与此相应。以一昼夜来分四时，早晨就像春天，中午就像夏天，傍晚就像秋天，半夜就像冬天。人体早晨阳气生发，邪气衰退，所以病人感到神志清爽；中午人的阳气逐渐隆盛，正气能胜邪气，所以病人较安静；傍晚人的阳气开始收敛，邪气就会逐渐嚣张，所以病情加重；半夜人的阳气闭藏于内，只有邪气处于身形，所以疾病就甚重。

黄帝说：疾病在一天中的轻重变化，有时没有旦慧、昼安、夕加、夜甚的情况，这是什么原因呢？岐伯说：这是疾病变化不和四时之气相应，而由内脏单独对疾病发生决定性的影响，这样的疾病，必定在受病内脏被时日所克的时候就加重，若受病内脏能克制时日的时候病就轻减。黄帝说：怎样进行治疗呢？岐伯说：治疗时，根据时日与受病脏气的五行关系施以补泻，使病脏不被时日克伐太过，疾病就可以预期治愈。能这样做，就是高明的医生，相反，就是粗率的医生。

【原典】

黄帝曰：善。余闻刺有五变，以主五输，愿闻其数。岐伯曰：人有五藏，五藏有五变，五变有五输，故五五二十五输，以应五时。黄帝曰：愿闻五变。岐伯曰：肝为牡藏③，其色青，其时春，其音角，其味酸，其日甲乙。心为牡藏，其色赤，其时夏，其日丙丁，其音徵，其味苦。脾为牝藏，其色黄，其时长夏，其日戊己，其音宫，其味甘。肺为牝藏，其色白，其音商，其时秋，其日庚辛，其味辛。肾为牝藏，其色黑，其时冬，其日壬癸，其音羽，其味咸。是为五变。黄帝曰：以主五输奈何？岐伯曰：藏主冬，冬刺井；色主春，春刺荥；时主夏，夏刺输；音主长夏，长夏刺经；味主秋，秋刺合。是谓五变，以主五输。黄帝曰：

诸原安合以致六输？岐伯曰：原独不应五时，以经合④之，以应其数，故六六三十六输。黄帝曰：何谓藏主冬，时主夏，音主长夏，味主秋，色主春？愿闻其故。岐伯曰：病在藏者，取之井；病变于色者，取之荥；病时间时甚者，取之输；病变于音者，取之经，经满而血者；病在胃及以饮食不节得病者，取之于合。故命曰味主合。是谓五变也。

【精注】

③牡藏：牡指雄性，属阳。牡藏，即阳藏。

④合：匹配，配合。

【今译】

黄帝说：好。我听说刺法中有根据五变以决定井、荥、输、经、合五输穴的，这里面有什么规律吗？岐伯说：人有五脏，五脏各有相应的色、时、日、音、味的五种变化，每种变化都有井、荥、输、经、合五种腧穴分别与之相应，五五相乘，所以就有二十五个输穴，又分别与五季相应。黄帝说：想听你讲讲什么叫五变？岐伯说：肝属木，为阴中之少阳，所以称为牡脏，在色为青，在时为春，在日为甲乙，在音为角，在味为酸；心属火，为阳中之太阳，所以称为牡脏，在色为赤，在时为夏，在日为丙丁，在音为徵，在味为苦；脾属土，为阴中之至阴，所以称为牝脏，在色为黄，在时为长夏，在日为戊己，在音为宫，在味为甘；肺属金，为阳中之少阴，所以称为牝脏，在色为白，在时为秋，在日为庚辛，在音为商，在味为辛；肾属水，为阴中之太阴，所以称为牝脏，在色为黑，在时为冬，在日为壬癸，在音为羽，在味为咸。这就是五变。

黄帝说：以五变分主五输穴是什么情况？岐伯说：五脏主冬，冬季刺井穴；五色主春，春刺荥穴；五时主夏，夏季刺输穴；五音主长夏，长夏刺经穴；五味主秋，秋季刺合穴。这是五变分主五输的情况。

黄帝说：六腑的原穴是怎样配合成六输的呢？岐伯说：只有原穴不与五时相配合，而把它归在经穴之中，以应五时六输之数，所以六六三十六个腧穴。

中華藏書

下部《黄帝内经·灵枢》

中國書房

六七三

中國書房

黄帝问：脏主冬，时主夏，音主长夏，味主秋，色主春说得都是什么？希望你给我讲讲这里面的道理。岐伯说：病在脏的邪气深，治疗时应刺井穴；疾病变化显现于面色的，治疗时应刺荥穴；病情时轻时重的，治疗时应刺输穴；疾病影响到声音发生变化的，应刺经穴；经脉盛满而有瘀血，病在阳明胃，以及因饮食不节引起的疾病，治疗时都应刺合穴，所以说味主合。刚才说的就是五变所表现的不同特征以及与五输相应的针治方法。

外揣第四十五

【导读】

本篇指出了使用针刺治病时内外相应的道理，认为对表现于外的声、色进行揣测，可以了解内脏的病变，并作为诊断和治疗的依据。

【原典】

黄帝曰：余闻九针九篇，余亲授其调①，颇得其意。夫九针者，始于一而终于九，然未得其要道也。夫九针者，小之则无内，大之则无外，深不可为下，高不可为盖，恍惚无穷，流溢无极，余知其合于天道人事四时之变也，然余愿杂之毫毛，浑束为一②，可乎？岐伯曰：明乎哉问也，非独针道焉，夫治国亦然。黄帝曰：余愿闻针道，非国事也。岐伯曰：夫治国者，夫惟道焉，非道，何可小大深浅，杂合而为一乎？黄帝曰：愿卒闻之。岐伯曰：日与月焉，水与镜焉，鼓与响焉。夫日月之明，不失其影，水镜之察，不失其形，鼓响之应，不事其声，动摇则应和，尽得其情。黄帝曰：窘乎哉？昭昭之明不可蔽③。其不可蔽，不失阴阳也。合而察之，切而验之，见而得之，若清水明镜之不失其形也。五音不彰，五色不明，五藏波荡，若是则伪外相袭④，若鼓之应桴，响之应声，影之似形。故远者司外揣内，近者司内揣外，是谓阴阳之极，天地之盖，请藏之灵兰之室⑤，弗敢使泄也。

【精注】

①亲授其调：调，才略，智慧。即亲自体察领略事物的规律。

②浑束为一：浑，合也。束，约束。即将许多复杂之事物，归纳总结为一。

③蔽：障也，隐也。见《广雅·释诂》二、四。

④内外相袭：指人体内里与体表相互影响。

⑤灵兰之室：黄帝藏书之处。

【今译】

黄帝说：我学习了九针的九篇文章，并亲自验证了它的规律，也大致领会了其中的一些道理。九针从第一针开始，到第九针终止，都隐藏了许多深刻的道理，我还没能真正掌握它的要领。九针的道理，精微宏大，高深玄妙，应用无穷。我知道它符合天道、人事以及四时的变化，想把这复杂如牛毛的论述归纳成一个纲要，不知是否可以？岐伯说：你问得真高明啊！针刺的道理是这样，治理国家，也是如此呀。

黄帝说：我想听的是针刺的道理，不是谈论国事。岐伯说：治理国家，应该有个总的纲领，如果没有总的纲领，怎么能将大、小、深、浅各种复杂的事物统一在一起呢？

黄帝说：希望您详尽地讲一下。岐伯说：这可用日和月、水和镜、鼓和响来作比喻。日月照耀物体，必定会有物体的影子出现；水和镜可以清楚地反映物体的形态；击鼓时会发出响声，声音和击鼓的动作几乎是同时发生的。凡形影、声响是相应和的，懂得了这些，也就能完全理解针刺的道理了。

黄帝说：这里面真深奥呀。日月的光明不可遮蔽，它之所以不可遮蔽，是因为不失阴阳的道理。临床上要把各种情况结合起来观察，并通过切脉来验证，以望诊来获知外部的病象，就像清水、明镜不失真一样。若人的五音不响亮，五色不鲜明，就说明五脏的功能有了异常变动，这就是内外相互影响的道理，就如同以桴击鼓，响声随之而发生，也像影子跟随形体而又与形体相似一样。所以通过观察病人体表的变化，就可测知内脏的变化；检查出内脏的变化，也可以推测显现于外表的症候。这就是阴阳理论的重点。天地之大，无不包括在阴阳的范围之内。请让我把它珍藏在灵兰之室，不要让它外传。

五变第四十六

【导读】

本篇主要讲不同体质和发病的关系，具体以风、痹、消瘅、寒热、积聚五种疾病为例，分别指出其发病机理和诊候方法。

【原典】

黄帝问于少俞曰：余闻百疾之始期①也，必生于风雨寒暑，循毫毛而入腠理，或复还②，或留止，或为风肿汗出，或为消瘅，或为寒热，或为留痹，或为积聚，奇邪③淫溢，不可胜数，愿闻其故。夫同时得病，或病此，或病彼，意④者天之为人生风乎，何其异也？少俞曰：夫天之生风者，非以私百姓也，其行公平正直，犯者得之，避者得无殆，非求人而人自犯之。黄帝曰：一时遇风，同时得病，其病各异，愿闻其故。少俞曰：善乎哉问！请论以比匠人。匠人磨斧斤砺刀，削斫材木。木之阴阳，尚有坚脆，坚者不入，脆者皮弛，至其交节而缺斤斧焉。夫一木之中，坚脆不同，坚者则刚，脆者易伤，况其材木之不同，皮之厚薄，汁之多少，而各异耶。夫木之蚤花⑤先生叶者，遇春霜烈风，则花落而叶萎。久曝大旱，则脆木薄皮者，枝条汁少而叶萎。久阴淫雨，则薄皮多汁者，皮溃而漉⑥。卒风暴起，则刚脆之木，枝折杌伤。秋霜疾风，则刚脆之木，根摇而叶落。凡此五者，各有所伤，况于人乎。黄帝曰：以人应木奈何？少俞答曰：木之所伤也，皆伤其枝，枝之刚脆而坚，未成伤也。人之有常病也，亦因其骨节皮肤腠理之不坚固者，邪之所舍也，故常为病也。

【精注】

①百疾之始期：各种疾病刚发生的时候。

②复还：指邪气消退。

③奇邪：在此是不正常的气候。

④意：有猜测、猜想的意思。

⑤蚤花：蚤，通早。蚤花，即开花早。

⑥漉：水液渗出的样子。

【今译】

黄帝问少俞道：我听说许多疾病开始的时候，必定由于风、雨、寒、暑而引起，邪气沿着毫毛而侵入到腠理，有的能够由表复出，有的停留在体内，或发为风肿汗出，或发为消瘅，或发为寒热，或留而为痹，或成为积聚，因时令反常而浸淫泛溢于人体的病邪，其引起的病症甚至数不尽，你可以讲讲这里面的原因吗？至于有些人同时得病，有的患这种病，有的患另一种病，我以为自然气候对人的影响是不同的，否则，何以病变有种种区别呢？少俞说：大凡自然界的邪气，并不偏私于哪一种人，凡是冒犯了它的就会得病，避开了它的就不会发生危险，这不是邪气来伤人，而是人们自己去触犯了邪气而发病的。

黄帝道：有些人在同一时候遭遇到邪气，又同样地患了病，可是他们的病症各不相同，希望你讲讲这是什么原因？少俞说：这个问题提得很好！请让我借匠人伐木作个比喻吧。匠人磨砺刀斧用来砍削木材，因为木的阴阳面有坚脆的不同，坚实处刀斧就不容易砍入，脆弱处因外皮松弛而容易砍入，遇到有节的地方，甚至会把刀斧都砍缺了锋口。在同一种木材中，有坚脆的不同，坚硬处就难砍，脆弱处就易砍，何况不同的木材，它们皮有厚薄，汁有多少，性质坚脆各异。大凡树木花开得早而先生叶子的，遇到春霜或大风，就会使花落而叶萎；假使长期的烈日干旱，就会使性脆皮薄的树木，枝条少汁而叶萎；假使长期的天阴下雨，就会使皮薄汁多的树木，外皮溃烂而渗水；假使突然起了暴风，就会使性质刚脆的树木，干枝折伤；假使秋天下霜而又有剧烈的风，就会使性质刚脆的树木，根部摇动而叶子坠落。上述五种不同的情况，各有其损伤的原因及程度的不同，何况人呢？

黄帝说：可以用人与树木的相应变化来打比方吗？少俞答道：树木受伤，都是伤其树枝，凡树枝刚脆而坚实的，就不会受伤了。人体容易患病，也是因为骨节、皮肤、腠理的不坚固，容易为邪气所侵犯而稽留，所以容易发病。

【原典】

　　黄帝曰：人之善病风厥漉汗者，何以候之？少俞答曰：肉不坚，腠理疏，则善病风。黄帝曰：何以候肉之不坚也？少俞答曰：腘肉不坚而无分理，理者粗理，粗理而皮不致者，腠理疏。此言其浑然者。黄帝曰：人之善病消瘅者，何以候之？少俞答曰：五藏皆柔弱者，善病消瘅。黄帝曰：何以知五藏之柔弱也？少俞答曰：夫柔弱者，必有刚强，刚强多怒，柔者易伤也。黄帝曰：何以候柔弱之与刚强？少俞答曰：此人皮肤薄而目坚固以深者，长冲直扬，其心刚，刚则多怒，怒则气上逆，胸中畜积，血气逆留，髋皮充肌，血脉不行，转而为热，热则消肌肤，故为消瘅，此言其人暴刚而肌肉弱者也。黄帝曰：人之善病寒热者，何以候之？少俞答曰：小骨弱肉者，善病寒热。黄帝曰：何以候骨之小大，肉之坚脆，色之不一也？少俞答曰：颧骨者，骨之本也。颧大则骨大，颧小则骨小。皮肤薄而其肉无䐃，其臂懦懦然[7]，其地[8]色殆然，不与其天同色，污然独异，此其候也。然后臂薄者，其髓不满，故善病寒热也。黄帝曰：何以候人之善病痹者？少俞答曰：粗理而肉不坚者，善病痹。黄帝曰：痹之高下有处乎？少俞答曰：欲知其高下者，各视其部。黄帝曰：人之善病肠中积聚者，何以候之？少俞答曰：皮肤薄而不泽，肉不坚而淖泽，如此则肠胃恶，恶则邪气留止，积聚乃伤。脾胃之间，寒温不次，邪气稍至；稽积留止，大聚乃起。黄帝曰：余闻病形，已知之矣，愿闻其时。少俞答曰：先立其年，以知其时，时高则起，时下则殆，虽不陷下，当年有冲通，其病必起，是谓因形而生病，五变之纪[9]也。

【精注】

　　[7]懦懦然：柔弱无力的样子。

　　[8]地：地阁，指下巴。

⑨纪：规律。

【今译】

黄帝说：人有易患风厥病而汗出不止的，这是怎么回事？少俞答道：肌肉不坚实，腠理疏松，就容易受风病。黄帝说：怎样观察肌肉的不坚实呢？少俞说：那是肩、肘、髀、膝等处的肌肉不坚实，又没有纹理的。即使有纹理也是粗糙的，纹理粗糙而皮肤又不紧致，因而腠理就疏松了。这就是致病的大概。黄帝说：有些人容易患消瘅病，这是怎么回事？少俞答道：五脏都很柔弱的人，就容易发生消瘅病。黄帝说：怎样知道五脏是柔弱的呢？少俞答道：大凡五脏柔弱的人，必定心性刚强，心性刚强则多怒，故五脏柔弱的人就容易受到损伤。黄帝说：怎样候察五脏柔弱与心性刚强呢？少俞答道；这种人皮肤脆薄，但是眼睛生得很坚固深入，眉毛竖起，心性刚暴，心性刚暴就容易发怒，怒则使气上逆，而积蓄在胸中，血与气交阻而停留，充扩于肌肉皮肤之间，使血脉不得畅流而生郁热，热则消烁肌肉皮肤，而成为消瘅。这就是指性情刚暴而肌肉脆弱的人而言。

黄帝说：有些人容易患寒热病，应该怎样候察呢？少俞答道：凡是骨骼细小，肌肉脆弱的人，就容易患寒热病。黄帝说：应该怎样候察骨骼的大小、肌肉的坚脆、气色的不同呢？少俞答道：面部颧骨是骨骼的基本标志。颧骨大则周身的骨骼也大，颧骨小则周身的骨骼也小。皮肤薄弱肌肉也不能隆起，薄弱而无力，面部下巴的气色晦浊无神，与天庭的气色不一致，像蒙有一层污垢为其特点。同时，臂部肌肉薄弱，其骨髓必不充实，所以容易患寒热病。

黄帝说：怎样观察人易患痹病的原因呢？少俞答道：皮肤纹理粗而肉不坚实者，容易患痹病。黄帝说：痹病的发生或高或下，有一定之处么？少俞答道：要想知道痹病发作的高或下，就应当观察五脏的分部。

黄帝说：有些人容易患肠中积聚，应该怎样候察呢？少俞答道：皮肤薄弱缺乏润泽，肌肉不结实而缺乏滑泽，这样，就可知他的肠胃功能不健，故邪气容易停留而成积聚，致伤及脾

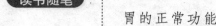

胃的正常功能。如果在脾胃之间因寒温不调，即使邪气轻微，也会蕴蓄停留，而形成积聚病。

　　黄帝说：我现在知道了病形的情况，还想听你讲讲疾病与时令的关系。少俞答道：首先要确定整个一年的气候概况，然后再掌握各个时令的气候。凡在气候对疾病有利之时，其病就会好转，气候对疾病不利之时，病就会恶化，有时虽然某一时令的气候变化并不剧烈，但因该年气候对其人体不适应，也可以引起发病。这就是由于形体素质不同而发生各种疾病的，是为五变的纲要。

本脏第四十七

【导读】

　　本篇论说了人体经脉、血液、卫气、志意的生理功能以及在正常情况下的一般表现，细述了容易发病与尽终天年的根本原因在于五脏的大小、高下、坚脆与端正等的不同，概论了五脏之八种变化的生理表现和多发病症，具体说明了五脏、六腑与外在皮肉筋骨等组织器官之间的生理病理联系。

【原典】

　　黄帝问于岐伯曰：人之血气精神者，所以奉生而周于性命者也。经脉者，所以行血气而营阴阳，濡筋骨，利关①节者也。卫气者，所以温分肉，充皮肤，肥②腠理，司关阖者也。志意者，所以御精神，收魂魄，适寒温，和喜怒者也。是故血和则经脉流行，营复阴阳，筋骨劲强，关节清利矣。卫气和则分肉解利，皮肤调柔，腠理致密矣。志意和则精神专直，魂魄不散，悔怒不起，五藏不受邪矣。寒温和则六府化谷，风痹不作，经脉通利，支节得安矣。此人之常平也。五藏者，所以藏精神血气魂魄者也。六府者，所以化水谷而行津液者也。此人之所以具受于天也，无愚智贤不肖，无以相倚也。然有其独尽天寿，而无邪僻③之病，百年不衰，虽犯风雨卒寒大暑，犹有弗能害也；有其不离屏蔽室内，无怵惕④之恐，然犹不免于病，

中華藏書

下部《黄帝内经·灵枢》

中国书房

何也？愿闻其故。岐伯对曰：窘乎哉问也！五藏者，所以参天地，副⑤阴阳，而连四时，化五节者也。五藏者，固有小大高下坚脆端正偏倾者；六府亦有小大长短厚薄结直缓急。凡此二十五者，各不同，或善或恶，或吉或凶，请言其方。心小则安，邪弗能伤，易伤以忧；心大则忧不能伤，易伤于邪。心高则满于肺中，悗而善忘，难开以言；心下则藏外，易伤于寒，易恐以言。心坚则藏安守固；心脆则善病消瘅热中。心端正则和利难伤；心偏倾则操持不一，无守司也。肺小则少饮，不病喘喝；肺大则多饮，善病胸痹喉痹逆气。肺高则上气肩息咳；肺下则居贲迫肺，善胁下痛。肺坚则不病咳上气；肺脆则苦病消瘅易伤。肺端正则和利难伤；肺偏倾则胸偏痛也。肝小则藏安，无胁下之痛；肝大则逼胃迫咽，迫咽则苦膈中，且胁下痛。肝高则上支贲，切胁悗，为息贲；肝下则逼胃，胁下空，胁下空则易受邪。肝坚则藏安难伤；肝脆则善病消瘅易伤。肝端正则和利难伤；肝偏倾则胁下痛也。脾小则藏安，难伤于邪也；脾大则苦凑⑥䏚⑦而痛，不能疾行。脾高则胁引季胁而痛；脾下则下加于大肠，下加于大肠则藏苦受邪。脾坚则藏安难伤；脾脆则善病消瘅易伤。脾端正则和利难伤；脾偏倾则善满善胀也。肾小则藏安难伤；肾大则善病腰痛，不可以俯仰，易伤以邪。肾高则苦背膂痛，不可以俯仰；肾下则腰尻痛，不可以俯仰，为狐疝⑧。肾坚则不病腰背痛；肾脆则善病消瘅易伤。肾端正则和利难伤；肾偏倾则苦腰尻痛也。凡此二十五变者，人之所苦常病。

【精注】

①关：后人多改作"开"，可以参考。

②肥：一作"实"，即充实。

③邪僻：即僻邪。

④怵惕：即惊恐不安。

⑤副：配合的意思。

⑥凑：充塞的意思。

⑦䏚（miǎo）：即胁骨的部位。

⑧狐疝：病名，又名小肠气。

【今译】

黄帝问岐伯说：人的气血精神，是用来奉养生命以维持正常生理机能的物质，经脉是气血运行的通道，能使气血运行于机体内外，濡润筋骨，滑利关节；卫气能温煦肌肉，充养皮肤，滋润腠理，主导汗孔的开合；人的意志，能够统驭精神，收摄魂魄，适应气候寒温的变化，调节情绪。血脉通调和顺，则气血畅行，流于周身，营养肌体，从而强劲筋骨，滑利关节；卫气的功能正常，则使肌肉滑润，皮肤柔和润泽，腠理致密；志意专注，则精神集中，思维敏捷，魂魄安定，不产生懊悔愤怒的情绪变化，五脏就不会遭受邪气的侵扰。如寒热调和，六腑就能运化五谷，使风病、痹病等无从产生，经脉通利，肢体关节灵活。以上就是人体正常的生理状态。五脏贮藏精神气血魂魄，六腑传化水谷而输送津液。这些功能，都是先天所赋，与人的愚笨、聪明、贤能、浅薄无关。但有的人能享尽天年，不受邪气侵扰，老而不衰，即使是风雨、骤寒暴暑，也不能伤害他；有的人虽然足不出户，也没有受到忧伤、惊恐的刺激，但仍免不了生病，这是为什么？你可以给我讲讲吗？

岐伯回答说：您提的这个问题很难回答！五脏的生理功能，是与自然界相适应的，符合阴阳变化的规律，并与四时的变化相联系，与五个季节的五行相适应，五脏本身就有大小、高低、坚脆、端正及偏斜的不同，六腑也有大小、长短、厚薄、曲直、缓急的差异。这二十五种情况各不相同，分别显示着善恶吉凶，请允许我详加说明。

心脏小，则神气敛藏安定，邪气不易侵害人，但人易伤于忧愁；心脏大，则人不易伤于忧愁，而易被邪气所伤。心位偏高，则向上压迫肺使肺气壅滞，令人烦闷不舒而健忘，固执己见；心位偏低，则心神之脏气外散；令人易受寒邪，易被言语恐吓。心脏坚实的，则脏气安定，守卫固密；心脏脆弱，则人容易患消瘅病及热中。心脏端正，则神气血脉和利，邪气难以侵害人；心脏偏斜不正，则操守不坚，使人无主见。

肺脏小，则饮邪很少停留，不会使人喘息；肺脏大，则多有饮邪停滞，易使人患胸痹、喉痹及气逆的病。肺位偏高，则气机上逆，使人抬肩喘咳；肺位偏低，则居处接近横膈，以致胃脘上迫于肺，使人易患胁下疼痛的病。肺脏坚实，则人不易患咳逆上气；肺脏脆弱的，则易患消瘅。肺脏端正的，则肺气调和宣通，使人不易被邪气所伤。肺脏偏斜的，则使人胸中偏痛。

肝脏小，则脏气安宁，令人不患胁下痛；肝脏大，则压迫胃脘，上迫咽部而令人患膈中症，且胁下疼痛。肝位偏高，则向上支撑膈部，并紧贴着胁部使其满闷，成为息贲病；肝位偏低，则逼迫胃脘，令胁下空虚，使人易被邪气侵袭。肝脏坚实，则脏气安宁不易被邪气所伤；肝脏脆弱，则易患消瘅病。肝脏端正，则肝气条达，人不易受邪；肝脏偏斜，则人易患胁下疼痛。

脾脏小，则脏气安和，人很难被邪气伤害；脾脏大，则胁下空软处充聚而痛，使人不能快行。脾位偏高，则胁下空软处牵引季胁作痛；脾位偏低，则向下迫临大肠，人易被邪气所伤。脾脏坚实，则脏气安定，人不易被邪气所伤；脾脏脆弱，人则易患消瘅病。脾位端正，则脾气健旺，不易受邪；脾位偏斜，则人易生胀满。

肾脏小，则脏气安和，人很难被邪气伤害；肾脏大，则易患腰痛，不能前后俯仰，人易被邪气所伤。肾位高，则人常患背脊疼痛、不能前俯后仰的病；肾位低，则人会腰尻部疼痛，不能俯仰，甚至患狐疝病。肾脏坚实，则人不易腰背痛；肾脏脆弱，则易患消瘅痛，易被外邪所伤。肾脏端正，则肾气充盛，人不易受邪；肾位偏斜，则易患腰尻部疼痛。上面是常见的二十五种病变。

【原典】

黄帝曰：何知其然也？岐伯曰：赤色小理者心小，粗理者心大。无髑骬者心高，髑骬小短举者心下。髑骬长者心下坚，髑骬弱小以薄者心脆。髑骬直下不举者心端正，髑骬倚一方者心偏倾也。白色小理者肺小，粗理者肺大。巨肩反膺①陷喉者肺高，合腋张胁者肺下。好肩背厚者肺坚，肩背薄者肺脆。背膺厚者肺端正，胁偏疏者肺偏倾也。青色小理者肝小，粗理者肝大。广胸反骹者肝高，合胁兔骹者肝下。胸胁好者肝坚，胁骨弱者肝脆。膺腹好相得者肝端正，胁骨偏举者肝偏倾也。黄色小理者脾小，粗理者脾大。揭唇者脾高，唇下纵者脾下。唇坚者脾坚，唇大而不坚者脾脆。唇上下好者脾端正，唇偏举者脾偏倾也。黑色小理者肾小，粗理者肾大。高耳者肾高，耳后陷进者肾下。耳坚者肾坚，耳薄不坚者肾脆。耳好前居牙车者肾端正，耳偏高者肾偏倾也。凡此诸变者，持则安，减则病也。帝曰：善。然非余之所问也。愿闻人之有不可病者，至尽天寿，虽有深忧大恐，怵惕之志，犹不能减也，甚寒大热，不能伤也；其有不离屏蔽室内，又无怵惕之恐，然不免于病者，何也？愿闻其故。岐伯曰：五藏六府，邪之舍也，请言其故。五藏皆小者，少病，苦焦心，大愁忧；五藏皆大者，缓于事，难使以忧。五藏皆高者，好高举措；五藏皆下者，好出人下。五藏皆坚者无病；五藏皆脆者不离病。五藏皆端正者，和利得人心；五藏皆偏倾者，邪心而善盗，不可以为人平，反复言语也。

【精注】

⑨反膺：一作"大膺"。

【今译】

黄帝说：如何了解五脏大小、高下、坚脆、端正、偏斜的不同情况呢？

岐伯说：肤色红、纹理细密的人，心脏小；皮肤纹理粗疏的人，心脏大。胸骨剑突不明显的人，心脏位高；胸骨剑突短小，高突如鸡胸的人，心位偏低。胸骨剑突长的人，心脏坚实；胸骨剑突软小薄弱的人，心脏脆弱。胸骨剑突直向下而不突起的人，心脏端正；胸骨剑突偏向一边的人，心脏倾斜不端正。

肤色白、纹理细密的人，肺脏小；皮肤纹理粗疏的人，肺脏大。两肩高耸，胸膺突出而咽喉内陷的人，肺脏位高；两腋内敛，胁部外开的人，肺脏位低。肩背部肌肉厚实的人，肺脏坚实；肩背部肌肉薄弱的人，肺脏脆弱。胸背部肌肉匀称坚厚的人，肺脏端正；肋骨偏斜而稀疏的人，肺脏偏斜不正。

肤色青、纹理细密的人，肝脏小；皮肤纹理粗疏的人，肝脏大。胸部宽阔、肋骨高突外张的人，肝脏位高；肋骨低而内收的人，肝脏位低。胸胁发育匀称健壮的人，肝脏坚实；肋骨软弱的人，肝脏脆弱。胸腹部发育良好、比例匀称的人，肝脏端正；肋骨偏斜外突的人，肝脏偏斜不端正。

肤色黄、纹理细密的人，脾脏小；皮肤纹理粗疏的人，脾脏大。口唇上翘外翻的人，脾脏位高；口唇低垂弛缓的人，脾脏位低。口唇坚实的人，脾脏坚实；口唇大而不坚实的人，脾脏脆弱。口唇上下匀称端正的人，脾脏端正；口唇不匀，一侧偏高的人，脾脏偏斜不正。

肤色黑、纹理细密的人，肾脏小；皮肤纹理粗疏的人，肾脏大。双耳位置高的人，肾脏位高；耳向后陷下的人，肾脏位低。耳坚实的人，肾脏坚实；两耳瘦薄不坚实的人，肾脏脆弱。两耳完好端正，接近颊车的人，肾脏端正；两耳偏斜，高低不对称的人，肾脏偏斜不正。以上情况各不相同，只要掌握这些规律，注意调摄，就会安然无恙，若再受到损害，就会导致各种疾病产生。

黄帝说：讲得好。但答非所问，我想知道的是：有的人很少患病，能享尽天年，即使受到忧恐、惊悸等巨大的精神刺激以及严寒酷热等外邪的侵袭，身体也不会有所伤害；有的人虽然足不出户，又没有受到惊悸等刺激，仍避免不了要生病，这里面的原因是什么？我想听你讲讲这里面的道理。

岐伯说：五脏六腑，是内外邪气避栖的地方，请让我说说其中的缘由。五脏都小的人，很少受外邪侵袭而发病，但却经常焦心思虑，多愁善忧；五脏都大的人，做事和缓，很难使他忧虑。五脏位置都偏高的人，处事多好高骛远；五脏位置都偏低的人，多甘居人下。五脏都坚实的人，不易生病；五脏都脆弱的人，经常病不离身。五脏都端正的人，性情和顺，为人正直，很得人心；五脏位置都偏斜不正的人，多有私心杂念，贪心好盗，不能与人和平相处，言语反复无常。

【原典】

黄帝曰：愿闻六府之应。岐伯答曰：肺合大肠，大肠者，

中華藏書

黄帝内经·最新整理珍藏版

中国书店

皮其应。心合小肠，小肠者，脉其应。肝合胆，胆者，筋其应。脾合胃，胃者，肉其应。肾合三焦膀胱，三焦膀胱者，腠理毫毛其应。黄帝曰：应之奈何？岐伯曰：肺应皮。皮厚者大肠厚，皮薄者大肠薄。皮缓腹里大者大肠大而长，皮急者大肠急而短。皮滑者大肠直，皮肉不相离者大肠结。心应脉，皮厚者脉厚，脉厚者小肠厚；皮薄者脉薄，脉薄者小肠薄。皮缓者脉缓，脉缓者小肠大而长；皮薄而脉冲⑩小者，小肠小而短。诸阳经脉皆多纡屈者，小肠结。脾应肉。肉䐃坚大者胃厚，肉䐃么⑪者胃薄。肉䐃小而么者胃不坚；肉䐃不称身者胃下，胃下者下脘约不利。肉䐃不坚者胃缓，肉䐃无小裹累者胃急。肉䐃多小裹者胃结，胃结者上脘约不利也。肝应爪，爪厚色黄者胆厚，爪薄色红者胆薄。爪坚色青者胆急，爪濡色赤者胆缓。爪直色白无纹者胆直，爪恶色黑多纹者胆结也。肾应骨。密理厚皮者三焦膀胱厚，粗理薄皮者三焦膀胱薄。疎腠理者三焦膀胱缓，皮急而无毫毛者三焦膀胱急。毫毛美而粗者三焦膀胱直，稀毫毛者三焦膀胱结也。黄帝曰：厚薄美恶皆有形，愿闻其所病。岐伯答曰：视其外应，以知其内藏，则知所病矣。

【精注】

⑩脉冲：脉虚，小弱。

⑪么：微薄细小。

【今译】

黄帝说：希望你说一下六腑与身体其他部位的相应关系。岐伯回答说：肺与大肠相合，大肠相应于皮；心与小肠相合，小肠相应于脉；肝与胆相合，胆相应于筋；脾与胃相合，胃相应于肉；肾与三焦、膀胱相合，三焦、膀胱相应于腠理毫毛。

黄帝说：六腑与身体其他部位相应的情况怎么样呢？岐伯说：肺与皮肤相应。皮肤厚的人，大肠就厚；皮肤薄的人，大肠就薄；皮肤松弛，肚腹大的人，大肠松弛而且长；皮肤紧绷的人，大肠紧而短；皮肤滑润的人，大肠通顺；皮肤与肌肉不相附的人，大肠多结涩不畅。

心与脉相应。皮肤厚的人，脉就厚，脉厚的人小肠就厚；皮肤薄的人，脉就薄，脉薄的人小肠就薄；皮肤松弛的人，脉就弛缓，脉弛缓的人小肠就大而长；皮肤薄而脉虚小的人，小肠就小而短；三阳经脉的部位多见弯弯曲曲的血脉的人，小肠就结涩不畅。

脾与肉相应，肉䐃坚实壮大的人，胃体就厚；肉䐃细薄的人，胃体就薄。肉䐃细小薄弱的人，胃体就不坚实；肉䐃瘦薄与身体不相称的人，胃就下垂，胃下垂，则胃下口约束不利。肉䐃不坚实的人则胃弛缓；肉䐃无小颗粒累累的人，胃体紧敛。肉䐃多有小颗粒累累的，胃气结涩，胃气郁结，则胃上口约束不利。

胆与爪相应。爪甲厚实色黄的人，胆厚；爪甲薄弱色红的人，胆薄。爪甲坚硬色青的人，胆紧敛；爪甲濡软而色赤的人，胆弛缓。爪甲正常色白无纹理的人，胆气舒畅；爪甲异常色黑多纹理的人，胆气郁结不畅。

肾与骨相应。皮肤纹理致密厚实的人，三焦与膀胱都厚实；皮肤纹理粗疏薄弱的人，三焦与膀胱都薄弱。皮肤纹理疏松的人，三焦与膀胱弛缓；皮肤紧张而无毫毛的人，三焦与膀胱都紧敛，毫毛美泽而粗的人，三焦与膀胱之气疏畅；毫毛稀疏的人，三焦与膀胱之气都郁结不畅。

黄帝问说：脏腑的厚薄、好坏都有一定的迹象，它们发生病变的情况如何呢？岐伯回答说：脏腑与体表组织是内外相应的，观察外在的体表组织，就可知道脏腑的情况，从而可以了解到内脏所生的病变。

禁服第四十八

【导读】

本篇首先讲针刺治病要度量经脉所行的路线，内刺五脏，外刺六腑，还要审察卫气的情况，根据它的虚实进行调治，其次说明了诊断疾病，在切诊时，应以人迎、气口的脉象为主。

【原典】

雷公问于黄帝曰：细子得受业，通手《九针》六十篇，旦暮勤服①之，近者编绝，久者简垢，然尚讽诵弗置，未尽解于意矣。外揣言浑束为一，未知所谓。夫大则无外，小则无内，大小无极，高下无度，束之奈何？士之才力，或有厚薄，智虑褊浅②，不能博大深奥，自强于学若细子，细子恐其散于后世，绝于子孙，敢问约之奈何？黄帝曰：善乎哉问也！此先师之所禁，坐私传之③也，割臂歃血之盟也；子若欲得之，何不斋乎？雷公再拜而起曰：请闻命于是也。乃斋宿④三日而请曰：敢问今日正阳，细子愿以受盟。黄帝乃与俱人斋室，割臂歃血。黄帝亲祝曰：今日正阳，歃血传方，有敢背北言者，反受其殃。雷公再拜曰：细子受之。黄帝乃左握其手，右授之书，曰：慎之慎之，吾为子言之。凡刺之理，经脉为始，营其所行，知其度量，内刺五藏，外刺六府，审察卫气，为百病母，调其虚实，虚实乃止，泻其血络，血尽不殆矣。雷公曰：此皆细子之所以通，未知其所约也。黄帝曰：夫约方者，犹约囊也，囊满而弗约，则输泄，方成弗约，则神与弗俱。雷公曰：愿意下材者，弗满而约之。黄帝曰：未满而知约之以为工，不可以为天下师。

【精注】

①服：孜孜不倦地钻研。

②褊浅：狭隘肤浅。

③私传之：对私下传授，是认为有罪的。

④宿：古人在祭祀前，要沐浴更衣，独居素食，使心志专一，以示诚意。

【今译】

雷公问黄帝道：我自从接受广你传授的《九针》六十章以后，从早到晚都在勤恳地学习，尽管编绳断绝，竹简污旧，仍不断地阅读背诵，虽然如此，里面的一些问题我还是不太理解。如《外揣》章里说的"浑束为一"是讲什么呢？既然说九针的道理，博大到不可再大，精微到不可再精，它的"大"与"小"已经到了极点，甚至至高无上、至深无下，那么怎样将其归纳总结呢？况且人们的聪明才智，有厚有薄，有的智慧过人，思虑周密，也有的浅见薄识，不能领会它的高深道理，又不能像我一样的刻苦努力学习，我恐怕这样长期下去，这一学术就会流散失传，子孙也就难于世代的继承下来，因此我想向你请教怎样由博返约呢？黄帝说：你问得很好！这正是先师再三告诫，不能传给那种不劳而获、专谋私利的人，所以要经过割臂歃血的盟誓，才能秘密地传授。你要想得到它，为什么不至诚地斋戒呢？

雷公很有礼貌地说：我会照您说的去做的。于是雷公很诚恳地斋戒独宿三天，然后再来请求说：在今天正午的时候，我愿受盟传方。黄帝和他一同进入斋室，举行割臂歃血的宣誓仪式。黄帝亲自祝告说：今天在正午的时候，通过歃血的仪式传授医学要道，如果谁违背了今天的誓言，必定遭受灾殃。雷公再拜说：我愿接受盟戒。黄帝就用左手握住雷公的手，右手将书授给雷公，并且说：一定要慎重啊！我现在给你讲解其中的道理。

黄帝说：凡要掌握针灸治病的道理，首先要熟悉经脉，要知道经脉运行的走向，并知道它的长、短和每经气血多少的差异；病在内的，则可以针刺五脏所属的经脉，病在外的则可以针刺六腑所属的经脉，同时要审察卫气的变化，因为卫气在人体起着保卫作用，故卫气失常则邪从卫入，百病由此而生；实则泻之，虚则补之，如能调治其虚实。补泻得宜，则由于虚实而出现的病变，都会停止发展，病在血络的，则用刺络法泻其血络，使邪血尽去，病情就会好转。

雷公说：你讲的这些我都知道，但却不能归纳起来掌握其要领。黄帝说：约方，就像将一个袋口扎住一样，袋子满了，如果不扎袋口，则所装的东西就会倒出来；学到的许多诊断和治疗方法，如果不能提纲挈领加以总结归纳，则杂而不精，就不能出神入化，运用自如。雷公说：愿作下等人材的人，不求学识渊博，就想要归纳精简、提纲挈领。黄帝说：这样的人只能做个普通的医生，而不能作为天下人的导师。

【原典】

雷公曰：愿闻为工。黄帝曰：寸口主中，人迎主外，两者相应，俱往俱采，若引绳大小齐等。春夏人迎微大，秋冬寸口微大，如是者名曰平人。人迎大一倍于寸口，病在足少阳，一倍而燥，病在手少阳。人迎二倍，病在足太阳，二倍而燥，病在手太阳。人迎三倍，病在足阳明，三倍而燥，病在手阳明。盛则为热，虚则为寒，紧则为痛痹，代则乍甚乍间。盛则泻之，虚则补之，紧痛则取之分肉，代则取血络且饮药，陷下则灸之，不盛不虚，以经取之，名曰经刺。人迎四倍者，且大且数，名曰溢阳，溢阳为外格⑤，死不治。必审按其本末，察其寒热，以验其藏府之病。

【精注】

⑤外格：阳气盛于外，与阴气不相通。

【今译】

雷公说：一般医生都应该具备哪些医疗技能呢？黄帝说：寸口脉是候察在内的五脏病变，人迎脉是候察在外的六腑病变，这两个部位的脉搏往来运行，其搏动力量大小相等。春夏阳气盛，人迎脉略大一些，秋冬阴气盛，寸口脉略大一些，像这样就是正常人的表现。

人迎比寸口的脉象大一倍，是病在足少阳经，大一倍而躁疾的，病在手少阳经；人迎脉比寸口大两倍，病在足太阳经，大两倍而躁疾的，病在手太阳经；人迎脉比寸口大三倍，痛在足阳明经，大三倍而躁疾的，病在手阳明经。人迎脉盛，是阳气内盛而为热；虚小是阳气内虚而为寒；脉紧的为痛痹；出现代脉，则有忽痛忽止、时轻时重的病症。治疗时凡脉盛的实症用泻法，脉虚的虚症用补法，脉紧而疼痛的，则针刺分肉之间的穴位，脉代的取血络放血，并配合服汤药，脉陷下不起的用灸法，不盛不虚是本经自病的，取治于有病脏器的本经，就叫做“经刺”。人迎脉比寸口大四倍，大而且数，阳脉甚盛，名曰溢阳脉，溢阳是阴气格阳于外的现象，属不治的死症。必须详细研究疾病发生的全过程，辨明属寒属热，以判断脏腑的病变。

【原典】

寸口大于人迎一倍，病在足厥阴，一倍而燥，病在手心主。寸口二倍，病在足少阴，二倍而燥，病在手少阴。寸口三倍，病在足太阴，三倍而燥，病在手太阴。盛则胀满、寒中、食不化，虚则热中、出糜、少气、溺色变，紧则痛痹，代则乍痛乍止。盛则泻之，虚则补之，紧则先刺而后灸之；代则取血络而后调之，陷下则徒灸之，陷下者，脉血结于中，中有著血⑥，血寒，故宜灸之，不盛不虚，以经取之，名曰经刺。寸口四倍者，名曰内关，内关者，且大且数，死不治。必审察其本末之寒温，以验其藏府之病，通其营输，乃可传于大数⑦。大数曰：盛则徒泻之，虚则徒补之，紧则灸刺且饮药，陷下则徒灸之，不盛不虚，以经取之。所谓经治者，饮药，亦曰灸刺。脉急则引，脉大以弱，则欲安静，用力无劳也。

【精注】

⑥著血：停滞而不易流通的血。

⑦大数：大法。

【今译】

寸口脉大于人迎一倍，病在足厥阴经，大一倍而躁疾的，病在手厥阴经；寸口脉大于人迎两倍，病在足少阴经，大两倍而躁疾的，病在手少阴经；寸口脉大于人迎三倍，病在足太阴经，大三倍而躁疾的，病在手太阴经。寸口盛大，可出现胀满、寒滞中焦、食不消化等症；寸口脉虚弱，则出现内热、大便中有糜烂未化食物、少气、小便色变；脉紧的属寒，出现痛痹；脉代的是血脉不调，时痛时止。治疗时脉盛的用泻法，脉虚的用补法，脉紧的先针刺而后用灸法，脉代的刺血络泄去邪血，而后用药物调治。脉虚陷不起的，用灸法治疗。脉虚陷不起，是因脉中的血行凝结，并有瘀血附着在脉中，这是因为寒气深入于血，血因寒而滞，故宜用灸法以通阳散寒。不盛不虚的本经自病，可以取本经穴位治疗。寸口脉大于人迎四倍的，叫做内关，内关是阴气过盛，使阳气不能与阴气相交而外越，内关的脉象是大而且数，是不治的死症。总而言之，必须详细审察致病的本末及其寒热的不同，才能判明脏腑的病变，加以治疗。

一定要精通经脉的运行和输注的生理，才能进一步传授针灸治病的大法。《大数》上说：脉盛用泻法，脉虚用补法，脉

中華藏書

黄帝内经·最新整理珍藏版

中国书店

紧可灸、刺、服药三者并用，脉虚陷不起的则用灸法，脉不盛不虚的本经自病，就取本经穴位治疗。所谓"经治"，就是或服药，或灸刺，随其经脉所宜而选用施治方法。脉急的是邪盛，可兼用导引法以去病，脉大而弱的，应该安心静养，不可勉强用力或烦劳过度。

五色第四十九

【导读】

本篇介绍了颜面各部的名称，以及从五色主病、五色部位的移转，来了解病症性质与病邪的传变概况，具体指出了首面、咽候、五脏六腑以及四肢关节等在面部的反映区域。

【原典】

雷公问于黄帝曰：五色独决于明堂乎？小子未知其所谓也。黄帝曰：明堂者鼻也，阙者眉间也，庭者颜也，蕃者颊侧也，蔽者耳门也，其间欲方大，去之十步，皆见于外，如是者寿必中百岁。雷公曰：五官之辨奈何？黄帝曰：明堂骨高以起，平以直，五藏次于中央，六府挟①其两侧，首面上于阙庭，王宫②在于下极，五藏安于胸中，真色以致，病色不见，明堂润泽以清，五官恶得无辨乎。雷公曰：其不辨者，可得闻乎？黄帝曰：五色之见也，各出其色部。部骨陷者，必不免于病矣。其色部乘袭者，虽病甚，不死矣。雷公曰：官五色奈何？黄帝曰：青黑为痛，黄赤为热，白为寒，是谓五官。

【精注】

①挟：附也。

②王宫：帝王所居的宫室。在此指心在面部的望色分部。

【今译】

雷公问黄帝说：面部五色的变化，都取决于明堂吗？我不知道这讲得是什么？黄帝说：明堂就是鼻，阙是指两眉中间，天庭就是额部，蕃是指两颊的外侧，蔽是指耳门前的部位。这些部位，宜端正丰隆宽大，十步以外一望而见，并清楚明朗，具有这种面相的人，一定会享得百岁高寿。

　　雷公说：如何辨别五官的色气呢？黄帝说：鼻骨高而隆起，端正而直，五脏依次分布在它的中央，六腑则附于它的两侧。头面在上部的阙部和天庭，心在两眉之间的下极。若五脏安和，与其相应的部位就会色泽正常，而无病色，鼻部色泽清润，由此五官的病色，就不难辨别了。

　　雷公说：怎样进一步辨别呢，请您给我讲讲？黄帝说：五色所反映的部位各不相同，如有深陷入骨的现象，就是必然要发病的征兆。如其部位上有乘袭之色，那么即使病很严重，也不会致人死亡。若黑色出现在天庭，大如拇指一样，即使没有显著病象，也会突然死亡。

　　雷公说：五色各主什么呢？黄帝说：青色和黑色主疼痛，黄色和赤色主热，白色主寒，这就是五色所主。

　　【原典】

　　雷公曰：病之益甚，与其方衰如何？黄帝曰：外内皆在焉。切其脉口滑小紧以沉者，病益甚，在中；人迎气大紧以浮者，其病益甚，在外。其脉口浮滑者，病日进；人迎沉而滑者，病日损。其脉口滑以沉者，病日进，在内；其人迎脉滑盛以浮者，其病日进在外。脉之浮沉及人迎与寸口气小大等者，病难已。病之在藏，沉而大者，易已，小为逆；病在府，浮而大者，其病易已。人迎盛坚者，伤于寒；气口盛坚者，伤于食。雷公曰：以色言病之间甚奈何？黄帝曰：其色粗以明③，沉夭者为甚，其色上行者病益甚，其色下行如云彻散者病方已。五色各有藏部，有外部，有内部也。色从外部走内部者，其病从外走内；其色从内走外者，其病从内走外。病生于内者，先治其阴，后治其阳，反者益甚；其病生于阳者，先治其外，后治其内，反者益甚。其脉滑大以代而长者，病从外来，目有所见，志有的恶，此阳气之并也，可变而已。雷公曰：小子闻风者，百病之始也；厥逆者，寒湿之起也，别之奈何？黄帝曰：常候阙中，薄泽为风，冲浊④为痹，在地为厥，此其常也，各以其色言其病。

　　雷公曰：人不病卒死，何以知之？黄帝曰：大气人于

中華藏書

黄帝内经·最新整理珍藏版

中国书店

藏府者，不病而卒死矣。雷公曰：病小愈而卒死者，何以知之？黄帝曰：赤色出两颧，大如母指者，病虽小愈，必卒死。黑色出于庭，大如母指，必不病而卒死。雷公再拜曰：善哉！其死有期乎？黄帝曰：察色以言其时。

【精注】

③色粗以明：指面部的颜色略为明显。

④冲浊：指色深沉而浑浊。

【今译】

黄帝说：如何来判断病的加重与病邪的将衰呢？黄帝说：病在内在外的区别为：病人的寸口脉呈现滑、小、紧而沉的脉象时，就说明病情已加重，且病在内；病人的人迎脉呈现大、紧而浮的脉象时，表明病情已加重，病在外；病人的寸口脉变得浮滑时，说明病在日渐加重；病人的人迎脉沉而滑时，病也日渐减轻。病人寸口脉滑而沉时，说明病情日渐加重，且病在内脏；病人人迎脉滑盛而浮的，说明病在日渐加重，且病在外腑。若脉象或浮或沉及人迎和寸口部大小相等，就说明疾病难以治好；病在五脏而脉沉、大，疾病就容易治好；脉沉而小的，为逆象。病在六腑且脉浮而大的，其病就容易治好。人迎脉盛而坚的，由寒邪所致；寸口脉盛而坚的，伤于食所致。

雷公说：如何根据色泽的变化来判断病情的轻重呢？黄帝说：色泽明润的病轻，沉滞晦暗的病重；病色向上发展的，说明病情逐渐加重；病色向下行如云雾散去的，说明病情逐渐好转。五色在人的颜面，各现于脏腑所属的部位，有外部和内部的不同。病色从外部发展到内部的，说明病邪从外入内；病色从内部转入外部的，说明病邪从内出外。病从内而生的，当先治其内，后治其外，否则就会加重病情；病从外而生的，必当先治其外，后治其内，否则也会加重病情。如脉象呈现滑大或成长脉，就表明病邪由外而来，使眼睛有所妄见，神志反常，这是阳病。

雷公说：我听说风邪是百病的起因，而厥逆的病变，由寒湿引起，怎样根据面部的颜色来辨别？黄帝说：通常是根据两眉间的气色来辨别。气色浮浅而有光泽的，就患有风病；气色深沉而混浊的，就患有痹病；病色出现在面的下部，说明患有因寒湿引起的厥逆症。这是一般情况，严格地说，要根据各部所呈现出的色泽来判断病变。

雷公说：有的人在没有任何病兆的情况下突然死亡，为什么会这样？黄帝说：大邪之气侵入脏腑后，即使没有病象显现，也可令人突然死亡。

雷公说：病情稍有好转而突然死亡，怎样才能预知呢？黄帝说：如两颧部出现赤色，且面积大如拇指，那么病情即使稍有好转，也会突然致人死亡。

雷公再拜说：讲得好啊，病人的死亡时间也可预知吗？黄帝说：观察病人色泽的变化就可推知其死亡的大概时间。

【原典】

雷公曰：善乎！愿卒闻之。黄帝曰：庭者，首面也。阙上者，咽喉也。阙中者，肺也。下极者，心也。直下者，肝也。肝左者，胆也。下者，脾也。方上者，胃也。中央者，大肠也。挟大肠者，肾也。当肾者，脐也。面王以上者，小肠也。面王以下者，膀胱子处也。颧者，肩也。颧后者，臂也。臂下者，手也。目内眦上者，膺乳也。挟绳而上者，背也。循牙车以下者，股也。中央者，膝也。膝以下者，胫也。当胫以下者，足也。巨分者，股里也。巨屈者，膝膑也。此五藏六府支节之部也，各有部分。有部分，用阴和阳，用阳和阴，当明部分，万举万当，能别左右，是谓大道，男女异位，故曰阴阳，审察泽夭，谓之良工。沉浊为内，浮泽为外，黄赤为风，青黑为痛，白为寒，黄而膏润为脓，赤甚者为血，痛甚者为挛，寒甚为皮不仁。五色各见其部，察其浮沉，以知浅深，察其泽夭，以观成败，察其散抟，以知远近，视色上下，以知病处，积神于心，以知往今。故相气不微，不知是非，属意勿去⑤，乃知新故。色明不粗，沉夭为甚；不明不泽，其病不甚。其色散，驹驹然未有聚，其病散而气痛，聚未成也。肾乘心，心先病，肾为应，色皆如是。男子色在于面王，为小腹痛，下为卵痛，其圜直为茎痛，高为本，下为首，狐疝㿗阴之属也，女子在于面王，为膀胱子处之病，散为痛，抟为聚，方员左右，各

中華藏書

黄帝内经·最新整理珍藏版

如其色形。其随而下至胝为淫，有润如膏状，为暴食不洁。左为左，右为右，其色有邪。聚散而不端，面色所指者也。色者，青黑赤白黄，皆端满⑥有别乡。别乡赤者，其色赤大如榆荚，在面王为不日。其色上锐，首空上向，下锐下向，在左右如法。以五色命藏，青为肝，赤为心，白为肺，黄为脾，黑为肾。肝合筋，心合脉，肺合皮，脾合肉，肾合骨也。

【精注】

⑤属意勿去：专心致志地观察。

⑥端满：端正盈满。

【今译】

雷公说：好，我愿意听你全面讲讲。

黄帝说：天庭反映的是头面部的病；眉心之上反映的是咽喉的病；眉心反映肺脏的病；两目之间反映心脏的病；由两目之间直下鼻梁的部位，反映肝脏的病；此部位的左边，反映胆的病；鼻准反映脾的病；鼻准的两旁反映胃的病；面的中央，反映大肠的病；挟两颊部，反映肾脏的病；肾所属颊部的下方，反映脐部的病；鼻准上方的两侧，反映小肠的病；鼻准以下的人中穴，反映膀胱和子宫的病；颧骨处，反映肩病；颧骨的后方，反映臂病；臂下的部位反映手的病；内眼角以上的部位，反映胸乳的病；颊的外部以上，反映背的病；沿颊车以下，反映股的病；两牙床的中央，反映膝的病；膝以下的部位，反映胫的病；由胫以下的部位，反映足的病；口角两侧的大纹处，反映股内侧的病；颊下的曲骨部，反映膝盖的病。这是脏腑肢节的病变相应于面部的情况，治疗时，用阴调阳，用阳调阴，只要明确了各部所表现的色泽，就会运用自如。能够辨别左右，就了解了阴阳的基本道理。男女病色的顺逆，其位置是不同的，所以说必须了解阴阳的规律。只有能根据面色的润泽和晦滞，诊断出疾病的善恶逆顺，才是高明的医生。

面色沉滞晦暗，说明内脏有病；面色浮露鲜明，说明外腑有病。面色黄赤说明患有风病；色见青黑为疼痛；白色为寒；色黄而如脂膏般润泽的说明脓已形成；面色过赤的患有血分病。过痛可引起挛急，过寒则可导致肌肤麻痹。

五色各表现在一定的部位，观察它的沉浮，就可判断病邪的深浅；根据它的润泽与枯晦，就可推测病情的轻重；根据它消散或聚结的情况，就可确知病程的长短；观察病色的上下，就可知道病的部位。聚精会神地观察，就可知道疾病以往的情况和目前的状况。如观察不细心，就不能了解疾病的良恶。只有专心致志，才能知道疾病的产生和现在的情况。如面色明亮不显浮，沉滞枯晦，就说明病情严重；面色无光，也不润泽，如无枯晦之象，就说明病情不重；如色散而无固定部位，则病势也会消减，即使有痛症，也不会积聚不去。

肾邪侵犯心脏是因心脏先患有病；肾的黑色便相应地出现在心所属的部位。病色的出现，一般说来都是这样。

对男子来说，如果病色表现在鼻准上，表明小腹疼痛，并向下牵引睾丸；如果病色表现在人中沟上，表明阴茎作痛。病色显现在人中沟上半部，说明茎根痛；病色表现在人中沟的下半部，表明茎头作痛。这些都是属于狐疝阴癫之类的病。

对女子来说：如果病色表现在鼻准上，表明膀胱子宫有病；病色散而不聚，主疼痛；病色积聚不散，主积聚病。积聚的或方或圆，或左或右，都和它病色的形态相似。如病色下行到唇，就为淫浊疾患；面色润如膏状，多为暴食或饮食不洁所致。

病色现于左侧，则左侧有病；病色现于右侧，则右侧有病。面部有病色，或聚或散而不端正的，只要根据病色所在的部位，就可知道病变所在。色有青黑赤白黄，应各自端正而盈满地显现在相应的部位上。如赤色不在心位，却出现在鼻准，而且面积大如榆荚，则为女子经闭。如病色尖端向上，就说明头部气虚，病邪有向上发展的趋势；如病色尖端向下，就说明病邪有向下发展的趋势。向左向右的可以此类推。五色与五脏相应关系为：青色属肝、赤色属心、白色属肺、黄色属脾、黑色属肾。肝合于筋，心合于脉，肺合于皮，脾合于肉，肾合于骨。

论勇第五十

【导读】

本篇介绍了人在同一环境，有受病、不受病的区别，原因是由于体质强弱的不同；指出了勇怯的本质区别在于内脏生理功能强弱的不同。

【原典】

黄帝问少俞曰：有人于此，并行非立，其年之长少等也，衣之厚薄均也，卒然遇烈风暴雨，或病或不病，或皆病，或皆不病，其故何也？少俞曰：帝问何急？黄帝曰：愿尽闻之。少俞曰：春青风，夏阳风，秋凉风，冬寒风。凡此四时之风者，其所病各不同形。黄帝曰：四时之风，病人如何？少俞曰：黄色薄皮弱肉者，不胜春之虚风；白色薄皮弱肉者，不胜夏之虚风；青色薄皮弱肉，不胜秋之虚风；赤色薄皮弱肉，不胜冬之虚风也。黄帝曰：黑色不病乎？少俞曰：黑色而皮厚肉坚，固不伤于四时之风。其皮薄而肉不坚，色不一者，长夏至而有虚风者，病矣。其皮厚而肌肉坚者，长夏至而有虚风，不疾矣。其皮厚而肌肉坚者，必重感于寒，外内皆然，乃病。黄帝曰：善。

【今译】

黄帝问于少俞说：假定有这样几个人，他们生活在同一环境中，年龄相仿，穿的衣服厚薄也相同，突然遭到狂风暴雨，有的生病，有的不生病，或者都生病，或者都不病，这是什么原因？少俞说：你先问哪一个问题呢？黄帝说：我都想听一听它的道理。少俞说：春季当令的是温风，夏季是热风，秋季是凉风，冬季是寒风。太凡这四季的风，性质不同，影响到人体发病的情况也不一致。

黄帝问：四季的风，如何使人发病呢？少俞说：色黄皮薄而肌肉柔弱的人，是脾气不足，不能抗拒春天的虚邪贼风；色白皮薄肌肉柔弱的人，是肺气不足，经不住夏季的虚邪贼风；

色青皮薄肌肉柔弱的人，是肝气不足，不能抗拒秋天的虚邪贼风；色赤皮薄肌肉柔弱的人，是心气不足，不能抗拒冬天的虚邪贼风。黄帝问：色黑的人不受病吗？少俞说：色黑而皮肤宽厚，肌肉致密坚固，就不会被四季虚邪贼风所伤。如果其人皮肤薄弱，肉不坚实，又不是始终是黑色的人，到了长夏的季节，遭到了虚邪贼风就会生病的。如果其人色黑皮肤宽厚，肌肉坚实，虽遭到长夏季节的虚风，因抵抗力强，也不会发病。这样的人必须是外伤于虚风，内伤于饮食生冷，外内俱伤，就不免于生病了。黄帝说：你讲得很好。

【原典】

黄帝曰：夫人之忍痛与不忍痛者，非勇怯之分也。夫勇士之不忍痛者，见难则前，见痛则止；夫怯士之忍痛者，闻难则恐，遇痛不动。夫勇士之忍痛者，见难不恐，遇痛不动；夫怯士之不忍痛者，见难与痛，目转面盻①，恐不能言，失气惊，颜色变化，乍死乍生。余见其然也，不知其何由，愿闻其故。少俞曰：夫忍痛与不忍痛者，皮肤之薄厚，肌肉之坚脆缓急之分也，非勇怯之谓也。黄帝曰：愿闻勇怯之所由然。少俞曰：勇士者，目深以固，长衡②直扬，三焦理③横，其心端直，其肝大以坚，其胆满以傍，怒则气盛而胸张，肝举而胆横，眦裂而目扬，毛起而面苍，此勇士之由然者也。黄帝曰：愿闻怯士之所由然。少俞曰：怯士者，目大而不减，阴阳损失，其焦理纵，𩩲𩪁④短而小，肝系缓；其胆不满而纵，肠胃挺，胁下空，虽方大怒，气不能满其胸，肝肺虽举，气衰复下，故不能久怒，此怯士之所由然者也。黄帝曰：怯士之得酒，怒不避勇士者，何藏使然？少俞曰：酒者，水谷之精，熟谷之液也，其气慓悍，其入于胃中，则胃胀，气上逆，满于胸中，肝浮⑤胆横。当是之时，固比于勇士，气衰则悔。与勇士同类，不知避之，名曰酒悖⑥也。

【精注】

①盻：惊惧貌。

②衡：指眉上的部位。

③理：指纹理。

④髑肟：鸠尾骨，即胸骨剑突。

⑤浮：盛。

⑥酒悖：指酒醉后发生的狂妄行为。

【今译】

黄帝说：人是否能够忍受疼痛，不能以性格的勇敢和怯弱来区分。有些勇敢的人而不能耐受疼痛，见危难时则勇往直前，而当遭到疼痛时，则退缩不前；有些怯弱的人能耐受疼痛，但他听到有危难的事就恐慌不安，而遭到疼痛时，却能忍受而不动声色。有些勇敢而又能耐受疼痛的人，见到危难不恐惧，遭到疼痛能忍耐；有些怯弱而又不能耐受疼痛的人，见到危难与疼痛，吓得头晕眼花，面目变色，不敢正视，话也说不出，心惊气促，死去活来。我看到这样的人和这些情况，却不知是什么原因，希望听你讲讲这里面的道理。少俞说：忍痛与否，主要决定于皮肤的厚薄、肌肉的坚实、脆弱、松紧的不同，是不能用性格的勇敢、怯弱来说明的。

黄帝说：我想了解人们之所以会有勇敢和怯懦的不同性格。少俞说：勇敢的人，目光深邃而凝视不动，眉毛宽大长直，皮肤肌腠的纹理是横的，心脏端正，肝脏坚厚，胆汁盛满，在发怒时，气壮盛而胸廓张大，肝叶上举而胆横，眼瞪得很大，目光逼射，毛发竖起，面色铁青，这些都是决定勇士性格的因素。

黄帝说：我还想了解怯懦人的性格是怎样产生的。少俞说：怯懦的人目虽大而不深固，阴阳不协调，皮肤肌腠的纹理纵而不横，胸骨剑突的形态短而小，肝脏薄而软，胆汁也不充满，胆囊松弛，肠胃不强健，弯曲少而直，胁下气机空虚而肝气不能充满，虽值大怒，怒气也不能充满胸中，肝肺之气虽因怒而上举，但不能持久，而怒气很快消失，这些都是决定怯士性格的因素。

黄帝说：怯懦的人喝了酒以后，发怒的样子跟勇士差不多，这是哪一脏的功能导致的？少俞说：酒是水谷的精华，是谷类经发酵后酿造而成的液汁。其气迅利猛急，当酒液进入胃中以后，促使胃部胀满，气机上逆，而充满于胸中，使肝气冲动，胆气壮横。当酒醉的时候，他的言谈举止，虽然和勇士差不多，但是当酒气一过，则怯态如故，反而懊悔自己不该那样冲动。这种酒醉以后的言谈举止，看上去像勇士那样的不知避忌，叫做酒悖。

背腧第五十一

【导读】

本篇介绍了五脏背腧的位置以及取穴的验证方法，指出在治疗时应取背腧穴，在补泻方法上宜灸而禁针。

【原典】

黄帝问于岐伯曰：愿闻五藏之腧，出于背者。岐伯曰：胸中大腧①在杼骨之端，肺腧在三焦②之间，心腧在五焦之间，膈腧在七焦之间，肝腧在九焦之间，脾腧在十一焦之间，肾腧在第十四焦之间，皆挟脊相去三寸所，则欲得而验之，按其处，应在中而痛解，乃其腧也。灸之则可，刺之则不可。气盛则泻之，虚则补之。以火补者，毋吹其火，须③自灭也。以火泻者，疾吹其火，传其艾，须其火灭也。

【精注】

①大腧：在此指大杼穴。

②焦：《太素·卷十一·气穴》、《甲乙》卷三第八并作"椎"。

③须：等待。

【今译】

黄帝问岐伯说：五脏腧穴都在背部的什么部位？

岐伯说：胸中的大腧在项后第一椎棘突下的两旁，肺腧在第三椎下的两旁，心腧在第五椎下的两旁，膈腧在第七椎下的两旁，肝腧在第九椎下的两旁，脾腧在第十一椎的两旁，肾腧在第十四椎的两旁。五脏腧穴都在脊柱的两旁，左右相距为三寸。要确定、检验这些穴位时，可用手按压腧穴处，如病人有酸、麻、胀、痛的感觉，或病人原有疼痛得到缓解，表明此处是腧穴的所在部位。对这些腧穴，宜用灸法，慎用针刺。邪气盛的用泻法，正气虚的用补法。若用艾火补的时候，不要吹艾火，要等它自己慢慢烧灭。若用艾火泻的时候，应快速地吹旺火，再用手拍艾条，使之急燃而迅速熄灭。

卫气第五十二

中華藏書

黄帝内经·最新整理珍藏版

【导读】

本篇从五脏六腑的功能，说明了营气、卫气的功能和循行情况；指出了十二经脉的标本与某些穴位的关系；介绍了上下虚实的治法、四街的部位及治法。

【原典】

黄帝曰：五藏者，所以藏精神魂魄者也。六府者，所以受水谷而行化物者也。其气内干①五藏，而外络肢节。其浮气之不循经者，为卫气；其精气之行于经者，为营气。阴阳相随，外内相贯，如环之无端，亭亭淳淳②乎，孰能穷之？然其分别阴阳，皆有标本虚实所离之处。能别阴阳十二经者，知病之所生。候虚实之所在者，能得病之高下。知六府之气街③者，能知解结契绍于门户④。能知虚实之坚软者，知补泻之所在。能知六经标本者，可以无惑于天下。

【精注】

①干：关联的意思。

②亭亭淳淳：亭亭，遥远意思。淳淳，流动的样子。意为源远流长，运行不息。

③气街：在此指气聚会运行的道路。

④解结契绍于门户：解结，指消除郁滞。契，相合。绍，继承。指解开绳结，开达于门。

【今译】

黄帝说：五脏是贮藏精神魂魄的器官；六腑是消化饮食、输送营养和排泄废物的器官。由饮食所化生的精微之气，在内则入于五脏，在外则行于分肉、经络、肢节。其浮而在外之气，不循行于经脉之中的，叫卫气；其精气之行于经脉之中的，叫营气。卫行脉外属阳，营行脉中属阴，阴阳相随而行，内外贯通，有如环之无端，如水之源远流长，无有穷尽。但在分别阴阳属性时，都有标本、虚实、所离之处。因此，能分别三阴三阳十二经的就可以知道病是怎样产生的；能判断出虚实所在，便能找出疾病的上下部位；能知道六腑六气往来的通道，在诊断和治疗上，就像会解开绳结，开达门户一样，方便自如；能知虚者软——经气空虚，实者硬——邪气结聚，就能知道补虚泻实的关键所在；能知手足六经的标部和本部，对复杂的疾病在治疗时就能应付自如而无所疑惑。

【原典】

岐伯曰：博哉圣帝之论！臣请尽意悉言之。足太阳之本，在跟以上五寸中，标在两络命门。命门者，目也。足少阳之本，在窍阴之间，标在窗笼之前。窗笼者，耳也。足少阴之本，在内踝以上三寸中，标在背腧与舌下两脉也。足厥阴之本，在行间上五寸所，标在背腧也。足阳明之本，在厉兑，标在人迎颊挟颃颡也。足太阴之本，在中封前上四寸之中，标在背腧与舌本也。手太阳之本，在外踝⑤之后，标在命门之上一寸也。手少阳之本，在小指次指之间上二寸，标在耳后上角下外眦也。手阳明之本，在肘骨中，上至别阳，标在颜下合钳上也。手太阴之本，在寸口之中，标在腋内动也。手少阴之本，在锐骨之端，标在背腧也。手心主之本，在掌后两筋之间二寸中，标在腋下下三寸也。凡候此者，下虚则厥，下盛则热；上虚则眩，上盛则热痛。故石者⑥绝而止之，虚者引而起之。

【精注】

⑤外踝：此处指手尺骨头，即手腕关节外侧的高骨。

⑥石者：《甲乙经》、《太素》及《经脉标本》均作"实者"。

【今译】

岐伯说：真是高深博大的理论啊！我将把我知道的情况都说出来。足太阳膀胱经的本部，在足跟以上五寸（由外踝下的地平面算起）中的附阳穴；标部，在两目的睛明穴。命门，是指眼睛。足少阳胆经的本部，在足第四趾外侧端的窍阴穴之间；标部，在窗笼之前，即在耳珠前陷中的听宫穴。足少阴肾经的本部（内踝之下一寸，再由此向上三寸），在内踝上下三、二寸的复溜、交信穴；标部，在背部的肾俞穴，与舌下两脉的廉泉穴。足厥阴肝经的本部，在行间穴上五寸的中封穴；标部，在背部的肝俞穴。足阳明胃经的本部，在足次趾端的厉兑穴；标部，在颊下结喉两旁的人迎穴。足太阴脾经的本部，在中封穴前上四寸中的三阴交穴；标部，在背部的脾俞与舌根部。

手太阳小肠经的本部，在手外踝之后的养老穴；标部，在睛明穴上一寸处。手少阳三焦经的本部，在手无名指之间的液门穴；标部，在耳后上角的角孙穴与下外眦的丝竹空穴。手阳明大肠经的本部，在肘骨中的曲池穴，上至臂臑穴处；标部，在颊下一寸，人迎之后，扶突之上。手太阴肺经的本部，在寸口中的太渊穴；标部，在腋内动脉，就是腋下三寸的天府穴处。手少阴心经的本部，在掌后锐骨之端的神门穴；标部，在背部的心俞穴。手厥阴心包经的本部，在掌后两筋之间二寸内关穴；标部，在腋下三寸的天池穴处。

如果要测候十二经标本上下所主的疾病，一般在下的为本，下虚则元阳衰于下而为厥逆，下盛则阳气盛于下而为热；在上者为标，上虚则清阳不升而为眩晕，上盛则阳盛于上而为热痛。属实症的当泻，以绝其根而使疾病停止发作；属虚症的当补，助其气而振其不足。

【原典】

请言气街：胸气有街，腹气有街，头气有街，胫气有街。故气在头者，止之于脑。气在胸者，止之膺与背腧。气在腹者，止之背腧，与冲脉于脐左右之动脉者。气在胫者，止之于气街，与承山踝上以下。取此者用毫针，必先按而在久⑦应于手，乃刺而予之。所治者，头痛眩仆，腹痛中满暴胀，及有新积。痛可移者，易已也；积不痛，难已也。

【精注】

⑦久：滞留。

【今译】

现在让我谈谈各部的气街：胸、腹、头、胫之气，各有所聚所行的道路。气在头部的，聚之于脑；气在胸之前部的，聚于胸之两旁的膺部；气在胸之后部的，聚于背俞，即自十一椎膈膜之上，足太阳经诸脏之俞；气在腹部的，聚于背俞，即自十一椎隔膜以下，足太阳经诸脏之俞穴，并聚于腹前冲脉及在脐左右经脉处的穴位（肓俞、天枢等穴）；气在胫部的，则于足阳明经的气街穴（又名气冲穴）及承山穴（足太阳经）和足踝部上下等处。凡刺这些穴位都要用毫针，操作时，必须用手先在穴位上作较长时间的按压，待其气至，然后针刺与之补泻。刺各部气街的穴位能治疗头痛、眩晕、中风跌仆、腹痛、中满、腹部突然胀满及新得的积聚。积聚病中，疼痛而切按能够移动的，容易治愈；切按时不能移动并且不疼痛的，不易治愈。

论痛第五十三

【导读】

本篇论说了因人体素质的不同，即筋骨、肌肉强弱坚脆的不同，皮肤腠理厚薄疏密的区别，肠胃厚薄肥瘦的不同，所以在治疗上会有能否耐受针石、火烧之痛和耐受毒药的区别，认为疾病痊愈的难易，与病症属性的寒热密切相关。

【原典】

黄帝问于少俞曰：筋骨之强弱，肌肉之坚脆，皮肤之厚薄，腠理之疏密，各不同，其于针石火焫①之痛何如？肠胃之厚薄坚脆亦不等，其于毒药②何如？愿尽闻之。少俞曰：人之骨强筋弱肉缓皮肤厚者耐痛，其于针石之痛，火焫亦然。黄帝曰：其耐火焫者，何以知之？少俞答曰：加以黑色而美骨者，耐火焫。黄帝曰：其不耐针石之痛者，何以知之？少俞曰：坚肉薄皮者，不耐针石之痛，于火焫亦然。黄帝曰：人之病，或同时而伤，或易已，或难已，其故何如？少俞曰：同时而伤，其身多热者易已，多寒者难已。黄帝曰：人之胜毒③，何以知之？少俞曰：胃厚色黑大骨及肥者，皆胜毒；故其瘦而薄胃者，皆不胜毒也。

【精注】

①火焫（ruò）：焫，烧的意思。此处指艾火灸灼。

②毒药：此处指峻下通利之药。

③胜毒：指对药物的耐受力很强。

【今译】

黄帝问少俞说：筋骨的强与弱，肌肉的坚与脆，皮肤的厚与薄，腠理的疏与密都各不相同的人，他们对针刺和灸灼所致疼痛的耐受力是怎么样的？另外，肠胃的厚薄、坚脆也不一样的人，他们对药物的耐受力又是如何的呢？请你详细地讲一讲。少俞说：骨骼强健、筋柔肉缓、皮肤厚实的人，对疼痛的耐受力强，所以对针刺和艾火灸灼所致的疼痛也一样能忍受。

黄帝说：都是什么人能耐受火灼引起的疼痛呢？少俞回答说：除以上所说的人以外，还有肤色黑而且骨骼健美的人。

黄帝说：什么人不能耐受针刺所致的疼痛呢？少俞说：肌肉坚实而皮肤薄脆的人，不能耐受针刺的疼痛，同样也不能耐受灸灼引起的疼痛。

黄帝说：同时同病的人，有的容易痊愈，有的则难以痊愈，造成这种不同的原因是什么？少俞说：身体多热、阳气素盛的人，容易痊愈；身体多寒、阳气素愈的人，难以痊愈。

黄帝说：如何判断人对药物耐受力的强弱呢？

少俞说：胃功能强壮、皮肤色黑、骨骼粗壮、肌肉肥厚的人，对药物的耐受力强；形体消瘦而胃功能薄弱的人，对药物的耐受力就弱。

天年第五十四

【导读】

本篇介绍了胚胎的生长发育过程，详细叙述了人类从生长到死亡过程的一般规律，指出人不能终寿的原因是五脏不坚。

【原典】

黄帝问于岐伯曰：愿闻人之始生，何气筑为基，何立而为楯，何失而死，何得而生？岐伯曰：以母为基，以父为楯，失神者死，得神者生也。黄帝曰：何者为神？岐伯曰：血气已和，荣卫已通，五藏已成，神气舍心，魂魄毕具，乃成为人。黄帝曰：人之寿夭各不同，或夭寿，或卒死，或病久，愿闻其道。岐伯曰：五藏坚固，血脉和调，肌肉解利，皮肤致密，营卫之行，不失其常，呼吸微徐①，气以度行，六府化谷，津液布扬，各如其常，故能长久。黄帝曰：人之寿百岁而死，何以知之？岐伯曰：使道隧以长，基墙高以方，通高营卫，三部三里起，骨高肉满，百岁乃得终。

【精注】

①呼吸微徐：呼吸均匀和缓。

【今译】

黄帝问于岐伯说：希望你讲一下人在生命开始时，是以什么作为基础的？以什么作为捍卫的？损失了什么就要死亡？得到了什么才能生存？岐伯说：以母亲的血为基础，以父亲的精为卫外功能，由父精母血结合而产生神气，失神气的就会死亡，有了神气才能维持生命。黄帝问：神指的是什么？岐伯说：当人体的血气和调，营气卫气的运行通畅，五脏形成之后，神气藏之于心，魂魄也都具备了，才能成为一个健全的人体。

黄帝说：人的寿命长短各不相同，有中途夭亡的，有年老长寿的，有猝然死亡的，有的患病很久，希望听听它的道理。岐伯说：如果五脏强健，血脉调顺，肌肉之间通利无滞，皮肤固密，营卫的运行不失其常度，呼吸均匀徐缓，全身之气有规律的运行，六腑也能正常地消化饮食，使精微、津液能敷布周身，以营养人体，各脏腑功能正常，所以能够使生命维持长久而多寿。

黄帝说：有些人可活到百岁而死，如何辨别这些人呢？岐伯说：长寿的人，他的鼻孔和人中深邃而长，面部的骨骼高厚而方正，营卫的循行通调无阻，面部的三停耸起而不平陷，肌肉丰满，骨骼高起，这种壮健的形体，是能活到百岁而终其天年的象征。

【原典】

黄帝曰：其气之盛衰，以至其死，可得闻乎？岐伯曰：人生十岁，五藏始定，血气已通，其气在下，故好走②。二十岁，血气始盛，肌肉方长，故好趋。三十岁，五藏大定，肌肉坚固，血脉盛满，故好步。四十岁，五藏六府十二经脉，皆大盛以平定，腠理始疏，荣华颓落，发颇斑白，平盛不摇，故好坐。五十岁，肝气始衰，肝叶始薄，胆汁始灭③，目始不明。六十岁，心气始衰，苦忧悲，血气懈惰，故好卧。七十岁，脾气虚，皮肤枯。八十岁，肺气衰，魄离，故言善误。九十岁，肾气焦，四藏经脉空虚。百岁，五藏皆虚，神气皆去，形骸独居而终矣。黄帝曰：其不能终寿而死者，何如？岐伯曰：其五藏皆不坚，使道不长，空外以张④，喘息暴疾，又卑基墙，薄脉少血，其肉不石⑤，数中风寒，血气虚，脉不通，真邪⑥相攻，乱而相引，故中寿而尽也。

【精注】

②好走：指少年人善动而好奔跑。

③灭：据《太素》卷二改为"减"。

④空外以张：指鼻陷而短，鼻孔外张。

⑤石：当作"实"。

⑥真邪：真，指人体正气。邪，指邪气。

【今译】

黄帝说：希望听你讲讲人的血气盛衰，以及从生到死这一过程的情况？岐伯说：人生长到十岁的时候，五脏始发育到一定的健全程度，血气的运行畅通，生气在下，所以喜动而好走。人到二十岁，血气开始壮盛，肌肉也正在发达，所以行动更为敏捷，走路也快。人到三十岁，五脏已经发育强健，全身的肌肉坚固，血气充盛，所以步履稳重，爱好从容不迫地行走。人到四十岁，五脏六腑十二经脉都很健全，已到了不能再继续盛长的程度，从此腠理开始疏松，颜面的荣华逐渐衰落，鬓发开始花白，经气由平定盛满已到了不能再向上发展的阶段，精力已不十分充沛，所以好坐。人到五十岁，肝气开始衰退，肝叶薄弱，胆汁也减少，所以两眼开始昏花。人到六十岁，心气开始衰弱，会经常忧愁悲伤，血气已衰，运行不利，形体惰懈，所以好卧。人到七十岁，脾气虚弱，皮肤干枯。人到八十岁时肺气衰弱，不能藏魄，言语也时常发生错误。人到九十岁，肾气也要枯竭了，其他四脏经脉的血气也都空虚了。到了百岁，五脏的经脉都已空虚，五脏所藏的神气都消失了，只有形骸存在而死亡。

黄帝说：有的人不能活到应该活到的岁数而死亡的，这里面的原因是什么？岐伯说：不能长寿的人，是他的五脏不坚固，鼻孔和人中沟不深邃，鼻孔向外开张着，呼吸急促疾速。或者面部之骨骼卑小，脉管薄弱，脉中血少而不充盈，肌肉不坚实，肌腠松弛，再屡被风寒侵袭，血气更虚，血脉不通利，外邪就易于侵入，与真气相攻，真气败乱，致使他不得天年而死。

逆顺第五十五

【导读】

本篇指出刺法与经气运行的顺逆密切相关，介绍了针刺时可刺、尚可刺、已不可刺的三种情况，提出了针刺时应根据经气的逆顺、盛衰以决定可刺与否的针刺总要求。

【原典】

黄帝问于伯高曰：余闻气有逆顺，脉有盛衰，刺有大约[①]，可得闻乎？伯高曰：气之逆顺者，所以应天地、阴阳、四时、五行也。脉之盛衰者，所以候血气之虚实有余不足也。刺之大约者，必明知病之不可刺，与其未可刺，与其已不可刺也。黄帝曰：候之奈何？伯高曰：兵法曰无迎逢逢之气②，无击堂堂之阵③。刺法曰：无刺熇熇之热④，无刺漉漉之汗⑤，无刺浑浑之脉⑥，无刺病与脉相逆者。黄帝曰：候其可刺奈何？伯高曰：上工，刺其未生者也。其次，刺其未盛者也。其次，刺其已衰者也。下工，刺其方袭者也，与其形之盛者也，与其病之与脉相逆者也。故曰：方其盛也，勿敢毁伤，刺其已衰，事必大昌。故曰：上工治未病，不治已病。此之谓也。

【精注】

①刺有大约：针刺有大的原则。

②逢逢之气：形容其气锐利，来势迅疾。

③堂堂之阵：形容军队阵容整齐盛大。

④熇熇之热：形容热势很高。

⑤漉漉之汗：形容汗出之多，汗流不断。

⑥浑浑之脉：形容脉搏急疾而无序，混乱不清。

【今译】

黄帝问伯高说：我听说气的运行有逆有顺，血脉有盛有衰，针刺有大法，可以给我讲讲这里面的道理吗？伯高说：气的运行，是与天地、阴阳、四时、五行相适应的，当其时的为顺，非其时的为逆。血脉是与气血的虚实相关的，所以通过诊脉可以察候气血的虚实、盈亏。针刺的大法，就是必须明确知道病变是否可以行刺，或病变发展到了不可施行针刺的程度等情况。

黄帝问：如何知道病变的可刺与不可刺呢？伯高说：《兵法》讲，作战时，要避开对方来势急疾、气焰嚣盛的锐气，不可贸然出击对方严整庞大的阵地。《刺法》讲，热势炽盛时不可刺，大汗淋漓时不可刺，脉象纷乱、模糊不清时不可刺，脉象与病情不相符合的不可刺。

黄帝说：如何掌握可刺的时机呢？伯高说：高明的医生；在疾病尚未发生之前进行针刺；其次，在病邪轻浅、疾病尚未严重时进行针刺；再次，在邪气已衰、正气来复、疾病转愈时针刺。技术低劣的医生，在邪气正旺时，或在病热正盛时，或在病情与脉象不相符时进行针刺。所以说，在病势正盛时不能针刺，但在邪气已经开始衰退时进行针刺，必定会收到良好的效果。所以医术高明的医生，往往能防患于未然，而不是治疗于发病之后，讲的就是这个道理。

五味第五十六

【导读】

本篇主要讲谷气五味和五脏的密切关系，在认识五谷、五果、五畜、五菜对五脏作用的基础上，进一步指出了五脏疾病对这些食物的宜忌。

【原典】

黄帝曰：愿闻谷气有五味，其入五藏，分别奈何？伯高曰：胃者，五藏六府之海也，水谷皆入于胃，五藏六府皆禀气于胃。五味各走其所喜，谷味酸，先走肝，谷味苦，先走心，谷味甘，先走脾，谷味辛，先走肺，谷味咸，先走肾。谷气津液已行，营卫大通，乃化糟粕，以次传下。黄帝曰：营卫之行奈何？伯高曰：谷始入于胃，其精微者，先出于胃之两焦，以溉五藏，别出两行，营卫之道。其大气之抟而不行者，积于胸中，命曰气海，出于肺，循喉咽，故呼则出，吸则入。天地之精气，其大数常出三入一，故谷不入，半日则气衰，一日则气少矣。

【今译】

黄帝说：五谷有五种性味，当五味进入人体后，是如何归于五脏的呢？伯高说：一切食物都要先进入胃中，五脏六腑都要接受胃所消化的精微，以维持其机能活动，所以五脏六腑都受气于胃，而胃就成为五脏六腑营养汇集的地方。饮食物的五味归属五脏，都因饮食物的性味特性相异而各有所喜归：谷味酸的入胃之后，先入肝；味苦的，先入心；味甜的，先入脾；

味辛的，先入肺；味咸的，先入肾。水谷的精微，化为津液，与营卫之气，运行于全身，其糟粕部分，按次第下传于大肠、膀胱，成为便、溺，排出体外。

黄帝问道：营卫是如何运行的昵？伯高说：水谷入胃后，所化生的精微部分，从胃出后至中上二焦，经肺灌溉五脏。它在输布于全身时，分别为两条途径，其清纯部分化为营气，浊厚部分化为卫气，分别从脉内外的两条道路运行于周身。同时所产生的大气，则聚于胸中，称为气海。这种气自肺沿咽喉而出，呼则出，吸则入，保证人体正常呼吸运动。天地的精气，它在体内代谢的大概情况，是宗气、营卫和糟粕三方面输出，但另一方面又要从天地间吸入空气与食入饮食物，以补给全身营养的需要，所以半日不吃饭，就会感到气衰，一天不进饮食，就感到气少了。

【原典】

黄帝曰：谷之五味，可得闻乎？伯高曰：请尽言之。五谷：秔米[1]甘，麻酸，大豆咸，麦苦，黄黍辛。五果：枣甘，李酸，栗咸，杏苦，桃辛。五畜：牛甘，犬酸，猪咸，羊苦，鸡辛。五菜：葵甘，韭酸，藿[2]咸，薤苦，葱辛。五色：黄色宜甘，青色宜酸，黑色宜咸，赤色宜苦，白色宜辛。凡此五者，各有所宜。所言五色者，脾病者，宜食秔米饭牛肉枣葵；心病者，宜食麦羊肉杏薤；肾病者，宜食大豆黄卷猪肉栗藿；肝病者，宜食麻犬肉李韭。肺病者，宜食黄黍鸡肉桃葱。五禁：肝病禁辛，心病禁咸，脾病禁酸，肾病禁甘，肺病禁苦。肝色青，宜食甘，秔米饭牛肉枣葵皆甘。心色赤，宜食酸，犬肉麻李韭皆酸。脾色黄，宜食咸，大豆豕肉栗藿皆咸。肺色白，宜食苦，麦羊肉杏薤皆苦。肾色黑，宜食辛，黄黍鸡肉桃葱皆辛。

【精注】

①秔米：粳米。

②藿：指豆叶，味咸，入肾。

【今译】

黄帝说：希望你给我讲讲五谷性味的情况？伯高说：让我

详细地讲给你听。在五谷之中，粳米味甘，芝麻味酸，大豆味咸，麦味苦，黄米味辛。在五果之中，枣子味甘，李子味酸，栗子味咸，杏子味苦，桃子味辛。在五畜之中，牛肉味甘，狗肉味酸，猪肉味咸，羊肉味苦，鸡肉味辛。在五菜之中，葵菜味甘，韭菜味酸，豆叶味咸，薤味苦，葱味辛。五色与五味的关系：黄色属脾，宜食甘味；青色属肝，宜食酸味；黑色属肾，宜食咸味；赤色属心，宜食苦味；白色属肺，宜食辛味。这五种色味，在治疗和调补时，都可用其相宜的食品。所言五宜，就是在五脏患病时，选用相适宜的五味：脾病，宜食粳米饭、牛肉、枣子、葵菜；心病，宜食麦、羊肉、杏子、薤；肾病，宜食大豆芽、猪肉、栗子、藿；肝病，宜食芝麻、犬肉、李、韭；肺病，宜食黄米、鸡肉、桃、葱。

五脏之病对五味的禁忌是这样的：肝病应禁忌辛味，心病应禁忌咸味，脾病应禁忌酸味，肾病应禁忌甘味，肺病应禁忌苦味。

肝主青色，宜食甘味，粳米饭、牛肉、枣、葵等都是甘味；心主赤色，宜食酸味，犬肉、芝麻、李、韭等都是酸味；脾主黄色，宜食咸味，大豆、猪肉、栗、藿等都是咸味；肺主白色，宜食苦味，麦、羊肉、杏、薤等都是苦味；肾主黑色，宜食辛味，黄黍、鸡肉、桃、葱等都是辛味。

水胀第五十七

【导读】

本篇介绍了水肿、肤胀、鼓胀、肠覃、石瘕等病的原因、症状、病机以及鉴别诊断等，对肠覃和石瘕指出了治疗原则；对肤胀和鼓胀说明了针刺的方法。

【原典】

黄帝问于岐伯曰：水与肤胀、鼓胀、肠覃①、石瘕②、石水，何以别之？岐伯答曰：水始起也，目窠上微肿，如新卧起之状，其颈脉动，时咳，阴股间寒，足胫肿，腹乃大，其水已成矣。以手按其腹，随手而起，如裹水之状，此其候也。黄帝曰：肤胀何以候之？岐伯曰：肤胀者，寒气客于皮肤之间，鼕鼕然不坚③，腹大，身尽肿，皮厚，按其腹，窅而不起，腹色不变，此其候也。鼓胀何如？岐伯曰：腹胀身皆大，大与肤胀等也，色苍黄，腹筋起，此其候也。肠覃何如？岐伯曰：寒气客于肠外，与卫气相搏，气不得荣，因有所系，癖而内著，恶气乃起，瘜肉④乃生。其始生也，大如鸡卵，稍以益大，至其成如怀子之状，久者离藏，按之则坚，推之则移，月事以时下，此其候也。石瘕何如？岐伯曰：石瘕生于胞中，寒气客于子门，子门闭塞，气不得通，恶血当泻不泻，衃⑤以留止，日以益大，状如怀子，月事不以时下。皆生于女子，可导而下。黄帝曰：肤胀鼓胀可刺邪⑥？岐伯曰：先泻其胀之血络，后调其经，刺去其血络也。

【精注】

①肠覃：覃，通"蕈"。肠覃，生于肠外，形如菌状的肿瘤。

②石瘕：生于妇女子宫，坚硬如石的肿瘤。

③鼕然不坚：指鼓声。此处指中空如鼓而不坚硬。

④瘜肉：即恶肉。

⑤衃：凝聚不散的败血。

⑥邪：音义同"耶"。

【今译】

黄帝问岐伯道：水胀与肤胀、鼓胀、肠覃、石瘕、石水，这些应该如何区别呢？岐伯回答说：病人的下眼胞微肿，就像刚刚睡醒的样子，颈部动脉搏动明显，时时咳嗽，两大腿内侧感到寒冷，足胫部肿胀，腹部胀大，若出现上述症状，说明水肿病已经形成了。若以手按压病人的腹部，放手后即随手而起，不留凹陷，就像按压充水的皮袋子一样，就是水胀病的症候。

黄帝说：怎样诊断肤胀病呢？岐伯说：所谓肤胀病，是由寒邪侵入皮肤之间形成的。病人腹部胀大，叩击时发出鼓音，按压时感觉空而不坚硬，病人全身浮肿，皮肤较厚，按压病人腹部，放手后不能随手而起，留有凹陷，腹部的皮色无异常变化，这就是肤胀的症候。

黄帝问：鼓胀病有哪些表现？岐伯说：鼓胀病人的腹部与全身都肿胀，这与肤胀病一样，但患鼓胀病的人皮肤青黄，腹部青筋高起暴露，这就是鼓胀病的症候特点。

黄帝问：肠覃病的表现有哪些？岐伯说：寒邪侵犯人体后，邪气滞留在肠外，与卫气相搏，卫气被阻而不能正常运行，因此邪气留滞，积久不去附着于肠外，并日渐滋长，使息肉得以形成，刚开始时，就像鸡蛋一样大小，此后逐渐长大，疾病一旦形成，病人就像怀孕一样，病程长的历经数年，用手按压则很坚硬，推动时可移动，但月经仍然按时到潮，这就是肠覃的症候。

黄帝说：石瘕病的表现有哪些？岐伯说：石瘕病生在胞宫内，寒邪侵犯，留滞在子宫颈口，使宫颈闭塞，气血凝滞不通。经血不能正常排泄，便凝结成块而留滞于宫内，并日益增大，使腹部涨大，像怀孕一样，月经不能按时来潮。石瘕病都发生在妇女，治疗时应活血化瘀，通导攻下，引瘀血下行。

黄帝说：肤胀与鼓胀可以用针刺治疗吗？岐伯说：治疗时先用针刺泻有瘀血的脉络，然后根据病情虚实的不同来调理经脉，刺去瘀滞的血络。

贼风第五十八

【导读】

本篇指出了猝然发病的原因，除贼风邪气外，还有其他种种因素，可以引发疾病，介绍了“祝由”可以治病的原因。

【原典】

黄帝曰：夫子言贼风邪气之伤人也，令人病焉，今有其不离蔽，不出室穴①之中，卒然病者，非不离②贼风邪气，其故何也？岐伯曰：此皆尝有所伤于湿气，藏于血脉之中，分肉之间，久留而不去；若有所堕坠，恶血在内而不去。卒然喜怒不节，饮食不适，寒温不时，腠理闭而不通。其开而遇风寒，则血气凝结，与故邪相袭③，则为寒痹。其有热则汗出，汗出则受风，虽不遇贼风邪气，必有因加而发④焉。黄帝曰：今夫子之所言者，皆病人之所自知也。其毋所遇邪气，又毋怵惕之所志，卒然而病者，其故何也？唯有因鬼神之事乎？岐伯曰：此亦有故邪留而未发，因而志有所恶，及有所慕，血气内乱，两气相搏。其所从来者微，视之不见，听而不闻，故似鬼神。黄帝曰：其祝⑤而已者，其故何也？岐伯曰：先巫者，因知百病之胜⑥，先知其病之所从生者，可祝而已也。

【精注】

①室穴：即指房屋。古人多挖穴而居，所以称住房为室穴。

②离：避开的意思。

③相袭：相互作用。此指新感与故邪相互作用。

④因加而发：加，加以新感。指原因，在此指故邪。

⑤祝：指祝由。古代祝说病由的一种治病方法，属今之心理疗法之一，适用于部分精神情志导致的疾病。

⑥百病之胜：胜，制的意思。指多种疾病的治疗方法。

【今译】

黄帝说：先生常说贼风邪气伤害了人体，才会生病，但有人并没有离开房屋并保护得很严密，却突然生病了，他并不是没有避免贼风邪气，但却发病了，这是什么原因呢？岐伯说：这都是平时已受到邪气的伤害，比如曾经为湿气而伤，潜伏在血脉之中和分肉之间，长久滞留在体内没有驱除出去；或者因为从高处跌下来，致瘀血留积在内而发病；也有突然发生过度的喜怒，或饮食不当，或气候的冷热不注意调摄，使腠理闭塞，壅而不通；或适当腠理开泄时而感受风寒，这样使血气凝结，新风寒和宿邪湿气相互搏结，就发生寒痹；又有因热而出汗，因汗出肌腠疏松而受风邪，这些人虽然未受到贼风邪气的侵袭，但必然原有宿邪，并新加外感的因素，才能使人发病的。

黄帝说：你刚才说的都是病人自己所能知道的，但有的人既没有外来邪气的侵犯，也没有受惊恐等情志的刺激，却突然发病，这是什么原因呢？是否因为鬼神作祟呢？岐伯说：这也是因为有宿邪潜伏在内而未发作，由于情感上有所变化，或有厌恶之事，或有所怀慕而不能遂心引起体内血气的逆乱和潜伏在体内的病邪两相结合，因而发生病变。这种内在的变化极为细微，没有明显的迹象，是看不见、听不到的，所以好像鬼神作祟一样。

黄帝说：既然不是鬼神作祟，为什么用"祝由"的方法就能把病治好呢？岐伯说：古时的巫医，因为他知道某些疾病，是可以用精神疗法控制的，又事先知道了疾病发生的原因，所以可用"祝由"的方法来治愈疾病。

卫气失常第五十九

【导读】

本篇介绍了卫气失常后产生的病变和针刺治法，指出在诊断皮、肉、气血、筋、骨等病变时要注意体征的变化，叙述了脂、膏、肉三种不同体质人气血的差异与体形的不同。

【原典】

黄帝曰：卫气之留于腹中，蓄积不行，苑蕴①不得常所，使人支胁胃中满，喘呼逆息者，何以去之？伯高曰：其气积于胸中者，上取之；积于腹中者，下取之；上下皆满者，傍取之。黄帝曰：取之奈何？伯高对曰：积于上，泻大迎、天突、喉中；积于下者，泻三里与气街；上下皆满者，上下取之，与季胁之下一寸（一本云季胁之下深一寸），重者，鸡足取之②。诊视其脉大而弦急，及绝不至者，及腹皮急甚者，不可刺也。黄帝曰：善。

【精注】

①苑蕴：苑，即郁。即蕴结不散之意。

②鸡足取之：又称合称刺，古代针刺的方法之一，即将针刺于分肉间，然后再向左右各斜刺一针，形于鸡足之三趾。

【今译】

黄帝说：卫气留滞于胸腹之中，运行受到阻碍，违背正常的循行规律，积聚不畅，郁结而不能运行到正确的部位，使人产生胸胁、胃脘胀满、喘息气逆等症状，该用什么方法来治疗这些疾病呢？伯高说：气郁不行，积聚在胸中的，取上部的腧穴治疗；积聚在腹中的，取下部的腧穴治疗；积聚在胸腹部，使胸胁脘腹都胀满的，则取上下部及附近的穴位治疗。

黄帝说：应该取哪些穴经呢？伯高回答说：卫气郁积在胸中，当泻足阳明胃经的人迎穴，任脉的天突和廉泉穴；卫气郁积在腹中，当泻足阳明胃经的三里穴和气街穴；卫气积在胸胁脘腹，上下都觉胀满，当上取人迎、天突、廉泉等穴，下取三里、气街穴以及季肋下一寸的章门穴以泻；病情严重的，采取鸡足刺法。若病人的脉大而弦急，或脉绝不至以及腹皮绷急紧张，就不能用针刺。黄帝说：讲得好。

【原典】

黄帝问于伯高曰：何以知皮肉、气血、筋骨之病也？伯高曰：色起两眉薄泽者，病在皮。唇色青黄赤白黑者，病在肌肉。营气濡然③者，病在血气。目色青黄赤白黑者，病在筋。耳焦枯受尘垢，病在骨。黄帝曰：病形何如，取之奈何？伯高曰：夫百病变化，不可胜数，然皮有部，肉有柱④，血气有输，骨有属。黄帝曰：愿闻其故。伯高曰：皮之部，输于四末。肉之柱，在臂胫诸阳分肉之间，与足少阴分间。血气之输，输于诸络，气血留居，则盛而起。筋部无阴无阳，无左无右，候病所在。骨之属者，骨空之所以受益而益脑髓者也。黄帝曰：取之奈何？伯高曰：夫病变化，浮沉深浅，不可胜穷，各在其处，病间者浅之，甚者深之，间者少之，甚者众之，随变而调气，故曰上工。

【精注】

③营气濡然：营气耗散于外，体表湿润而多汗。

④肉有柱：指四肢隆起丰厚的肌肉之处。

【今译】

黄帝问伯高说：对皮、肉、气、血、筋、骨的病变应如何诊察呢？伯高说：病色表现在两眉之间，缺少光泽的，则病变发生在皮；口唇呈青、黄、赤、白、黑颜色的，病变发生在肌肉；皮肤多汗而湿润，则病在血气；目色呈现青、黄、赤、白、黑色的，则病发生在筋；耳轮焦枯，阴暗不泽，如有尘垢的，则病变在骨。

黄帝说：病情的表现及变化是怎样的呢？应当如何治疗？伯高说：很多疾病的变化，是多种多样的。但皮有部，肉有柱，血气有输，骨有属。

黄帝说：我希望听您讲讲其中的道理。伯高说：皮之部，在肢末端的浅表部位；肉之柱，在上肢的臂、下肢的胫，手足六阳经肌肉隆起之处，以及足少阴经循行路线上的肌肉丰厚之处；血气之输，在诸经的络穴，当血气留滞时，则络脉壅盛而高起；筋的病变无阴无阳，无左无右，治疗时应随病变的部位而取之；骨痛的所属部位，在关节处，骨穴是输注精液的，且能补益脑髓。

黄帝说：该怎样进行治疗呢？伯高说：由于疾病的千变万化，针刺治疗或深或浅，或浮或沉，不可胜数。其主要的原则应根据发病的部位和病情进行针刺，病轻的浅刺，病重的深刺，病轻的用针要少，病重的用针要多。能随着病情的变化而调治经气，才是高明的医生。

【原典】

黄帝问于伯高曰：人之肥瘦大小寒温，有老壮少小，别之奈何？伯高对曰：人年五十已上为老，二十已上为壮，十八已上为少，六岁已上为小。黄帝曰：何以度知其肥瘦？伯高曰：人有肥有膏有肉。黄帝曰：别此奈何？伯高曰：䐃肉坚，皮满者，肥。䐃肉不坚，皮援者，膏。皮肉不相离者，肉。黄帝曰：身之寒温何如？伯高曰：膏者其肉淖，而粗理者身寒，细理者身热。脂者其肉坚，细理者热，粗理者寒。黄帝曰：其肥瘦大小奈何？伯高曰：膏者，多气而皮纵缓，故能纵腹垂腴⑤。肉者，身体容大。脂者，其身收小。黄帝曰：三者之气血多少何如？伯高曰：膏者多气，多气者热，热者耐寒。肉者多血，多血则充形，充形则平。脂者，其血清，气滑少，故不能大。

中華藏書

黄帝内经·最新整理珍藏版

中国书店

此别于众人者也。黄帝曰：众人奈何？伯高曰：众人皮肉脂膏不能相加也，血与气不能相多，故其形不小不大，各自称其身，命曰众人。黄帝曰：善。治之奈何？伯高曰：必先别其三形，血之多少，气之清浊，而后调之，治无失常经⑥。是故膏人，纵腹垂腴；肉人者，上下容大；脂人者，虽脂不能大者。

【精注】

⑤纵腹垂腴：腹肉肥大，腹皮松弛，肌肉下垂。

⑥无失常经：常经，指一般规律。言治疗时不要违背一般的治疗法则。

【今译】

黄帝问伯高道：人体的肥瘦，身形的大小，体表的寒温，以及年龄的老、壮、少、小，是怎样区别的呢？伯高回答说：年龄在五十岁以上的为老，三（原作"二"，据《甲乙经》改）十岁以上的为壮，十八岁以下的为少，六岁以上的为小。

黄帝说：人体肥与瘦的评定应以什么为标准呢？伯高说：人体有脂、膏、肉三种不同的类型。

黄帝说：应当如何区别人的脂、膏、肉三种类型呢？伯高说：肉（肥厚或成块突起的肌肉。——译注）丰厚坚实皮肤丰满的为脂；肉本丰厚坚实、皮肤松弛的为膏；皮肉紧紧相连在一起的为肉。

黄帝说：人的身体有寒温的不同，如何加以区别呢？伯高说：膏类型的人肌肉濡润，若皮肤腠理粗糙，卫气就易外泄，故身体多寒；若皮肤腠理细腻，卫气就易收藏，故身体多热。脂类型的人肌肉坚实，皮肤腠理致密的，身体多热；皮肤腠理粗疏的，身体多寒。

黄帝说：身体的肥瘦大小是如何区别的呢？伯高说：膏类型的人，多阳气充盛，皮肤宽纵弛缓，腹部肌肉松软下垂；肉类型的人，身体则宽大；脂类型的人，肌肉则坚实而身形较小。

黄帝说：这三种类型的人的气血情况是怎样的呢？伯高说：膏类型的人，阳气充盛，身体多热，就能耐寒；肉类型的人，阴血偏盛，能充养肌肉形体，气质平和；脂类型的人，其血清，气滑利而且少，所以身形不大。这就是脂、膏、肉三种人气血多少的大概情况，与一般的人有所区别。

黄帝说：一般人的情况是怎么样的？伯高说：一般人的皮、肉、脂、膏都比较均匀，血与气也保持平衡，没有偏多的情况，所以他们的身形不大不小，身体各部位都非常匀称，这就是一般人的情况。

黄帝说：讲得好。对这三种人出现的疾病，该怎样进行治疗呢？伯高说：必须先分清这三种不同类型的人的气血多少及气的清浊，然后再进行调治，根据具体情况用常法治疗。所以说，膏人形体宽肥腹肉下垂；肉人身体上下都很宽大；脂人虽然脂肥，但体型不大。

玉版第六十

【导读】

本篇首先叙述痈疽的成因，刺法的原则和方法，同时指出痈毒内陷，诸病脉症相反，诸病即将死亡等逆象，说明凡见这些逆象，都不宜针刺，其次以兵器作用和针刺作用相比，说明针虽细物可以治病活人，若妄用针刺，就像兵器一样可以致人于死，最后举逆刺五里穴为例，说明逆刺可以造成严重的医疗事故，启示临床时要引起高度的警惕。

【原典】

黄帝曰：余以小针为细物也，夫子乃言上合之于天，下合之于地，中合之于人，余以为过针之意矣，愿闻其故。岐伯曰：何物大于天乎？夫大于针者，惟五兵①者焉。五兵者，死之备也，非生之具。且夫人者，天地之镇②也，其不可不参乎？夫治民者，亦唯针焉。夫针之与五兵，其孰小乎？黄帝曰：病之生时，有喜怒不测，饮食不节，阴气不足，阳气有余，营气不行，乃发为痈疽。阴阳不通，两热相搏，乃化为脓，小针能取之乎？岐伯曰：圣人不能使化者，为其邪不可留也。故两军相当，旗帜相望，白刃陈于中野者，此非一日之谋也。能使其民，令行禁止，士卒无白刃之难者，非一日之教也，须臾之得也。夫至使身被痈疽之病，脓血之聚者，不亦离道远乎。夫痈疽之生，脓血之成也，不从天下，不从地出，积微之所生也。故圣人自治于未有形也，愚者遭其已成也。黄帝曰：其已形，不予遭，脓已成，不予见，为之奈何？岐伯曰：脓已成，十死一生，故圣人弗使已成，而明为良方，著之竹帛，使能者踵而传之后世，无有终时者，为其不予遭也。黄帝曰：其已有脓血而后遭乎，不导之以小针治乎？岐伯曰：以小治小者其功小，以大治大者多害，故其已成脓血者，其唯砭石铍锋之所取也。黄帝曰：多害者其不可全乎？岐伯曰：其在逆顺焉。黄帝曰：愿闻逆顺。岐伯曰：以为伤者，其白眼青，黑眼小，是一逆也；内药而呕者，是二逆也；腹痛渴甚，是三逆也；肩项中不便，是四逆也；音嘶色脱，是五逆也。除此五者为顺矣。

【精注】

①五兵：指古代的五种兵器。

②镇：引申为重要的、贵重的意思。

【今译】

黄帝说：我以为小针是一种细小的东西，先生却说它的作用上合于天，下合于地，中合于人，我认为这是把针的意义说得过分了，你能讲讲你为什么那样说吗？岐伯说：还有什么东西能够比天更大呢？能大于针的，惟有五种兵器。但五种兵器都是准备在战争中用以杀人的，不是用来治病活人的工具。而且天地之间最高贵的是人，怎么可以不参合自然界的现象呢？治疗人民的疾病，只有用小针。这样对比针和五兵作用的大小，不是很清楚了吗！

黄帝说：有的病在发生的时候，因喜怒无度，或饮食无节，或阴气不足，或阳气有余，致使营气郁滞不行，而发生痈疽。进而营卫气血阻滞不通，体内的阳热之气与邪热互相搏结，而化为脓，小针能治疗这样的病吗？岐伯说：聪明的人发现了这种病，要早期治疗，等到病已形成，再想化除掉，就不是很简单的事了，所以说病邪不要久留在体内。譬如两军作战，旗帜相望，刀光剑影遍于旷野，这必是策划已久，决不是出于一天的计谋。能够使民众服从命令，有令必行，有禁必止，使兵士敢于冲锋陷阵，不怕牺牲，这也不是一天教育的结果、顷刻之间就能办得到的。等到身体已经患了痈疽之病，脓血已经形成，这时再想用微针治疗，那不是距离太远了吗？要知道痈疽的产生，脓血的形成，既不是从天而降，也不是从地而生，而是病邪侵犯机体后，未得及时去除，使之逐渐积累而成的。所以聪明的人能够防微杜渐，在痈疽没有迹象时，积极预防，不使其发生，愚拙的人，预先不知防治，就会遭受疾病形成后的痛苦。

黄帝说：如果痈疽已经形成，因生于内脏而无法接触，脓已形成，也不能看到，这该怎么办呢？岐伯说：脓已成的，十死一生，所以聪明的医生能早期诊断，不等疾病形成，就消灭在萌芽阶段，并将一些好的治法，记载在竹帛上，制成专书，使有才能的人能够继承下来，并能一代一代的传下去，为的是使人们不再遭受痈疽的痛苦。黄帝说：其已经形成脓血的，而后一定要遭有死亡的危险吗？难道不能用小针来治疗吗？岐伯说：用小针治疗，其功效不大，再用大针来治疗，又可能产生不良后果，所以对于已形成脓血的，只有采用砭石，或用铍针锋针及时排脓，最为适宜。

黄帝说：有些痈疽病多向恶化方面发展，这样还能够治好吗？岐伯说：这主要根据病证的逆顺来决定。黄帝说：我希望听你谈谈病症的逆顺。岐伯说：白眼青，黑眼小，是逆症之一；服药而呕吐的，是逆症之二；腹痛而口渴甚的，是逆症之三；肩项转移不便，是逆症之四；声音嘶哑，面无血色，是逆症之五。除了这五种逆症之外，便是顺症了。

【原典】

黄帝曰：诸病皆有逆顺，可得闻乎？岐伯曰：腹胀，身热，脉大，是一逆也；腹鸣而满，四支清③泄，其脉大，是二逆也；衄而不止，脉大，是三逆也；咳且溲血脱形，其脉小劲，是四逆也；咳，脱形身热，脉小以疾，是谓五逆也。如是者，不过十五日而死矣。其腹大胀，四末清，脱形，泄甚，是一逆也；腹胀便血，其脉大，时绝，是二逆也；咳溲血，形肉脱，脉搏，是三逆也；呕血，胸满引背，脉小而疾，是四逆也；咳呕腹胀，且飧泄，其脉绝，是五逆也。如是者，不及一时而死矣。工不察此者而刺之，是谓逆治。

【精注】

③四支清：指四肢厥冷。

【今译】

黄帝问：各种病在发展过程中，预后都有好与不好，你可以给我讲讲这方面的情况吗？岐伯说：腹胀满，身发热，脉大，是为预后不良的表现之一；腹满而肠鸣，四肢逆冷，腹泻，脉大，是预后不良的表现之二；衄血不止，脉大，是预后不良的表现之三；咳嗽且兼小便溺血，肌肉消瘦，脉小而劲疾，是预后不良的表现之四；咳嗽，形体羸弱异常，身发热，脉小而搏动疾速，是预后不良的表现之五。若出现以上五逆症状的，不过十五天就有死亡的危险。

还有腹大而胀，四末逆冷，形肉已脱，泄泻不止的，是为预后不良的表现之一；腹胀满，大便下血，脉大而有间歇的，是为预后不良的表现之二；咳而小便溺血，形肉已脱，脉来搏指无和缓之象，是为预后不良的表现之三；呕血，胸部胀满连及背部，脉小而劲，是为预后不良的表现之四；咳嗽呕吐，腹胀，泄泻完谷不化，而脉绝不至，是为预后不良的表现之五。若出现这些症状的，不过一天的时间就会死亡。医生对这些危象，如不细加审察而妄行针刺，就是治疗上的错误。

【原典】

黄帝曰：夫子之言针甚骏④，以配天地，上数天文，下度地纪，内则五藏，外次六府，经脉二十八会，尽有周纪，能杀生人，不能起死者，子能反之乎？岐伯曰：能杀生人，不能起死者也。黄帝曰：余闻之则为不仁，然愿闻其道，弗行于人。岐伯曰：是明道也，其必然也，其如刀剑之可以杀人，如饮酒使人醉也，虽勿诊，犹可知矣。黄帝曰：愿卒闻之。岐伯曰：人之所受气者，谷也。谷之所注者，胃也。胃者，水谷气血海也。海之所行云气者，天下也。胃之所出气血者，经隧也。经隧者，五藏六府之大络也，迎而夺之而已矣。黄帝曰：上下有数乎？岐伯曰：迎之五里，中道而止，五至而已，五往而藏之气尽矣，故五五二十五而竭其输矣，此所谓夺其天气者也，非能绝其命而倾其寿者也。黄帝曰：愿卒闻之。岐伯曰：窥门而刺⑤之者，死于家中；入门而刺⑥之者，死于堂上。黄帝曰：善乎方，明哉道，请著之玉版，以为重宝，传之后世，以为刺禁，令民勿敢犯也。

【精注】

④针甚骏：骏，大也。针甚骏，即针的作用非常大。

⑤窥门而刺：窥门，即人从门缝中探视。在此可引申为浅刺。

⑥入门而刺：此处意为深刺。

【今译】

黄帝说：先生说针刺的作用很大，在自然界可以与天地相配，上合于天文，下合于地理，在人体内则与五脏相联，外则以次和六腑相通，因全身二十八脉的经气流注有一定的规律，所以针刺可以疏通经脉，宣导气血，但在针刺中有的把活生生的人治死，而要死的人却不能用针法治愈，这种情况能够扭转吗？岐伯说：针治不当，确能致人于死，但针治得当，亦不能把死人救活。黄帝说：我听到针刺不当，能把活生生的人致死，感到太不仁道了，所以我想听你讲讲其中的道理，不要再将错误的针法为人治病。岐伯说：这是很明显的道理，也是必然会出现的结果。比如刀剑可以杀人，饮酒可以醉人的道理一样，不用分析，也可以知道它的原因。

黄帝说：希望你给我讲详细点。岐伯说：人所禀受的精气，是来源于水谷。水谷所注入的器官，是胃。所以胃是容纳水谷、化生气血的所在。海洋里的水，要化为云气才能行于天下。胃中的精微化生气血，运行于周身，则需有经隧的流动。

所谓经隧，就是联络五脏六腑的大络，如果在这些地方用迎而夺之的刺法，就会误泻真气，而置人于死地。

黄帝说：在上下手足的经脉，有多少穴位不能用刺的呢？

岐伯说：误用迎而夺之的泻法，针刺手阳明大肠经的五里穴，致使脏气运行到中途而止，一脏的真气大约是五至而已，所以若连续五次用迎而夺之的泻法，则一脏的真气泻尽，若连续泻二十五次，则五脏所输注的精气就会竭绝，这就是劫夺了人的天真之气，并非由于他命之自绝而终其寿的。黄帝说：想听你详细的讲讲。

岐伯说：在气血出入的要害处胡乱针刺，若刺的浅则其害迟，病人回到家中就死亡；若刺的深则其害速，病者就会死在医者的堂上。黄帝说：你讲的这些方法很完善，道理也很明确，请把它著录在玉版上面，作为最珍贵的文献，以留传于后世，作为禁刺的根据，使人们提高针刺水平，不会再犯误针的禁律。

五禁第六十一

【导读】

本篇介绍了五禁的内容，指出若逢到禁日，对相应的部位，应避免针刺；说明对五种元气大虚之症，绝对不宜用泻法针刺；指出对脉症相反的病候，也应慎重处理，不可妄用针刺。

【原典】

黄帝问于岐伯曰：余闻刺有五禁，何谓五禁？岐伯曰：禁其不可刺也。黄帝曰：余闻刺有五夺[1]。岐伯曰：无泻其不可夺者也。黄帝曰：余闻刺有五过[2]。岐伯曰：补泻无过度也。黄帝曰：余闻刺有五逆。岐伯曰：病与脉相逆，命曰五逆[3]。黄帝曰：余闻刺有九宜。岐伯曰：明知九针之论，是谓九宜。

【精注】

[1]五夺：气血虚弱，元气大衰时用泻法针刺就称为五夺。

[2]五过：指用补泻之法超过了一定的范围。

[3]五逆：脉与证相反就称为五逆。

【今译】

黄帝问岐伯道：我听说针刺有五禁，指的是什么？岐伯说：五禁就是不可进行针刺的时日。

黄帝说：我听说针刺有五夺，指的是什么？岐伯说：五夺就是在气血虚衰元气大虚时，不能施行泻法针刺。

黄帝说：我听说针刺有五过，指的是什么？岐伯说：五过是说在用针刺施行补泻时，不能超过常度。

黄帝说：我听说针刺有五逆，指的是什么？岐伯说：五逆是指疾病与脉相反的五种情况。

黄帝说：我听说针刺有九宜，指的是什么？岐伯说：明确了解了九针的理论，并能灵活恰当地应用，就叫做九宜。

【原典】

黄帝曰：何谓五禁？愿闻其不可刺之时。岐伯曰：甲乙日自乘，无刺头，无发矇于耳内；丙丁日自乘，无振埃于肩喉廉泉。戊己日自乘四季，无刺腹去爪泻水。庚辛日自乘，无刺关节股膝。壬癸日自乘，无刺足胫。是谓五禁。黄帝曰：何谓五夺？岐伯曰：形肉已夺，是一夺也；大夺血之后，是二夺也；大汗出之后，是三夺也；大泄之后，是四夺也；新产及大血之后，是五夺也。此皆不可泻。黄帝曰：何谓五逆？岐伯曰：热病脉静，汗已出，脉盛躁，是一逆也；病泄，脉洪大，是二逆也；著痹不移，䐃肉破④，身热，脉偏绝，是三逆也；淫⑤而夺形身热；色夭然白，及后下血衃⑥，血衃笃重，是谓四逆也；寒热夺形，脉坚搏，是谓五逆也。

【精注】

④䐃肉破：䐃肉，指大腿的肌肉，如腨、股等处的肌肉。破，败也；此指瘦削。

⑤淫：此处泛指津液耗伤的病变。

⑥后下血衃：指大便便下黑色瘀血块。

【今译】

黄帝问：什么叫五禁？我想知道不可施行针刺的时日。岐伯回答说：天干应于人身，甲乙日应头，所以遇到甲乙日时，不能刺头部的腧穴，也不用发矇的针法刺耳内；丙丁日应肩、喉，所以遇到丙丁日时，不能用振埃的针法刺肩、喉及廉泉穴；戊己日应手足四肢，所以遇到戊己日时，不能深刺腹部和用去爪的针法泻水；庚辛日应股膝，所以遇到庚辛日时，不能针刺股膝部的穴位；壬癸日应足胫，所以遇到壬癸日时，不能针刺足胫部的穴位。这就是所谓的针刺五禁。

黄帝问：什么叫做五夺？岐伯回答说：形体消瘦、肌肉陷下，是一夺；大失血之后，是二夺；大汗出后，是三夺；大泄之后，是四夺；新生产后，或大出血后，是五夺。五夺都是元气大虚，不要再用泻法治疗。

黄帝问：什么叫做五逆？岐伯回答说：热性病反见脉象静，汗出后，脉反见躁动之象，这就是脉征相反，是一逆；患泄泻的病人，脉象反见脉洪大，是二逆；身患痹病疼痛不移，肉消瘦，身热，一侧脉搏难以摸到，是三逆；淫欲过度，耗竭阴液，形体消瘦，身热，肤色苍白以及大便下血块，出血严重，是四逆；大患寒热，导致形体消瘦，脉坚搏，是五逆。

动输第六十二

【导读】

本篇说明了手太阴、足阳明、足少阴三条经脉独动不休的生理功能，特别指出胃为五脏六腑之海，为经脉搏动的基本物质的根本来源，指出四末是阴阳经脉相会联络之处，四街是营卫之气循行必经之路，同时指出四街具有"络绝则径通"的代偿功能。

【原典】

黄帝曰：经脉十二，而手太阴、足少阴、阳明独动不休，何也？岐伯曰：是阳明胃脉也[①]。胃为五藏六府之海，其清气上注于肺，肺气从太阴而行之，其行也，以息往来[②]，故人一呼脉再动，一吸脉亦再动，呼吸不已，故动而不止。黄帝曰：气之过于寸口也，上十焉息，下八焉伏[③]？何道从还？不知其极。岐伯曰：气之离藏也，卒然如弓弩之发，如水之下岸，上于鱼以反衰，其余气衰散以逆上，故其行微。

黄帝曰：足之阳明何因而动？岐伯曰：胃气上注于肺，其悍气④上冲头者，循咽，上走空窍，循眼系，入络脑，出颅，下客主人，循牙车，合阳明，并下人迎，此胃气别走于阳明者也。故阴阳上下，其动也若一。故阳病而阳脉小者为逆，阴病而阴脉大者为逆。故阴阳俱静俱动，若引绳相倾者病。

【精注】

①是阳明胃脉也：《太素》卷第一、《甲乙经》卷九均作"足阳明胃脉也"。

②以息往来：息，一呼一吸谓之息。以息往来，指肺气的运行是依照呼吸而往来的。

③上十焉息，下八焉伏：各家注释不一，以张景岳的注解较为恰当："上十焉息，言脉之进也其气盛，何所来而生也；下八焉伏，言脉之退也其气衰，何所去而伏也。"

④悍气：指水谷之精微中急疾滑利的部分。

【今译】

黄帝说：十二经脉之中，为什么手太阴肺经、足少阴肾经、足阳明胃经三经的经脉搏动不止呢？岐伯说：这就是胃气与脉搏跳动的关系。因为胃是五脏六腑的营养来源，胃中水谷精微所化生的清气，上行注入于肺，肺气从手太阴肺经开始，而循行于十二经脉，肺气的运行，是随着人的呼吸而往来的，故人一呼脉跳动两次，一吸脉亦跳动两次，呼吸不停，所以脉搏的跳动也不停止。

黄帝说：脉气通过寸口，当脉来时其气较甚，脉去时，其气较衰，你能给我讲讲脉气盛衰的原理吗？岐伯说：脉气从内脏输注外至经脉时，像箭突然离弦一样的迅速，如水冲决堤岸一样的迅猛，所以，开始时脉气是强盛的，当脉气上达鱼际后，就呈现由盛而衰的现象，但其衰散之力犹逆而上行，这种运行的脉气就微弱了。

黄帝说：足阳明胃脉搏动的原因是什么？岐伯说：这是因为胃气上注于肺，其上冲于头的慓悍之气，则循咽喉而上走于孔窍，循眼系，入络脑，从脑出于颅部，向下会于足少阳胆经的客主人穴（上关穴），沿颊车，合于足阳明本经，并向下行于结喉两旁的人迎穴，这就是胃气别走而又合于阳明的过程。由于手太阴寸口脉和足阳明人迎脉的经气是互相贯通的，所以它的搏动是一致的。阳病时阳脉宜大，若阳病而阳脉反小者为逆；阴病时阴脉宜小，若阴病而阴脉大者为逆。所以在正常情况下，寸口和人迎脉应当协调，静则俱静，动则俱动，像牵引绳索一样的均匀，如果上下大脉若引绳不匀而一方偏盛，就是病态。

【原典】

黄帝曰：足少阴何因而动？岐伯曰：冲脉者，十二经之海也，与少阴之大络，起于肾，下出于气街，循阴股内廉，邪⑤入腘中，循胫骨内廉，并少阴之经，下入内踝之后，入足下；其别者，邪入踝，出属跗上，入大指之间，注诸络，以温足胫，此脉之常动者也。

黄帝曰：营卫之行也，上下相贯，如环之无端，今有其卒然遇邪气，及逢大寒，手足懈惰，其脉阴阳之道，相输之会，行相失也，气何由还？岐伯曰：夫四末阴阳之会者，此气之大络也。四街者，气之径路也。故络绝则径通，四末解⑥则气从合，相输如环。黄帝曰：善。此所谓如环无端，莫知其纪，终而复始，此之谓也。

【精注】

⑤邪：通"斜"。

⑥解：消除，解除。

【今译】

黄帝说：足少阴肾脉搏动的原因是什么？岐伯说：冲脉，为十二经之海，它和足少阴之络，同起源于肾下，出于足阳明胃经的气街，沿大腿内侧，向下斜行入腘中，再沿胫骨内侧，与少阴经相合而下行于足内踝的后面，入于足下；它分出一条支脉，斜入内踝，出而入于足背上，进入大趾（小趾）之间，再进入诸络脉之中，发挥温养胫部和足部的作用。这就是足少阴经脉常动不休的原理。

黄帝说：营气和卫气的运行，是上下互相贯通，如圆环一样没有终点，现在突然遇到邪气的侵袭，或遭到了严寒的刺激，外邪留居四肢，则手足懈惰无力，营卫在经脉内外运行，阴阳有度，若邪气居之，则其运行之道路及转输会合之处，都因外邪的影响而阻滞不通，运行失常，在这样的情况下，营卫之气是如何往返循环的呢？岐伯说：四肢末梢是阴阳会合的地方，也是营卫之气通行的大道。四街是营卫之气运行的必经之路。故邪气阻塞了小的络脉后，则像四街这样的一些径路通畅，使之运行如常，当四末的邪气得以解除后，则络脉又复沟通，气又从这里输运会合，如环之无端，周而复始，运行不息。黄帝说：讲得好！经气运行具有这种"络绝则径通"彼绝此通的代偿作用，才能如环无端莫知其纪，周而复始，讲得就是这个道理。

五味论第六十三

【导读】

本篇首先提出五味偏嗜影响五脏、组织等所产生的病变，其次阐明五味偏嗜所发生的病理。

【原典】

黄帝问于少俞曰：五味入于口也，各有所走，各有所病。酸走筋，多食之，令人癃；咸走血，多食之，令人渴；辛走气，多食之，令人洞心①；苦走骨②，多食之，令人变呕；甘走肉，多食之，令人悗心。余知其然也，不知其何由，愿闻其故。少俞答曰：酸入于胃，其气涩以收，上之两焦③，弗能出入也，不出即留于胃中，胃中和温，则下注膀胱，膀胱之胞薄以懦，得酸则缩绻，约而不通，水道不行，故癃。阴者，积筋之所终也，故酸入而走筋矣。黄帝曰：咸走血，多食之，令人渴，何也？少俞曰：咸入于胃，其气上走中焦，注于脉，则血气走之，血与咸相得则凝，凝则胃中汁注之，注之则胃中竭，竭则咽路焦，故舌本干而善渴。血脉者，中焦之道也，故咸入而走血矣。黄帝曰：辛走气，多食之，令人洞心，何也？少俞

中華藏書

黄帝内经·最新整理珍藏版

中国书房

曰：辛入于胃，其气走于上焦，上焦者，受气而营诸阳者也，姜韭之气熏之，营卫之气不时受之。久留心下，故洞心。辛与气俱行，故辛入而与汗俱出。黄帝曰：苦走骨，多食之，令人变呕，何也？少俞曰：苦入于胃，五谷之气，皆不能胜苦，苦入下脘，三焦之道皆闭而不通，故变呕。齿者，骨之所终也④，故苦入而走骨，故入而复出，知其走骨也。黄帝曰：甘走肉，多食之，令人悗心，何也？少俞曰：甘入于胃，其气弱小⑤，不能上至于上焦，而与谷留于胃中者，令人柔润也，胃柔则缓，缓则虫⑥动，虫动则令人悗心。其气外通于肉，故甘走肉。

【精注】

①洞心：病人有心中空虚不实之感。

②苦走骨：苦味属火入心。此处走骨，是因苦味性坚而沉，故走骨。

③焦：干燥。

④骨之所终：当"骨之余"讲。

⑤其气弱小：指甘味其性柔缓弱小。

⑥蛊：指体内的寄生虫。

【今译】

黄帝问少俞道：饮食五味进入口中后，各有所喜欢归入的脏腑经络，也各有其病的发生。酸味走筋，过食酸味，就会导致小便不通；咸味走血，过食咸味，会使人口渴；辛味走气，过食辛味，会使人心中空虚；苦味走骨，过食苦味，会使人呕吐；甘味走肉，过食甘味，会使人心中烦闷。我知道是这样，但不知道其中的道理，希望你给我讲一下。少俞回答说：味酸的食物进入胃后，酸性收涩，只能行于上、中二焦，而随气化的出入较困难，便就留滞在胃中，胃中调和，功能正常，就使酸味下注于膀胱，膀胱的皮薄而且濡软，遇酸后则卷曲收缩，使膀胱口受阻不通，影响尿液的通行，所以小便不通。前阴是诸筋聚集的地方，所以说酸入于胃而走筋。

黄帝说：咸味走血，多食咸味的东西，令人口渴的原因是什么？少俞说：将咸味的东西摄入胃后，咸味之气上走中焦，输注到血脉，与血相合，随血行走，血与咸味相合，则使血液浓稠，血液浓稠则胃中的水液注入血脉之中。如胃中水液不足，则不能上滋咽部，而使咽部焦干，舌根也干燥，所以就口渴。血脉是中焦精微输送到周身的道路，血也出于中焦，所以说咸味入于胃后，出于中焦而走血分。

黄帝说：辛味走气，过食辛味的东西，令人心中空虚的原因是什么？少俞说：辛味的东西摄入胃后，辛味之气走上焦，上焦禀受中焦的精微之气，营气散布于肌表腠理，如果姜、韭的辛味常薰蒸于上焦，营卫之气时常受到它的影响，久留在胃中，就会使人感到心中空虚。辛味与卫气相伴而行，所以说辛味入胃后能走表、开发毛窍而与汗一同外出。

黄帝说：苦味走骨，过食苦味的东西，会使人作呕，这是什么原因呢？少俞说：将苦味的东西摄入胃，五谷的气味皆不能盛过苦味，苦味之气行入下脘，三焦的通道都受到影响闭而不通，以致水谷不得散布，胃的功能失常，所以令人作呕。齿为骨之余，苦味的东西从齿门进入，而又从齿门吐出，所以知道苦味走骨。

黄帝说：甘味走肌肉，过食甘味，令人心中烦闷的原因是什么？少俞说：甘味的东西摄入胃后，气味非常柔弱微小，不能上行到上焦，与水谷共同留积在胃中。甘味使胃柔润，胃柔润则气行缓慢，以致虫扰动不安，虫扰动不安就会使人烦闷。甘入脾，脾主肌肉，甘味之气外通于肌肉，所以说甘走肉。

阴阳二十五人第六十四

【导读】

本篇首先以阴阳五行说为基础，用"同中求异"的方法，从五音太少、阴阳属性、体态和生理特征分出阴阳二十五种类型的人。其次叙述了因气血盛衰出现在上部或下部的生理特征，以便从这些特征，去测候气血盛衰和脏腑内在变化。最后分析了对于不同类型之人的针刺原则和取穴标准，操作手法等。

【原典】

黄帝曰：余闻阴阳之人何如？伯高曰：天地之间，六合之内，不离于五，人亦应之。故五五二十五人之政，而阴阳之人不与焉。其态又不合于众者五，余已知之矣。愿闻二十五人之形，血气之所生，别而以候，从外知内何如？岐伯曰：悉乎哉问也，此先师之秘也，虽伯高犹不能明之也。黄帝避席遵循而却曰：余闻之，得其人弗教，是谓重失，得而泄之，天将厌之。余愿得而明之，金匮藏之，不敢扬之。岐伯曰：先立五形金木水火土，别其五色，异其五形之人，而二十五人具矣。黄帝曰：愿卒闻之。岐伯曰：慎之慎之，臣请言之。

【今译】

黄帝说：我听说人分阴、阳两种类型，希望你讲讲这两者的区别？伯高说：天地之间，六合之内，一切事物之理，都离不开"五行"，人也是这样。所以二十五人之形，不包括阴阳之人在内，这二十五种类型的人与阴阳之人的五种形态是不同的。阴阳五态之人的情况，我已经知道了，我希望知道二十五人的形态及其血气的生成，分别进行候察，从外部表现就能测知内部的情况如何？岐伯说：你问得很详细啊！这是先师所秘而不传的，所以虽然有伯高这样高明的医生，也不能彻底明白其中的道理。黄帝离开座位后退了几步很恭敬地说：我听说，得到一个可以传授学术的人而不教给他，就是双重损失，得到了这种学术而随便泄漏，上天也要厌弃他的。我希望得到这种学术而给予阐明，把它保存在金匮里，不敢随便宣扬出去。

岐伯说：先要明确金、木、水、火、土五种类型的人，然后再根据五色的不同，区别五种形态之人，这样二十五种人的形态就清楚了。黄帝说：希望你给我详细地讲讲。岐伯说：一定要慎重啊！请让我给你说。

【原典】

木形之人，比[①]于上角，似于苍帝。其为人苍色，小头，长面，大肩背，直身，小手足，好有才，劳心，少力，多忧劳于事。能春夏不能秋冬，感而病生，足厥阴佗佗然[②]。太角之

人，比于左足少阳，少阳之下遗遗然③。左角（一曰少角）之
人，比于右足少阳，少阳之下随随然。钛角（一曰右角）之
人，比于右足少阳，少阳之上推推然。判角之人，比于左足少
阳，少阳之下栝栝然。

火形之人，比于上徵，似于赤帝。其为人赤色，广䏚④，
锐面⑤小头，好肩背髀腹，小手足，行安地，疾心，行摇，肩
背肉满，有气轻财，少信，多虑，见事明，好颜，急心，不寿
暴死。能春夏不能秋冬，秋冬感而死生，手少阴核核然。质徵
之人（一曰质之人，一曰太徵），比于左手太阳。太阳之上肌
肌然。少徵之人，比于右手太阳，太阳之上鲛鲛然（一曰熊熊
然）。右徵之人，比于右手太阳，太阳之上鲛鲛然。质判（一
曰质微）之人，比于左手太阳，太阳之下支支颐颐然。

【精注】

①比：比类的意思。

②佗佗然：佗佗然，安重的意思。

③遗遗然：形容从容自得的样子。

④䏚：一作"䶏"，齿本，即牙根。

⑤锐面：锐，小的意思。指面部瘦小。

【今译】

木形的人，属于木音中的上角，他们长得像东方地区的
人。皮肤苍色，头小，面长，肩背宽大，身直，手足小，有才
智、好用心机、体力不强。多忧劳于事物，对时令的适应，可
以耐受春夏，不能耐受秋冬，容易感受病邪而发生疾病，属于
足厥阴肝经，其性格特征是柔美而安重。禀木气之偏的有左右
上下四种类型，左之上方，在木音中属于大角一类的人，类属
于左足少阳经之上，其性格特征是谦让而态度和蔼。右之下
方，在木音中属于左角一类的人，类属于右足少阳经之下，其
性格特征是随和而顺从。右之上方，在木音中属于钛角一类的
人，类属于右足少阳经之上，其性格特征是勇于上进。左之下
方，在木音中属于判角一类的人，类属于左足少阳经之下，他
们性格特征是正直而不阿。

火形的人属于火音中的上微他们，长得像南方地区的人。

皮肤色赤，脊背宽广，面瘦，头小，肩脊髀腹各部的发育很好，手足小，走路步履稳重；思考敏捷，走路时肩摇，背部的肌肉丰满，为人有气魄，轻财，缺少信心，多忧虑，对事物善于观察和分析，喜爱漂亮，性情躁急，不能享高寿而多暴死。这种人能耐受春夏的温暖，不能耐受秋冬的寒凉，秋冬时感受外邪，容易发生疾病，属于手少阴心经，性格特征是为人很真实。禀火气之偏的有上下左右四种类型：左之上方，在火音中属于质徵一类的人，类属于左手太阳之上，其性格特征是见识肤浅。右之下方，在火音中属于少徵一类的人，类属于右手太阳经之下。其性格特征是多疑。右之上方，在火音中属于右徵一类的人，类属于右手太阳之上，其性格的特征是勇于上进不甘落后。左之下方，在火音中属于质判一类的人，类属于左手太阳之下，其性格的特征是乐观愉快，怡然自得而无忧愁烦恼。

【原典】

土形之人，比于上宫，似于上古黄帝。其为人黄色，圆面，大头，美肩背，大腹，美股胫，小手足，多肉，上下相称，行安地，举足浮，安心，好利人，不喜权势，善附人也。能秋冬不能春夏，春夏感而病生，足太阴敦敦然。太宫之人，比于左足阳明，阳明之下坎坎然。加宫之人（一曰众之人），比于左足阴明，阳明之下坎坎然。少宫之人，比于右足阳明，阳明之上枢枢然。左宫之人（一曰众之人，一曰阳明之上），比于右足阳明，阳明之下兀兀然。

金形之人，比于上商，似于白帝。其为人方面，白色，小头，小肩背，小腹，小手足，如骨发踵外，骨轻，身清廉，急心，静悍，善为吏。能秋冬不能春夏，春夏感而病生，手太阴敦敦然。钛商之人，比于左手阳明，阳明之上廉廉然。右商之人，比于左手阳明，阳明之下脱脱然。左商之人，比于右手阳明，阳明之上监监然。少商之人，比于右手阳明，阳明之下严严然。

水形之人，比于上羽，似于黑帝。其中人黑色，面不平，大头，廉颐，小肩，大腹，动手足，发行摇身，下尻长，背延延然，不敬畏，善欺绐人，戮死。能秋冬不能春夏，春夏感而病生，足少阴汗汗然。太羽之人，比于右足太阳，太阳之上颊颊然。少羽之人，比于左足太阳，太阳之下纡纡然⑥。众之为人（一曰加之人），比于右足太阳，太阳之下洁洁然。桎之为人，比于左足太阳，太阳之上安安然。是故五形之人二十五变者，众人所以相欺者是也。

【精注】

⑥纡纡然：弯曲之意。此指不爽快的样子。

【今译】

土形的人，属于土音中的上宫，他们长得像中央地带的人。皮肤呈黄色，面圆，头大，肩背丰满健美，腹大，下肢从大腿到足胫部都很健壮，手足小，肌肉丰满，全身上下各部都很匀称，步履稳重，人很安静，好帮助别人，不争逐权势，善于团结人。这种人对时令的适应，能耐受秋冬寒冷，不能耐受春夏温热，春夏感受了外邪就容易生病，属于足太阴脾经，性格特征是诚恳而忠厚。禀土地气之偏的有左右上下四种类型：左之上方，在土音中属于大宫一类的人，类属于左足阳明经之上，其性格特征是和平而柔顺。左之下方，在土音中属于加宫一类的人，类属于左足阳明经之下，其性格特征是时常神情喜悦。右之上方，在土音中属于少宫一类的人，类属于右足阳明经之上，其性格特征是比较圆滑婉转。右之下方，在土音中属于左宫一类的人，类属于右足阳明之下，其性格特征是具有坚韧执着、不怕困难的精神。

金形的人，属于金音中的上商，他们长得像西方地区的人，面方，皮肤白色，小头，小肩背，小腹，小手足，足跟坚壮，其骨如生在足踵的外面一样，行动轻快，禀性廉洁，性急，能动能静，动之则猛悍异常，明于吏治，有决断之才。对时令的适应，能耐受秋冬的寒冷，不能耐受春夏的温热，感受了春夏的邪气易于患病，属于手太阴肺经，性格特征是坚不可屈。禀金气之偏的有上下左右四种类型：左之上方，在金音中属于钛商一类的人，类属于左手阳明经之上，其性格特征是廉洁自守。左之下方，在金音中属于右商一类的人，类属于左手阳明经之下，其性格特征是潇洒而美好。右之上方，在金音中属于大商一类的人，类属于右手阳明经之上，其性格特征是善于明察是非。右之下方，在金音中属于少商一类的人，类属于右手阳明经之下，其性格特征是威严而庄重。

水形的人，属于水音中的上羽，他们长得像北方地区的人。皮肤黑色，面多皱纹、大头，广颐，两肩小，腹部大，手足喜动，行路时摇摆身体，尻骨较长，脊背亦长，对人的态度既不恭敬又无畏惧。善于欺诈，常有杀戮致死。对时令的适应，能耐受秋冬的寒冷，不能耐受春夏的温热，春夏感受外邪容易发生疾病，属于足少阴肾经，性格特征是做事不着边际。禀水气之偏的有左右上下四种类型：右之上方，在水音中属于大羽一类的人，类属于右足太阳经之上，其性格特征是神情洋洋自得。左之下方，在水音中属于少羽一类的人，类属于左足太阳经之下，其性格特征是性情不直爽。右之下方，在水音中属于众羽一类的人，类属于右足太阳经之下，其性格特征是很文静，如水之清澈。左之上方，在水音中属于桎羽一类的人，类属于左足太阳之上，其性格特征是心境安定，有高尚的品德。

上述金、木、水、火、土五种形态的人，因各有其不同特征，故又分为二十五种类型。由于类型变化多，所以一般人易于混淆而辨别不清。

【原典】

黄帝曰：得其形，不得其色何如？岐伯曰：形胜色，色胜形者，至其胜时年加，感则病行，失则忧矣。形色相得者，富贵大乐。黄帝曰：其形色相胜之时，年加可知乎？岐伯曰：凡年忌下上之人，大忌常加七岁，十六岁，二十五岁，三十四岁，四十三岁，五十二岁，六十一岁，皆人之大忌，不可不自安也，感则病行，失财忧矣。当此之时，无为奸事，是谓年忌。

黄帝曰：夫子之言，脉之上下，血气之候，以知形气奈何？岐伯曰：足阳明之上，血气盛则髯美长；血少气多则髯短；故气少血多则髯少；血气皆少则无髯，两吻多面。足阳明之下，血气盛则下毛美长至胸；血多气少则下毛美短至脐，行则善高举足，足指少肉，足善寒；血少气多则肉而善瘃；血气皆少则无毛，有则稀枯悴，善痿厥足痹。足少阳之上，气血盛则通髯美长；血多气少则通髯美短；血少气多则少须；血气皆少则无须，感于寒湿则善痹，骨痛爪枯也。足少阳之下，血气盛则胫毛美长，外踝肥；血多气少则胫毛美短，外踝皮坚而厚；血少气多则胫毛少，外踝皮薄而软；血气皆少则无毛，外踝瘦无肉。足太阳之上，血气盛则美眉，眉有毫毛；血多气少则恶眉，面多少理；血少气多则面多肉；血气和则美色。足太阳之下，血气盛则跟肉满，踵坚；气少血多则踵，跟空；血气皆少则喜转筋，踵下痛。手阳明之上，血气盛则髭⑦美；血少气多，则髭恶；血气皆少则无髭。手阳明之下，血气盛则腋下毛美，手鱼肉以温；气血皆少则手瘦以寒。手少阳之上，血气盛则眉美以长，耳色美；血气皆少则耳焦恶色。手少阳之下，血气盛则手卷多肉以温，血气皆少则寒以瘦；气少血多则瘦以多脉。手太阳之上，血气盛则有多须，面多肉以平；血气皆少则面瘦恶色。手太阳之下，血气盛则掌肉充满；血气皆少则掌瘦以寒。

【精注】

⑦髭：生长于上口唇上的胡须。

【今译】

黄帝说：人体已经具备了五行的体形，但并不显现出每一类型应出现的肤色，这是什么呢？岐伯曰：根据五行生克制化，体形的五行属性克制肤色的五行属性。或肤色的五行属性克制形体的五行属性，有这种形色相克的现象出现，再逢有年忌相加，若感受了病邪就要生病，若有失治、误治，或自己疏忽不重视，难免有性命之忧。如果形色相称，则气质调和，是康泰的表现。黄帝问：在他们形色相克制之时，年忌能够知道吗？岐伯说：年忌于以上二十五种之人，其年忌的计算方法是，七岁是大忌之年，在此基础上递加九年，则十六岁、二十五岁、三十四岁、四十三岁、五十二岁、六十一岁，这些年龄，都是大忌之年，必须注意精神和身体的调护，否则容易感受病邪而发生疾病，既病之后又加之有所疏失，就有性命之忧了。所以，在这些年龄时，要谨慎调护，预防疾病的发生，更不要做不正当的奸邪之事，以免损伤精神和身体。以上讲的就是年忌。

黄帝说：我曾听你说过，手足三阳经脉循行于人体的上部和下部，根据其气血的多少，可以知道体表的情况，请给我讲讲这里面的情况。岐伯说：循行于上部的足阳明经脉，若血气充足，则两颊的胡须美而长；血少气多的，胡须就短；气少血多的，胡须稀少；血气皆少的，则两颊完全无胡须，而口角两旁的纹理很多。循行于下的足阳明经脉，若气血充足，阴毛美而长，可上至胸部；血多气少，则阴毛虽美而短，可至脐部，走路时善高举足，足趾的肌肉少，足部常觉寒冷；血少气多的，则易生冻疮；血气皆不足，则无阴毛，即便有亦甚稀少，枯槁憔悴，并且易患痿、厥、痹等病。

循行于上部的足少阳经脉，若气血充盛，则生于两颊连鬓的胡须美而长；若血多气少，则连鬓的胡须虽美好而短；血少气多则胡须少；血气皆少则不生胡须，感受了寒湿之邪，则易患痹证、骨痛、爪甲干枯等症。循行于下部的足少阳经脉，若血气充盛，则腿胫部的毛美而长，外踝附近的肌肉丰满；若血多气少则腿胫部的毛虽美而短，外踝处皮坚而厚；若血少气多，则腿胫部的毛少，外踝处皮薄而软；血气都少则不生毛，外踝处瘦而没有肌肉。

循行于上部的足太阳经脉，若血气充足，则眉毛既清秀而长，眉中并出现毫毛；血多气少，则眉毛枯悴，面部多细小皱纹；血少气多，则面部肌肉丰满；气血调和，则面色秀丽。循行于下部的足太阳经脉，若气血充盛，则足跟部肌肉丰满，坚实；气少血多，则跟部肌肉瘦削，甚者无肉；气血都少的，易发生转筋、足根痛等症。

循行于上部的手阳明经脉，若气血充盛，则髭清秀华美；血少气多的，则髭粗疏无华；血与气都少，则不生髭。循行于下部的手阳明经脉，若气血充盛，则腋下的毛秀美，手鱼部的肌肉经常是温暖的；若气血皆不足，则手部肌肉瘦削而寒凉。

循行于上部的手少阳经脉，若气血充盛，则眉毛美而长，耳部的气象明润；血气都少，则耳部焦枯无光泽。循行于下部的手少阳经脉，若气血充盛，则手部的肌肉丰满，且常觉温暖；气血都不足的，则手部肌肉消瘦且寒凉；气少血多，则手部肌肉消瘦，而络脉多显而易见。

循行于上部的手太阳经脉，若血气充盛，则须多而美，面部丰满；血气都少，则面部消瘦而无华。循行于下部的手太阳经脉，若气血充盛，则掌肉丰满；气血都少，则掌部肌肉消瘦而寒凉。

【原典】

黄帝曰：二十五人者，刺之有约乎？岐伯曰：美眉者，足太阳之脉，气血多，恶眉者，血气少；其肥而泽者，血气有余；肥而不泽者，气有余，血不足；瘦而无泽者，气血俱不足。审察其形气有余不足而调之，可以知逆顺矣。黄帝曰：刺其诸阴阳奈何？岐伯曰：按其寸口人迎，以调阴阳，切循其经络之凝涩，结而不通者，此于身皆为痛痹，甚则不行，故凝涩。凝涩者，致气以温之，血和乃止。其结络者，脉结血不和，决之乃行。故曰：气有余于上者，导而下之；气不足于上者，推而休之；其稽留不至者，因而迎之。必明于经隧，乃能持之。寒与热争者，导而行之；其宛陈血不结者，则而予之⑧。必先明知二十五人，则血气之所在，左右上下，刺约毕也。

【精注】

⑧则而予之：言按着原则给予治疗。

【今译】

黄帝说：针刺这二十五种不同类型的人有规律可循吗？岐伯说：眉清秀而美的，是足太阳经脉的气血充足；眉毛粗疏不好的，是气血均少；人体肌肉丰满而润泽的，是血气有余；肥胖而无润泽的，是气有余，血不足；瘦而不润泽的，是气血均不足。根据其形体外在表现和体内气血的有余与不足，就可以知道疾病的虚与实，病势的顺与逆，这样就可给予恰当的调治，不致贻误病机。

黄帝说：对三阴三阳经所出现的病变应如何针刺治疗呢？岐伯说：诊其人迎、寸口脉，以审察其阴阳盛衰变化，再循按其经络所行之处，察其有无气血凝滞阻涩不通的现象，若发现有闭阻不通的，都会出现痛痹之病，严重的气血不能通行，故出现气血凝结涩滞的现象。气血出现了凝涩，应当用针以温通气机，俟其气血通调后停止治疗。若有小的络脉出现气血的结聚，而血运不通的，可刺出瘀血，开通脉络，则气血就可正常运行了。所以说：凡是上部病气有余的，应该采取上病下取的针法，以引导病气下行；凡上部正气不足的，用推而扬之的针法，催其气以上行；其气迟迟不至的，或气至迟滞而中途滞留的，当于其迟留之处用针迎刺之，以接引其气使继续运行至病所。必须明瞭经脉的循行，才能正确采用各种不同的针刺法。如有寒热交争的现象，根据其阴阳偏盛的不同情况，引导其气血运行而达到阴阳平衡；有脉中虽有郁滞而血尚未瘀结的，根据不同情况予以不同治疗。一定要先了解二十五种人外部的不同特征，以及内部气血的盛衰、是否通滞等具体情况，这样左右上下各方面的变化都很清楚了。针刺的各种标准及原则，也就完全能掌握了。

五音五味第六十五

【导读】

本篇以五音、五味之上下左右，来说明手足三阳与五脏阴经的相互关系，同时以五味分五谷、五果、五畜而应五色、五时，以纠正经络之气的偏衰。

【原典】

右徵与少徵，调右手太阳上。左商与左徵，调左手阳明上。少徵与太宫，调左手阳明上。右角与太角，调右足少阳下。太徵与少徵，调左手太阳上。众羽与少羽，调右足太阳下。少商与右商，调右手太阳下。桎羽与众羽，调右足太阳下。少宫与太宫，调右足阳明下。判角与少角，调右足少阳下。钛商与上商，调右足阳明下。钛商与上角，调左足太阳下。

上徵与右徵同，谷麦，畜羊，果杏，手少阴，藏心，色赤，味苦，时夏。上羽与太羽同，谷大豆，畜彘，果栗，足少阴，藏肾，色黑，味咸，时冬。上宫与太宫同。谷稷①，畜牛，果枣，足太阴，藏脾，色黄，味甘，时季夏。上商与右商同，谷黍，畜鸡，果桃，手太阴，藏肺，色白，味辛，时秋。上角与太角同，谷麻，畜犬，果李，足厥阴，藏肝，色青，味酸，时春。

【精注】

①稷：谷子。

【今译】

从音乐与人体对应的角度来看，凡右徵、少徵类型的人，应调治右侧手太阳经上部；属左商及左徵一类的人，应调治左侧手阳明经的上部；少徵与大宫一类的人，应调治左侧手阳明经上部；右角和大角之类的人，应调治右侧手少阳经下部；大徵和少徵之类的人，应调治左手太阳经上部；众羽、少羽之类的人。应调治右侧足太阳经下部；少商、右商之类的人，应调治右侧手太阳经下部。桎羽和众羽之类的人，应调治右侧足太阳经下部。少宫、大宫之类的人，调治右侧足阳明经下部；判角与少角之属，调治右侧足阳明经下部；钛商与上角之属，则应调治左侧足太阳经下部。

上徵、右徵类型的人，对应五谷中的麦、五畜中的羊、五果中的杏、经脉中的手少阴、五脏中的心、五色中的赤、五味中的苦、五时中的夏。上羽和大羽之类的人，相应于五谷中的大豆、五畜中的猪、五果中的栗、经脉中的足少阴、五脏中的肾、五色中的黑、五味中的咸、五时中的冬。上宫与大宫之类的人，相应于五谷中的稷、五畜中的牛、五果中的枣、经脉中的足太阴、五脏中的脾、五色中的黄、五味中的甘、五时中的夏。上商与右商之类的人，相应于五谷中的黍、五畜中的鸡、五果中的桃、经脉中的手太阴、五脏中的肺、五色中的白、五味中的辛、五时中的秋。上角和大角之类的人，相应于五谷中的麻、五畜中的狗、五果中的李、经脉中的足厥阴、五脏中的肝、五色中的青、五味中的酸、五时中的春。

【原典】

太宫与上角同，右足阳明上。左角与太角同，左足阳明上。少羽与太羽同，右足太阳下。左商与右商同，左手阳明上。加宫与太宫同，左足少阳上。质判与太宫同，左手太阳下。判角与太角同，左足少阳下。太羽与太角同，右足太阳上。太角与太宫同，右足少阳上。

右徵、少徵、质徵、上徵、判徵。左角、钛角、上角、太角、判角。右商、少商、钛商、上商、左商。少宫、上宫、太宫、加宫、左宫。众羽、桎羽、上羽、太羽、少羽。

【今译】

大宫与上角类型的人，求同而调治于右侧足阳明经上部。左角与大角之类的人，求同而调治于左侧足阳明经上部。少羽与大羽之类的人，求同而调治于右侧足太阳经的下部。左商与右商之类的人，求同而调治于左侧手阳明经的上部。加宫与大宫之类的人，求同而调治于左侧足少阳经上部。质判和大宫类型的人，求同而调治于左侧足少阳经下部。判角与大角之类的人，求同而调治于左侧足少阳经下部。大羽和大角之类的人，求同而调治于右侧足太阳经上部。大角和大宫之类的人，求同而调治于右侧足少阳经上部。

右徵、少徵、质徵、上徵、判徵；左角、钛角、上角、大角、判角；右商、少商、钛商、上商、左商；少宫、上宫、大宫、加宫、左宫；众羽、桎羽、上羽、大羽、少羽。（徵、角、商、宫、羽五音，分别对应于五行中的火、木、金、土、水。——译注）

【原典】

黄帝曰：妇人无须者，无血气乎？岐伯曰：冲脉、任脉，皆起于胞中[2]，上循背里，为经络之海。其浮而外者，循腹右上行，会于咽喉，别而络唇口。血气盛则充肤热肉，血独盛则澹渗皮肤，生毫毛。今妇人之生，有余于气，不足于血，以其数脱也，冲任之脉，不荣口唇，故须不生焉。

黄帝曰：士人③有伤于阴，阴气绝而不起，阴不用，然其须不去，其故何也？宦者独去何也？愿闻其故。岐伯曰：宦者去其宗筋，伤其冲脉，血泻不复，皮肤内结，唇口不荣，故须不生。黄帝曰：其有天宦④者，未尝被伤，不脱于血，然其须不生，其故何也？岐伯曰：此天之所不足也，其任冲不盛，宗筋不成，有气无血，唇口不荣，故须不生。黄帝曰：善乎哉！圣人之通万物也，若日月之光影，音声鼓响，闻其声而知其形，其非夫子，孰能明万物之精？是故圣人视其颜色，黄赤者多热气，青白者少热气，黑色者多血少气。美眉者太阳多血，通髯极须者少阳多血，美须者阳明多血，此其时然也。夫人之常数，太阳常多血少气，少阳常多气少血，阳明常多血多气，厥阴常多气少血，少阴常多血少气，太阴常多血少气，此天之常数也。

【精注】

②胞中：在此指女子的子宫。

③士人：《甲乙经》无"士字"。

④天宦：亦称"天阉"。指先天性生殖器官发育不全的男子。

【今译】

黄帝问：妇人是因为没有血气而没有胡须吗？岐伯回答说：冲、任二脉，皆发端于胞中，向上循行于脊背，形成经络之海。其中浮现在体表的，沿腹部右侧上行，交会于咽喉，别出一条分支，环络口唇周围。血气俱旺，则能充肤，温肉。血分特别旺盛丰满，则将渗透皮肤，滋生毫毛。妇人存在着气有余而血不足的生理特征，是因其屡排经血的缘故，使得冲、任脉之血，不足营养口唇，所以胡须不得生成。

黄帝问：有人损伤了生殖器，阴气竭尽而不能勃起、丧失性功能的，但他胡须并不曾失，这是什么原因呢？宦官又为什么就丧失掉了呢？希望你讲讲这里面的原因。岐伯回答说：宦官阉割外生殖器，使得冲脉受伤，血既泻泄，不能恢复，皮肤便不得充盈，口唇也不得营卫，所以不生胡须。

黄帝说：有的人天生性器不全，并不曾受伤，也不曾失血，却也不生胡须，这又是什么原因呢？岐伯说：这是天赋的不足，这种人冲、任二脉不充盛，外生殖器不健全，虽有气但无血，口唇不得营卫，所以胡须不生。

黄帝说：妙极了！圣人之能洞察万事万物，就像日月之有光彩，听到鼓响，就能想知其形状，除了先生你，谁能明了万事万物的博大精深！所以圣人通过观察人的颜色，就能推知体内的情况，色黄赤的，体内多热气；色青白的，体内少热气；色黑的，多血少气；眉毛舒美的，太阳经脉多血；须髯与耳髯相连的，少阳经脉多血；胡须美好的，阳明经脉多血。这些与不同时气的物候特征同理相通。

普通人都是这样的：太阳经经常经多血少气；少阳经脉经常多气少血；阳明经经常多血多气；厥阴经经常多气少血，少阴经脉经常多血少气；太阴脉经常多血少气。这又正是天道运行的常数啊！

百病始生第六十六

【导读】

本篇论述了百病产生的原因，有外来致病因素的原因和精神致病因素的原因，而最根本的，是人体正气的不足；说明了外感致病因素、致病的传变次序以及由表传里的各种病变。

【原典】

黄帝问于岐伯曰：夫百病之始生也，皆生于风雨寒暑，清湿喜怒。喜怒不节则伤藏，风雨则伤上，清湿则伤下。三部之气，所伤异类，愿闻其会①。岐伯曰：三部之气各不同，或起于阴，或起于阳，请言其方。喜怒不节，则伤藏，藏伤则病起于阴也；清湿袭虚，则病起于下；风雨袭虚，则病起于上，是谓三部。至于其淫泆②，不可胜数。

【精注】

①会：即会通、要领的意思。

②淫泆：浸淫传变。

【今译】

黄帝问岐伯说：许多疾病都是由于风雨寒暑，凉湿喜怒等内外诸因所导致的。喜怒不知节制而过分，就会伤及内脏；外感风雨之邪，就会伤及人体的上部；感受湿冷之邪，就会伤及人体的下部。上中下三部邪气，伤害人体的部位各不相同，你可以讲讲它们的遇会聚合吗？

岐伯回答说：三部的邪气各不相同，有的病发于阴内，有的病发于阳表，让我来谈谈其中的道理。喜怒没有节制，就会伤及内脏，内脏属阴，所以伤及内脏则病发于阴；冷湿之邪乘虚侵袭人体的下部，所以病发于下；风雨之邪乘虚侵袭人体的上部，所以病发于上。这就是百病初发的三个主要部位。待到病邪蔓延传变，那就难以数计了。

【原典】

黄帝曰：余固不能数，故问先师，愿卒③闻其道。岐伯曰：风雨寒热，不得虚邪，不能独伤人。卒然逢疾风暴雨而不病者，盖无虚故邪不能独伤人，此必因虚邪之风，与其身形，两虚相得，乃客其形，两实相逢，众人肉坚。其中于虚邪也，因于天时，与其身形，参以虚实，大病乃成，气有定舍，因处为名，上下中外，分为三员。是故虚邪之中人也，始于皮肤，皮肤缓则腠理开，开则邪从毛发入，入则抵深，深则毛发立，毛发立则淅然④，故皮肤痛。留而不去，则传舍于络脉，在络之时，痛于肌肉，其痛之时息，大经乃代。留而不去，传舍于经，在经之时，洒淅喜惊。留而不去，传舍于输，在输之时，六经不通，四支则肢节痛，腰脊乃强。留而不去，传舍于伏冲之脉，在伏冲之时，体重身痛。留而不去，传舍于肠胃，在肠胃之时，贲响腹胀，多寒则肠鸣飧泄，食不化，多热则溏出糜。留而不去，传舍于肠胃之外，募原之间，留著于脉，稽留而不去，息而成积。或著孙脉，或著络脉，或著经脉，或著输脉，或著于伏冲之脉，或著于膂筋，或著于肠胃之募原，上连于缓筋，邪气淫泆，不可胜论。

【精注】

③卒：详尽之意。

④淅然：怕冷的样子。

【今译】

黄帝问道：我确实不能计数清楚各种病症，所以问问你，希望你彻底给我讲明这里面的道理。

岐伯回答说：风雨寒热，如不得虚邪之气，是不能单独伤害人体的。有人突然遭遇到狂风暴雨而不生病的，这是因为他正气不虚，故邪气不能单独伤害人体。疾病的发生，必因虚邪之气与人体正气亏虚，两虚相互结合，外邪才能侵入人体而发病。如果四时气候正常，而且人又身体强健，皮肉坚实，就不易发生疾病。人为虚邪所伤，是由于天时不正之气与人体正气虚弱，正虚与邪实相合，才能成了大病。邪气侵犯人体，由于性质不同各有一定的留止部位，按其留止部位而给以命名，上下内外，可分为三部。

所以虚邪侵害人体，首先侵犯皮肤，使皮肤弛缓，腠理开泄，腠理开泄则邪气从毛孔而入，并渐至深部，遂使毛发竖起，寒栗，皮肤疼痛。若邪气留而不除，就会传入于络脉，邪气留止络脉时，就会使肌肉痉痛。若疼痛时作时止，是邪气将由络脉传到经脉，经脉代受邪害。邪气滞留不除，就会传入于经脉，邪气留止经脉时，常寒栗恶寒，易惊。邪气滞留不除，就会传入输脉，邪气留止输脉时，六经之气郁滞不通，四肢关节疼痛，腰脊不能屈伸。邪气滞留不除，就会传入伏冲之脉，邪气留止伏冲之脉时，则见体重身痛之症。邪气滞留不除，进一步传入于肠胃，邪气留止肠胃，则见肠鸣腹胀之症，若寒邪盛则肠鸣、泄泻，进食不能消化；热邪盛则便溏、泄痢。邪气再滞留不除，就会传入肠胃外的脂膜之间，留着于募原脉络之中，邪气滞留，就会与气血相互凝结，结聚形成积块。总之，邪气侵入人体后，或留着于孙络，或留着于络脉，或留着于经脉，或留着于输脉，或留着于伏冲之脉，或留着于脊膂之筋，或留着于肠胃之募原，或留着于腹内之筋，邪气浸淫泛滥，难以尽述。

【原典】

黄帝曰：愿尽闻其所由然。岐伯曰：其著孙络之脉而成积者，其积往来上下，臂手孙络之居也，浮而缓，不能句积而止之，故往来移行肠胃之间，水凑渗注灌，濯濯有音，有寒则䐜满雷引，故时切痛。其著于阳明之经，则挟脐而居，饱食则益大，饥则益小。其著于缓筋也，似阳明之积，饱食则安，饥则痛。其著于肠胃之募原也，痛而外连手缓筋，饱食则痛，饥则安。其著于伏冲之脉者，揣之应手而动，发手则热气下于两股，如汤沃之状。其著于膂筋在肠后者，饥则积见，饱则积不见，按之不得。其著手输之脉者，闭塞不通，津液不下，孔窍干壅。此邪气之从外入内，从上下也。

【今译】

黄帝说道：希望你将成积的原因详细地讲给我听。

岐伯回答说：邪气留着于孙络形成积症的，积块可以上下往来移动，因它聚着于孙络之处，而孙络渗浅弛缓，不能勾留固定积块，所以它往来移动，若肠胃之间有水聚渗注灌，则会有濯濯水鸣之声；有寒则腹部胀满，肠鸣如雷，并相互牵引，时常急痛。邪气留着于阳明经脉而形成积症的，积块位脐的两旁，饱食后积块显大，饥饿时积块变小。邪气留着于缓筋形成积症的，病状与阳明经的积症相似，饱食后则胀痛，饥饿时反觉舒适。邪气留着于肠胃的募原形成积症的，疼痛时向外牵连于缓筋，饱食后感觉舒适，饥饿时则感疼痛。邪气留着于伏冲之脉形成积症的，用手触按积块，积块应手而动，手离开时则觉有热气下行两股，好像热汤浇灌一样。邪气留着于脊膂之筋形成积症的，饥饿时积块可见，饱食后则积块不显，用手也触摸不到。邪气留着于输脉形成积症的，其脉道闭塞不通，津液不能布散，则孔窍干涩壅滞不通。这些都是邪气从外入内，自上而下伤害人体的情况。

【原典】

黄帝曰：积之始生，至其已成奈何？岐伯曰：积之始生，得寒乃生，厥乃成积也。黄帝曰：其成积奈何？岐伯曰：厥气生足悗，悗生胫寒，胫寒则血脉凝涩，血脉凝涩则寒气上入于肠胃，入于肠胃则䐜胀，䐜胀则肠外之汁沫迫聚不得散，日以成积。卒然多食饮则肠满，起居不节，用力过度，则络脉伤，

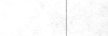

阳络伤则血外溢，血外溢则衄血，阴络伤则血内溢，血内溢则后血，肠胃之络伤，则血溢于肠外，肠外有寒汁沫与血相搏，则并合凝聚不得散而积成矣。卒然外于中寒，若内伤于忧怒，则气上逆，气上逆则六输⑤不通，温气不行，凝血蕴裹而不散，津液涩渗⑥，著而不去，而积皆成矣。

【精注】

⑤六输：泛指手足三阴三阳之经脉。

⑥涩渗：《甲乙经》卷八第二作"凝涩"。

【今译】

黄帝问道：积症从开始发生到成形的原因是什么？

岐伯回答说：积症的开始发生，是因为感受了寒邪，寒邪由下厥逆上行，就会形成积症。

黄帝问道：积症形成的过程，是怎样的？

岐伯回答说：寒厥之气，先使足部痛滞不利，再由此引起胫部寒冷，胫部寒冷则血脉凝涩，血脉凝涩就会使寒邪进而上犯肠胃，寒邪侵入肠胃，会导致腹部胀满；腹部胀满，则使肠胃之外的水湿凝聚不能消散，日久便形成积症。又有因突然暴饮暴食，使肠内水谷过于充满，再加之起居无常，劳累过度，使络受伤。凡在上在表的阳络损伤，血液就会外溢，由此导致衄血；在下在内的阴络损伤，血液就会内溢，由此导致便血。若肠胃的络脉损伤，则血液溢出于肠外，倘使肠外适有寒气，则汁沫与外溢之血相抟聚，两者相互凝结而不消散，积症就形成了。如果突然外感寒邪，内有忧郁气怒所伤，就会使气机上逆，气逆则六经气血运行不畅，阳气不能正常运行，血液凝结不散，津液涩滞不布，留着而不能消散，于是积症也就形成了。

【原典】

黄帝曰：其生于阴者奈何？岐伯曰：忧思伤心；重寒伤肺；忿怒伤肝；醉以入房，汗出当风，伤脾；用力过度，若入房汗出则伤肾。此内外三部之所生病者也。黄帝曰：善。治之奈何？岐伯答曰：察其所痛，以知其应，有余不足，当补则补，当泻则泻，毋逆天时，是谓至治。

【今译】

黄帝问道：病发于属阴的内脏的情况是怎样的？

岐伯回答说：愁思忧虑过度则伤害心脏；形体受寒，再加饮食生冷，两寒相合伤害肺脏；忿恨恼怒过度则伤害肝脏；酒醉后行房事，汗出复又当风，则伤害脾脏；用力过度，或房事后汗出洗浴，则伤害肾脏。这就是内外上下三部发病的情况。

黄帝说：讲得好。应该如何治疗这些病呢？

岐伯回答说：观察病痛所在部位，就可以测病变所在，对于邪盛有余和正虚不足之症，当补的就补，当泻的就泻，不要违反四时气候和脏腑相应的原则，这就是最好的治疗方法。

行针第六十七

【导读】

本篇阐述了针刺后出现六种不同反应的原因，是由于各人体质的不同和气血的盛衰造成的，但针刺气逆情况与此无关，多是由于医疗作风的草率或技术上的错误造成的。

【原典】

黄帝问于岐伯曰：余闻九针于夫子，而行之于百姓，百姓之血气各不同形，或神动而气先针行①，或气与针相逢，或针已出气独行，或数刺乃知，或发针而气逆②，或数刺病益剧，凡此六者，各不同形，愿闻其方。岐伯曰：重阳之人③，其神易动，其气易往也④。黄帝曰：何谓重阳之人？岐伯曰：重阳之人，熇熇高高⑤，言语善疾，举足善高，心肺之藏气有余，阳气滑盛而扬，故神动而气先行。黄帝曰：重阳之人而神不先行者，何也？岐伯曰：此人颇有阴者也。黄帝曰：何以知其颇有阴也？岐伯曰：多阳者多喜，多阴者多怒，数怒者易解，故曰颇有阴，其阴阳之离合难，故其神不能先行也。黄帝曰：其气与针相逢奈何？岐伯曰：阴阳和调而血气淖泽滑利，故针入而气出，疾而相逢也。黄帝曰：针已出而气独行者，何气使然？岐伯曰：其阴气多而阳气少，阴气沉而阳气浮。沉者内藏，故针已出，气乃随其后，故独行也。黄帝曰：数刺乃知，何气使然？岐伯曰：此人之多阴而少阳，其气沉而气往难，故数刺乃知也。黄帝曰：针入而气逆者，何气使然？岐伯曰：其气逆与其数刺病益甚者，非阴阳之气，浮沉之势也，此皆粗之所败，工之所失，其形气无过焉。

【精注】

①气先针行：气，即得气，针下的感应。意为针才刺入就有感应，指得气快。

②发针而气逆：出针后有不良反应。

③重阳之人：即指阳气过盛之人。

④气易往：往，至也。气易往，即气易至的意思。

⑤熇熇：高高，《太素》作"蒿蒿"形容阳气炽盛的样子，即性格爽朗，高昂不卑。

【今译】

黄帝向岐伯问道：我用你传授的九针，来给百姓治病，但百姓的气血盛衰都不一样，所以他们对针刺的反应也不一样。有的神气易于激动，得气反应先针而来；有的则针一刺入，立时就有得气反应；有的则在出针之后，才有得气反应；有的则经过数次针刺后，才有得气反应；有的下针后就出现气逆等不良反应；有的经过数次针刺后，病情反而加重。所有这六种情况，各具不同的情形，希望你教教我。

岐伯回答说：重阳的人，其神气易于激动，针刺时得气反应快。

黄帝问道：什么做重阳之人？

岐伯回答说：重阳之人，其阳气旺盛，说话很快，走路时脚抬得高，其心肺两脏之气有余，阳气滑利充盛而上扬升腾，所以神气易于激动，其气先于针刺而有所反应。

黄帝问道：重阳之人，有的神气不易被激动，要待针入之后才有所反应，这是怎么回事？

岐伯回答说：这种人是阳盛之中略微有阴气在内的。

黄帝又问道：如何知道他是阳盛之中略微有阴气在内呢？

岐伯回答说：多阳的人多喜，多阴的人多怒，若屡次发怒而又易于消除，这就是阳中有阴，所以说它是略微有阴气在内。这种人阳中有阴，阳被阴滞，阴阳之气的离合困难，所以其神气不能在进针之前出现反应。

黄帝问道：有的人针一刺入，立时就有得气反应，这是什么原因？

岐伯回答说：阴阳和调的人，血气运行润泽滑利，所以针一刺入，气就迅速有所反应，随着针刺立时而至。

黄帝问道：有的人在出针之后，才有得气反应，这是他们体内什么气导致这样的情况呢？岐伯回答说：这种人阴气多而阳气少，阴气沉滞，阳气浮滑，沉滞则其气潜藏，所以针刺反应缓慢，在针出后，其反应才随之出现，因此说这是独行。

黄帝问道：经过数次针刺后，才有反应，这是什么气促使这样的呢？

岐伯回答说：这种人阴气多而阳气少，其气沉滞而运行困难，所以针刺多次才出现反应。

黄帝又问道：针刺后出现气逆等反应，这是什么原因造成的？

岐伯回答说：针刺后出现气逆，或多次针刺而病情反而加重的，并不是人体阴阳之气的盛衰和浮沉之势所致，这都是水平低劣的医生所造成的不良后果，也是医术较高医生易犯的错误，和病人的形气体质无关。

上膈第六十八

【导读】

本篇重点论述了"虫为下膈"的成因，是虫积于下脘，使胃气失于下行，然后说明了针刺治疗方法，即宜温针祛寒，适当参用通下之法。

【原典】

黄帝曰：气为上膈者①，食饮入而还出，余已知之矣。虫为下膈，下膈者，食晬时②乃出，余未得其意，愿卒闻之。岐伯曰：喜怒不适，食饮不节，寒温不时，则寒汁流于肠中，流于肠中则虫寒，虫寒则积聚，守于下管，则肠胃充郭，卫气不营，邪气居之。人食则虫上食，虫上食则下管虚，下管虚则邪气胜之，积聚以留，留则痈③成，痈成则下管约。其痈在管内者，即而痛深；其痈在外者，则痈外而痛浮，痈上皮热。

【精注】

①上膈：隔塞于上部，而致食入即吐的一种膈证。

②晬时：一周时，即二十四小时。

③痈：通"壅"，即壅塞不通。

【今译】

黄帝问道：我已知道气机郁结在上形成上膈病的，进食后会马上吐出，但由于虫积在下形成下膈病的，是在进食后经过一昼夜才吐出来，我不明了其中的道理，希望详尽地告诉我。

岐伯回答说：这种病的形成，主要是由于情志不遂，饮食不节，寒温于失调摄，以致胃中阳气受损，则寒汁流注于肠中，寒汁流于肠中则肠内寄生虫感觉寒冷，虫觉寒冷则积聚盘踞在下脘，因而使肠胃充满胀大，阳气不得温通，邪气也就留止其中。人在进食的时候，虫亦向上取食，虫向上取食则下脘空虚，下脘空虚则邪气乘虚侵入，积聚滞留而不散，便形成了内痈。内痈已成，就会使下脘约束下畅，传导不利，所以食后周时乃吐出。其痈在下脘之内的，疼痛部位较深；痈在下脘之外的，疼痛部位浅在，同时，痈上的皮肤发热。

【原典】

黄帝曰：刺之奈何？岐伯曰：微按其痈，视气所行，先浅刺其傍，稍内益深，还而刺之，毋过三行，察其沉浮，以为深浅。已刺必熨④，令热入中，日使热内，邪气益衰，大痈乃溃。伍以参禁，以除其内，恬憺无为⑤，乃能行气，后以咸苦，化谷乃下矣。

【精注】

④熨：即热敷。

⑤恬憺无为：精神乐观，无忧无虑，思想没有杂念。

【今译】

黄帝问道：如何刺治这种病症呢？

岐伯回答说：可以用手轻按痈部，观察病气发展的动向，先在痈的傍侧浅刺，慢慢进针至深部，如此反复刺治，但不能超过三次。审视痈的浅深，以确定针刺的深浅。针刺之后，一要用温熨法，使热气直达内部，每天都使热气入内，则寒邪之气就日趋衰退，大痈自然溃散。另外，饮食起居要合理调护，不要违犯各种禁忌，以消除其内伤；同时要清心寡欲，以使人体气血调畅，然后再服用咸苦之品调养，使谷物得以消化而下传，就不会再朝食暮吐，下膈病也就痊愈了。

忧恚无言第六十九

【导读】

本篇先讲了卒然忧恚无音的原因，然后讨论了卒然无音的刺法，即两泻足少阴之血脉，取之天突。

【原典】

黄帝问于少师曰：人之卒然忧恚①而言无音者，何道之塞，何气出行，使音不彰？愿闻其方。少师答曰：咽喉者，水谷之道也。喉咙者，气之所以上下者也。会厌者，音声之户也。口唇者，音声之扇也。舌者，音声之机也。悬雍垂者，音声之关也。颃颡者，分气之所泄也。横骨②者，神气所使，主发舌者也。故人之鼻洞涕出不收者，颃颡不开，分气失也。是故厌小而疾薄，则发气疾，其开阖利，其出气易；其厌大而厚，则开阖难，其气出迟，故重言③也。人卒然无音者，寒气客于厌，则厌不能发，发不能下至，其开阖不致，故无音。黄帝曰：刺之奈何？岐伯曰：足之少阴，上系于舌，络于横骨，终于会厌。两泻其血脉，浊气乃辟④。会厌之脉，上络任脉，取之天突，其厌乃发也。

【精注】

①忧恚：忧愁仇恨之意。

②横骨：附于舌根部的软骨。

③重言：即口吃。

④辟：排除、祛除。

【今译】

黄帝问少师说：人会因突然的忧愁忿怒而发不出声音，这是哪一条通道阻塞造成的，是什么气不能畅行，导致的音声不响亮？我想听听其中的道理。

少师回答说：咽部是水谷入胃的必经通道，喉咙是呼吸之气出入的路径，会厌好象是发出声音的门户，口唇好像是发出声音的门扇，舌好像是言语音声的机关，悬雍垂好像是声音发出之道上的关隘，颃颡是口鼻之气分行的部位，横骨受神气的支配而控制着舌的运动。所以，人患鼻孔中流涕不止的，那是颃颡不利，分气失职的缘故。凡会厌小而薄，则呼气快，开阖便利，出气容易，所以言语流畅；若会厌大而厚，则开阖困难，出气迟缓，所以说话口吃。至于人突然发不出声音，是由于寒邪侵袭于会厌，使会厌不能开启，或开启后不能闭合，会厌开闭失其作用，所以就发不出声音。

黄帝问道：应如何刺治失音病呢？

岐伯回答说：足少阴肾经，上系于舌根，联络于横骨，终止于会厌。刺治失音，应取足少阴经和任脉两经穴位，以泻其血络，寒浊之邪就会排除。足少阴经在会厌的经络，向上络于任脉，因此取任脉的天突穴刺治，会厌的开阖就会恢复正常而发出声音。

寒热第七十

【导读】

本篇讨论了瘰疬的成因和治疗方法，说明了瘰疬的预后诊断法。

【原典】

黄帝问于岐伯曰：寒热瘰疬①在于颈腋者，皆何气使生？

岐伯曰：此皆鼠瘘②寒热之毒气也，留于脉而不去者也。黄帝曰：去之奈何？岐伯曰：鼠瘘之本，皆在于藏，其末上出于颈腋之间，其浮于脉中，而未内著于肌肉而外为脓血者，易去也。黄帝曰：去之奈何？岐伯曰：谓从其本引其末③，可使衰去而绝其寒热。审按其道以予之，徐往徐来以去之，其小如麦者，一刺知，三刺而已。黄帝曰：决其生死奈何？岐伯曰：反其目视之，其中有赤脉，上下贯瞳子，见一脉，一岁死；见一脉半，一岁半死；见二脉，二岁死；见二脉半，二岁半死；见三脉，三岁而死。见赤脉不下贯瞳子，可治也。

【精注】

①瘰疬：指生于颈项腋下的结核，其结核大如梅李，小如麦粒，数量多少不等，硬而微痛，推之不移，溃后难以收口。

②鼠瘘：瘰疬破溃后，其疮口日久不愈的，其形状如鼠穴，故称为鼠瘘。

③从其本引其末：本，指内脏。末，指瘰疬之处。从其本引其末，言要针对病本（内脏）采取治疗，则病之末（外在的瘰疬）随之而消散。

【今译】

黄帝问岐伯说：时发寒热的瘰疬病，生在颈部和腋下，是什么邪气导致的呢？

岐伯回答说：这都是鼠瘘病，因寒热毒气滞留于经脉中而不能消除所致。

黄帝问道：应该怎样除去它呢？

岐伯回答说：鼠瘘的病根，都在内脏，作为其标的症状，却表现于颈部和腋下。如果毒气浅在浮于经脉之中，还未深入附着于肌肉，只是外部化为脓血的，较容易治愈。

黄帝问道：如何治疗呢？

岐伯回答说：应调治其病根内脏、从而引导滞留于标部的病邪消散，这样，可以使毒气衰退，而停止寒热的发作。治疗时要察明相关的脏腑经脉，然后循经取穴给予针刺，用缓入缓出的补泻针法，以祛除邪毒之气。若瘰疬形小如麦粒的，针刺一次见效，针刺三次就可以痊愈。

黄帝问道：如何判断这种病的生死预后呢？

岐伯回答说：翻开患者的眼皮进行观察，如果眼中有自上而下贯穿瞳子的赤脉，见有一条赤脉的，则时过一年而死；见有一条半赤脉的，则时过一年半而死；见有二条赤脉的，则时过两年而死；见有两条半赤脉的，时过两年半而死；见有三条赤脉的，则时过三年而死。如果赤脉还没有向下贯穿瞳子的，病还可以医治。

邪客第七十一

【导读】

本篇根据经络的循行，论述了手太阴肺经，手厥阴心包经的本经输穴位，以定补正泻邪的刺法，指出心为五脏六腑之大主，不能容邪，容邪则伤人，神伤则死亡的生理特点，论述八虚（两肘、两腋、两髀、两腘）可以诊察五脏疾病，认为其中原因是，八虚为真气所过，血络所游之处。

【原典】

黄帝问于伯高曰：夫邪气之客人也，或令人目不瞑①不卧出者，何气使然？伯高曰：五谷入于胃也，其糟粕、津液、宗气分为三隧②。故宗气积于胸中，出于喉咙，以贯心脉，而行呼吸焉。营气者，泌其津液，注之于脉，化以为血，以荣四末，内注五藏六府，以应刻数③焉。卫气者，出其悍气之慓疾，先行于四末分肉皮肤之间而不休者也。昼日行于阳，夜行于阴，常从足少阴之分间，行于五藏六府。今厥气客于五藏六府，则卫气独卫其外，行于阳，不得入于阴。行于阳则阳气盛，阳气盛则阳跷陷④；不得入于阴，阴虚，故目不瞑。黄帝曰：善。治之奈何？伯高曰：补其不足，泻其有余，调其虚实，以通其道而去其邪，饮以半夏汤一剂，阴阳已通，其卧立至。黄帝曰：善。此所谓决渎壅塞，经络大通，阴阳和得者也。愿闻其方。伯高曰：其汤方以流水千里以外者八升，扬之万遍，取其清五升煮之，炊以苇薪火，沸置秫米一升，治半夏五合，徐炊，令竭为一升半，去其滓，饮汁一小杯，日三稍益，以知为度。故其病新发者，复杯则卧，汗出则已矣。久者，三饮而已也。

【精注】

①目不瞑：眼睛不能闭合，即失眠。

②三隧：隧，通道。

③应刻数：营气一昼夜在人身运行五十周次与漏水下百刻相应。

④阳跷陷：《甲乙经》卷十二作"阳跷满"。

【今译】

黄帝问伯高说：邪气侵入人体，有时使人不能合眼安眠，这是什么气导致的？

伯高回答说：饮食物进入胃中，它所化的糟粕、津液、宗气，分别为三条道路。宗气积聚在胸中，出于喉咙，以贯通心肺，而推动呼吸运动。营气分泌津液，渗注于脉中，化为血液，外以营养四肢，内则流注脏腑，它昼夜在体内环行五十周，与昼夜百刻之数相应。卫气是水谷所化的悍气，其性慓疾滑利，首先无休止地运行于四肢分肉皮肤之间，它白天运行于阳分，夜间运行于阴分，经常从足少阴肾经的分间开始，以次行于五脏六腑。如有邪气侵入五脏六腑，就会使卫气只能护卫于肌表阳分，运行于阳分，而不能进入阴分。卫气行于阳分，则阳气亢盛，阳气亢盛就会使阳跷脉气充满；卫气不能入于阴分，则阴气虚，所以不能合眼而眠。

黄帝说道：说得好。应如何治疗这种失眠的呢？

伯高回答说：补其阴气的不足，泻其阳气的有余，调理阴阳虚实的偏差，以使卫气运行之道通畅，而祛除其邪气，再服半夏汤一剂，使阴阳之气通调，便可立即入睡。

黄帝说道：讲得好。这就是所谓疏通壅塞，使经络畅通，阴阳调和的治疗方法了。我想听一听半夏汤方的情况。

伯高回答说：半夏汤方，是用千里长流水八升，扬起搅动一万遍，待水澄清后，取清水五升，用芦苇作燃料煎煮，等水滚沸，放入秫米一升及制半夏五合，继续以慢火煎煮，使药汤浓缩到一升半时，去掉药渣，每次饮月一小杯，每天服三次，根据情况可逐次加量，以见效为度。如果病是初起的，服药后很快就可入睡，汗出以后，病就好了；病程较久的，服三剂后也可痊愈。

【原典】

黄帝问于伯高曰：愿闻人之肢节，以应天地奈何？伯高答曰：天圆地方，人头圆足方以应之。天有日月，人有两目。地有九州，人有九窍。天有风雨，人有喜怒。天有雷电，人有音声。天有四时，人有四支。天有五音，人有五藏。天有六律，人有六府。天有冬夏，人有寒热。天有十日，人有手十指。辰有十二，人有足十指、茎、垂以应之；女子不足二节，以抱人形。天有阴阳，人有夫妻。岁有三百六十五日，人有三百六十节。地有高山，人有肩膝。地有深谷，人有腋腘。地有十二经水，人有十二经脉。地有泉脉，人有卫气。地有草蓂⑤，人有毫毛。天有昼夜，人有卧起。天有列星，人有牙齿。地有小山，人有小节。地有山石，人有高骨。地有林木，人有募筋。地有聚邑⑥，人有腘肉⑦。岁有十二月，人有十二节。地有四时不生草，人有无子。此人与天地相应者也。

【精注】

⑤草蓂：草类植物，泛指地上的野草。

⑥聚邑：指人群聚集的城镇。

⑦腘肉：人身隆起的肌肉。

【今译】

黄帝向伯高问道：我想听你讲讲人体四肢百节，与天地自然现象相应的情况。

伯高回答说：天是圆的，地是方的，人体头圆足方，以与天地相应；天有日月，人有两目；地有九州，人有九窍；天有风雨，人有喜怒；天有雷电，人有音声；天有四时，人有四肢；天有五音，人有五脏；天有六律，人有六腑；天有冬夏，人有寒热；天有十天干，人有手十指；天有十二辰，人有足十指、阴茎、睾丸与之相应，女子没有阴茎、睾丸，但可以受孕怀胎，以补足其数；天有阴阳，人有夫妻；一年有 365 日，人身有 365 个穴位；地面上有高山，人体上有肩、膝；地面上有深谷，人体上有腋腘；地面上有十二条较大的河流，人体有十二条主要经脉；地下有潜流的泉脉，人体有运行的卫气；地面上有众草丛生，人身上有毫毛生长；天有白昼黑夜，人有动寤静寐；天有众星，人有牙齿；地上有小山包，人有小骨节；地上有耸起的山石，人有高起的骨骼；地面上有林木，人体上有膜筋；地上有人烟会聚的村镇，人体上有隆起的肌肉；一年有12 个月，人体四肢有 12 关节，大地或有四时不生草木，人或有终身不育子女。这就是人与天地相应的情况。

【原典】

黄帝问于岐伯曰：余愿闻持针之数，内针之理，纵舍之意，扦皮开腠理，奈何？脉之屈折，出入之处，焉至而出，焉至而止，焉至而徐，焉至而疾，焉至而入？六府之输于身者，余愿尽闻。少序别离之处，离而入阴，别而入阳，此可道而从行？愿尽闻其方。岐伯曰：帝之所问，针道毕矣。黄帝曰：愿卒闻之。岐伯曰：手太阴之脉，出于大指之端，内屈循白肉际，至本节之后太渊留以澹⑧，外屈上于本节之下，内屈与阴诸络会于鱼际，数脉并注，其气滑利，伏行壅骨之下，外屈出于寸口而行，上至于肘内廉，入于大筋之下，内屈上行臑阴，入腋下，内屈走肺，此顺行逆数之屈折也。心主之脉，出于中指之端，内屈循中指内廉，以上留于掌中，伏行两骨之间，外屈出两筋之间，骨肉之际，其气滑利，上二寸，外屈出行两筋之间，上至肘内廉，入于小筋之下，留两骨之会，上入于胸中，内络于心脉。黄帝曰：手少阴之脉独无腧，何也？岐伯曰：少阴，心脉也。心者，五藏六府之大主也，精神之所舍也，其藏坚固，邪弗能容也。容之则心伤，心伤则神去，神去则死矣。故诸邪之在于心者，皆在于心之包络，包络者，心主之脉也，故独无腧焉。黄帝曰：少阴独无腧者，不病乎？岐伯曰：其外经病而藏不病，故独取其经于掌后锐骨之端。其余脉出入屈折，其行之徐疾，皆如手少阴心主之脉行也。故本腧者，皆因其气之虚实疾徐以取之，是谓因冲而泻，因衰而补，如是者，邪气得去，真气坚固，是谓因天之序。

【精注】

⑧留以澹：澹，水动貌。此指脉气流经太渊穴时，在寸口脉出现的搏动。

【今译】

黄帝问岐伯说：我想听听持针的技术，进针的道理。缓用针或不用针的意义，以及展平皮肤使腠理开张的刺法等，这都是怎样的？关于经脉循行的曲折、出入之处，脉气到哪里而出，到哪里而止，到哪里而慢，到哪里而快，到哪里而入？以及六腑经气输注于全身的情况等，我想详尽了解其次第。还有经脉的支别离合之处，或离阳而入阴，或别阴而入阳，这都是从什么通道而运行的呢？请你详细地讲讲其中的道理。

岐伯回答说：你所问的这些，针法的要理全都包括其中了。

黄帝说道：希望你详细地谈谈这个问题。

岐伯回答说：手太阴肺经，出于拇指的尖端，由此向内曲折而行，沿着内侧白肉际，至拇指本节后的太渊穴；经气汇流于此而呈搏动的现象，再向外曲折而行，上于本节的下方，又向内曲行，和诸阴络会合在鱼际部，手太阴、手少阴、手心主数条经脉合并流注，其脉气流动滑利，伏行于第一掌骨之下，再由此屈折向外，浮出于寸口，循经上行到肘内侧，进入大筋之下，又向内曲折上行，经过臂臑内侧，进入腋下，然后向内曲行走入肺中。这就是手太阴肺经由手向胸逆行曲折出入的情况。

手心主厥阴经脉，出于中指尖端，由此向内曲折而行，沿着中指内侧，上行入于掌中，伏行在两骨之间，又向外曲行出于前臂掌侧两筋之间及腕关节骨肉之际，它的气行滑利，去腕上行三寸，又曲而外行，出行于两筋之间，上行至肘内侧，进入小筋的下方，流注于两骨的会合处，然后上行入于胸中，在内连络于心的经脉。

黄帝问道：为什么手少阴经脉独无特定的腧穴？

岐伯回答说：手少阴是心脏的经脉，心是五脏六腑的大主宰，是精神藏居之处。心脏坚固，外邪不能侵入。若外邪侵入，就会损伤心脏，心脏受伤则神气就会散失，神气散失则人死亡。所以，各种外邪留滞在心脏的，实则都留滞在心包络，由于心包络是心脏所主宰的经脉，能够代心受邪，取心包络的腧穴刺治可治心病，所以手少阴经脉独无特定的腧穴。

黄帝问道：手少阴心经独无腧穴，它就不生病吗？

岐伯回答说：手少阴心经外行的经脉患病，而心脏本身不生病，因此，在其经脉有病时，可以单独取心经在掌后锐骨之端的神门穴刺治。其余各条经脉的出入曲折，脉气运行的缓急，都像手太阴经及心包经那样。所以，属于某经的腧穴，都可根据该经脉气的虚实缓急而选用它，也就是说邪气亢盛的用泻法，正气虚衰的用补法，如此，则邪气得以消除，真气得以坚固，这就叫顺应自然之规律。

【原典】

黄帝曰：持针纵舍奈何？岐伯曰：必先明知十二经脉之本末，皮肤之寒热，脉之盛衰滑涩。其脉滑而盛者，病日进；虚而细者，久以持；大以涩者，为痛痹；阴阳如一者，病难治。其本末尚热者，病尚在；其热已衰者，其病亦去矣。持其尺，察其肉之坚脆、大小、滑涩、寒温、燥湿。因视目之五色，以知五藏而决死生。视其血脉，察其色，以知其寒热痛痹。黄帝曰：持针纵舍，余未得其意也。岐伯曰：持针之道，欲端以正，安以静，先知虚实，而行疾徐，左手执骨，右手循之，无与肉果，泻欲端以正，补必闭肤，辅针导气，邪得淫泆，真气得居。黄帝曰：扞皮开腠理奈何？岐伯曰：因其分肉，左别其肤，微内而徐端之，适神不散，邪气得去。

黄帝问于岐伯曰：人有八虚，各何以候？岐伯答曰：以候五藏。黄帝曰：候之奈何？岐伯曰：肺心有邪，其气留于两肘；肝有邪，其气流于两腋；脾有邪，其气留于两髀；肾有邪，其气留于两腘。凡此八虚者，皆机关之室，真气之所过，血络之所游，邪气恶血，固不得住留，住留则伤筋络骨节机关⑩，不得屈伸，故痀挛也。

中華藏書

黄帝内经·最新整理珍藏版

中国书店

【精注】

⑨机关：在此指关节。

【今译】

黄帝问道：希望听你讲讲持针纵舍之法的道理？

岐伯回答说：一定要先知道十二经脉的起止，皮肤的或寒或热，以及脉象的盛衰滑涩。若脉滑而盛的，病将日渐严重，脉虚而细的，其病经久不愈；脉大而涩的，是痛痹；脉象阴阳如一，难以分辨的，其病难治；若胸腹四肢还有热象的，说明病变还存在；若胸腹四肢热势已经消退，说明病已痊愈。诊察病人的尺肤，可以察知其肌肉的坚实与脆软、大小、滑涩，以及寒热、燥湿。审视两目的五色，可以测知五脏的内在变化，并由此推测患者的死生。诊视患者的血脉，观察其肤色的变化，以测知寒热痛痹等病症。

黄帝说道：持针纵舍的方法，我还不是太懂。

岐伯说：针刺操作的法则是身姿要端正，心神要安静，先须诊知病症的虚实，然后再考虑施行缓急补泻的手法。在进针时，用左手握住患者的骨骼，右手循穴进针，用力不可过猛，以防止针被肌肉纤维缠裹。泻法要端正，垂直下针；补法必须按闭皮肤上的针眼，并用辅助行针手法，以导引其气，使邪气不能浸淫深入，而真气得以内守安定。

黄帝问道：请给我讲讲展平皮肤、开张腠理的刺法，是怎样的？

岐伯回答说：顺着分肉的纹理，在分开穴位皮肤的同时，轻微用力并慢慢使针垂直刺入，这种针法，可使神气不致散乱，邪气得以排出。

黄帝向岐伯问道：人身有八虚，由它们能够分别测候哪些疾病呢？

岐伯回答说：可以测候五脏的疾病。

黄帝问道：该如何诊察呢？

岐伯回答说：肺与心有了邪气，邪气留止于两肘；肝有邪气，邪气留止于两腋；脾有邪气，邪气留止于两髀；肾有邪气，邪气留止于两腘。凡此两肘、两腋、两髀、两胭称为八虚的部位，都是关节活动的枢纽，也是真气所往来经过及血络通行之要会。因此邪气和恶血不能在此滞留，若邪气与恶血滞留，就会损伤筋络，导致关节不能屈伸，进而形成拘挛。

通天第七十二

【导读】

本篇首先提出人的体质性格可以划分太阴、少阴、太阳、少阳、阴阳和平五种类型，并分别说明五种类型人的性情的特点，其次说明这五种类型人患病治疗上应有所不同，如不注意到生理上的特点，便可能产生严重的副作用，最后又分别说明阴阳五态之人在体态与行动表现上的特征。

【原典】

黄帝问于少师曰：余尝闻人有阴阳，何谓阴人，何谓阳人？少师曰：天地之间，六合之内，不离于五，人亦应之，非徒一阴一阳而已也，而略言耳，口弗能遍明也。黄帝曰：愿略闻其意，有贤人圣人，心能备而行之乎？少师曰：盖有太阴之人，少阴之人，太阳之人，少阳之人，阳阴和平之人。凡五人者，其态不同，其筋骨气血各不等。黄帝曰：其不等者，可得闻乎？少师曰：太阴之人，贪而不仁，下齐湛湛①，好内而恶出，心和而不发，不务于时，动而后之，此太阴之人也。少阴之人，小贪而贼心，见人有亡，常若有得，好伤好害，见人有荣，乃反愠怒，心疾而无恩，此少阴之人也。太阳之人，居处于于②，好言大事，无能而虚说，志发于四野，举措不顾是非，为事如常自用，事虽败而常无悔，此太阳之人也。少阳之人，諟谛③好自贵，有小小官，则高自宜，好为外交而不内附，此少阳之人也。阴阳和平之人，居处安静，无为惧惧，无为欣欣，惋然从物，或与不争，与时变化，尊则谦谦，谭而不治，是谓至治。古之善用针艾者，视人五态乃治之，盛者泻之，虚者补之。

中華藏書

下部《黄帝内经·灵枢》

中国书房

七六五

【精注】

①下齐湛湛：下齐，形容外表恭谦整齐；湛湛，深沉不可测的样子，比喻深藏险恶之心。

②于于：安然自得，自鸣得意的样子。

③谍谛：做事谨慎仔细，反复进行审查。

【今译】

黄帝问少师说：我听说人的体质类型有阴阳之分，请讲讲什么是阳性之人？什么是阴性之人？

少师回答说：在天地之间，上下四方之内，任何事物都离不开"五"这个数，那么，人体类型也跟"五"这个数字是相应的，不仅仅是单一的阴性之人和阳性之人。这方面的详情只能大略地谈谈，因为语言是无法全面表明这些情况的。

黄帝说：既然如此，我就大略地了解一下这方面的情况吧。另外，如果一个人具备了像圣人或贤人那样的品质，能够兼备阴阳之性而周行天下吗？

少师说：就人的类型而言，大致有"太阴之人"、"少阴之人"、"太阳之人"、"少阳之人"和"阴阳和平之人"，总共是五种类型，而他们的筋骨气血是各不相同的。

黄帝问道：这五种类型的人在心地性格方面的差异，可以给我讲讲吗？

少师回答说：所谓"太阴之人"，也就是禀赋纯阴无阳的，他们为人处事贪婪而不顾道德，外表上谦恭周正，内心里却深藏机虑，贪求获取，厌恶付出，遇到喜怒之事，心气平和而不形于色，一般不去追求时兴的事物，遇事行动迟缓，常常落后于他人。这便是"太阴之人"在心性方面的特点。

"少阴之人"指禀赋阴多阳少的人，他们为人处事喜贪小利而内心残忍狠毒，看到他人有什么损失，常常表现得像是自己得了好处一般，喜欢伤害他人，看到他人有什么荣耀，却反而心中恼恨，心性善于嫉妒，对人没有情义。这便是"少阴之人"在心性方面的特点。

"太阳之人"指为禀赋纯阳无阴的人，他们为人处事显得安然自足，喜欢谈论大事，尽管没有真才实学，却喜欢空谈空议，功名意气甚至要吞并天下四方，举止行为不顾忌是非道德，做事常常自以为是，即使事业失败了也还没有悔悟之心。这便是"太阳之人"在心性方面的特点。

"少阳之人"，指禀赋阳多阴少的人，他们为人处事谨慎小心，常要反复审察，喜欢自己抬高自己，有了小小的官职，就高傲自得，喜欢对外交际，而不善于团结内部的人。这便是"少阳之人"在心性方面的特点。

"阴阳和平之人"，指阴阳和协，无所偏颇的人，他们为人处事安和宁静，没有什么可以使他们恐惧不宁，也没有什么可以使他们欣喜难安，能够心境和顺地适应周围的事物，与人相处而不与人相争，安处人世而能依随世事的变迁，即使有了尊贵的身份，仍然非常谦逊，能够以道理说服他人，而不是依势而统治他人，这也就是治理天下的最高境界了。这便是"阴阳和平之人"在心性方面的特点。

古时候善于使用针法和艾灸的人，首先要明察病人属于这五种类型中的哪一种，而后才施行治疗，对邪气盛实的人施用泻法，对正气不足的人施用补法。

【原典】

黄帝曰：治人之五态奈何？少师曰：太阴之人，多阴而无阳，其阴血浊，其卫气涩，阴阳不和，缓筋而厚皮，不之疾泻，不能移之。少阴之人，多阴少阳，小胃而大肠，六府不调，其阳明脉小而太阳脉大，必审调之，其血易脱，其气易败也。太阳之人，多阳而少阴，必谨调之，无脱其阴，而泻其阳，阳重脱者易狂；阴阳皆脱者，暴死不知人也。少阳之人，多阳少阴，经小而络大，血在中而气外，实阴而虚阳，独泻其络脉则强，气脱而疾，中气不足，病不起也。阴阳和平之人，其阴阳之气和，血脉调，谨诊其阴阳，视其邪正，安其容仪，审有余不足，盛则泻之，虚则补之，不盛不虚，以经取之。此所以调阴阳，别五态之人者也。

【今译】

黄帝问道：五种不同类型的病人应怎样治疗呢？

少师回答说："太阴之人"的体质阴气独盛而阳气潜藏，

他们的阴血稠浊而卫气涩少，阴阳二气不能和调，筋膜弛缓，皮肤厚实。医生在治疗这种类型病人的时候，若不急用泻法，就不能使凝滞的阴邪散除。

"少阴之人"的体质阴气偏盛而阳气偏弱，胃腑较小而小肠较大，六腑的功能不易和协，而且足阳明胃的脉气弱小，手太阳小肠的脉气盛大。医生在治疗这种类型病人的时候，一定要审慎地予以调治，因为这种病人的阴血易于外脱，阳气易于耗伤。

"太阳之人"的体质阳气独盛而阴气敛藏，因而医生在治疗时必须谨慎予以调治，不可耗伤其阴血，而只能泻除其阳气，但若泻除太过也会导致阳气的严重损耗，病人就容易出现癫狂之类的病症，若是阴血阳气都被耗伤而外脱，病人就会突然昏厥，不省人事。

"少阳之人"的体质阳气偏盛而阴气偏弱，经脉较为细小，络脉相对粗大，因而阴血弱于内而阳气盛于外。医生在治疗这种类型病人的时候，应该一面补其阴血，一面泻其阳气，如果仅仅泻除络脉的阳气，就会迫使阳气很快地散越于外，内在的阴血仍然虚弱不足，疾病就不易治愈了。

"阴阳和平之人"的体质阴阳和协而无所偏颇，因而其血脉和调。医生在治疗这种类型病人的时候，首先要谨慎地诊测其阴阳的变化，了解其邪正的盛衰，观察其面容举止的特点，从而掌握病变是属邪气有余，还是属正气不足，然后再据此给予适当的治疗，若邪气盛实就用泻法，若正气不足就用补法，若既非邪实也非正虚，就取本经的腧穴予以调治。

刚才讲的便是区别五种不同类型的病人并据以调理其阴阳盛衰的方法。

【原典】

黄帝曰：夫五态之人者，相与毋故，卒然新会，未知其行也，何以别之？少师答曰：众人之属，不如五态之人者，故五五二十五人，而五态之人不与焉。五态之人，尤不合于众者也。黄帝曰：别五态之人奈何？少师曰：太阴之人，其状黮黮然④黑色，念然下意，临临然长大，腘然未偻，此太阴之人也。少阴之人，其状清然窃然，固以阴贼，立而躁嶮，行而似伏，此少阴之人也。太阳之人，其状轩轩储储。反身折䐃，此太阳之人也。少阳之人，其状立则好仰，行则好摇，其两臂两肘则常出于背，此少阳之人也。阴阳和平之人，其状委委然，随随然，颙颙然⑤，愉愉然，暶暶然，豆豆然⑥，众人皆曰君子，此阴阳和平之人也。

【精注】

④黮黮然：黮，深黑色。黮黮然，形容肤色黑暗无光泽。

⑤颙颙然：形容态度严肃而又温和的样子。

⑥豆豆然：形容举止大方，光明磊落的样子。

【今译】

黄帝问道：这五种类型的人，医生跟他们接触之前并不相识，不能马上了解他们的心性，那么医生根据什么来区别他们呢？

少师回答说：一般的众人并不适宜于用这五种类型来区分，因而才有五五二十五人的分类方法，这五种类型的人跟二十五人并没有什么关系，五种类型的分法完全不适合一般的众人。

黄帝问道：该如何从形色举止方面来区别这五种类型的人呢？

少师回答说："太阴之人"的肤色一般呈较深的黑色，心多机谋而外表谦恭，身形比较高大，却常屈膝卑躬之态，实则并没有佝偻之病。这便是"太阴之人"在形色举止方面的特点。

"少阴之人"大多貌似公正而守身不乱，实则内心怀藏着阴险残忍的想法，站立时躁动不安，动作怪僻，行走时曲背弯腰，犹如匍匐一般。这便是"少阴之人"在形色举止方面的特点。

"太阳之人"大多昂首自大，盈盈自得，挺胸凸腹，以致膝䐃弯曲。这便是"太阳之人"在形色举止方面的特点。

"少阳之人"大多站立时喜欢仰首，行走时喜欢摆身，两臂两肘常常挽在背后。这便是"少阳之人"在形色举止方面的

中華藏書

下部《黄帝内经·灵枢》

中国书店

七六九

特点。

　　"阴阳和平之人"大多举止安详而随和，表情温和而愉悦，目光柔和，举止有度，人们都称他为君子。这便是"阴阳和平之人"在形色举止方面的特点。

官能第七十三

【导读】

　　本篇论说了针灸医生应知道的基本理论，即脏腑部位和表里关系、血气顺逆和出入之合、虚实补泄和上下气门、四海和荥输、经髓及左右支络的交会等，指出应慎选徒弟，并根据每个人的能力、性情、志趣和特点，分别传授不同的技术。

【原典】

　　黄帝问于岐伯曰：余闻九针于夫子，众多矣，不可胜数，余推而论之，以为一纪①。余司诵之，子听其理，非则语余，请正其道，令可久传，后世无患，得其人乃传，非其人勿言。岐伯稽首再拜曰：请听圣王之道。黄帝曰：用针之理，必知形气之所在，左右上下，阴阳表里，血气多少，行之逆顺，出入之合，谋伐有过。知解结，知补虚泻实，上下气门，明通于四海，审其所在，寒热淋露，以输异处②，审于调气，明于经隧，左右支络，尽知其会。寒与热争，能合而调之，虚与实邻，知决而通之，左右不调，犯而行之，明于逆顺，乃知可治，阴阳不奇，故知起时，审于本末，察其寒热，得邪所在，万刺不殆，知官九针，刺道毕矣。明于五输，徐疾所在，屈伸出入，皆有条理，言阴与阳，合于五行，五藏六府，亦有所藏，四时八风，尽有阴阳，各得其位，合于明堂，各处色部，五藏六府，察其所痛，左右上下，知其寒温，何经所在，审皮肤之寒温滑涩，知其所苦，膈有上下，知其气所在。先得其道，稀而疏之，稍深以留，故能徐入之。大热在上，推而下之，从下上者，引而去之，视前痛者，常先取之。大寒在外，留而补之，入于中者，从合泻之。针所不为，灸之所宜，上气不足，推而扬之，下气不足，积而从之，阴阳皆虚，火自当之③，厥而寒甚，骨廉陷下，寒过于膝，下陵三里，阴络所过，得之留止，寒入于中，推而行之，经陷下者，火则当之，结络坚紧，火所治之。不知所苦，两跻之下，男阴女阳。良工所禁，针论毕矣。用针之服，必有法则，上视天光，下司八正，以辟奇邪，而观百姓，审于虚实，无犯其邪。是得天之露，遇岁之虚，救而不胜，反受其殃，故曰：必知天忌，乃言针意。法于往古，验于来今，观于窈冥④，通于无穷，粗之所不见，良工之所贵，莫知其形，若神髣髴。邪气之中人也，洒洒动形。正邪之中人也微，先见于色，不知于其身，若有若无，若亡若存，有形无形，莫知其情。是故上工之取气，乃救其萌芽；下工守其已成，因败其形。是故工之用针也，知气之所在，而守其门户，明于调气，补泻所在，徐疾之意，所取之处。泻必用员，切而转之，其气乃行，疾而徐出，邪气乃出，伸而迎之，摇大其穴，气出乃疾。补必用方，外引其皮，令当其门，左引其枢；右推其肤，微旋而徐推之，必端以正，安以静，坚心无懈，欲微以留，气下而疾出之，推其皮，盖其外门，真气乃存。用针之要，无忘其神。

【精注】

①纪：纲纪。

②以输异处：指邪气侵犯的部位不同。

③火自当之：此指灸法。

④窈冥：指一些微妙难以察到的变化。

【今译】

黄帝问岐伯说：我从先生这里知道了不少有关九针的知识，多得不胜枚举。我推究其中的道理，经过归纳整理，成为系统的理论，并编成一篇文字，现在我读出来给先生听，如果有错误的地方，就请告诉我并加以修正，以使它得以长久流传，使后世的人们不受疾患的祸害。当然，要传给适当的人。不合适的不能传于他。

岐伯拜了两拜说：圣王请讲。

黄帝说：用针刺治病的法则，是必须知道形气所在的上下左右、阴阳表里、经脉气血的多少、经气运行的逆顺、血气出入交会的腧穴等，这样才能正确施治，攻治病邪。又要知道解除结聚的方法，懂得补虚泻实的原则、各经腧穴的主治功用，明确经脉与气海、血海、髓海、水谷之海相通相应的关系。观察疾病的所在，以及病发寒热、羸弱疲困等的虚实症状与病理机转。治疗时要依据各经荥、输诸穴的功用与部位以选取相应的穴位，并且精审地调理脉气。还要明确经气流行的通道及其散在左右的支络，全部了解它们的并合聚会之处。

对寒热交争引发的病症，要能参合各种因素加以调治；虚实疑似的病症，要能辨别清楚而通调平定；左右不协调的病症，要用左病刺右、右病刺左的缪刺法治疗；区分了疾病的属逆，属顺，就能知道可以刺治或不可刺治；辨明了脏腑阴阳已经调和，就可知病愈之时；审查清楚了疾病的标本、寒热属性，确定了邪气的所在部位，针刺治疗就不会出现差错；懂得了九针的不同性能，并可各尽其用，就可以说全面掌握了针刺治法。

要明确手足十二经五输穴的主治范围，徐疾补泻手法的施用，及针刺时患者体位屈伸的选择和进针、出针都有一定规律可循。五脏六腑合于天地阴阳五行，五脏贮藏精气，六腑传化水谷。四时之气与八节之风都有阴阳之分，伤人部位各有不同，却能集中于明堂部位而表现出相应的颜色；同时五脏六腑的病变，也分别在各自相应的颜面部位表现出病色。根据这些就可以知道病位的上下左右，探明病性的寒热，以及邪犯的所在经脉；察审皮肤的寒温滑涩状况，就可知病的阴阳虚实；膈上为心肺所居，膈下为肝脾肾所居。审察膈膜的上下，可知病气所在部位。

掌握了经脉循行的规律，然后可以用针。要根据病情及病人身体状况，正确选取穴。若正气不足的，用针宜少而进针要慢，进到一定深度后，久留其针；大热在上半身的，用高者抑之的治法，推热下行，使下和于阴；热由下而上的，当引导其上逆的邪气逐渐散去。病分先后，一般来说，先病的当先治。大寒在表的，当留针以补阳，助阳以胜寒；如寒邪入于里的，宜取合穴使寒邪泻出。至于针法不能治疗的病症，常常是灸法所适用的情况。上气不足的，可以用引导推补的方法使其气充盈；下气不足的，可用留针随气的方法以补之。阴阳两虚的病症，不能用针刺治疗，而当用艾灸治。如果经气厥逆而阴寒极甚，或骨侧的肌肉陷下，或寒冷过于膝部的，要灸足三里穴。寒邪从阴络经过，得之而停留不去，如果寒邪入于经脉，当用针行散；如果寒邪凝结而使经气下陷的，当用火灸治，以散寒邪；若络脉结而坚紧的，也用灸法治疗；如果病人苦楚莫名，难以描述，应选取阳跷脉交会的申脉穴和阴跷脉交会的照海穴。至于男子患病取阴跷而女子患病取阳跷，那是高明的医生所禁忌的。有关针灸方法的论述至此就算是全部讲完了。

用针治病必须有一定法则，还要观察日月星辰的运行变化，以及四时之气、八方之风的不同，避免不正之邪的侵袭，并且昭示百姓，注意不正之邪的侵害，随时防御，以免受邪发病。如果遇到自然界不应时令的气候变化，或遭遇当年岁气不及而见的反常气候，医者若不通晓自然变化，就不能有效求治反常气候所致的病变，那么病势就会加重。因此必须知道天时的顺逆宜忌，才可以谈及针治道理。取法古人的理论经验，验之于临床实践。还要吸取现代治疗经验，仔细观察微渺难见的形迹，才可以通达医理而治疗变化无穷的疾病。技术粗疏的医生注意不到这些方面，高明的医生却十分珍视它。如果诊察不到微小的形迹变化，那么疾病就显得神秘莫测，难以把握了。

虚邪伤害人体时，会出现恶寒战慄的症状；正邪伤犯人体，发病时面色微有改变，身上没有特殊感觉，邪气似有似无，若亡若存，症状也不明显，很难认识清楚，因而不能知道确切的病情。所以上等医生治病是根据邪气伤人的微小变化，在疾病初始时就进行治疗；下等医生不懂得这个方法，到病已成才进行施治，常会导致病情恶化而伤损身体。所以医生用针刺治病时，首先要知道脉气运行的所在，而守候其循环出入的门户；其次要明白调理气机的方法，宜补还是宜泻，进针的快

中華藏書　下部《黄帝内经·灵枢》　中国书店　七七三

慢，以及应取的穴等。

要泻除身体邪气，必须用圆活流利的针法，逼近病所捻转行针，这样，经气就能通畅；快速进针而缓慢出针，就能够引邪气外出；运用刺迎经气运行方向、出针时摇大针孔的手法，邪气就会随针而很快外散。如果补益正气，针法必须端静从容和缓，先按抚皮肤，便于确定穴位，用左手按引，使周围平展，右手推循着皮肤，轻轻地捻转，徐徐将针刺入，姿势要端正，心静安和，专心致志，不可懈怠。气至之后，要留针少时，待经气流通就快速出针，并揉按皮肤，摩闭针孔，使真气留存于内而不外泄。用针的要妙，在于调养神气，推动生机以扶正祛邪，千万不要忽略。

【原典】

雷公问于黄帝曰：针论曰：得其人乃传，非其人勿言。何以知其可传？黄帝曰：各得其人，任之其能，故能明其事。雷公曰：愿闻官能奈何？黄帝曰：明目者，可使视色。聪耳者，可使听音。捷疾辞语言，可使传论。语徐而安静，手巧而心审谛⑤者，可使行针艾，理血气而调诸逆顺，察阴阳而廉诸方。缓节柔筋而心和调者，可使导引行气。疾毒言语轻人者，可使唾痈呪病。爪苦手毒⑥，为事善伤人者，可使按积抑痹。各得其人，方乃可行，其名乃彰。不得其人，其功不成，其师无名。故曰：得其人乃言，非其人勿传，此之谓也。手毒者，可使试按龟，置龟于器下而按其上，五十日而死矣；手甘者，复生如故也。

【精注】

⑤审谛：详细地诊察。

⑥爪苦手毒：手势狠毒。

【今译】

雷公向黄帝问道：《针论》上说：遇上合适的人才可传授，不合适的不能传于他。那么，如何辨别谁是可以传授的合适人选呢？

黄帝说：求得不同方面的适当人员，量材取用，他们就能够精通其事。

雷公说：请您讲讲量材取用的方法。

黄帝说：眼睛明亮、视力好的人，可以教他们候视颜色；听觉灵敏的人，可以教他们辨听声音；说话流利、思维敏捷的人，可以教他们传讲理论；言语缓慢、行动安静、手巧心细的人，可以教他们针灸，以理正血气、调治各种逆乱不顺的病症，并教他们观察阴阳变化以及从事处方用药的工作；肢节缓和、筋骨柔顺、心气平和的人，可以教他们导引按摩；嫉妒成性、口舌恶毒、言语轻薄的人，可以教他们唾痈咒病的祝由科工作；手重脚狠、做事经常损坏器具的人，可以教他们按摩积聚、抑制痹痛。各人的所长适得其用，各种治疗方法才可以推行，名声才可以显扬。如果传授不得其人，其功业不能成就，老师也得不到荣誉。所以说，遇到合适的人才能教他，不是合适的人选就不能教，讲得就是这个道理。辨别手狠的人，可以试让他们按压乌龟：将乌龟放在器具下面，叫他们用手从上按压，到50天乌龟就会死掉；如果手不狠而柔顺的人，则乌龟会像原来那样活着。

论疾诊尺第七十四

【导读】

本篇论述了诊尺肤的范围及其诊断价值，简述了龋齿、黄疸、妊娠等的诊断方法，运用阴阳消长、转化的规律，说明四时寒暑胜复的变化，指出四季气候不同，受邪后至下一季节，会产生不同的病变。

【原典】

黄帝问于岐伯曰：余欲无视色持脉，独调其尺①，以言其病。从外知内，为之奈何？岐伯曰：审其尺之缓急、小大、滑涩，肉之坚脆，而病形定矣。视人之目窠上微痛，如新卧起状，其颈脉动，时咳，按其手足上、窅而不起者、风水肤胀也。尺肤滑其淖泽者，风也。尺肉弱者，解㑊②，安卧脱肉者，寒热，不治。尺肤滑而泽脂者，风也。尺肤涩者，风痹也。尺肤粗如枯鱼之鳞者，水泆饮也。尺肤热甚，脉盛躁者，病温也，其脉盛而滑者，病且出也。尺肤寒，其脉小者，泄少气；尺肤炬然，先热后寒者，寒热也；尺肤先寒；久大之而热者，亦寒热也。肘所独热者，腰以上热；手所独热者，腰以下热。肘前独热者，膺③前热；肘后独热者，肩背热。臂中独热者，腰腹热；肘后粗之下三四寸热者，肠中有虫。掌中热者，腹中热；掌中寒者，腹中寒。鱼上白肉有青血脉者，胃中有寒。尺炬然热，人迎大者，当夺血。尺坚大，脉小甚，少气，悗有加，立死。目赤色者病在心，白在肺，青在肝，黄在脾，黑在肾。黄色不可名者，病在胸中。诊目痛，赤脉从上下者，太阳病；从下上者，阳明病；从外走内者，少阳病。诊寒热，赤脉上下至瞳子，见一脉一岁死，见一脉半一岁半死，见二脉二岁死，见二脉半二岁半死，见三脉三岁死。诊龋齿痛，按其阳之来，有过者独热，在左左热，在右右热，在上上热，在下下热。诊血脉者，多赤多热，多青多痛，多黑为久痹，多赤、多黑、多青皆见者，寒热身痛而色微黄，齿垢黄，爪甲上黄，黄疸也，安卧，小便黄赤，脉小而涩者，不嗜食。人病，其寸口之脉，与人迎之脉小大等及其浮沉等者，病难已也。女子手少阴脉动甚者，妊子。婴儿病，其头毛皆逆上者，必死。耳间青脉起者，掣痛。大便眯瓣飧泄，脉小者，手足寒，难已；飧泄，脉小，手足温，泄易已。四时之变，寒暑之胜，重阴必阳，重阳必阴，故阴主寒，阳主热，故寒甚则热，热甚则寒，故曰：寒生热，热生寒，此阴阳之变也。故曰：冬伤于寒，春生瘅热④；春伤于风，夏生飧泄肠澼；夏伤于暑，秋生痎疟；秋伤于湿，冬生咳嗽。是谓四时之序也。

【精注】

①尺：尺肤部。前臂内侧从肘至腕的皮肤。

②解㑊：身体困倦，懈怠无力。

③膺：胸部。

④瘅热：即温热病。

【今译】

黄帝向岐伯问道：我如果既不望色，也不按脉，单凭诊测病人的尺肤，来探讨他的病情，也就是根据尺肤的外在表现来测知内脏和病变，那该怎么做呢？

岐伯回答说：审察尺肤皮肤的弛缓或紧急，尺肤肌肉的丰隆或瘦削，尺肤皮肤的滑润或干涩以及尺肤肌肉的坚实与松软，疾病的性质部位就可以确定了。如果发现病人的眼胞微微肿起，就像是刚刚睡醒起床的样子，而且他的颈脉搏动明显，时时咳嗽，接压他的手足，凹陷而不能即起，这便是风水肤胀的病症。

如果尺肤的皮肤光滑或者湿润，这是风气导致的病症；如果尺肤的肌肉柔弱无力，身体懈怠困乏，喜欢眠卧，肌肉瘦削如脱，这是寒热病症，已经不能治愈了；如果尺肤的皮肤光滑而润泽，就像油脂一般，这是风气导致的病症；如果尺肤的皮肤不光滑，这是风痹病症；如果尺肤的皮肤粗糙，就像干鱼的鳞片一般，这是水液内盛的饮症；如果尺肤的皮肤很是灼热，而且脉象盛大而躁动，这是由于患了温热病的原因，若是脉象盛大而滑利，则是疾病将要痊愈了；如果尺肤的皮肤凉冷，而且病人的脉象弱小，这是腹泄少气的病症；如果尺肤的皮肤灼热如火烧一般，先感灼热后觉凉冷，这是寒热病症；如果尺肤的皮肤刚刚触及感到凉冷，等待稍久却感觉灼热，这也是寒热病症。

若肘部单独灼热，这是腰以上的部位有热；若手部单独灼热，这是腰以下的部位有热；若肘部内侧单独灼热，这是前胸部位有热；若肘部外侧单独灼热，这是肩背部位有热；如果前臂中段单独灼热，这是腰腹部位有热。若肘部外侧皮肤粗糙，肘部以下三四寸有灼热感，这是肠中有虫的病症。若手掌中灼热，这是腹中有热的病症；如果手掌中凉冷，这是腹中有寒的病症。若手鱼际上白肉部分有青色的血脉，这是胃中有寒的病症。若尺部灼热如火烧，人迎脉盛大，必定是脱血的病症；若尺部肌肉坚满而脉搏却很是弱小，这是气虚不足的病症，若是烦闷难安说明病情加重，甚至会立即死亡。

若白睛见赤色，这是病在心脏；见白色，是病在肺脏；见青色，是病在肝脏；见黄色，是病在脾脏；见黑色，是病在肾脏。如果目色虽黄，又杂以他色，以致色泽怪异，难以名状，是病在胸中。诊得病人目睛疼痛，若有赤色脉络从上睑向下睑伸延，是太阳病，若有赤色脉络从下睑向上睑伸延，是阳明病；若有赤色脉络从外眦向内眦伸延，是少阳病。诊得病人寒热发作，并有赤色脉络从上睑向下伸延到瞳子，若发现一条赤脉，病人一年后死亡；若发现一条半赤脉，病人一年半后死亡；若发现两条赤脉，病人两年后死亡；若发现两条半赤脉，病人两年半后死亡；若发现三条赤脉，病人三年后死亡。

如果病人龋齿疼痛，便要诊按他的手足阳明脉的搏动情况，如果脉气失常，那只可能是热郁脉中。若龋齿部位在左，则为左侧阳明经有热；若龋齿部位在右，则为右侧阳明经有热；若龋齿部位在上，则为手阳明经有热；若龋齿部位在下，则为足阳明经有热。

诊察病人肤表的血络，色常赤的多属于热症，色常青的多属于痛症，色常黑的多属于经久不愈的痹症，赤黑青色并见的多属于寒热身痛的病症。如果面色微黄，牙齿色黄而污浊，爪甲之上也呈现黄色，这便是黄疸之症，病人一般身体倦怠而嗜睡，小便黄赤，脉小而涩，不欲饮食。

病人患病以后，如果寸口脉跟人迎脉的大小相同，而且浮沉类似。这种病便难以治愈。

女子的手少阴脉搏动厉害，这是怀育胎儿的症象。

婴儿患病以后，如果头发都逆而上指，这婴儿必会死亡。如果耳部有青色脉络凸起，这是抽掣疼痛一类的病症。如果大便色赤而形如瓣状，完谷不化，脉搏弱小，手足冰凉，这种病难以治愈；如果泻泄水谷不化，脉搏弱小，但手足犹然温暖，这种泻泄则容易治愈。

春夏秋冬四季气候的变化，是由于阴寒之气与阳热之气相互克制的结果，因为阴寒之气过甚，必会受到阳热之气的制约而转化为阳，而阳热之气过甚，也会受到阴寒之气的制约而转化为阴。这样说来，阴气虽然主寒，阳气虽然主热，但寒气过甚便会转化为热，而热气过甚也会转化为寒，因此也可以这样说：寒气生热，热气生寒。这便是阴阳变化的基本道理。所以，从医学的角度来说：冬季若被寒气伤害，到了春天就会发生温热病；春季若被风气伤害，到了夏天就会发生泻泄痢疾之类的病症；夏天若被暑气伤害，到了秋天就会发生疟疾之类的病症；秋季若被湿气伤害，到了冬天就会发生咳嗽之类的病症。这就是四季发病的规律。

刺节真邪第七十五

【导读】

本篇介绍了铍针、锋针、员利针、镵针等各种针具使用的适应症，详述了真气的来源与功能；对正气、邪气与疾病的关系进行了分析；列举了正不胜邪，经脉受病，导致疼痛、痈、骨疽、肉疽等十五个病症和致病原因的情况。

【原典】

黄帝问于岐伯曰：余闻刺有五节奈何？岐伯曰：固有五节：一曰振埃，二曰发蒙，三曰去爪，四曰彻衣，五曰解惑。黄帝曰：夫子言五节，余未知其意。岐伯曰：振埃者，刺外经，去阳病也。发蒙者，刺府输，去府病也。去爪者，刺关节肢络也。彻衣者，尽刺诸阳之奇输也。解惑者，尽知调阴阳，补泻有余不足，相倾移也。

黄帝曰：刺节言振埃，夫子乃言刺外经^①，去阳病，余不知其所谓也，愿卒闻之。岐伯曰：振埃者，阳气大逆，上满于胸中，愤膜肩息^②，大气逆上，喘喝坐伏，病恶埃烟，饱不得息^③，请言振埃，尚疾于振埃。黄帝曰：善。取之何如？岐伯曰：取之天容。黄帝曰：其咳上气穷诎^④胸痛者，取之奈何？岐伯曰：取之廉泉。黄帝曰：取之有数乎？岐伯曰：取天容者，无过一里，取廉泉者，血变而止。帝曰：善哉。

【精注】

①外经：指行于四肢及浅表部位的经脉。

②愤膜肩息：胸部胀满，抬肩呼吸。

③馤不得息：馤，即古噎字，馤不得息，咽部阻塞，难以呼吸。

④穷诎：形容呼吸不畅，语言不利。

【今译】

黄帝向岐伯问道：刺法的"五节"，讲的是什么？

岐伯回答说：刺法中的确有"五节"，第一叫"振埃"，第二叫"发蒙"，第三叫"去爪"，第四叫"彻衣"，第五叫"解惑"。

黄帝说道：先生只是说了"五节"的名称，我还不知道它们分别是什么意思。

岐伯回答说：所谓"振埃"，就是针刺四肢及体表的脉络，来治疗病位表浅病变的方法。所谓"发蒙"，就是针刺六腑的五输穴等，来治疗六腑病变的方法。所谓"去爪"，就是针刺四肢关节络脉的方法。所谓"彻衣"，就是遍刺各条阳经别络的方法。所谓"解惑"，就是彻底洞察阴阳的变化并予以调理，补其不足，泻其有余，使不足者充溢，有余者散除，两相变易而恢复正常的针刺方法。

黄帝说道：刺节上说的是振去尘埃，您却说的是针刺四肢及体表的脉络，来治疗病位表浅的病变，我不明白这两者之间的关系，希望您详细讲讲以使我彻底了解。

岐伯回答说：所谓振去尘埃，是用来比喻针刺方法的。如果病人的阳气亢盛，上逆并壅滞于胸中，便会表现为胸中气郁而支撑胀满，宗气向上冲逆，便会表现为气喘喝喝，喜坐喜伏，厌恶尘埃和烟气，喉咙噎阻，呼吸不利。当此之时，就要用"振埃"的方法来治疗。我只是用振去尘埃来做个比喻，它的实际疗效比振去尘埃还要迅捷呢。

黄帝说道：先生讲得真好！那么，具体来说该怎样取穴治疗呢？

岐伯回答说：应该取天容穴来治疗。

黄帝问道：如果病人咳嗽上气，胸部痛痹，以致身体屈曲，如何来取穴治疗呢？

岐伯回答说：应该取廉泉穴来治疗。

黄帝问道：那么，在选用这些穴位治疗时有什么法度吗？

岐伯回答说：如果针刺天容穴，不能深过一寸；如果针刺廉泉穴，血色变浅而脉络通畅就要止针。

黄帝说：讲得好！

【原典】

黄帝曰：刺节言发蒙，余不得其意。夫发蒙者，耳无所闻，目无所见。夫子乃言刺府输，去府病，何输使然？愿闻其故。岐伯曰：妙乎哉问也！此刺之大约，针之极也，神明之类也，口说书卷，犹不能及也，请言发蒙耳，尚疾于发蒙也。黄帝曰：善。愿卒闻之。岐伯曰：刺此者，必于日中，刺其听宫，中其眸子，声闻于耳，此其输也。黄帝曰：善。何谓声闻于耳？岐伯曰：刺邪以手坚按其两鼻窍而疾偃，其声必应于针也。黄帝曰：善。此所谓弗见为之，而无目视，见而取之，神明相得者也。

黄帝曰：刺节言去爪，夫子乃言刺关节肢络，愿卒闻之。岐伯曰：腰脊者，身之大关节也。肢胫者，人之管以趋翔也。茎垂者，身中之机，阴精之候，津液之道也。故饮食不节，喜怒不时，津液内溢，乃下留于睾，血道不通，日大不休，俯仰不便，趋翔不能，此病荣然有水，不上不下，铍石所取，形不可匿，常不得蔽，故命曰去爪。帝曰：善。

【今译】

黄帝又问道：尽管刺节中讲去除翳障，我却不太明白它的含义。我认为"发蒙"应该是针对耳聋无所闻，目盲无所见之类的病变而言的，先生却说是针刺六腑的五输穴等，来治疗六腑的病变，那么，哪些腧穴能有如此的疗效呢？我想听听其中的情由。

岐伯回答说：您问得真是妙呀！这个问题正是刺法的大纲，针术的极致，甚至是与神明相通的事情，它的内容即使是口授书载，也还不能表达清楚。我只是用去除翳障来做个比喻，它的实际疗效比去除翳障还要迅捷呢！

黄帝说：讲得好！那么，我想要彻底了解这方面的内容。

岐伯说道：若想要验证这种刺法，必须是在日中时分，针刺病人的听宫穴，并让针感传导到眼珠，与此同时，就有声音回传到耳中。这说明所刺的穴便是当取的穴。

黄帝说道：讲得好！那么，该如何使声音回传到耳中呢？

岐伯回答说：进针时稍向前斜，让病人用手紧紧地按压两侧鼻孔，并且迅速闭口鼓气而不出声，这时，必定会在针刺部位有所反应。

黄帝说道：先生讲得真好！这大概就是人们常说的，不必视见其形迹便可施行正确的治法，不须用眼睛去诊视就可去除病气，犹若神明在暗中控制一般。

黄帝又问道：刺节上说的是剪去爪甲，您却说的是针刺四肢关节的络脉，希望您详细讲讲以使我彻底了解这里面的情况。

岐伯回答说：腰脊是人体的主要关节所在，下肢胫骨是人体主管行走的器官，而阴茎和睾丸则是人体的枢要，阴精的外候，津液的通道。因此，如果饮食没有节制，喜怒不合时宜，便会导致水湿内盛而流溢，向下流注于阴部，由于水道不通，阴囊便一天天地无休无止地肿大起来，致使病人俯仰不便，行走困难。这种病变是由于水液聚积，以致在上气息不利，在下小便不通，应该用铍针、砭石来进行治疗。由于这种病人阴部肿大的形状显露难藏，即使是宽松的下衣也不易遮掩，所以把治疗这种病的方法称为"去爪"，就像是剪去多余的爪甲一样。

黄帝说：您说得真好！

【原典】

黄帝曰：刺节言彻衣，夫子乃言尽刺诸阳之奇输，未有常处也，愿卒闻之。岐伯曰：是阳气有余而阴气不足，阴气不足则内热，阳气有余则外热，内热相搏，热于怀炭，外畏绵帛近，不可近身，又不可近席，腠理闭塞，则汗不出，舌焦唇槁，腊干嗌燥，饮食不让美恶。黄帝曰：善。取之奈何？岐伯曰：取之于其天府、大杼三痏，又刺中膂以去其热，补足手太阴以去其汗，热去汗稀，疾于彻衣。黄帝曰：善。

黄帝曰：刺节言解惑，夫子乃言尽知调阴阳，补泻有余不足，相倾移也，惑何以解之？岐伯曰：大风在身，血脉偏虚，虚者不足，实者有余，轻重不得，倾侧宛伏⑤，不知东西，不知南北，乍上乍下，乍反乍复，颠倒无常，甚于迷惑。黄帝曰：善。取之奈何？岐伯曰：泻其有余，补其不足，阴阳平复，用针若此，疾于解惑。黄帝曰：善。请藏之灵兰之室，不敢妄出也。

【精注】

⑤宛伏：宛，屈曲。指病人的身体屈曲前倾。

【今译】

黄帝又问道：刺节上说的是脱去外衣，您却说的是遍刺各条阳经的别络，可是，别络并没有固定的部位，我想要彻底了解这方面的情况。

岐伯回答说："彻衣"这种方法是针对阳气亢盛有余而阴气虚弱不足的病症而言的。如果阴气虚弱不足，便内生虚热；如果阳气亢盛有余，便外见实热。若是内外两热相互抟聚，病人便会热势鸱张，比怀抱炭火还要厉害，在外害怕接触绵帛衣被之类，不愿挨近他人身体，也不愿贴近床褥，由于腠理闭塞，病人也不见汗出，在内感到口舌焦渴。嘴唇干燥，皮肤枯裂，咽喉干涩，而且不能辨别饮食的滋味。

黄帝说：先生讲得真好！那么，该如何取穴治疗呢？

岐伯说：首先取天府、大杼二穴，各针刺三次；然后针刺中膂穴，来泻除体中的邪热；最后取手足太阴经的穴施行补法，来使病人出汗。等到热势退去，汗出清稀，疾病就痊愈了。我只是用脱去外衣来做个比喻，它的实际疗效比脱去外衣还要迅捷呢！

黄帝说：先生讲得真好！

黄帝又问道：刺节上说的是解除疑惑，您却说的是彻底洞察阴阳的变化并予以调理，补其不足，泻其有余，使不足者充溢，有余者散除，两相变易而恢复正常。那么，到底是怎样来解除疑惑的呢？

岐伯回答说：大风之邪侵入人体，会导致人体的血脉一侧偏实，一侧偏虚，偏虚的一侧血气不足，偏实的一侧血气有余，因此病人的举止动作轻重失宜，或歪向一侧，或屈身俯

中華藏書

下部《黄帝内经·灵枢》

中国书房

卧，或者不知东西，难辨南北，忽起忽坐，时仰时伏，心神错乱，喜怒无常，甚至神志不清，不省人事。

黄帝说：先生讲得很好！请告诉我该如何取穴治疗？

岐伯说：泻除有余的邪气，补益虚弱的气血，使人身的阴阳恢复正常。如果医生能根据这样的原则取穴施治，取得疗效比解除疑惑还要迅捷呢！

黄帝说：先生讲得真是太好了！请让我把这些内容记录下来，并收藏在灵兰之室内。如果不是遇到合适的人，绝对不敢随便出示。

【原典】

黄帝曰：余闻刺有五邪，何谓五邪？岐伯曰：病有持痈者，有容大者，有狭小者，有热者，有寒者，是谓五邪。黄帝曰：刺五邪奈何？岐伯曰：凡刺五邪之方，不过五章，痈热消灭，肿聚散亡，寒痹益温，小者益阳，大者必去，请道其方。凡刺痈邪无迎陇，易俗移性不得脓，脆道更行去其乡，不安处所乃散亡。诸阴阳过痈者，取之其输泻之。凡刺大邪日以小，泄夺其有余，乃益虚，剽其通，针其邪肌肉亲，视之毋有反其真。刺诸阳分肉间。凡刺小邪日以大，补其不足乃无害，视其所在迎之界，远近尽至，其不得外，侵而行之乃自费⑥。刺分肉间，凡刺热邪越而苍，出游不归乃无病，为开通辟门户，使邪得出，病乃已。凡刺寒邪日以徐，徐往徐来致其神，门户已闭气不分，虚实得调其气存也。黄帝曰：官针奈何？岐伯曰：刺痈者用铍针，刺大者用锋针，刺小者用员利针，刺热者用镵针，刺寒者用毫针也。

【精注】

⑥自费：邪气自行消散。

【今译】

黄帝又问道：我听说在刺法中有"五邪"的说法，请问什么是"五邪"呢？

岐伯回答说：在各种病变中，有缠绵持久的痈邪，有邪盛正强的实邪，有邪弱正亏的虚邪，有痹阻的寒邪，有鸱张的热邪，这便是常说的"五邪"。

黄帝问道：如何用针法治疗这五种邪气导致的病变呢？

岐伯回答说：通过针刺治疗五邪之病的方法，不过是如下的五条：凡属热邪鸱张者必须消灭热邪，凡属痈邪凝滞者必须消散痈邪，凡属寒邪痹阻者必须祛散寒邪，凡属邪弱正亏者必须温养正气，凡属邪盛正强者必须攻除邪气。请允许我来详细说明这些方法。

凡是针刺痈邪凝滞的病变，重点在于不可迎着邪气的亢盛之势使用泻法，因此要改变常规的治法，转换治疗的思路。痈邪若还没有成脓，就必须变易常规，另出新法，使痈邪离开所趋之处，不能留滞于患部，便可散去消亡。如果阴阳各经通过痈邪所在之处，就要选取该经的腧穴来施行泻法。

凡是针刺邪盛正强的病变，重点在于使邪气一天天地逐渐消散，因此首先要泻除其有余的实邪，然后才可以调补被邪气伤损的正气。在邪气往来的通道上用针法攻散盛实有余的邪气，肌肉就会亲和而致密，经过诊察邪气已经消散无存，再转而调补受伤的正气。这种方法应该在各阳经的分肉之间取穴针刺。

凡是针刺邪弱正亏的病变，重点在于使正气一天天地逐渐充盛，因此首先要补益其不足的正气，才不会有大的妨害。察明邪气所在的部位，并向此范围内招聚正气，这样，远近的正气都会聚在病部，使邪气不得向外侵扰而转行他处，从而就自行消散。这种方法应该在分肉之间取穴针刺。

凡是针刺热邪鸱张的病变，重点在于使热邪散越于外而使体中转凉，只有热邪外散而不再壅滞，才不会有大的妨害。通过施行针法为热邪畅通去路，开辟门户，使热邪能够外出而散越，病变就可以痊愈了。

凡是针刺寒邪痹阻的病变，重点在于使阳气一天天地逐渐充盛，因此在针刺时要用徐来徐往的手法招引阳气，出针后要闭合针孔，使阳气不会从针孔外散，这样，阳气得以温散寒邪，而且自身内守不虚。

黄帝问道：要针刺这五邪之病，该如何来选用针具呢？

岐伯回答说：针刺痈邪凝滞的病变，要用宽身似剑的铍针；针刺邪盛正强的病变，要用圆身锐尖的锋针；针刺邪弱正亏的病变，要用细身圆尖的员利针；针刺热邪鸱张的病变，要用大头锐末的镵针；针刺寒邪痹阻的病变，要用细如蚊喙的毫针。

【原典】

请言解论，与天地相应，与四时相副，人参天地，故可为解。下有渐洳⑦，上生苇蒲，此所以知形气之多少也。阴阳者，寒暑也，热则滋雨而在上，根荄少汁。人气在外，皮肤缓，腠理开，血气减，汗大泄，皮淖泽。寒则地冻水冰，人气在中，皮肤致，腠理闭，汗不出，血气强，肉坚涩。当是之时，善行水者，不能往冰；善穿地者，不能凿冻；善用针者，亦不能取四厥；血脉凝结，坚抟不往来者，亦未可即柔。故行水者，必待天温冰释冻解，而水可行，地可穿也。人脉犹是也，治厥者，必先熨调和其经，掌与腋、肘与脚、项与脊以调之，火气已通，血脉乃行，然后视其病，脉淖泽者，刺而平之，坚紧者，破而散之，气下乃止，此所谓以解结者也。用针之类，在于调气，气积于胃，以通营卫，各行其道。宗气流于海，其下者注于气街，其上者走于息道。故厥在于足，宗气不下，脉中之血，凝而留止，弗之火调，弗能取之。用针者，必先察其经络之实虚，切而循之，按而弹之，视其应动者，乃后取之而下之。六经调者，谓之不病，虽病，谓之自已也。一经上实下虚而不通者，此必有横络盛加于大经，令之不通，视而泻之，此所谓解结也。上寒下热，先刺其项太阳，久留之，已刺则熨项与肩胛，令热下合乃止，此所谓推而上之者也。上热下寒，视其虚脉而陷下于经络者取之，气下乃止，此所谓引而下之者也。大热遍身，狂而妄见、妄闻、妄言，视足阳明及大络取之，虚者补之，血而实者泻之，因其偃卧，居其头前，以两手四指挟按颈动脉，久持之，卷而切之，下至缺盆中，而复止如前，热去乃止，此所谓推而散之者也。

【精注】

⑦渐洳：低洼潮湿之处。

【今译】

请允许我再来谈谈关于解结的理论。人体与天地是相配合的，跟四季是相称应的。既然人体跟天地自然相参应，所以就可以用天地自然采解说人体。比如说在自然之中，在下若有湿润的泥土，在上就会长出茂盛的苇蒲，这也正是依照外在症象就可以了解内在血气的原因。阴阳二气的运动变化，导致了冬寒夏暑的气候变迁。若是天气炎热，就会蒸发水湿向上升腾，草木的根茎自然也就缺少汁液，而此时人体的阳气也浮而在表，因而皮肤弛缓，腠理开疏，血气消减，汗液大泄，肤表湿滑；若是天气寒冷，就会使土地冻结，水凝成冰，而此时人体的阳气也沉而在里，因而皮肤致密，腠理闭合，汗液不出，血气充盈，肌肉坚紧。在这寒冷的季节里，即使是善于游水的人也不能在冰中往来，即使是善于掘地的人也不会去开凿冻土。那么，同样的道理，在阴寒内盛的情况下，即使是善于用针的人也不能直接治疗四肢厥冷的病症，因为此时血脉凝滞坚聚，血气不能流畅地运行，即使施行针法也不能使之即刻畅通。所以，游水的人必须等到天气温暖，河冰消融，然后才可以在水中游行；掘地的人也必须等到天气温暖，冻土松解，然后才可以去挖掘土地。那么，人的血脉也是如此，要想治疗四肢厥冷的病症，必须先用温熨的方法调和病人的经气，在手掌、腋下、肘部、脚部、项部以及脊背施用熨法，等到温热之气通达各处，血脉就流畅无阻了，然后再根据不同的病情施用不同的针法。如果脉搏濡软弱小，犹若潭中软泥，就用针刺的方法使之恢复；如果脉搏坚实紧急，就用破除的方法使之消散，直到厥逆之气下行才可停针。这便是所谓解结的方法。

凡属用针法来治病，重点在于调理气机。水谷软食所化的精微之气积贮于胃腑之中，补充营卫并使之流畅通达，各行其道。至于宗气，则贮积在气海之中，其中下行的部分流注到气街，其中上行的部分贯行于息道。因此，若是厥冷之病发生在足部，宗气就不能正常地下行，脉络中的血液就会凝结留滞，像这样的病变如果不先用温熨的方法来温通气血，就不能取穴治疗。因而在用针法治病之前，一定要首先诊察病人经络的虚实通塞，或触摸，或抚摩，或按压，或弹动，分别观察经络的反应，然后取穴施治而散除病气。若是手足六经均和调通达，一般而言就没有什么病患，即使有病也会自行痊愈。若是某一经脉上部盈满而下部瘪凹，而且流通不利，这必定是有一条横络盛满而且阻滞了这条经脉，使之流通不利，对此，医生应该详加诊视并泻除横络中的实邪。这也是所谓解结的方法。

如果腰以上部位有寒，腰以下部位有热，就要首先针刺足太阳膀胱经，而且要较长时间留针，针刺过后再温熨项部和肩胛部，务必要使熨贴的温热下行，上寒下热交合而平复，才可以停用熨法。这便是所谓"推而上之"的治法。

如果腰以上部位有热，腰以下部位有寒，就要察明病人的虚脉，也就是较其他经络凹陷的脉，并且取穴针刺，等到在上的热气下行，才可以停用针法。这就是所说的"引而下之"的治法。

如果亢盛的邪热充斥全身，病人的神志狂乱而出现妄见、妄闻、妄言，就要察明足阳明经及其大络的情况，然后取穴针刺，若属虚症便用补益的方法，若有瘀血而属实症使用攻邪的方法。或者是让病人仰卧，医生坐在病人的头顶之前，用两手的拇指和食指从两边抚按他的颈动脉，先是较长时间地按压，然后弯曲手指进行抚摩，向下按到缺盆部就停止，而后重复上述动作，等到热邪散去，才可以停止按抚。这便是所谓"推而散之"的治法。

【原典】

黄帝曰：有一脉生数十病者，或痛、或痈、或热、或寒、或痒、或痹、或不仁，变化无穷，其故何也？岐伯曰：此皆邪气之所生也。黄帝曰：余闻气者，有真气，有正气，有邪气，何谓真气？岐伯曰：真气者，所受于天，与谷气并而充身者也。正气者，正风也，从一方来，非实风，又非虚风。邪气者，虚风之贼伤人也，其中人也深，不能自去。正风者，其中人也浅，合而自去，其气来柔弱，不能胜真气，故自去。虚邪之中人也，洒淅动形，起毫毛而发腠理。其入深，内搏于骨，则为骨痹。搏于筋，则为筋挛。搏于脉中，则为血闭不通，则为痈。搏于肉，与卫气相搏，阳胜者则为热，阴胜者则为寒，寒则真气去，去则虚，虚则寒。搏于皮肤之间，其气外发，腠理开，毫毛摇，淫气往来行，则为痒。留而不去，则痹。卫气不行，则为不仁。虚邪偏客于身半，其入深，内居荣卫，荣卫稍衰，则真气去，邪气独留，发为偏枯⑧其邪气浅者，脉偏痛。虚邪之入于身也深，寒与热相搏，久留而内著，寒胜其热，则骨疼肉枯，热胜其寒，则烂肉腐肌为脓，内伤骨，内伤骨为骨蚀。有所疾前筋，筋屈不得伸，邪气居其间而不反，发于筋溜。有所结，气归之，卫气留之，不得反，津液久留，合而为肠溜，久者数岁乃成，以手按之柔。已有所结，气归之，津液留之，邪气中之，凝结日以易甚，连以聚居，为昔瘤，以手按之坚。有所结，深中骨，气因于骨，骨与气并，日以益大，则为骨疽。有所结，中于肉，宗气归之，邪留而不去，有热则化而为脓，无热则为肉疽。凡此数气⑨者，其发无常处，而有常名也。

【注释】

⑧偏枯：半身不遂。

⑨数气：指各种邪气。

【今译】

黄帝问道：有时候病位在同一经，却会发生几十种病变，或是疼痛，或是痈疽，或是发热，或是恶寒，或是瘙痒，或是痹痛，或是不知痛痒，不能活动，而且变化多端，发生这些情况的原因是什么？

岐伯回答说：这些病变都是由于邪气的侵害而产生的。

黄帝问道：我听说所谓的"气"有真气，有正气，还有邪气，那么，什么叫真气呢？

岐伯回答说：所谓真气，是禀受于先天之精气，与水谷精微之气相合而充养于周身的一种气。而正气，则指的是四时正常气候，它从正方正时而来，既不是过于剧烈的实风，也不是非时而来的虚风。至于邪气，就是非时而来，易伤人体的虚风。虚风伤害人体的部位比较深入，因而不能自行散除；正风伤害人体的部位比较表浅，与真气相遇便自行散去，这是由于正风的来势相对柔弱，不能战胜人体的真气，所以才会自行散去。

四时邪气伤害人体，会使人身感恶寒而战栗不止，毫毛竖立而腠理开泄。如果它侵害的部位较深并向内凝滞于骨骼，就发为骨骼痹痛；如果凝滞于筋膜，就发为筋膜挛缩；如果凝滞于经脉之中，就会造成气血闭阻不通，进而引发痛疽；如果凝滞于肌肉并与卫气相抟，阳邪偏胜的就出现热象，阴邪偏胜的就出现寒象，因为阴寒偏胜会使真气退却，真气退却就等于正气亏虚，而正气亏虚就会出现寒象；如果凝滞于皮肤之间，人体的卫气就向外发泄，导致腠理开疏，毫毛摇动，邪气往来游行于皮肤之中，就会发为瘙痒，留止而不动，就会发为痹痛，而卫气若凝滞不行，就会发生不知痛痒，不能活动。

四时邪气若是偏伤于半身，由于它具有伤害部位深的特性，就会向内侵入营卫二气的分部，致使营卫二气日渐虚衰，真气也随之而退却，邪气单独停留于半身，就发为半身偏枯不遂的病症。若是邪气较为轻微，也会导致脉气不通，半身偏痛。

四时邪气侵害人体的部位比较深，而寒邪与热邪相互抟结，郁久不解，自会停着于内。若寒邪胜过热邪，就会出现骨骼疼痛，肌肉枯萎；若热邪胜过寒邪，就会出现肌肉腐烂，化而成脓，再进一步还会内伤骨骼，骨骼内伤便发为骨质侵蚀的"骨蚀"症。若四时邪气伤损到人体的筋膜，就会出现筋膜挛缩，不能伸展，邪气单独留滞在筋膜之间而不外散，就会发为筋膜的赘瘤之病。四时邪气凝滞于体内，真气随之而归趋于内，卫气也留滞局部，不能宣散，津液留聚日久，与邪气相合而发为肠间的赘瘤之病，病势发展较慢的几年后才可以长成，用手按压质软而较柔。四时邪气凝滞在体内，真气随之而归趋于内，津液也留聚不行，若此时再次感受邪气，便会凝滞阻结，一天天地变得更为严重，赘瘤相连而呈群居之势，这便是那种起病缓慢，病程较久的赘瘤，用手按压质硬而较坚。四时邪气凝滞在体内较深的骨骼，邪气滞留在骨中，骨中的真气与邪气相结相聚，病变部位一天天地增大，就会发展成骨疽。四时邪气凝滞在体内的肌肉，宗气随之而趋于肌肉，邪气留滞而不散，若有热邪便化而为脓，若无热邪便发为肉疽。所有这些由四时邪气导致的病变，其发病没有固定的部位，但各部之病却都有固定的病名。

卫气行第七十六

【导读】

本篇说明了卫气在人体昼夜运行的概况和循行于经脉的次序情况，指出针刺治疗应掌握卫气运行规律，具体说明了人气（卫气）在一日一夜水下百刻时间内，卫气在人体三阳、三阴经的时刻。

【原典】

黄帝问于岐伯曰：愿闻卫气之行，出入之合①，何如？岐伯曰：岁有十二月，日有十二辰，子午为经，卯酉为纬②。天周二十八宿，而一面七星，四七二十八星，房昴为纬，虚张为经。是故房至毕为阳，昴至心为阴，阳主昼，阴主夜。故卫气之行，一日一夜五十周于身，昼日行于阳二十五周，夜行于阴二十五周，周于五藏。是故平旦阴尽，阳气出于目，目张则气上行于头，循项下足太阳，循背下至小指之端。其散者，别于目锐眦，下手太阳，下至手小指之间外侧。其散者，别于目锐眦，下足少阳，注小指次指之间。以上循手少阳之分侧，下至小指之间。别者以上至耳前，合于颔脉③，注足阳明，以下行至跗上，入五指之间。其散者，从耳下下手阳明，入大指之间，入掌中。其至于足也，入足心，出内踝行，下阴分，复合于目，故为一周。是故日行一舍④，人气行一周与十分身之八；日行二舍，人气行三周于身与十分身之六；日行三舍，人气行于身五周与十分身之四；日行四舍，人气行于身七周与十分身之二；日行五舍，人气行于身九周；日行六舍，人气行于身十周与十分身之八；日行七舍，人气行于身十二周在身与十分身之六；日行十四舍，人气二十五周于身有奇分与十分身之二，阳尽于阴，阴受气矣。其始入于阴，常从足少阴注于肾，肾注

中華藏書

下部《黄帝内经·灵枢》

于心，心注于肺，肺注于肝，肝注于脾，脾复注于肾为周。是故夜行一舍，人气行于阴藏一周与十分藏之八，亦如阳行之二十五周，而复合于目。阴阳一日一夜，合有奇分十分身之四，与十分藏之二，是故人之所以卧起之时有早晏者，奇分不尽故也。

【精注】

①出入之合：《甲乙》作"会"。"会"、"合"，义同。本句指卫气出入及会合的情况。

②子午为经，卯酉为纬：子为北，午为南，从北到南的连线称为经线；卯为东，酉为西，从东到西的连线称为纬线。

③颔脉：循行于颔部的经脉。颔，指腮下。

④日行一舍：按，古人指太阳运转为"日行"。"舍"犹"宿"也。"一舍"指又十八宿之一宿。

【今译】

黄帝向岐伯问道：希望听你讲讲卫气的运行及其出入的会合之处的情况。

岐伯回答说：一年有十二个月，一天有十二个时辰。在十二支中，子位为北，午位为南，相对而成纵向之经线；卯位为东，酉位为西，相对而成横向之纬线。在一周天共有二十八个星座，东南西北每一方各为七星，四七共二十八星。在二十八星之中，房宿居东，昴宿居西，相对而成横向之纬线；虚宿居北，张宿居南，相对而成纵向之经线。因此，有房宿至毕宿凡十四宿均位在南方，时应白昼，为阳；自昴宿至心宿凡十四宿均位在北方，时应黑夜，为阴。由于阳主白昼，阴主黑夜，所以卫气的运行，在一个昼夜间循环全身五十周，其中白昼循行在阳分二十五周，夜间循行在阴分二十五周，也就是在五脏间循行二十五周。因此，在清晨之时，卫气循行于阴分已经终结，于是，卫气出于目内眦的睛明穴，并从此处开始在阳分的循行。每当清晨之时人刚刚睁开眼睛，卫气就由目内眦向上循行到头部，再经项部沿着足太阳经下行，经过背部向下到达足小趾的顶端，这其中散行的部分则从目外眦分出，向下沿着手太阳经循行，最终到达手小指的外侧端。另一部分散行的卫气也是从目外眦分出，一面向下沿着足少阳经循行，注入足小指和足第四趾之间，一面向上沿着手少阳经的分部循行，向下到达手小指和手第四指之间。更有别行的卫气向上到达耳前，与颔部的经脉相会合，注入足阳明经，然后沿经下行，到达足背，再循行到足第二趾和足第三趾之间，其中散行的部分则从耳部下行，沿手阳明经循行到手大指和食指之间。一般卫气循行到手部的都由掌中入于阴分，循行到足部的都入于足心，再出内踝，然后入于阴分，最后再由阴分上合于目，所以说卫气循行是一次循行的周次。

太阳运行一星宿的时间称为一舍，此时人体的卫气在体中循行一周零十分之八周；太阳运行二宿，人体的卫气在体中循行三周零十分之六周；太阳运行三宿，人体的卫气在体中循行五周十分之四周；太阳运行四宿，人体的卫气在体中循行七周零十分之二周；太阳运行五宿，人体的卫气在体中循行九周；太阳运行六宿，人体的卫气在体中循行十周零十分之八周；太阳运行七宿，人体的卫气在体中循行十二周零十分之六周；太阳运行十四宿，人体的卫气在体中循行二十五周。但是，卫气每循行二十五周，就有大约人身一周十分之二的余数。当卫气在阳分的循行终结，便入于阴分，而五脏则开始容受卫气。卫气最初进入阴分，一般是从足少阴经注入肾脏，再由肾脏注入心脏。再由心脏注入肺脏，再由肺脏注入肝脏，再由肝脏注入脾脏，再由脾脏回注到肾脏，这便是卫气在阴分循行的一周。因而，夜间经过太阳运行一宿的时间，人体的卫气就在五脏循行一周零十分之八周，也跟其在阳分循行的情况相同，循行二十五周以后又归到目内眦。但是，卫气在阴分和阳分循行一昼夜，共计余数是人身一周的十分之二和五脏一周的十分之二。据此，人们眠卧劳作之所以有早有晚，正是由于卫气循行有余数未尽的原因。

【原典】

黄帝曰：卫气之在于身也，上下往来不以期，候气而刺之奈何？伯高曰：分有多少⑤，日有长短，春秋冬夏，各有分理，然后常以平旦为纪，以夜尽为始。是故一日一夜，水下百刻，二十五刻者，半日之度也，常如是毋已，日入而止，随日之长短，各以为纪而刺之。谨候其时，病可与期，失时反候者，百病不治。故曰：刺实者，刺其来也；刺虚者，刺其去也。此言气存亡之时，以候虚实而刺之。是故谨候气之所在而刺之，是谓逢时。在于三阳⑥，必候其气在于阳而刺之；病在于三阴，必候其气在阴分而刺之。水下一刻，人气在太阳；水下二刻，人气在少阳；水下三刻，人气在阳明；水下四刻，人气在阴分。水下五刻，人气在太阳；水下六刻，人气在少阳；水下七刻，人气在阳明；水下八刻，人气在阴分。水下九刻，人气在太阳；水下十刻，人气在少阳；水下十一刻，人气在阳明；水下十二刻，人气在阴分。水下十三刻，人气在太阳；水下十四刻，人气在少阳；水下十五刻，人气在阳明；水下十六刻，人气在阴分。水下十七刻，人气在太阳；水下十八刻，人气在少阳；水下十九刻，人气在阳明；水下二十刻，人气在阴分。水下二十一刻，人气在太阳；水下二十二刻，人气在少阳；水下二十三刻，人气在阳明；水下二十四刻，人气在阴分。水下二十五刻，人气在太阳，此半日之度也。从房至毕一十四舍，水下五十刻，日行半度，回行一舍，水下三刻与七分刻之四。大要曰：常以日之加于宿上也，人气在太阳。是故日行一舍，人气行三阳行与阴分，常如是无已，天与⑦地同纪，纷纷盼盼⑧，终而复始，一日一夜，水下百刻得而尽矣。

【精注】

⑤分有多少：分，指昼、夜之分。分有多少，即四季昼、夜阴阳多少各不同。

⑥在于三阳：《甲乙经》"在"字前有一"病"字。

⑦天与：《甲乙经》卷一第九及《太事》卷十二作"与天"。

⑧纷纷盼盼：纷纷，指事物纷繁复杂；盼盼，整齐不乱。本句指卫气的运行看起来紊乱，实质上是有条理的。

【今译】

黄帝问道：卫气在人体之中上下往来地循环运行而且极有时间规律，那么，医生若不依照卫气循环的规律去诊察病情并进行针刺，会出现什么情况？

伯高回答说：在不同的季节里，昼夜时分的多少并不相等，白昼黑夜的长短各不相同，因而春夏秋冬四季各有划分时分和昼夜的标准。通常是平旦来做为一天起始的标记，而以夜尽昼来做为新的一天的开始。在一日一夜之间，漏壶的水下落一百个刻度，那么二十五刻恰好是半个白昼的度数。漏壶的水就这样有规律的下落而不停止，到了日落时分就算是白昼终结了。医生要根据白昼在四季中长短不同的情况，分别以四季日落的时间为标准来取穴针刺。如果能够谨密地诊候卫气循行的时间并据以针刺，疾病的痊愈便可以计以时日；如果违背卫气循行的时间而妄施针法，任何疾病都不可能治愈。因此有这样的说法：针刺邪气盛实的病症，要等到卫气来至之时施行针法；针刺正气亏虚的病症，要等到卫气离去之时施行针法。这说的就是要根据卫气来至或离去的情况，诊察病情的虚实，而后再施行针法。所以，谨密地诊候卫气循行的部位而后施行针法，这才称得上是迎合了卫气循行的时间规律。如果病变发生在三阳经，就必须等到卫气循行于阳分的时候再施行针法；如果病变发生在三阴经，就必须等到卫气循行于阴分的时候再施行针法。

在漏壶的水下落第一刻的时间中，人体的卫气循行在太阳经；在漏壶的水下落第二刻的时间中，人体的卫气循行在少阳经；在漏壶的水下落第三刻的时间中，人体的卫气循行在阳明经；在漏壶的水下落第四刻的时间中，人体的卫气循行在属于阴分的足少阴肾经，这便完成了一次循环。在漏壶的水下落第五刻的时间中，人体的卫气又循行在太阳经；在漏壶的水下落第六刻的时间中，人体的卫气又循行在少阳经；在漏壶的水下落第七刻的时间中，人体的卫气又循行在阳明经；在漏壶的水下落第八刻的时间中，人体的卫气又循行在属于阴分的足少阴肾经，这又完成了一次循环。在漏壶的水下落第九刻的时间中，人体的卫气又循行在太阳经；在漏壶的水下落第十刻的时间中，人体的卫气又循行在少阳经；在漏壶的水下落第十一刻的时间中，人体的卫气又循行在阳明经；在漏壶的水下落第十二刻的时间中，人体的卫气又循行在属于阴分的足少阴肾经，这又完成了一次循环。在漏壶的水下落第十三刻的时间中，人体的卫气又循行在太阳经；在漏壶的水下落第十四刻的时间中，人体的卫气又循行在少阳经；在漏壶的水下落第十五刻的时间中，人体的卫气又循行在阳明经；在漏壶的水下落第十六刻的时间中，人体的卫气又循行在属于阴分的足少阴肾经，这又完成了一次循环。在漏壶的水下落第十七刻的时间中，人体的卫气又循行在太阳经；在漏壶的水下落第十八刻的时间中，人体的卫气又循行在少阳经；在漏壶的水下落第十九刻的时间中，人体的卫气又循行在阳明经；在漏壶的水下落第二十刻的时间中，人体的卫气又循行在属于阴分的足少阴肾经，这又完成了一次循环。在漏壶的水下落第二十一刻的时间中，人体的卫气又循行在太阳经；在漏壶的水下落第二十二刻的时间中，人体的卫气又循行在少阳经；在漏壶的水下落第二十三刻的时间中，人体的卫气又循行在阳明经；在漏壶的水下落第二十四刻的时间中，人体的卫气又循行在属于阴分的足少阴肾经，这又完成了一次循环。在漏壶的水下落第二十五刻的时间中，人体的卫气又循行到了太阳经，这便是卫气在半天之中循行的规律。从房宿到毕宿共十四宿，漏壶的水下落五十刻度，太阳运行了半个周天。

太阳每运行一宿，漏壶的水要下落三刻零七分之四刻。《大要》上说：通常在太阳运行到星宿所在位置时，人体的卫气也循行到太阳经。因此太阳每运行一宿，人体的卫气要在太阳、少阳、阳明三经和阴分循环一个周次。卫气就是这样与日相应而循环不休，就像天和地纲纪相同一样，尽管看似纷乱，但实际上有纲有序，终而复始。一昼夜水下一百刻的时间，卫气在人体中循环运行五十周。

九宫八风第七十七

【导读】

本篇论述太一（北斗）在一年中，从中央和八方的九宫方位，按次移行，每一方各配三个节气，约 46 天强，八方共为全年的二十四节气，365 天强。论述交换节气之日，如当天和前后几天的气象有变化，可预测风雨是否调和，水旱灾害是否发生，以及可能流行某种疾病。

【原典】

太一①常以冬至之日，居②叶蛰之宫四十六日，明日③居天留四十六日，明日居仓门四十六日，明日居阴洛四十五日，明日居天宫④四十六日，明日居玄委四十六日，明日居仓果四十六日，明日居新洛四十五日，明日复居叶蛰之宫，曰冬至矣。太一日游，以冬至之日，居叶蛰之宫，数所在，日从一处，至九日⑤，复反于一，常如是无已，终而复始。太一移日，天必应之以风雨，以其日无雨则吉，岁美民安少病矣，先之则多雨，后之则多汗⑥太一在冬至之日有变，占⑦在君；太一在春分之日有变，占在相；太一在中宫之日有变，占在吏；太一在秋分之日有变，占在将；太一在夏至之日有变，占在百姓。所谓有变者，太一居五宫之日，病风折树木，扬沙石。各以其所主占贵贱，因视风所从来而占之。风从其所居之乡来为实风，主生长，养万物。从其冲后来为虚风，伤人者也，主杀主害者。谨候虚风而避之，故圣人曰：避虚邪之道，如避矢石然，邪弗能害，此之谓也。

【精注】

①太一：指北极星，也叫北辰。张景岳注："太一，北辰也。"

②居：当理解为所指向的位置。

③明日：指太一游尽一宫的次日。

④天宫：《太素》作"上天"。

⑤九日：不指时日，应当理解为九步。

⑥多汗：汗，原为"旱"，据《大素·九宫八风》改。

⑦占：应象、推测的意思。古人常以星象的变化，来推测自然万物吉凶的变化。

【今译】

太一（北极星）常居中央招摇宫，因此把它作为测定方位的中心。一年三百六十六天中，北斗星围绕北极星有规律地不停运转。北斗星的转动一般从冬至这一天开始，指向北方的坎

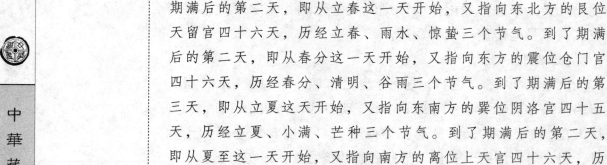

位时叶蛰宫四十六天，历经冬至、小寒、大寒三个节气。到了期满后的第二天，即从立春这一天开始，又指向东北方的艮位天留宫四十六天，历经立春、雨水、惊蛰三个节气。到了期满后的第二天，即从春分这一天开始，又指向东方的震位仓门宫四十六天，历经春分、清明、谷雨三个节气。到了期满后的第三天，即从立夏这天开始，又指向东南方的巽位阴洛宫四十五天，历经立夏、小满、芒种三个节气。到了期满后的第二天，即从夏至这一天开始，又指向南方的离位上天宫四十六天，历经夏至、小暑、大暑三个节气。到了期满后的第二天，即从立秋这一天开始，又指向西南方的坤位玄委宫四十六日，历经立秋、处暑、白露三个节气。到了期满后的第二天，即从秋分这一天开始，又指向西方的兑位仓果宫四十六天，历经秋分、寒露、霜降三个节气。到了期满后的第二天，即从立冬这一天开始，又指向西北方的乾位新洛宫四十五天，历经立冬、小雪、大雪三个节气。到了期满后的第二天，又开始指向北方的坎位叶蛰宫，而这天恰好是冬至之日。

太一日日不息地以北斗旋指八方的八宫。太一是冬至这一天开始指向北方坎位叶蛰宫的，如果从这一天开始计算太一旋指八宫的日子，等到太一遍游八宫后的第二天，它就又回到了当初所指的位置。太一的运行就是这样永无休止，终而复始的。在太一自上一宫移指下一宫的这一天，天象必定有风雨与之相应。如果在这一天风雨应时而至，那便是吉祥的征兆，预示着收成丰足，百姓安康无病；如果风雨不能应时而至，先期而来则当年多雨，后期而来则当年多旱。

如果在太一指向冬至这一天出现灾异，那么可以预测这灾异跟国君有关；如果在太一指向春分这一天出现灾异，那么可以预测这灾异跟宰相有关；如果在太一指向立春、立夏、立秋、立冬这四天出现灾异，那么这灾异跟官吏有关；如果在太一指向夏至这一天出现灾异，那么这灾异跟将军有关；如果在太一指向秋分这一天出现灾异，那么这灾异跟百姓有关。所谓出现灾异，就是在太一指向四方及中宫所应的四隅时出现大风，折断树木，飞扬沙石。所以，要分别根据各方之风所对应的情况，来推测不同等级的人物吉凶顺逆；关键还在于从风所来的方向和时间上来进行推测。

　　凡是风从当时令的方位而来，则称作实风，实风有生长之机，能养育万物；凡是风从不当时令的方位而来，则叫作虚风，虚风是对人体有伤害作用的风，能侵害万物。因此，要谨慎地诊候虚风之所来并且适时地躲避，圣人说：若躲避虚风，就像躲避箭矢擂石一样，那么邪风之气就能不伤害人体。讲的就是这个意思。

【原典】

　　是故太一徙立于中宫，乃朝八风，以占吉凶也。风从南方来，名曰大弱风，其伤人也，内舍于心，外在于脉，气主热。风从西南方来，名曰谋风，其伤人也，内舍于脾，外在于肌，其气主为弱。风从西方来，名曰刚风，其伤人也，内舍于肺，外在于皮肤，其气主为燥。风从西北方来，名曰折风，其伤人也，内舍于小肠，外在于手太阳脉，脉绝则溢，脉闭则结不通，善暴死。风从北方来，名曰大刚风，其伤人也，内舍于肾，外在于骨与肩背之膂筋，其气主为寒也。风从东北方来，名曰凶风，其伤人也，内舍于大肠，外在于两胁腋骨下及肢节。风从东方来，名曰婴儿风，其伤人也，内舍于肝，外在于筋纽，其气主为身湿。风从东南方来，名曰弱风，其伤人也，内舍于胃，外在肌肉，其气主体重。此八风皆从其虚之乡来，乃能病人。三虚相搏[8]，则为暴病卒死。两实一虚，病则为淋露寒热。犯其雨湿之地，则为痿。故圣人避风，如避矢石焉。其有三虚而偏中于邪风，则为击仆偏枯矣。

【精注】

　　[8]三虚相搏：三虚，乘年之衰，逢月之虚，失时之和，三虚相搏，指上述三种情况相互作用，使人发病。

【今译】

　　所以，将太一所在之位定在中宫，八方之风就都朝向中宫，也就可以据此来判定方位，推测吉凶了。如果不当时令而风从南方来，叫作大弱风。大弱风伤害人体时，一般是向内侵入心脏，在外伤于经脉，其性质是引起人体的热症。

如果不当时令而风从西南方来，叫作谋风。谋风伤害人体时，一般是向内侵入脾脏，在外伤于肌肉，其性质是引起人体虚症。

如果不当时令而风从西方来，叫作刚风。刚风伤害人体时，一般是向内侵入肺脏，在外伤于皮肤，其性质是引起人体的燥症。

如果不当时令而风从西北方来，叫作折风。折风伤害人体时，一般是向内侵入小肠，在外伤于手太阳的经络，若是脉气竭绝则邪气蔓延扩散，若是脉道阻闭则正气郁结不通，病人常会突然死亡。

如果不当时令而风从北方来，叫作大刚风。大刚风伤害人体时，一般是向内侵入肾脏，在外伤于骨骼和肩部、脊背旁侧的筋膜，其性质是引起人体的寒症。

如果不当时令而风从东北方来，叫作凶风。凶风伤害人体时，一般是向内侵入大肠，在外伤于两肋两腋的骨下以及四肢关节。

如果不当时令而风从东方来，叫作婴儿风。婴儿风伤害人体时，一般是向内侵入肝脏，在外伤于筋膜的会聚之处，其性质是引起人体的湿症。

如果不当时令而风从东南方来，叫作弱风，弱风伤害人体时，一般是向内侵入胃腑，在外伤于肌肉，其性质是引起身体沉重。

这八种风因都来自与当令季节相反的方位，所以才能伤害人体而致病。如果风气与所当的年、月、时节均相冲逆，就可能突然发病而死亡。如果风气跟当令的年、月、时节中的两个相应而一个不相应，就会因淋雨、露风、感寒、受热而发病。如果触犯了雨湿之邪，就会发生痿症。所以，圣人躲避虚风之邪，就像躲避箭矢擂石一样。假如风气与当令的年、月、时节均相冲逆，而身体被邪风之气侵袭到一侧，就会像被击打一样昏厥于地，或者发生半身不遂的病症。

九针论第七十八

【导读】

本篇介绍了九针的不同形状及性能，列举了九针在治疗上不同的适应症候，指出治疗上应根据病情及生活环境的不同，分别采取针灸、导引、砭石、甘药、按摩、药酒等治法，并以五脏为中心，联系周身组织器官等，说明了它们的生理功能和病理变化。

【原典】

黄帝曰：余闻九针于夫子，众多博大矣，余犹不能痛①，敢问九针焉生？何因而有名？岐伯曰：九针者，天地之大数②也，始于一而终于九。故曰：一以法天，二以法地，三以法人，四以法时，五以法音，六以法律，七以法星，八以法风，九以法野。黄帝曰：以针应九之数奈何？岐伯曰：夫圣人之起天地之数也，一而九之，故以立九野，九而九之，九九八十一，以起黄钟数焉，以针应数也。一者天也，天者阳也，五藏之应天者肺，肺者五藏六府之盖也，皮者肺之合也，人之阳也。故为之治针，必以大其头而锐其末，令无得深入而阳气出，二者地也，人之所以应土者肉也。故为之治针，必筩其身而员其末，令无得伤肉分，伤则气得竭。三者人也，人之所以成生者血脉也。故为之治针，必大其身而员其末，令可以按脉勿陷，以致其气，令邪气独出。四者时也，时者四时八风之客于经络之中，为瘤病者也。故为之治针，必筩其身而锋其末，令可以泻热出血，而痼病竭。五者音也，音者冬夏之分，分于子午，阴与阳别，寒与热争，两气相搏，合为痈脓者也。故为之治针，必令其末如剑锋，可以取大脓。六者律也，律者调阴阳四时而合十二经脉，虚邪客于经络而为暴痹者也。故为之治针，必令尖如氂，且员且锐，中身微大，以取暴气。七星者也，星者人之七窍，邪之所客于经，而痛痹，舍于经络者也。故为之治针，令尖如蚊虻喙，静以徐往，微以久留，正气固之，真邪俱往，出针而养者也。八者风也，风者人之股肱八节也，八正之虚风，八风伤人，内舍于骨解腰脊节腠理之间，为深痹也。故为之治针，必长其身，锋其末，可以取深邪远痹。九者野也，野者人之节解皮肤之间也，淫邪流溢于身，如风水之状，而溜不能过于机关大节者也。故为之治针，令小大如挺，其锋微员，以取大气之不能过于关节者也。

【精注】

①窹：通"悟"，即领悟、明白的意思。

②大数：指自然界的变化规律。

【今译】

黄帝说道：我听你讲了九针的刺法，内容真是丰富，道理真是精深啊！可是我还没能够完全地领悟。想问问你九针的刺法是怎样发明的？又是怎样命名的？

岐伯回答说：九针是取法于"九"这个天地之间的最大之数，而天地间的数理从一开始，到九终结。因此说，一是取法于天，二是取法于地，三是取法于人，四是取法于四季，五是取法于五音，六是取法于六律，七是取法于七星，八是取法于八风，九是取法于九野。

黄帝问道：针法是如何跟"九"这个数相应的呢？

岐伯回答说：圣人创立天地之间的数理，从一开始到九结束，因而就以天、地、人、四季、五音、六律、七星、八风和九野来对应。从九开始再到九结束，九九八十一，因而就跟黄钟八十一黍的数来对应。因此，九针是与"九"这个天地之间的最大之数相对应的。

一是比象于天的数。天是属阳的，而人体五脏中跟天相应的是肺脏，因为肺脏居于最上，好像是五脏六腑的顶盖一样。皮肤是肺脏的外合，在人体之中也属于阳。因此，为治疗肺脏和皮肤的病变而制造针具，一定使针头较大而使针尖锐利，这样便使得针具在使用时不会进得很深而导致阳气外泄。

二是比象于地的数。人体之中跟地相应的是肌肉。因此，为治疗肌肉病变而制造针具，一定要使针身呈圆柱状而使针尖圆滑，这样便使得针具在使用时不会伤及肌肉的分理，若是肌肉的分理被针具刺伤，会导致阳气衰竭。

三是比象于人的数。人体之所以能生长发育，完全是依赖血脉的充养。因此，为治疗血脉病变而制造针具，一定要使针身粗大而使针尖圆滑，这样便使得针具在使用时可以用来在血脉上按压而使邪气不能内陷，来招聚正气，使邪气外出而消散。

四是比象于四季的数。四季之病，一般是四季的八方之风侵入经络而导致经久不愈的痼疾。因此，为治疗四季痼疾而制造针具，一定要使针身呈圆柱状而使针尖锋利，这样便使得针具在使用时可以用来泻除热邪，刺破血络，从而使邪气散尽，痼疾痊愈。

五是比象于五音的数。寒极的冬至和热极的夏至分居正北的子位坎宫和正南的午位离宫，而音之数为五，居于中宫，正在离、坎二宫之间，因而是阴阳分界之处，若寒热相争，两气相抟，会使血气壅滞而发生痈脓。因此，为治疗痈脓之病而制造针具，一定要使针尖像剑锋一样，这样便使得针具在使用时可以用来割破痈脓放脓。

六是比象于六律的数。音律可用以调适阴阳，并与四季相应，在人体之中跟十二经脉相合。若四时不正之气侵入十二经脉，便会导致突发邪气痹阻的病症。因此，为治疗实发邪气痹阻之病而制造针具，一定要使针尖像长毛一样，又长又锐，针身的中部略微粗大，这样便可以用来取穴治疗突发邪气痹阻的病症。

七是比象于七星的数。木、火、土、金、水、日、月七星，跟人体的七窍是相应的。七窍是邪气侵入经脉而导致疼痛痹阻之症的途径，而邪气往往是通过七窍侵入经络的。因此，为治疗疼痛痹阻之症而制造针具，一定要使针尖像蚊虻之类的嘴一样尖细，这样便于静候经气而徐徐入针，微微捻转而久留其针，从而使正气来聚，邪气消散，并可用以补养正气。

八是比象于八风的数。四季八方的正风，跟人体上下肢的八个骨节是相应的。若是八方的非时不正之风侵害人体，常会向内侵入骨缝腰脊关节腠理之间，从而导致邪气深入而痹阻之症。因此，为治疗邪气深入痹阻的病症而制造针具，一定要使针身较长而使针尖锋利，这样便使得针具在使用时可以用来刺疗邪气深入而痹阻的病症。

九是比象于九野的数。九州的分野，跟人体的关节皮肤是相应的。若是亢盛的邪气流溢于周身，病状就像风水一样，水液下流却不能通过大的关节。因此，为治疗邪气流溢之症而制造针具，一定要使针尖像草茎一样柔细，针的尖端微微圆滑，这样便使得针具在使用时可以用来刺疗不能通过关节的亢盛之邪。

【原典】

黄帝曰：针之长短有数乎？岐伯曰：一曰镵针者，取法于巾针，去末寸半，卒锐之，长一寸六分，主热在头身也。二曰员针，取法于絮针，筒其身而卵其锋，长一寸六分，主治分肉间气。三曰锓针，取法于黍粟之锐，长三寸半，主按脉取气，令邪出。四曰锋针，取法于絮针，筒其身，锋其末，长一寸六分，主痈热出血。五曰铍针，取法于剑锋，广二分半，长四寸，主大痈脓，两热争者也。六曰员利针，取法于氂，针微大其末，反小其身，令可深内也，长一寸六分，主取痈痹者也。七曰毫针，取法于毫毛，长一寸六分，主寒热痛痹在络者也。八曰长针，取法于綦③针，长七寸，主取深邪远痹者也。九曰大针，取法于锋针，其锋微员，长四寸，主取大气不出关节者也。针形毕矣，此九针大小长短法也。

【精注】

③綦：指长针。

【今译】

黄帝问道：给我讲讲不同针具的尺寸长短情况？

岐伯回答说：第一种针名叫镵针。镵针是取法于巾针，在离尖端半寸的位置突然变得细锐，针长一寸六分，主治热在头身的病变。

第二种针名叫员针。员针是取法于絮针，针身呈圆柱状，针尖呈卵圆形，针长一寸六分，主治分肉之间的邪气。

第三种针名叫锓针。锓针是取法于黍粟的圆锐形状，针长三寸半，主要用来按压经脉，以招聚正气，并使邪气外出而消散。

第四种针名叫锋针。锋针也是取法于絮针，针身呈圆柱状，但针尖较为锐利，针长一寸六分，主治邪热壅滞之病，还可以用于刺络放血。

第五种针名叫铍针。铍针是取法于剑的尖锋形状，针身宽二分半，长四寸，主治大痈脓肿等内外邪热抟结的病症。

第六种针名叫员利针。员利针是取法于长毛的形状，针的尖端略大，针身反而较小，以便使针具易于深入，针长一寸六分，主治邪气壅滞痹阻的病症。

第七种针名叫毫针。毫针是取法于毫毛的形状，针长一寸六分，主治邪气在络而致的寒热及疼痛痹阻的病症。

第八种针名叫长针。长针是取法于綦针，针长七寸，主要用于刺疗邪气深入痹阻的病症。

第九种针名叫大针。大针是取法于锋针，针的尖端略圆，针长四寸，主要用来刺疗不能通过关节的亢盛之邪。

针具的形状我已讲解完毕，这些就是九针大小长短的法式。

【原典】

黄帝曰：愿闻身形应九野奈何？岐伯曰：请言身形之应九野也，左足应立春，其日戊寅己丑。左胁应春分，其日乙卯。左手应立夏，其日戊辰己巳。膺喉首头应夏至，其日丙午。右手应立秋，其日戊申己未。右胁应秋分，其日辛酉。右足应立冬，其日戊戌己亥。腰尻下窍应冬至，其日壬子。六府膈下三藏应中州，其大禁，大禁太一所在之日及诸戊己。凡此九者，善候八正所在之处，所主左右上下身体有痈肿者，欲治之，无以其所直之日溃治之，是谓天忌日也。

【今译】

黄帝说道：希望你讲一下人的形体与九野相应的情况。

岐伯回答说：那就让我来为您讲解一下人的形体跟九野相应的情况吧。如果把人体跟九宫相对应，大致是这样的情况，左足在东北方艮宫，跟立春日相应，所值之日是戊寅、己丑二日；左肋在东方震宫，跟春分日相应，所值之日是乙卯；左手在东南方巽宫，跟立夏日相应，所值之日是戊辰、己巳二日；胸膺咽喉头面在南方离宫，跟夏至日相应，所值之日是丙午；右手在西南方坤宫，跟立秋日相应，所值之日是戊申、己未二日；右肋在西方兑宫，跟秋分日相应，所值之日是辛酉；右足在西北方乾宫，跟立冬日相应，所值之日是戊戌、己亥二日；腰臀和下窍在北方坎宫，跟冬至日相应，所值之日是壬子；六腑和胸隔以下的肝、脾、肾三脏位居中宫，属于针法的根本禁忌。一般针法的根本禁忌是指太一自上一宫移指下一宫，也就是八节移交的日子，以及各戊和己日。所有这九种情况，医生要详知明察，并善于诊候八方正风所来的方位及其跟人体左右上下的关系。如果身体患了痈疽脓肿之类的疾病，医生想要治疗，也不能在病处的所值之日来溃破放脓，这也就是所谓的天时禁忌。

【原典】

形乐志苦，病生于脉，治之以灸刺。形苦志乐，病生于筋，治之以熨引。形乐志乐，病生于肉，治之以针石。形苦志苦，病生于咽喝④，治之以甘药。形数惊恐，筋脉不通，病生于不仁，治之以按摩醪药。是谓形⑤。五藏气：心主噫，肺主咳，肝主语，脾主吞，肾主欠。六府气：胆为怒，胃为气逆哕，大肠小肠为泄，膀胱不约为遗溺，下焦溢为水。五味：酸入肝，辛入肺，苦入心，甘入脾，咸入肾，淡入胃，是谓五味。五并：精气并肝则忧，并心则喜，并肺则悲，并肾则恐，并脾则畏，是谓五精之气并于藏也。五恶：肝恶风，心恶热，肺恶寒，肾恶燥，脾恶湿，此五藏气所恶也。五液：心主汗，肝主泣⑥，肺主涕，肾主唾，脾主涎，此五液所出也。五劳：久视伤血，久卧伤气，久坐伤肉，久立伤骨，久行伤筋，此五久劳所病也。五走：酸走筋，辛走气，苦走血，咸走骨，甘走肉，是谓五走也。五裁⑦：病在筋，无食酸；病在气，无食辛；病在骨，无食咸；病在血，无食苦；病在肉，无食甘。口嗜而欲食之，不可多者，必自裁也，命曰五裁。五发：阴病发于骨，阳病发于血，阴病发于肉，阳病发于冬，阴病发于夏。五邪：邪入于阳，则为狂；邪入于阴，则为血痹；邪入于阳，转则为癫疾；邪入于阴，转则为喑；阳入之于阴，病静；阴出之于阳，病喜怒。五藏：心藏神，肺藏魄，肝藏魂，脾藏意，肾藏志也。五主：心主脉，肺主皮，肝主筋，脾主肌，肾主骨。阳明多血多气，太阳多血少气，少阳多气少血，太阴多血少气，厥阴多血少气，少阴多气少血。故曰刺阳明出血气，刺太阳出血恶气，刺少阳出气恶血，刺太阴出血恶气[8]，刺厥阴出血恶气，刺少阴出气恶血也。足阳明太阴为表里，少阳厥阴为表里，太阳少阴为表里，是谓足之阴阳也。手阳明太阴为表里，少阳心主为表里，太阳少阴为表里，是谓手之阴阳也。

【精注】

④咽喝：《素问》"喝"作"嗌"字。

⑤是谓形：《甲乙经》、《太素》均作"是谓五形志也"。

⑥泣：《素问·宣明五气篇》、《太素》卷六均作"泪"。当从。

⑦裁：节制的意思。

⑧刺太阴出血恶气：《素问·血气形表》作"刺太阴出气恶血"。

【今译】

病人形体安逸，心志劳苦，病变会发生在经脉，应该用艾灸和针刺来治疗；病人形体劳苦，心志愉悦，病变会发生在筋膜，应该用熨法和导引来治疗；病人形体安逸，心志愉悦，病变会发生在肌肉，应该用针法和砭石来治疗；病人形体劳苦，心志也劳苦，病变会发生在咽部，出现气喘吁吁，应该用甘和的药物来治疗；病人多次遇到惊恐，会使筋膜不利，从而出现肌肤不仁的病症，应该用按摩和酒剂来治疗。这便是五种形志病变及其对应的治法。

五脏功能失调引起的气机病变分别是：心气失调表现为嗳气，肺气失调表现为咳嗽，肝气失调表现为语言错乱，脾气失调表现为吞酸，肾气失调表现为呵欠。六腑功能失调引起的气机病变分别是：胆气失调表现为多怒，胃气失调表现为气逆呃逆，大肠和小肠失调表现为泄泻，膀胱不能约束表现为遗尿，或下焦水溢，发为肿胀。

五味跟五脏的关系是：酸味入于肝脏，辛味入于肺脏，苦味入于心脏，甘味入于脾脏，咸味入于肾脏。此外，淡味入于胃腑。这便是五味跟五脏的应合关系。

五脏精气偏聚而导致的病变分别是：精气偏聚于肝脏就表现为多忧，精气偏聚于心脏就表现为多喜，精气偏聚于肺脏就表现为多悲，精气偏聚于肾脏就表现为多恐，精气偏聚于脾脏就表现为多畏。这便是五脏精气偏聚于某一脏所导致的病变。

五脏所憎恶的五气分别是：肝脏憎恶风气，心脏憎恶热气，肺脏憎恶寒气，肾脏憎恶燥气，脾脏憎恶湿气。这便是五脏所憎恶的五气的情况。

五脏所分主的体液分别是：心脏主汗液，肝脏主泪液，肺脏主鼻涕，肾脏主唾液，脾脏主涎液。这便是五液跟所主之脏的关系。

五种劳逸失调所损伤人体的情况分别是：久视会伤血，病在心；久卧会伤气，病在肺；久坐会伤肉，病在脾；久立会伤骨，病在肾；久行会伤筋，病在肝。这便是五种劳逸失调所导致的病变。

五味趋向人体组织的情况分别是：酸味趋向筋膜，辛味趋向卫气，苦味趋向血液，咸味趋向骨骼，甘味趋向肌肉。这便是五味趋向人体组织的不同情况。

五种患病后须减裁饮食的情况分别是：病变若在筋膜，不可食用酸味的食物；病变若在卫表，不可食用辛味的食物；病变若在骨骼，不可食用咸味的食物；病变若在血液，不可食用苦味的食物；病变若在肌肉，不可食用甘味的食物。如果酷嗜某味的食物而想要进食，也不可过量，必须要自我节制，这就叫作"五裁"。

五脏容易发生病变的部位和季节分别是：肾脏病变多发生在骨骼，心脏病变多发生在血液，脾脏病变多由饮食所伤而发生在肌肉，肝脏病变多发生在冬季，肺脏病变多发生在夏季。

五种邪气侵扰的病变分别是：邪气入于阳分，就表现为神志狂乱；邪气入于阴分，就表现为血脉痹阻；邪气入阳分而抟结不散，就表现为头部的疾患；邪气入阴分而抟结不散，就表现为失音不语；邪气由阳分转入阴分，病人多静默少言；邪气由阴分出于阳分，病人多烦躁喜怒。

五脏藏神的情况分别是：心脏藏神，肺脏藏魄，肝脏藏魂，脾脏藏意，肾脏藏志。

五脏所主的情况分别是：心脏主血脉，肺脏主皮肤，肝脏主筋膜，脾脏主肌肉，肾脏主骨骼。

阳明经血多而气多，太阳经血多而气少，少阳经气多而血少，太阴经血多而气少，厥阴经血多而气少，少阴经气多而血少。因此说，在针刺阳明经时可以放血散气，针刺太阳经时可以放血而不宜散气，针刺少阳经时可以散气而不宜放血，针刺太阴经时可以放血而不宜散气，针刺厥阴经时可以放血而不宜散气，针刺少阴经时可以散气而不宜放血。

足阳明经跟足太阴经为表里，足少阳经跟足厥阴经为表里，足太阳经跟足少阴经为表里，这是足经的阴阳配合；手阳明经跟手太阴经为表里，手少阳经跟手厥阴经为表里，手太阳经跟手少阴经相表里，这是手三阴经与手三阳经的表里配合关系。

岁露论第七十九

【导读】

本篇阐述了疟疾的病机及发作时间，论述了贼风、邪风、寒风、暑气等对人体的伤害以及外邪在疾病发生中的作用，并从正月逆日的各种风向中，预测一年中人体所受的影响，以及可能发生的流行性疾病及自然灾害等。

【原典】

黄帝问于岐伯曰：经言夏日伤暑，秋病疟，疟之发以时，其故何也？岐伯对曰：邪客于风府，病循膂而下，卫气一日一夜，常大会于风府，其明日日下一节①，故其日作晏②，此其先客于脊背也，故每至于风府则腠理开，腠理开则邪气入，邪气入则病作，此所以日作尚晏也。卫气之行风府，日下一节，二十一日下至尾骶，二十二日入脊内，注于伏冲之脉③，其行九日，出于缺盆之中，其气上行，故其病稍益至④。其内搏于五藏，横连募原，其道远，其气深，其行迟，不能日作，故次日乃蓄积而作焉。黄帝曰：卫气每至于风府，腠理乃发，发则邪入焉。其卫气日下一节，则不当风府奈何？岐伯曰：风府无常，卫气之所应，必开其腠理，气之所舍节，则其府也。黄帝曰：善。夫风之与疟也，相与同类，而风常在，而疟特以时休何也？岐伯曰：风气留其处，疟气随经络沉以内搏，故卫气应乃作也。帝曰：善。

【精注】

①节：王冰注："谓脊骨之节。"

②日作晏：晏，晚也。指疟疾发作的时间每日向后延迟。

③伏冲之脉：即冲脉伏行于脊背中的一条分支。

【今译】

黄帝问岐伯说：医经中说：假如夏季被暑气伤害，秋季就会得疟疾，疟疾的发作是有时间规律的，这是什么原因呢？

岐伯回答说：疟邪侵入风府以后，会沿着脊椎下行，而卫气一昼夜之间循行人体五十周，也常常在风府会合。因为从卫气会于风府的第二天起，卫气的会合之处每天要下移一个椎节，所以疟邪发作的时间一天迟于一天，这是由于疟邪已经先侵入脊背的原因。每当卫气在风府会合时，都会出现腠理开泄的生理现象，而腠理开泄时疟邪会乘隙侵入，疟邪侵入则会导致疟疾发作，这也正是疟疾发作一天迟于一天的原因。人体的卫气在风府会合，每天要下移一个椎节，到了第二十一天，就下移到了尾骶部，第二十二天时卫气的会合处便转入脊椎之内，注入伏行的冲脉，而后沿脊椎上移九天，就转出缺盆之中。在这段时间内卫气循行中的会合之处逐日上移，所以疟疾发作的时间就一天早于一天。至于疟邪向内侵入五脏，横向牵累募原以后的发作情况，由于侵害的部位比较远，疟邪的位置比较深，而且往来迟缓，所以当疟邪侵入五脏，横连募原以后，疟疾便不再是每天发作，到了第二天等疟邪蓄积已足，才可能发作。

　　黄帝问道：每当卫气循行到风府并在风府会合时，就会出现腠理开泄的生理现象，而腠理开泄时疟邪就乘隙侵入，从而发生疟疾。但是，卫气在风府会合，每天要下移一个椎节，这时卫气的会合之处就不再正当风府，这又是怎么一回事呢？

　　岐伯回答说：所谓风府，并没有固定的位置。当卫气在循行中会合于某个椎节，必定会导致这个椎节部位的腠理开泄，而疟邪恰好就侵入这个部位，因此，卫气所会的椎节，就是疟邪所伤的椎节，而这个椎节就是风府。

　　黄帝说：好。风邪和疟邪性质相似而同属外邪，可是风病的临床表现一般持续存在，而疟疾的临床表现却休作有时，给我讲讲这里面的原因。

　　岐伯说：风邪一般滞留在它所侵入的体表部位并与卫气抟结，所以症状持续存在；而疟邪则一般沿着经络浑入而内抟于脏腑，所以只是当与卫气抟结的时候才有症状发作。

　　黄帝说：不错。

【原典】

　　黄帝问于少师曰：余闻四时八风之中人也，故有寒暑，寒则皮肤急而腠理闭，暑则皮肤缓而腠理开。贼风邪气，因得以入乎？将必须八正虚邪，乃能伤人乎？少师答曰：不然。贼风邪气之中人也，不得以时。然必因其开也，其入深，其内极病，其病人也卒暴；因其闭也，其入浅以留，其病也徐以迟。黄帝曰：有寒温和适，腠理不开，然有卒病者，其故何也？少师答曰：帝弗知邪入乎？虽平居，其腠理开闭缓急，其故常有时也。黄帝曰：可得闻乎？少师曰：人与天地相参也，与日月相应也。故月满则海水西盛，人血气积，肌肉充，皮肤致，毛发坚，腠理郄，烟垢⑤著。当是之时，虽遇贼风，其入浅不深。至其月郭空，则海水东盛，人气血虚，其卫气去，形独居，肌肉减，皮肤纵，腠理开，毛发残，焦理⑥薄，烟垢落。当是之时，遇贼风则其入深，其病人也卒暴。黄帝曰：其有卒然暴死暴病者何也？少师答曰：三虚者，其死暴疾也；得三实者，邪不能伤人也。黄帝曰：愿闻三虚。少师曰：乘年之衰，逢月之空，失时之和，因为贼风所伤，是谓三虚。故论不知三虚，工反为粗。帝曰：愿闻三实。少师曰：逢年之盛，遇月之满，得时之和，虽有贼风邪气，不能危之也。黄帝曰：善乎哉论！明乎哉道！请藏之金匮，然此一夫之论也。

【精注】

④故其病稍益至：《甲乙经》至，作"早"。

⑤烟垢：指人皮肤表面产生的油脂。

⑥焦理：指肌肤肌肉上的纹理。

【今译】

黄帝向少师问道：我听说四季中八方正风侵害人体时，一定要以过寒或过热气候变化为其侵入人体的条件。若是过于寒冷，皮肤就紧急，腠理就闭塞，若是过于炎热，皮肤就弛缓，腠理就开泄。那么，是四时八方的实邪凭借这些气候条件而侵入人体呢？还是一定要有八方的虚邪，也就是不当时令的不正之气，才能伤害人体而致病呢？

少师回答说：不完全是如此。八方的实邪侵害人体，跟寒暑时节并没有关系。但是，如果当时病人的腠理开泄，实邪侵入的部位就较深，因而内脏的病变较为深重，而且此时实邪伤人致病也比较急暴；如果当时病人的腠理闭塞，实邪侵入的部位就较浅并且只是留滞在局部，而且此时实邪伤人致病也比较徐缓。

黄帝问道：有时候气候的寒温适宜，人们的腠理也并非开泄，却仍然有人突发病患，这其中的原故又是什么呢？

少师回答说：陛下不知道邪气侵害人体的原因吗？人们即使是起居劳逸调适无偏，腠理的开闭缓急也是有时间规律的。

黄帝说：希望您给我讲一讲。

少师说：人体跟天地是相参合的，跟日月是相称应的。当月轮圆满的时候，海水盈盛于西方，人体的血气充盈，肌肉丰满，皮肤致密，毛发柔韧，腠理周密，肤色较深，犹如烟熏垢腻一般，在这个时候，即使遭逢伤残人体的邪风之气，侵害的部位也浅在而不深；至于月轮残亏的时候，海水盈盛于东方，人体的血气衰减，卫气消散而身形独挡邪风，肌肉瘦弱，皮肤松弛，腠理开泄，毛发枯悴，皮肤肌肉的纹理疏浅，肤色较浅，犹如烟垢退去一般，在这个时候，如果遭逢伤残人体的邪风之气，侵害的部位就较深，而且伤人致病也比较急暴。

黄帝问道：如果有人猝然发病并突然死亡，这是怎么回事？

少师回答说：如要遭逢"三虚"，病人就会猝然发病并突然死亡；如果得遇"三实"，邪气并不能侵害人体。

黄帝说：那么，我想听听什么是"三虚"。

少师说：遭逢当年的岁气不足，当月的月轮亏空，当季的气候失常，因而被邪风之气所侵害，这便是所谓的"三虚"。因此，论说病情而不懂得"三虚"的道理，即使在理论上再精深也反而成为拙劣的医生。

黄帝说：我再听听什么是"三实。"

少师说：得遇当年的岁气盈盛，当月的丹轮圆满，当季的气候和调，即使有邪风之气也不能侵害人体，这便是所谓的"三实"。

黄帝说：先生讲得真是太好了！道理论述得太透彻了！请让我把它记录下来并藏在金匮之中。但是，这只是关于一人发病的理论。

【原典】

黄帝曰：愿闻岁之所以皆同病者，何因而然？少师曰：此八正之候也。黄帝曰：候之奈何？少师曰：候此者，常以冬至之日，太一立于叶蛰之宫，其至也，天必应之以风雨者矣。风雨从南方来者，为虚风，贼伤人者也。其以夜半至者，万民皆卧而弗犯也，故其岁民少病。其以昼至者，万民懈惰，而皆中于虚风，故万民多病。虚邪入客于骨而不发于外，至其立春，阳气大发，腠理开，因立春之日，风从西方来，万民又皆中于虚风，此两邪相搏，经气结代者矣。故诸逢其风而遇其雨者，命曰遇岁露焉。因岁之和，而少贼风者，民少病而少死；岁多

中華藏書

下部《黄帝内经·灵枢》

中国书房

八一三

中国书房

贼风邪气，寒温不和，则民多病而死矣。黄帝曰：虚邪之风，其所伤贵贱何如？候之奈何？少师答曰：正月朔日，太一居天留之宫，其日西北风，不雨，人多死矣。正月朔日，平旦北风，春，民多死。正月朔日，平旦北风行，民病死者十有三也。正月朔日，日中北风，夏，民多死。正月朔日，夕时北风，秋，民多死。终日北风，大病死者十有六。正月朔日，风从南方来，命曰旱乡，从西方来，命曰白骨，将国有殃，人多死亡。正月朔日，风从东方来，发屋，扬沙石，国有大灾也。正月朔日，风从东南方行，春有死亡。正月朔日，天和温不风，籴贱⑦，民不病；天寒而风，籴贵，民多病。此所谓候岁之风⑧，峻务伤人者也。二月丑不风，民多心腹病。三月戌不温，民多寒热。四月巳不暑，民多瘅病。十月申不寒，民多暴死。诸所谓风者，皆发屋，折树木，扬沙石，起毫毛，发腠理者也。

【精注】

⑦籴贱：籴，买谷米的意思。贱，指谷米的价格较低。本句的意思是指没有贼风的丰收年。

⑧风：《太素》卷二十八作"虚风"。

【今译】

黄帝又说：我还想了解在一年之中许多人同时发病的情况，那又是什么原因导致的呢？

少师说：这乃是八方虚邪导致的病候。

黄帝问道：如何诊察此类病候呢？

少师回答说：诊察这一类病候，一般要根据冬至这一天的情况。在冬至这一天，太一指向北方坎位叶蛰宫，当时分来临之际，天象必定会以风雨来与之相应。如果这一天的风雨从南方而来，那便是不当时令的虚邪，也就是伤害人体的不正之气。如果这风雨在半夜时分来临，百姓们大都眠睡在室内而没有触犯到邪气，故而在这年百姓们只有少数发病；如果这风雨在白昼时分来临，百姓们大都身处室外且懈怠无备，被邪气所侵害，故而在这年百姓们就会多数患病。如果冬至这天不当时令虚邪侵入骨骼而不向外发作，到了立春的时节，阳气大盛，腠理开泄，而且立春这一天风雨从西方而来，百姓们又被立春这天不当时令的虚邪所侵害，这样，两次的虚邪相互抟结，经脉之中邪气郁滞并交替为病。因此，凡在冬至、立春、春分、立夏、夏至、立秋、秋分、立冬八节遭逢不当时令的风雨，都可以称为遇"岁露"，亦即遭受非时不正之气。如果当年气候和调，少有贼风邪气，百姓们就很少发病，很少死亡；如果当年多有贼风邪气，气候寒温不调，百姓们就多有疾病，多有死亡。

黄帝问道：给我讲讲八方的不正之气伤害人体的情况？

少师回答说：每年的正月初一日，太一指向东北方艮位天留宫。如果在这一天风从西北方而来，并且无雨，当天就会有许多人发病而死。如果当年正月初一日平旦时分风从北方而来，到春天就会有许多人发病而死。如果当年正月初一日平旦时分风从北方来，百姓们患病的会多达十分之三。如果当年正月初一日中午时分风从北方来，到夏天就会有许多人发病而死。如果当年正月初一日傍晚时分风从北方来，到秋天就会有许多人发病而死。如果当年正月初一日全天都是风从北方来，年内百姓们就会普遍患病，而且病死的人会占到病人的十分之六。如果正月初一日风从南方而来，称之为"旱乡"，因为南方属火而炎热；如果正月初一日风从西方来，称之为"白骨"，因为西方属金色白而主肃杀。上述两种情况预示国家将有灾祸，百姓多病死亡。如果正月初一日风从东方而来，掀起屋顶，飞扬沙石，预示国家将会有大的灾祸。如果正月初一日风从东南方而来，到春天就会有人发病而死。如果正月初一日气候温和，预示当年收成丰足而粮价廉平，百姓们也会健康无病；如果正月初一日天气寒冷而多风，预示当年收成不足而粮价昂贵，百姓们也会体弱多病。以上这些便是诊察八方虚风如何伤人致病的大概情况。

如果二月的丑日无风，预示当年百姓们多患心腹之病；如果三月的戌日不暖，预示当年百姓们多患寒热之病；如果四月的巳日不热，预示当年百姓们多患黄疸之病；如果十月的申日不冷，预示当年百姓们多患暴死之病。

另外，刚才所说的风，指的都是那些能够掀起屋顶，折断树木，飞沙走石，使人毫毛竖立，腠理开泄的暴烈之风。

大惑论第八十

【导读】

本篇说明了产生迷惑的机理，指出、介绍了健忘、善饥、多卧、不眠等病的症状、病机和治疗原则。

【原典】

黄帝问于岐伯曰：余尝上于清冷之台①，中阶而顾，匍匐而前②则惑③。余私异之，窃内怪之，独瞑独视，安心定气，久而不解。独转独眩，披发长跪，俯而视之，后久之不已也。卒然自上，何气使然？岐伯对曰：五藏六府之精气，皆上注于目而为之精。精之窠为眼，骨之精为瞳子，筋之精为黑眼，血之精为络，其窠气之精为白眼，肌肉之精为约束，裹撷筋骨血气之精而与脉并为系④上属于脑，后出于项中。故邪中于项，因逢其身之虚，其入深，则随眼系以入于脑，入于脑则脑转，脑转则引目系急，目系急则目眩以转矣。邪其精，其精所中不相比也则精散，精散则视歧，视歧见两物。目者，五藏六府之精也，营卫魂魄之所常营也，神气之所生也。故神劳则魂魄散，志意乱。是故瞳子黑眼法于阴，白眼赤脉法于阳也，故阴阳合传而精明也。目者，心使也，心者，神之舍也，故神精乱而不转，卒然见非常处，精神魂魄，散不相得，故曰惑也。黄帝曰：余疑其然。余每之东苑，未曾不惑，去之则复，余唯独为东苑劳神乎？何其异也？岐伯曰：不然也。心有所喜，神有所恶，卒然相惑，则精气乱，视误故惑，神移乃复。是故间者⑤为迷，甚者为惑。

【精注】

①清冷之台：指很高的台阶。《灵枢集注》卷九注："清冷之台，东苑之台名也。"可从。

②匍匐而前：即爬行。

③惑：眩晕而心中烦乱的病症。

④系：即目系。连于眼球，通于脑的脉络。

⑤间者：指病情轻的。

【今译】

黄帝问岐伯说：我曾经登过清冷的高台，上到一半时向下看，感到眩晕所以匍匐向上攀行，当时心中十分烦躁不安。我心中暗自诧异不已，就独自一人时而闭上眼睛，时而张目审视，同时尽力地安定心神，摄定气息，但久久不能缓解，只是感到一阵阵的昏眩，于是我就散开头发，直身而跪，俯首直视地面，但仍然不能缓解。可是，在突然之间，所有的不适感觉就又全部自然消失了。这是什么原因造成的呢？

岐伯回答说：人体五脏六腑的精气都向上输注于目而使目能明察，所以说人体精气的会聚之处就是眼睛。肾脏的精气会聚于瞳子，肝脏的精气会聚于黑睛，心脏的精气会聚于目眦的血络，肺脏的精气会聚于白睛，脾脏的精气会聚于眼胞。眼睛包裹网罗了肝肾心肺等脏的精气，与脉络合并而成为目系。目系向上跟脑相连属，向后又出于项部，所以邪气侵害到项部，又适逢此人身体虚弱，邪气侵入的部位就较深，并随着目系侵入脑中。邪气侵入脑部则会使髓海动荡，髓海动荡则会牵引目系而使目系紧急，目系紧急就会出现头目昏眩而视物旋转。如果邪气侵害目睛，目睛的精气被邪气所伤动而不能周密内蓄，于是精气离散于外，而精气离散就会出现"视歧"，"视歧"指的是把一件物品看成两件。

眼睛是五脏六腑精气的会聚之处，受营卫二气的营养和魂魄两神的支使，因而也是人体神气的外应。因此，若神气过劳，就会使魂魄离散，志意错乱。因为瞳子和黑睛取法于阴，白睛和目眦血络取法于阳，所以阴阳和调而会聚，才会使目睛明亮。眼睛是心神所支使的器官，而心脏是心神的所藏之处，因此，当精神离散，以致精气紊乱而不能会聚于目睛的时候，突然遭逢非常之处，就会使精神魂魄离散而不能和调，从而出现心神不定烦躁不安的感觉。

黄帝问道：我怀疑您说得不对。我每次前往东苑，没有一

中华藏书

下部《黄帝内经·灵枢》

中国书店

八一七

次不出现心神不定的，等到离开那里以后就又恢复正常。难道我仅仅是因为前往东苑而劳神吗？怎么会有如此怪异的事情呢？

岐伯回答：不是这样的。人心既有所喜好，也有所厌恶！若是喜恶之情突然触动心神，便会使精气逆乱，并且影响眼睛的功能而出现视觉错乱，因而出现心神不定的感觉，等到情绪转移后就会恢复正常。这种情况中较轻的称为"迷"，较重的称为"惑"。

【原典】

黄帝曰：人之善忘者，何气使然？岐伯曰：上气不足，下气有余，肠胃实而心肺虚，虚则营卫留于下，久之不以时上，故善忘也。黄帝曰：人之善饥而不嗜食者，何气使然？岐伯曰：精气并于脾，热气留于胃，胃热则消谷，谷消故善饥。胃气逆于上，则胃脘寒，故不嗜食也。黄帝曰：病而不得卧者，何气使然？岐伯曰：卫气不得入于阴，常留于阳。留于阳则阳气满，阳气满则阳跷盛，不得入于阴则阴气虚，故目不瞑矣。黄帝曰：病目而不得视者，何气使然？岐伯曰：卫气留于阴，不得行于阳。留于阴则阴气盛，阴气盛则阴跷满，不得入于阳则阳气虚，故目闭也。黄帝曰：人之多卧者，何气使然？岐伯曰：此人肠胃大而皮肤涩，而分肉不解焉。肠胃大则卫气留之，皮肤涩则分肉不解，其行迟。夫卫气者，昼日常行于阳，夜行于阴，故阳气尽则卧，阴气尽则寤。故肠胃大，则卫气行留久；皮肤涩，分肉不解，则行迟。留于阴也久，其气不清，则欲瞑，故多卧矣。其肠胃小，皮肤滑以缓，分肉解利。卫气之留于阳也久，故少瞑焉。黄帝曰：其非常经也，卒然多卧者，何气使然？岐伯曰：邪气留于上焦，上焦闭而不通，已食若饮汤，卫气久留于阴而不行，故卒然多卧焉。黄帝曰：善。治此诸邪奈何？岐伯曰：先其藏府，诛⑥其小过，后调其气，盛者泻之，虚者补之，必先明知其形志之苦乐，定乃取之。

【精注】

⑥诛：伐也。驱除的意思。

【今译】

黄帝问道：有的人容易忘事，是什么原因造成的呢？

岐伯回答说：这是由于上部之气不足，下部之气有余，也就是肠胃壅实而心肺亏虚。因为下实而上虚，营卫二气就久久滞留于肠胃而不能依时上输于心肺，从而使心神失养而容易忘事。

黄帝问道：有人常感饥饿却不想吃饭，这又是怎么回事呢？

岐伯回答说：这是由于胃腑之阴气离聚于脾脏，而阳热之气独留于胃腑。因为胃腑有热，过度地消克水谷，而水谷过度地消克就会常感饥饿；因为胃气上逆，就会使胃脘滞塞，故而不思饮食。

黄帝问道：有人患病而不能合目入眠，这是什么原因造成的呢？

岐伯回答说：这是由于卫气不能入于阴分，时常滞留在阳分。因为卫气滞留在阳分，就使阳气盈满，而阳气盈满会使阳跷脉盛实有余，同时，卫气不能入于阴分又使阴气亏虚，故而不能合目入眠。

黄帝问道：有人患病而不想张目视物，这是怎么回事呢？

岐伯回答说：这是由于卫气滞留在阴分，不能出而循行于阳分。因为卫气滞留在阴分，就使阴气盛实，而阴气盛实会使阴跷脉盈满有余，同时，卫气不能出行阳分又使阳气亏虚，故而闭目不欲视物。

黄帝问道：有的人时时困倦思卧，这是什么原因造成的呢？

岐伯回答说：这类人一般肠胃宽大，皮肤涩滞，分肉不够滑利。由于肠胃宽大，卫气就久久滞溜于肠胃之中；由于皮肤涩滞，分肉自然不够滑利。这样，卫气的循行就迟滞不畅。卫气一般在白昼时循行于阳分，夜晚间循行于阴分，故而卫气在阳分循行终结，人便困倦思睡，在阴分循行终结，人便睡醒神清。如果肠胃宽大，卫气便会久久滞留于肠胃之中，同时，皮肤涩滞，分肉不够滑利，也会使卫气的循行迟滞不畅。由于卫气久久滞留于阴分，不能使精神清爽，所以病人就老想闭目而困倦思卧。如果肠胃窄小，皮肤滑润而舒缓，分肉滑利流畅，卫气便会久久循行在阳分，此人就很少闭目而精神清爽。

黄帝问道：如果此人往日并非时时好睡，却突然出现困倦多眠，这又是怎么回事？

岐伯回答说：这是由于邪气滞留在上焦，上焦之气闭塞不通，同时，又刚刚用过饭食或汤饮，卫气久久滞留于阴分而不能外出于阳分，所以突然出现困倦多眠的现象。

黄帝说：讲得好！那么，该如何治疗这些病变呢？

岐伯说：先要诊视五脏六腑，去除其间的微邪，然后再调理卫气，如果邪气亢盛就使用泻法，如果正气不足就使用补法。但一定要先审查病人形体情志的苦乐，确定之后才可以着手施治。

痈疽第八十一

【导读】

本篇指出了形成痈肿的原因、病机以及化脓过程，分别叙述了从头项到足部十八种外科病症的症状、治法及预后，对如何鉴别痈和疽，作了简单介绍。

【原文】

黄帝曰：余闻肠胃受谷，上焦出气，以温分肉，而养骨节，通腠理。中焦出气如露，上注溪谷，而渗孙脉，津液和调，变化而赤为血，血和则孙脉先满溢，乃注于络脉，皆盈，乃注于经脉。阴阳已张，因息乃行①，行有经纪，周有道理，与天合同，不得休止。切而调之，从虚去实，泻则不足，疾则气减，留②则先后。从实去虚，补则有余。血气已调，形气乃持。余已知血气之平与不平，未知痈疽之所从生，成败之时，死生之期，有远近，何以度之，可得闻乎？岐伯曰：经脉流行不止，与天同度，与地合纪。故天宿失度，日月薄蚀，地经失纪，水道流溢，草萲不成，五谷不殖，径路不通，民不往采，巷聚邑居，则别离异处，血气犹然，请言其故。夫血脉营卫，周流不休，上应星宿，下应经数。寒邪客于经络之中则血泣，血泣则不通，不通则卫气归之，不得复反，故痈肿。寒气化为热，热胜则腐肉，肉腐则为脓，脓不泻则烂筋，筋烂则伤骨，骨伤则髓消，不当骨空③，不得泄泻，血枯空虚，则筋骨肌肉不相荣，经脉败漏，熏于五藏，藏伤故死矣。

【精注】

①因息乃行：息，指呼吸。指经气随着呼吸有规律地进行着。

②留：《甲乙经》卷十一第九作"流"。可从。

③不当骨空：当，作"在"字解。骨空，骨节交会之处的空隙。句意为不在骨节交会处的空隙处。

【今译】

黄帝说：我听说肠胃受纳水谷后，所化生的精气分道而行，其中的卫气宣发于上焦，能够温养分肉，荣养骨节，开通腠理，其中的营气化生于中焦，像雨露一样，有滋养灌溉周身的作用，向上灌注于肌肉的会合处，并渗泄到细小的孙络中，跟津液相并而调和，变化而成为赤色的血液。假如血液和调，孙络就首先盈满，孙络盈满而溢泄，才输注到络脉，络脉全都盈满并溢泄，才输注到经脉。当阴阳诸经被血液充盈之后，随着呼吸运动才得以流畅地循行。血脉的循行有一定的度数，周流于全身也有一定的规则，并且跟天地自然相合协同，永无休止。医生诊按脉息并据以调理虚实时，或是依照病人的虚实情况而先除去实邪，使用攻邪的泻法之后则仅余正虚，再施用补法，比如先用急刺之法祛邪则邪气消减，然后用留针之法扶正则须守持始终，以聚正气；或是依照病人正虚的情况而逐补其正气，使用扶正的补法之后则正气盈满。当血气和调以后，形体与神气才能安宁。我已经知道关于血气平和跟不平和的道理了，却还不明白痈疽发生的原因、痈疽成形和败坏的时间以及病人的死生期限的长短，像这些情况应该怎样来诊测呢？我希望听听您的高论。

岐伯说：经脉流行于周身而从不止息，跟天象是同一法度，跟地理是同一规则。因此，在天之星宿的运行失去常度，日月晦暗无光或亏蚀不圆，在地之江河的流动就会失去常规，出现横流溢泄而泛滥成灾，于是草木不能正常地生长，五谷不能正常地繁育，同时，由于道路阻塞不通，百姓们也互不来往，或在巷陌聚集，或在城镇居住，彼此隔绝，异地而处。那么，血气的情况也就跟上述的情况一样，请让我来谈谈其中的原故吧。人体的血脉营卫周流于全身而从不止息，在上跟星宿日月相应，在下跟山川流水相合。如果寒邪侵入经脉之中，血液就涩滞不畅，血液涩滞不畅则气机不通，气机不通则卫气留滞于局部，不能正常地循环往复，因此就壅滞于局部而成肿。若是寒邪郁而化热，热气炽盛会导致肌肉腐坏，肌肉腐坏就化为脓液，脓液不能外泻就使筋膜败坏，筋膜败坏就会内伤骨骼，骨骼受伤就会使骨髓消损，不能充盈于骨腔，也不能输泄于骨骼。如果同时血液亏虚不足，筋骨肌肉都得不到血液的营养，便会出现经脉败坏而渗漏。若是热气进一步熏灼五脏，使五脏伤损，病人就会死亡。

【原典】

黄帝曰：愿尽闻痈疽之形，与忌曰名。岐伯曰：痈发于嗌中，名曰猛疽，猛疽不治，化为脓，脓不泻，塞咽，半日死；其化为脓者，泻则合豕膏，冷食，三日而已。发于颈，名曰夭疽，其痈大以赤黑，不急治，则热气下入渊腋，前伤任脉，内熏肝肺，熏肝肺十余日而死矣。阳气大发，消脑留项，名曰脑烁，其色不乐，项痛而如刺以针，烦心者死不可治。发于肩及臑，名曰疵痈，其状赤黑，急治之，此令人汗出至足，不害五藏，痈发四五日，逞焫之。发于腋下赤坚者，名曰米疽，治之以砭石，欲细而长，疎砭之，涂之豕膏，六日已，勿裹之。其痈坚而不溃者，为马刀挟瘿，急治之。发于胸，名曰井疽，其状如大豆，三四日起，不早治，下入腹，不治，七日死矣。发于膺，名曰甘疽，色青，其状如穀实菰蓏，常苦寒热，急治之，去其寒热，十岁死，死后出脓。发于胁，名曰败疵，败疵者女子之病也，灸之，其病大痈脓，治之，其中乃有生肉，大如赤小豆，锉蓘翘草根各一升，以水一斗六升煮之，竭为取三升，则强饮厚衣，坐于釜上，令汗出至足已。发于股胫，名曰股胫疽，其状不甚变，而痈脓搏骨，不急治，三十日死矣。发于尻，名曰锐疽，其状赤坚大，急治之，不治，三十日死矣。发于股阴，名曰赤施，不急治，六十日死，在两股之内，不治，十日而当死。发于膝，名曰疵痈，其状大痈，色不变，寒热，如坚石，勿石，石之者死，须其柔，乃石之者生。诸痈疽之发于节而相应者，不可治也。发于阳者，百日死；发于阴者，三十日死。发于胫，名曰兔啮，其状赤至骨，急治之，不治，害人也。发于内踝，名曰走缓，其状痈也，色不变，数石其输，而止其寒热，不死。发于足上下，名曰四淫，其状大痈，急治之，百日死。发于足傍，名曰厉痈，其状不大，初如小指发，急治之，去其黑者，不消辄益，不治，百日死。发于足指，名曰脱痈，其状赤黑，死不治；不赤黑，不死。不衰，急斩之，不则死矣。

【今译】

黄帝说：希望听你讲一下痈疽的病状、忌日和病名。

岐伯说：痈疽发生在咽喉之中，称作猛疽。猛疽初起而未能及时治疗，就会化而成脓，脓液不能外泻而阻塞喉中，半天之内就可能死亡。猛疽若已化而成脓，在泻其脓液之后则应口含炼过的凉猪油以润护咽喉，3天之后就可以痊愈。

痈疽发生在颈部，称作夭疽。夭疽的疮形较大而颜色赤黑，如果未能抓紧治疗，热毒就会向下侵入渊腋穴的部位，向前伤及任脉，向内熏灼肝肺，十几天后就可能死亡。

若是阳热之气大盛，消铄脑髓，流注颈项而发为痈疽，名叫脑烁。患脑烁的病人时常神情凄惨，颈项疼痛，就像用针刺一样。若兼见心中烦躁，便是不可治愈的死症。

痈疽若发生在肩部及臂膊，称作疵痈。疵痈的疮色赤黑，应该抓紧治疗。这种痈疮会使患者出汗，直至足部，但不会伤及五脏，可以在痈发四五天以内赶快用艾灸之法治疗。

痈疽若发生在腋下，色赤而质坚，称作米疽。米疽在治疗方面应该使用砭石，但砭石的制形要细长，并且稀疏地砭刺，刺过以后用炼过的猪油涂敷，6天之内便可以痊愈，但应注意不要包裹。若是米疽的质地坚硬而不易溃破，名叫马刀挟瘿，应该抓紧治疗。

痈疽若发生在胸部，称作井疽。井疽初起的疮形像大豆一样，三四天后便会肿大高起，若不及早治疗，疮毒会下入腹中，若再不治疗，患者7天以后就会死亡。

痈疽若发生在胸部两侧，称作甘疽。甘疽的疮色发青，形状像楮实或瓜蒌一样，患者常常苦于恶寒发热。对甘疽应该抓紧治疗，去除恶寒发热的症状，但10年以后患者仍会死亡，死后疮口仍有脓液流出。

痈疽若发生在胁部，称作败疵。败疵乃是女子易患的病候，应该用艾灸的方法予以治疗。若是疮肿形大而脓多，则应刺破排脓，可以看到疮中有新生的肉芽，就像赤小豆大小，随之将连翘的茎叶和根各一升切碎，用一斗六升水煎煮，浓缩为三升后取汁，让患者尽力一次服完，穿上暖厚的衣服，坐在热水锅之上，使全身出汗以至于足部，此病便可痊愈。

痈疽若发生在股胫部，称作股胫疽。股胫疽在局部形色上并无明显变化，但痈脓内聚于骨骼；若不抓紧治疗，30天以后就会死亡。

痈疽若发生在尾骶部，称作锐疽。锐疽的形大而质硬，颜色红赤，应该抓紧治疗，若不能及时治疗，30天以后就会死亡。

痈疽若发生在大腿内侧，称作赤施。赤施这种病候若不抓紧治疗，60天以后就会死亡。若是发生在两侧大腿的内侧而未能及时治疗，10天以后就可能死亡。

痈疽若发生在膝部，称作疵疽。疵疽的疮形较大，但肤色不变，兼见恶寒发热。若疵痈质硬如石，切不可用砭石刺疗，如用砭石刺疗，必死无疑，一定要等到质地变软以后才可以用砭石刺疗，才可能治愈。

各种痈疽若是发生在关节部位并左右相应，就不能治愈了。发生在关节阳面的，100天后便会死亡；发生在关节阴面的，30 天后便会死亡。

痈疽若发生在胫部，称作兔啮。兔啮的疮色红赤，深入至骨，应该抓紧治疗，若不能及时治疗，便会危及生命。

痈疽若发生在内踝，称作走缓。走缓的疮形肿大，但肤色不变。若能多次用石针在患处砭刺而使寒热的症状消退，患者便不至于死亡。

痈疽若发生在足部的上下，称作四淫。四淫的疮形肿大，应该抓紧治疗，若不能及时治疗，100 天以后就会死亡。

痈疽若发生在足旁，称作厉痈。厉痈的疮形不大，初起时就像小指一般大小，应该抓紧治疗，去除疮面上的黑色，如果黑色不消，病情就会加重，以至于不能治愈，100 天以后就可能死亡。

痈疽若发生在足趾，称作脱痈。脱痈的疮色若见赤黑，便是不能治愈的死症；若不见赤黑色，便是可以治愈的生症。如果经过治疗仍不能缓解，就要赶快切除病趾，不然就会死亡。

【原典】

黄帝曰：夫子言痈疽，何以别之？岐伯曰：营卫稽留于经脉之中，则血泣而不行，不行则卫气从之而下通，壅遏而不得行，故热。大热不止，热胜则肉腐，肉腐则为脓。然不能陷，骨髓不为焦枯，五藏不为伤，故命曰痈。黄帝曰：何谓疽？岐伯曰：热气淳盛，下陷肌肤，筋髓枯，内连五藏，血气竭，当其痈下，筋骨良肉皆无余，故命曰疽。疽者，上之皮夭④以坚，上如牛领之皮⑤。痈者，其皮上薄以泽。此其候也。

【精注】

④夭：色灰暗不泽。

⑤牛领之皮：指皮肤较厚，如牛的颈部之皮。

【今译】

黄帝问道：先生讲述了各种痈疽的情况，请告诉我如何鉴别痈和疽。

岐伯回答说：营气滞留在经脉之中，血液也就因之而涩滞不畅，而血行不畅，卫气也随之而不能畅达。由于营卫二气壅遏于局部而不能流行，因此便郁而化热，甚至大热不止。由于热邪炽盛，导致肌肉腐坏，而肌肉腐坏就会化而成脓。但是，这种热邪不能内陷于骨髓而使之消铄枯竭，五脏也不会为其所伤，因此就命名为痈。

黄帝问道：疽指的是什么呢？

岐伯回答说：热毒非常亢盛，深陷于肤肉之中，并使筋脉骨髓消铄枯竭，又向内伤及五脏，血气因之而枯竭，以致在患处的皮肤之下，筋骨肌肉都已败坏无余，所以称作疽。就患处的皮色来看，疽的疮面皮色晦暗而发硬，就像牛颈部的厚皮一样，痈的疮面皮色润泽而较薄，这是区别两者的要点。

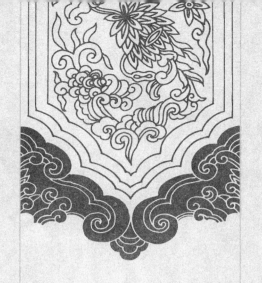

《难经集注》

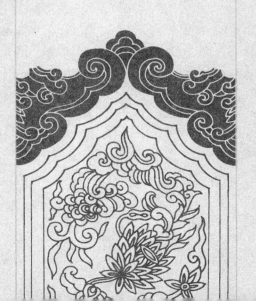

《难经集注》序

　　黄帝八十一难经者，斯乃勃海秦越人之所作也。越人受桑君之秘术，遂洞明医道，至能彻视脏腑，刳肠剔心，以其与轩辕时扁鹊相类，乃号之为扁鹊。又家于卢国，因命之曰卢医。世或以卢扁为二人者，斯实谬矣。按黄帝有内经二帙，帙各九卷而其义幽赜。殆难穷览，越人乃采摘英华，抄撮精要。二部经内凡八十一章。勒成滚动条、伸演其道、探微索隐，传示后昆，名为八十一难。以其理趣深远，非卒易了故也。既宏畅圣言，故首称黄帝。斯乃医经之心髓，救疾之枢机，所谓脱牙角于象犀，收羽毛于翡翠者矣。逮于吴太医令吕广为之注解。亦会合元宗，足可垂训。而所释未半，余皆见阙。余性好医方，问道无倦，斯经章句，特承师授，既而耽研无梃，十载于兹。虽未达其本源，盖亦举其纲目。此教所兴，多历年代，非唯文句舛错，抑亦事绪参差。后人传览，良难领会，今辄条贯编次，使类例相从，凡为一十三篇，仍旧八十一首。吕氏未解，今并注释。吕氏注不尽。因亦伸之，并别为音义，以彰厥旨。昔皇甫元晏总三部为甲乙之科。近世华阳陶贞白广肘后为百一之制。皆所以留情极虑，济育群生者矣。余今所演，盖亦远慕高仁，迩遵盛德，但恨庸识有量，圣旨无涯，绠促汲深，元致难尽。

前歙州歙县尉杨元操序

卷之一

经脉诊候第一（凡二十四首）

一难曰： 十二经皆有动脉。

吕曰： 是手足经十二脉也。

丁曰： 十二经皆有动脉者，是人两手足各有三阴三阳之经也，以应天地各有三阴三阳之气也。所谓天地三阴三阳，各有所主，其时自春分节后。到夏至之前九十日，为天之三阳所主也；夏至之后，秋分之前九十日，天之三阴所主也；秋分节后，冬至之前九十日，是地之三阴所主也；冬至之后，春分节前九十日，地之三阳所主也。凡左右上下，各有此三阴三阳之气，合为十二，故人亦有十二经也，所主左右上下之分也。又人膈以上者，手三阴三阳所主也；即通于天气，膈以下，足三阴三阳所主也，即通于地气。其通天气者为气为脉，其通地气者主味归形，故十二经通阴阳行气血也。又经者，径也，递相溉灌，无所不通。所以黄帝云：十二经处百病，次决死生，不可不通也。其言十二经皆有动脉者，即在两手三部各有会动之脉也。左手寸部，心与小肠动脉所出也。心脉曰手少阴，小肠脉曰手太阳。其应东南方君火在巽是也。左手关部，肝胆动脉所出也。肝脉曰足厥阴，胆脉曰足少阳。其应东方木在震是也。左手尺部，肾与膀胱动脉所出也。肾脉曰足少阴，膀胱脉曰足太阳。其应北方水在坎是也。右手寸部，肺与大肠动脉所出也。肺脉曰手太阴，大肠脉曰手阳明。其应西方金在兑是也。右手关部，脾胃动脉所出也，脾脉曰足太阴。胃脉曰足阳明。其应中央土在坤是也。右手尺部，心包络与三焦动脉所出也。心包络曰手厥阴，三焦脉曰手少阳。其应南方相火。在离是也，此三部动脉所出，故经言皆有动脉也。

杨曰： 凡人两手足，各有三阴脉三阳脉，合十二经脉。肝脉曰足厥阴，脾脉曰足太阴，肾脉曰足少阴，胆脉曰足少阳，胃脉曰足阳明，膀胱脉曰足太阳，肺脉曰手太阴，心脉曰手少阴，大肠脉曰手阳明，小肠脉曰手太阳，包络脉曰手厥阴，三焦脉曰手少阳。凡脉皆双行，故有六阴六阳也。

　　吕曰：足太阳动委中，足少阳动耳前。

　　杨曰：下关穴也，又动悬钟。

　　吕曰：足阳明动跌上。

　　杨曰：冲阳穴也，在足跌上，故以为名。又动颈人迎，又动大迎。

　　吕曰：手太阳动目外眦。

　　杨曰：瞳子穴也。

　　吕曰：手少阳动客主人。

　　杨曰：又动听会。

　　吕曰：手阳明动口边。

　　杨曰：地仓穴也。

　　吕曰：又动阳溪，足厥阴动人迎。

　　杨曰：按人迎乃足阳明脉，非足厥阴也。

　　吕曰：厥阴动人迎，误矣。人迎通候五脏之气，非独因厥阴而动也，按厥阴脉动于回骨焉。

　　吕曰：足少阴动内踝下。

　　杨曰：太溪穴也。按此动脉非少阴脉也，斯乃冲脉动耳。冲脉与少阴并行，因谓少阴脉动，其实非也。亦吕氏之谬焉。少阴乃动内踝上五寸间也。《经》曰：弹之以候死生是也。

　　吕曰：足太阴动髀上。

　　杨曰：箕门穴也。

　　吕曰：手少阴动腋下。

　　杨曰：极泉穴也，又动灵道少海。

　　吕曰：手心主动劳宫，手太阴脉动大渊。

　　杨曰：又动尺泽侠白天府也。

　　虞曰：吕杨二注，惟各取其经脉流行之穴。言其动脉，与本经下文独取寸口之义不相乘也，庶今举之。《经》曰：脉会大渊。大渊在两手掌后鱼际间，乃手太阴脉之动也。太阴主气，是知十二经脉会于大渊，故圣人准此脉要会之所，于人两手掌后鱼际间。分别三部，名寸、尺、关。于三部中诊其动脉，乃知人五脏六腑虚实冷热之证。谓一经之中，有一表一里。来者为阳，去者为阴。两手合六部，六部合之为十二经，其理明矣。察阳者，知病之所在；察阴者，知死生之期。故曰：十二经皆有动脉也。乃合诊法。

独取寸口，以决五脏六腑死生吉凶之法。何谓也？

丁曰：夫独取寸口诊法者，其一指指下，各有上下左右长短浮沉滑涩迟数，见病吉凶也。此法是黄帝脉要精微论中之旨也。越人引此一篇，以为众篇之首也。昔黄帝问曰：诊法何如？岐伯对曰，常以平旦阴气未动、阳气未散、饮食未进、经脉未盛、络脉调匀、气血未乱。乃可诊有过之脉。切脉动静，视精明，察五色，视五脏有余不足。形之盛衰，参伍决死生之分也。此者是独取寸口之法也。

杨曰：自难曰至此，是越人引经设问。从然字以下，是解释其义。余悉如此，例可知也。

然寸口者，脉之大会，手太阴之脉动也。

吕曰：太阴者，肺之脉也。肺为诸脏上盖，主通阴阳，故十二经皆会手太阴寸口。所以决吉凶者。十二经有病，皆见寸口。知其何经之动，浮沉滑涩，春秋逆顺，知其死生也。

丁曰：其手太阴者，是右手寸部也。为肺主其气，为五脏六腑之华盖，凡五脏六腑有病，皆见于气口，故曰大会也。

虞曰：五味入胃，化生五气。五味者，甘、辛、咸、苦、酸；五气者，膻、腥、香、焦、腐，乃五行之气味也。其味化气，上传手太阴。太阴主气，得五气以溉灌五脏，若胃失中和，则不化气。手太阴无所受，故寸口以浮沉长短滑涩。乃知病发于何脏。故经云：寸口者，脉之大要会也。五脏别论曰：五味入口，以藏于胃，以养五脏气。本经曰：人受气于谷。玉机真藏论曰：因胃气乃能至手太阴。阴阳应象论曰、味归形、形归气、气归精、精归化，夫如是。则知人之气，自味而化。上传手太阴，故寸口为要会也。

人一呼、脉行三寸。一吸、脉行三寸。呼吸定息，脉行六寸。

吕曰：十二经，十五络，二十七气。皆候于寸口，随呼吸上下。呼，脉上行三寸；吸，脉下行三寸。呼吸定息，脉行六寸，二十七气，皆随上下行。以瘟行于身，瘵行于脏，昼夜流行，无有休息时。

丁曰：言人一呼，脉行三寸。一吸，脉行三寸，呼吸定息。脉行六寸者，即是天地阴阳升降定息也。即是周于六甲，而又日月晓昏。人呼吸上下以六气周身，故乃法定息六寸也。

人一日一夜，凡一万三千五百息。脉行五十度，周于身。漏水下百刻，荣卫行阳二十五度，行阴亦二十五度，为一周也。故五十度复会于手太阴寸口者，五脏六腑之所终始，故法取于寸口也。

吕曰：人一息脉行六寸，十息脉行六尺，百息脉行六丈，千息六十丈，万息六百丈，一万三千五百息，合为八百一十丈为一周。阳脉出行二十五度，阴脉入行二十五度，合为五十度。阴阳呼吸，覆溢行周毕度数也。脉行周身毕，即漏水百刻亦毕也。谓一日一夜漏刻尽，天明日出东方，脉还寸口，当复更始也。故曰寸口者，五脏六腑之所终始也。

丁曰：按旧经注，其脉息以为八百一十丈，即当水下二刻。得周身一度，如百刻，计周身五十度。如此，则行阳五十度，行阴亦五十度。此乃甚与经意不同也。经言行阳二十五度，行阴亦二十五度，共得五十度而复会也。所谓行阳行阴各二十五度者，谓一岁阴阳。始于立春，交相复会于立春，故共行五十度也。日之晓昏，人之瘟瘵，皆在于平旦。日行二十四时，复会于是。人气始自中焦，注手太阴，行其经络，计二十四。亦复交会于手太阴，其右寸内有穴太渊，是脉之大会始终，故各计二十五。所以言寸口者，脉之终始也。

虞曰：二百七十息，脉行一十六丈二尺，及一周身。应漏水下二刻，一万三千五百息，脉行八百一十丈。应漏水下百刻，是知一日一夜，行五十周于身。凡行阴阳分昼夜，是故行阳二十五度，行阴二十五度也。

中華藏書

黄帝内经·最新整理珍藏版

漏水下百刻图

一岁阴阳升降，会于立春；一日阴阳晓昏，会于艮时；一身荣卫还周，会于手太阴。同天度一万三千五百息，荣卫始于从中焦，注手太阴阳明，阳明注足阳明太阴，太阴注手少阴太阳，太阳注足太阳少阴，少阴注手心主少阳，少阳注足少阳厥阴，厥阴复还注手太阴，天度二十四气，昼夜二十四时，人身经二十四条。流注与天同度，所以计一万三千五百息。

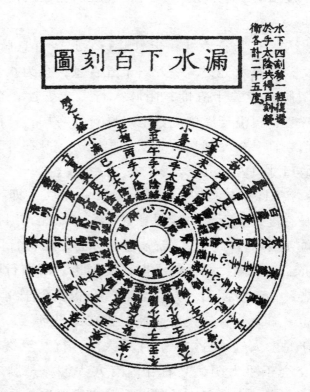

二难曰：脉有尺寸，何谓也，然，尺寸者，脉之大要会也。

吕曰：诸十二经脉，三部九候，有病者皆见于尺寸，故言脉之大要会也。

丁曰：旧经注，此说为五脏六腑之法者非也。大要会者，谓尺寸阴阳往复，各有要会也。

从关至尺是尺，内阴之所治也。从关至鱼际是寸，内阳之所治也。

吕曰：至尺者，言从尺至关，其脉见一寸。而言尺者是其根本。寸口长一寸，而脉见九分。阳数奇，阴数偶也。故分寸为尺，分尺为寸。

丁曰：分寸为尺者，人从关至尺泽穴当一尺也。于其尺内，分一寸以代一尺之法，是故分寸为尺分尺为寸也，故阴得尺内一寸。

丁曰：阴数偶也。阳得寸内九分。

丁曰：阳数奇也。尺寸终始一寸九分，故曰尺寸也。

丁曰：尺寸之法，旧经有注。言诸家所传撰不同，执引三寸，辄相去一寸。以备三寸，并不见一寸九分之理。其一寸九分之法者，盖为尺寸之位，各有阴阳始终也。阳气者、生于尺而动于寸，阴气者、生于寸而动于尺，是以法阳气，始生于立春。上至芒种之节，其数九。三阳王于前法寸内九分而浮。夏至之节，其气下行。至立冬而终，其数十。即三阴王于后法尺内一寸而沉，故知尺寸各有始终也。此是越人引其阳中阴阳始终也。所谓阴中阴阳始终者，阴气复从立秋而生，下至冬至之节，其数十。冬至之后，随少阳上行，至立夏之节，其数九。此者天地阴阳始终。故法尺寸阴阳各有始终也。天地要会之门，在于四立，谓之天门、地户、人门、鬼门。人之气口人迎左右神门，亦法也。

杨曰：寸关尺三位，诸家所撰，多不能同，故备而论之。以显其正，按皇甫士安脉诀，以掌后三指为三部。一指之下为六分，三部凡一寸八分，华佗脉诀云：寸尺位各八分，关位三分，合一寸九分。王叔和脉诀云：三部之位，辄相去一寸，合为三寸。诸经如此差异，则后之学人，疑惑弥深。然脉法始于黄帝，难经起自扁鹊。此之二部俱祖宗，诸家诸论盖并枝叶尔。正可务本遗末，不容逐末忘本。今的举指归，用明大要，宜根据黄帝正经。以掌后三寸为三部，则寸与关尺，各得一寸，备三才之义也。此法永定，不可移改。其王叔和可谓得之矣。凡诊脉者、先明三部九候之本位，五脏六腑之所出，然后可以察其善恶。以别浮沉，如其本位尚迷，则病源莫辨。欲其愈疾，亦难矣哉！三部者，寸关尺也。九候者，天地人也。一部之中，则有天地人。三部之中，合为九候。以候五脏之气也，其五脏六腑所出者。左手寸口者，心与小肠脉之所出也。关上者，肝与胆脉之所出也。尺中者，肾与膀胱脉之所出也。关前一分者，人迎之位也。关后一分，神门之位也。右手寸口者，肺与大肠脉之所出也。关上者，脾与胃脉之所出也。尺中者，命门三焦脉之所出也。关前一分者，气口之位也。关后一分者，神门之位也。凡五脏之脉并为阴，阴脉皆沉。六腑之脉并为阳，阳脉皆浮。假令左手寸口脉浮者，小肠脉也。沉者，心之脉也。余皆仿此，斯乃脉位之纲维，诊候之法式也。

虞曰：杨氏诸论数家寸尺长短部分，互有不同，令后人难为根据。庶今明之，以示后学。华佗之说，乃如脉经言，果不谬矣。王叔和以三寸为式，义有隐微，此乃黄帝正经之说，岂有误也？况上古以一肤指为四寸，王叔和必取其肤指之三寸，与今之一寸九分，短长相近也。何休注公羊传云：侧手为肤，按指为寸，即其义也。况越人生于周，采灵枢素问作此难经，今之寸尺度量，乃周之制也。故越人取一寸九分为定式，乃天九地十之义也。

二难画图（此二难以下画图皆下注图也）

凡此以下画图内：黑白道以分阴阳终始，其天门、地户、人门、鬼门是阴阳升降关格门户，其气口人迎左右神门，是呼吸上下尺寸关格门户。

阴气始于立秋，阳气始于立冬。

阴气终于立夏，阳气终于立春。

三难曰：脉有大过，有不及。有阴阳相乘，有覆。有溢，有关。有格，何谓也？然，关之前者，阳之动。脉当见九分而浮，过者法曰大过，减者法曰不及，遂上鱼为溢，为外关内格，此阴乘之脉也。

吕曰：过者，谓脉过九分出一寸。名曰大过，减者。脉不

中華藏書

《难经集注》

天地陰陽昇降
陰陽昇降始終之圖

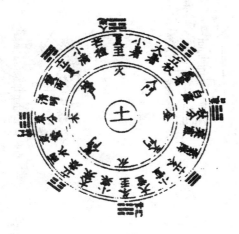

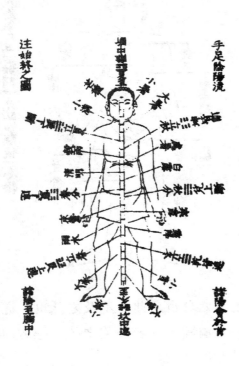

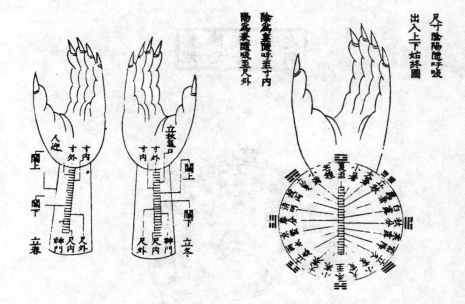

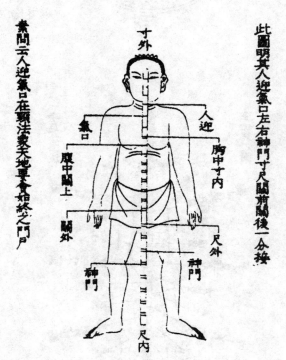

及九分至八分七分六分也，此为不及之脉也。遂上鱼者，出一寸至鱼际也。一名溢脉，一名外关之脉，一名内格之脉，一名阴乘之脉，一脉有四名也。

丁曰：大过者，寸脉本浮。又加实大，是为阳大过也。上鱼者，阴阳溢，浮而损小者，是阳不及也。阳不及，则阴出乘之。又名阴溢，此者是外关内格。

虞曰：气有余，脉乃大过。气不足，脉乃不及。外关则内脉不得出，故曰不及，亦曰阴乘脉。内格则外脉不得入，故曰大过，亦曰溢脉。下文关后之义。反此言之也，关以后者，阴之动也，脉当见一寸而沉。过者法曰大过，减者法曰不及。遂入尺为覆，为内关外格，此阳乘之脉也。

吕曰：过者，谓脉出过一寸至一分、二分、三分、四分、五分，此大过之脉也。减者，谓不满一寸。脉见八分、七分或六分、五分，此为不及之脉。遂入尺以言覆。覆脉者，脉从关至尺泽皆见也。此覆行之脉所以言覆者，脉从关至尺泽。脉见一寸，其余伏行不见也。今从关见至尺泽，故言覆行也。一名覆脉，一名内关，一名外格，一名阳乘之脉也。

丁曰：大过者，为尺脉本沉。又加实大，名曰阴太过。沉之损小者，是谓不及。阴不及则阳入乘之，此为阳覆，又名内关外格也。

故曰覆溢，是其真脏之脉，人不病而死也。

吕曰：脉来见如此者，此皆诸病相乘克之脉。非谓外邪中风伤寒之类，脉已见，人虽未病，病即死，不可治也。

丁曰：此者是自有增损。使阴阳不守本位。有此覆溢，故形不病而死也。

虞曰：阴阳不相荣，脉乃上鱼入尺，故曰覆溢之脉。脉既覆溢，此由关格所致。

本经曰：关格者，不得尽其命而死也，不病亦死。

三难画图

凡诊脉于掌后约文，密排三指，头指半指之前为寸外。阳中之阳，半指之后为寸内。阳中之阴，第二指半指前，为关上阳；半指后，关下阴；第三指半指之前，为尺外阳；半指之后，为尺内阴。寸外阳浮散，寸内阴浮大。关上阳弦长，关下阴弦紧。尺外阳沉滑，尺内阴沉涩。此左手脉之阴阳，察其脉状，明其覆溢。

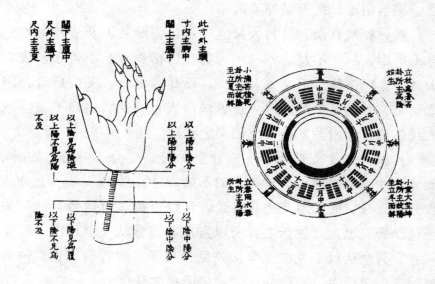

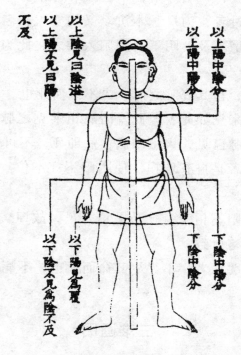

夫夏至之后，阴出二分，故曰天关。冬至之后，阳入三分，故曰地轴。所以人之脉阴出阳入，名曰关也。其立夏阴气乃终，名曰地户。立冬阳气乃终，名曰天门。其关格门户，是阴阳始终之要。其过于本位，应见而不见，名曰不及。不应见处而见，名曰覆溢。其关格覆溢，是阴阳相胜，皆当不病而死也。

四难曰：脉有阴阳之法。何谓也？然，呼出心与肺，吸入肾与肝。呼吸之间，脾受谷味也。其脉在中。

吕曰：心肺在膈上，脏中之阳，故呼其气出。肾肝在膈下，脏中之阴，故吸其气入。脾者，中州主养四脏，故曰呼吸以受谷气。

丁曰：经言呼出者，非气自心肺而出也，为肾肝在膈下，主内。因呼而出至心至肺，故呼出心与肺也。又心肺者在膈上，主外，故吸即随阴而入至肾至肝。故经曰：呼者因阳出，吸者随阴入。其呼吸阴阳相随上下，经历五脏之间，乃脾受谷味也；又脾者主中州，故言其脉在中也。

浮者，阳也。

丁曰：谓脉循行皮肤血脉之间，在肌肉之上，则名曰浮也。

杨曰：按之不足，举之有余，故曰浮。

虞曰：阳象火而炎上，故曰浮也。

沉者，阴也。

丁曰：谓脉循行帖节辅骨，名曰沉。

杨曰：按之有余，举之不足，故曰沉。

虞曰：阴象水而润下，故曰沉。

故曰阴阳也，心肺俱浮。何以别之？然，浮而大散者，心也。浮而短涩者，肺也。

丁曰：心者、南方火也。故脉来浮而大散。其大者是脏，散者是腑也。肺者、西方金也，金主燥，其脉浮涩而短。短者、脏也。涩者、腑也。

杨曰：细而迟，来往难且散，或一止，名曰涩也。

虞曰：心象火，明烛于外，故浮大而散肺属金。其位居高，故浮短而涩。故曰心肺俱浮也。

肾肝俱沉，何以别之？然，牢而长者，肝也。

丁曰：肝者、东方木也。其脉牢而长。牢者、脏也。长者，腑也。

杨曰：按之但觉坚极，故曰牢。

虞曰：肝属木，根本生于地，牢义可知。枝叶长于天，长理出此也。

按之濡，举指来实者，肾也。

丁曰：肾者、北方水也，主寒，其性濡沉。濡者、脏也。沉滑者、腑也。

杨曰：按之不足，举之有余，谓之濡也。大而长，微强。按之应指然者，谓之实。

虞曰：火性外柔，按之乃濡，水性内刚。举指来实，则其义也。

脾者中州，故其脉在中。

丁曰：脾者、中央土也。能成养四旁，故随四时而见。所以经不言脉之象也。

杨曰：脾王于季夏，主养四脏，其脉来大小浮沉，故根据四时，王脉俱至四季一十八日，即变宽缓，是脾之王气也。上有心肺，下有肾肝，故曰在中也。

虞曰：上文言呼吸之间，脾受谷味，此言脾者中州。其脉在中，者、谷也。谷、空也。谓人之呼吸之气，自谷而有。脾土属土，位居中央。土者、五方物始终以之，故受谷味，乃处中州，故曰其脉在中也。

是阴阳之法也，脉有一阴一阳，一阴二阳，一阴三阳，有一阳一阴，一阳二阴，一阳三阴，如此之言，寸口有六脉俱动耶。然此言者，非有六脉俱动也，谓浮沉长短滑涩也。

丁曰：经前引五脏之脉，以应五行。今引此三阴三阳之脉，以应六气，其浮滑长，三阳也。其沉短涩，三阴也。凡持三部中，察此六脉，即可知阴阳伏匿之法也。若皮肤之下，是脉之下为阳部也。若有此三阴之脉见，是阴上乘于阳也。

若肌肉之下，是脉之下为阴部也。若有此三阳脉见，即是阳气下乘于阴也。此乃是上下察阴阳之法也。

杨曰：过于本位谓之长，不及本位谓之短也。

浮者、阳也。滑者、阳也。长者、阳也。

杨曰：按之往来流利展转替替然，谓之滑。

沉者、阴也。短者、阴也。涩者、阴也。所谓一阴一阳者，谓脉来沉而滑也。

丁曰：其脉若在左尺而见，此是肾与膀胱表里，顺也。若在左寸口，即为病脉，逆也。

一阴二阳者，谓脉来沉滑而长也。

此脉见于阴部，即是阳下乘于阴也。

一阴三阳者，谓脉来浮滑而长，时一沉也。

此者是阳伏于阴也。

所言一阳一阴者，谓脉来浮而涩也。

丁曰：浮涩者肺脉，当见右手寸口，即是本部之阴阳，即顺也。

若在左关，病，即是逆也。

一阳二阴者，谓脉来长而沉涩也。

丁曰：即乏血气，皆涩也。

一阳三阴者、谓脉来沉涩而短，时一浮也。

丁曰：若有阳部见之，此谓阴伏阳也。

各以其经所在，名病逆顺也。

杨曰：随春夏秋冬，观其六脉之变，则知病之逆顺也。

五难曰：脉有轻重，何谓也？然，初持脉如三菽之重，与皮毛相得者，肺部也，如六菽之重。与血脉相得者，心部也。

吕曰：菽者、豆也，言脉之轻重。如三豆之重，在皮毛之间。皮毛者、肺气所行也。言肺部也，心主血脉，次于肺，如六豆重。

如九菽之重，与肌肉相得者，脾部也。

吕曰：脾在中央，主肌肉，故次心，如九豆之重也。

如十二菽之重，与筋平者、肝部也。

吕曰：肝主筋，又在脾下，故次之。

按之至骨，举指来疾者、肾也。

吕曰：肾主骨，其脉沉至骨，故曰肾也。

故曰轻重也。

丁曰：经言菽者、豆也。此是诊脉举按之法也。此篇当在四难之前，以等阴阳高下。

中華藏書

黄帝内经·最新整理珍藏版

中国书房

虞曰：脉之轻重，经中所载甚详。若根据经逐位寻之，义且浅矣。今举一例为式，假令左手寸口如三菽得之，乃知肺气之至。如六菽之重得之，知本经之至。如九菽得之，知脾气之至。如十二菽得之，知肝气之至。按之至骨得之，知肾气之至，夫如是。乃知五脏之气，更相溉灌。六脉因兹亦有准绳，可以定吉凶，可以言疾病。余皆仿之，故曰轻重也。

六难曰：脉有阴盛阳虚。阳盛阴虚，何谓也？然，浮之损小，沉之实大，故曰阴盛阳虚。沉之损小，浮之实大，故曰阳盛阴虚。是阴阳虚实意也！

吕曰：阳脉是寸口，本浮而实。今轻手浮而得之，更损减而小，故曰阳虚。重手按之，沉、反更实大。沉者阴，故言阴实也。

丁曰：阳脉本浮，轻手而按其脉，损至而小，此是阳虚不足也。阴脉本沉而濡，今重手而按之，损至而小，是阴不足也。阳脉本浮，更加实大，此是阳盛阴虚也。《素问》曰：诸浮者，肾不足也。

虞曰：人之所禀者，阴阳也。阴阳平，权衡等，则无更虚更实之证。今言盛与虚，则为病之脉。脉要精微论曰：阴盛则梦涉大水恐惧，阳盛则梦大火燔灼。阴阳俱盛，则梦相杀毁伤。夫如是。可验阴阳虚实之意也。

七难曰：经言少阳之至，乍小乍大，乍短乍长。阳明之至，浮大而短。太阳之至，洪大而长。太阴之至，紧大而长。少阴之至，紧细而微。厥阴之至，沉短而敦。此六者，是平脉邪，将病脉邪。然，皆王脉也。其气以何月，各王几日，然冬至之后得甲子。少阳王，复得甲子。阳明王，复得甲子。太阳王，复得甲子。太阴王，复得甲子。少阴王，复得甲子。厥阴王，王各六十日。六六三百六十日，以成一岁。此三阳三阴之王时日大要也。

吕曰：少阳王正月二月，其气尚微少。故其脉来进退无常。阳明王三月四月，其气始萌未盛。故其脉来浮大而短也。太阳王五月六月，其气太盛，故其脉来洪大而长。太阴王七月八月，乘夏余阳，阴气未盛，故其脉来紧大而长。少阴王九月十月，阳气衰而阴气盛，故其脉来紧细而微也。厥阴王十一月十二月，阴气盛极，故言厥阴。其脉来沉短以敦，敦者、沉重也。四时经一阴一阳八王，此难经三阳在前。三阴在后，其王所以不同者，其移各异也。难经谓从正月至六月，春夏半岁，浮阳用事，故言三阳王在前。从七月至十二月，秋冬半岁，沉阴用事，故言三阴在后。谓四时阴阳夫妇之王也。

丁曰：夫三阴三阳之气王，随六甲以言之，此法是按黄帝六节脏象论云。天以六六之节成一岁，其自冬至之后，得甲子，即是盛年初之气分也。其甲子或在小寒之初，或在大寒之后，所以少阳之气，未出阴分，故其脉乍大乍小。乍短乍长也，复得甲子，阳明王。其阳明之至，浮大而短，为二之气。其后始暄，其气未盛，是故阳明之至。浮大而短，太阳之至，洪大而长，复得甲子。为三之气，盛阳之分，故太阳之至，洪大而长也。太阴之至，紧大而长，复得甲子。为四之气，暑湿之分，秋气始生，乘夏余阳，故太阴之至。紧大而长也，少阴之至，紧细而微，复得甲子。为五之气，清切之分，故少阴之至，紧细而微也，厥阴之至，沉短而敦，复得甲子。为终之气，盛阴之分，水凝如石，故厥阴之至，沉短而敦也。此三阴三阳之脉王，随六甲之日数，故有此六脉之状，是谓平脉也。

八难曰：寸口脉平而死者，何谓也？然，诸十二经脉者，皆系于生气之原。所谓生气之原者，谓十二经之根本也。谓肾间动气也，此五脏六腑之本。十二经脉之根，呼吸之门，三焦之原，一名守邪之神，故气者、人之根本也，根绝则茎叶枯矣。寸口脉平而死者，生气独绝于内也。

吕曰：寸口脉平而死者，非应四时脉，其脉状若平和也。又曰：十二经皆系于生气之原，所谓生气之原者，为十二经本原也。夫气冲之脉者，起于两肾之间，主气，故言肾间动气。挟任脉上至喉咽，通喘息，故云呼吸之门。上系手三阴三阳为支，下系足三阴三阳为根，故圣人引树以设喻也。其三焦之原者，是三焦之府，宣行荣冲，邪不妄入，故曰守邪之神也。人以尺脉为根本，寸脉为茎叶，寸脉虽平，尺脉绝。上部有脉，下部无脉者，死也。

杨曰：寸口脉平者，应四时也，所云死者，尺中无脉也。尺脉者、人之根本，根本既绝，则茎叶枯焉。然则以尺脉为根本，寸脉为茎叶，故引树以为譬也。

丁曰：肾间动气者，谓左为肾。右为命门，命门者、精神之所舍，元气之所系也。一名守邪之神者，以命门之神固守，邪气不得妄入，入则死矣。此肾气先绝于内，其人不病，病即死矣。

虞曰：经言十二经，皆系于生气之原，谓肾间动气也。何以言之？谓两肾之间动气者，乃人之所受父母之原气也。肾者，北方子之正位。故圣人云：元气起于子。子者、坎之方位。坎者、即父母之元气也。谓干为天为父，坤为地为母。今坎之初六六三，乃坤之初六六三也。坎之九二，干之九二也。谓乾坤交于六三，九二而成坎卦。坎主子位，所以元气起于子也。肾者、水也。《黄庭经》云：是水之精，坎之气。今言两肾之间，即人之原气也。术士云：肾间曰丹田，亦曰隐海。中有神龟，呼吸原气，故曰呼吸之门也。人之三焦，法天地三元之气，故曰三焦之原。十二经脉凭此而生，乃曰十二经之根也。今寸口传受谷气，其脉但平和，奈人之生气之原。已绝于两肾之间，则十二经无所相根据。虽寸脉平和，人当死矣，所以喻木之无根本也。肾者、足少阴之经也。左为肾，右曰命门。命门有穴，在背十四椎节下，又有志室二穴。在十四椎节下两旁各三寸。有神守于命门，不令邪入志室。邪入志室，人则死矣。

九难曰：何以别知脏腑之病耶？然，数者、腑也。迟者、脏也。

杨曰：去来急促，一息过五至，名数也。呼吸三至，去来极迟，故曰迟也。

数则为热，迟则为寒。诸阳为热，诸阴为寒，故以别知脏腑之病也。

吕曰：病者阳，故其脉数。脏者阴，故其脉来迟。

杨曰：阳脉行疾，故病乃数。阴脉行迟，故病乃迟。此直云病在脏腑，不显其名，则病莫知准的。若数而弦者，病在胆。迟而弦者，病在肝。除脏腑悉根据本状，而迟数皆仿此也。

虞曰：阳气乱则数，阴气虚则迟。则知脏腑有寒热之证也。

丁曰：脉者、计于漏刻。其春秋二分，昼夜五十刻，则阴阳俱等。

故得平和。冬夏二至，昼夜不等。夏至之前，昼六十刻，故六十为数，故数则为热。冬至之前，夜加六十刻，故阴多阳少，是为寒。夫阴阳漏刻可定，人自有损益，故迟数有加，所以经云。诸阳为热，诸阴为寒。

十难曰：一脉为十变者。何谓也？然，五邪、刚柔相逢之意也。假令心脉急甚者，肝邪干心也。

吕曰：夏心主，脉见浮大而散。今反弦。弦者、肝脉来干心也。

杨曰：干，犹乘也。

虞曰：母乘子曰虚邪。

心脉微急者，胆邪干小肠也。

吕曰：小肠、心之府。脉当浮大而洪，长而微弦者，胆脉也。

虞曰：阳干于阳，阴干于阴，同气相求也。

心脉大甚者，心邪自干心也。

吕曰：心脉虽洪大，当以胃气为本。今无胃甚，故其脉大甚也。此为心自病，故言自干心也。

虞曰：此失时脉也。

心脉微大者，小肠邪自干小肠也。

吕曰：小肠、心之府。微大者、其脉小。为小肠自病，故言自干也。

虞曰：小肠、太阳脉也。王于五六月，其脉洪大而长，今得之微大，是知小肠之邪。自干小肠也，此曰正经自病，法曰正邪，故云自干也。

心脉缓甚者，脾邪干心也。

吕曰：缓者、脾脉乘心。故令心脉缓也。

虞曰：心脉见缓甚，此曰子之乘母，法曰实邪。

心脉微缓者，胃邪干小肠也。

吕曰：胃脉小缓见于心部。小肠，心府，故言干之。

虞曰：于心部中，轻手得之小缓是也。

心脉涩甚者，肺邪干心也。

吕曰：涩、肺脉，故言干心也。

虞曰：金反凌火，此曰微邪脉也。

心脉微涩者，大肠邪干小肠也。

吕曰：微涩、大肠脉。小肠，心府。故曰干也。

心脉沉甚者，肾邪干心也。

吕曰：沉者、肾脉，故言干也。

虞曰：心火炎上。其脉本浮，今见沉形，水来克火，法曰贼邪也。

心脉微沉者，膀胱邪干小肠也。

吕曰：微沉者、膀胱脉也。小肠，心府，故言干也。

五脏各有刚柔邪，故令一脉辄变为十也。

吕曰：此皆夏王之时，心脉见如此者，为失时脉。

杨曰：刚柔阴阳也。邪者、不正之名，非有身王气，而水来干身为病者，通谓之邪也。

虞曰：推此十变之候，乃五行胜复相加，故圣人谓之五邪也。五脏各有表里，更相乘之。一脉成十，故十变也。有阳有阴，故曰刚柔也。于本位见他脉，故曰相逢干也。圣人乃以心一脏为例，其余皆可知也。

丁曰：其言肝邪干心，胆邪干小肠者，此皆虚邪干心也。心邪自干心，小肠邪自干小肠者，此皆为正邪也。脾邪干心，胃邪干小肠者，此皆为实邪也。肺邪干心，大肠邪干小肠者，此皆微邪也。肾邪干心，膀胱邪干小肠者，此皆贼邪也。所谓刚柔相逢者，则十杂也。其十杂者，甲与己合，甲为刚，己为柔；戊与癸合，戊为刚，癸为柔；丁与壬合，丁为刚，壬为柔；丙与辛合，丙为刚，辛为柔；乙与庚合，乙为刚，庚为柔。凡刚柔相逢为病者，刚甚则为病重。柔甚则为病微。柔逢刚，谓从所不胜于刚，故为病甚也。刚逢柔，谓从所胜于柔，故为病微也。其一脉十变之法，是师引此一部之中。二经说此，五邪相干，为之十变。凡两手三部，各有二经六部之内，各有五邪十变也，故从其首。计其数，六部十变也，数有六十，是谓六十首也。黄帝曰：先持阴阳。然后诊六十首之谓也。

十一难曰：经言脉不满五十动而一止。

吕曰：经言一脏五十动，五脏二百五十动，谓之平脉。不满五十动者，无有五十动也，是以一脏无气也。

一脏无气者、何脏也？然，人吸者随阴入，呼者因阳出。今吸不能至肾至肝而还，故知一脏无气者，肾气先尽也。

杨曰：按经言持其脉口，数其至也。五十动而不一代者，五脏皆受气，是为平和无病之人矣。四十动而一代者，一脏无气，四岁死。三十动而一代者，二脏无气，三岁死。二十动而一代者，三脏无气，二岁死。十动而一代者，四脏无气，一岁死。不满十动而一代者，五脏无气也，七日死。难经言止，本经言代。按止者、按之觉于指下而中止，名止。代者、还尺中停久方来，名曰代也。止代虽两经不同，据其脉状亦不殊别，故两存之。

虞曰：此与第八难生气独绝之义略相似。八难言父母生气源，已绝于两肾之间，故云死也。此言一脏无气，言呼吸之间，肺行谷气。肾间父母之原气，亦无谷气所养。原气渐耗，乃知四岁必死，故云肾气先尽也。

丁曰：五十动者，是天地阴阳，以漏刻为制度，人之脉息。

为自有损益，故无常数。其益过于六十，心肺有余也。心肺有余，则肾肝不足也。其损者不及四十之数，则心肺不足。乃肾肝有余也，今阳气虚少，故不满五十也。其言动而止者，谓吸不能至肾至肝而还，此是阳不荣于下，故肾气先绝也。绝则止也，此法又与生气独绝于内同法也。

十二难曰：经言五脏脉已绝于内。用针者反实其外，五脏脉已绝于外。用针者反实其内，内外之绝。何以别之？然，五脏脉已绝于内者，肾肝气已绝于内也，而医反补其心肺。五脏脉已绝于外者，其心肺脉已绝于外也，而医反补其肾肝。阳绝补阴，阴绝补阳，是谓实实虚虚，损不足，益有余。如此死者，医杀之耳。

吕曰：心肺所以在外者，其脏在膈上。上气外为荣卫，浮行皮肤血脉之中，故言绝于外也。肾肝所以在内者，其脏在膈下。下气内养筋骨，故言绝于内也。

丁曰：夫五脏内外者，为心肺在膈上，通于天气也。心主于脉，肺主于气，外华荣于皮肤，故言外也。肾肝在下，通于地气，以藏精血，最于骨髓。心肺外绝，绝则皮聚毛落。肾肝内绝。绝则骨痿筋缓，诊其脉。学人不能明于内外虚实，致使针药误投，所以实实虚虚，损不足，益有余。如此死者，是医杀之耳。

卷之二

十三难曰：经言见其色而不得其脉，反得相胜之脉者，即死。得相生之脉者病，即自已色之与脉，当参相应。为之奈何？然，五脏有五色，皆见于面，亦当与寸口尺内相应。假令色青，其脉当弦而急。

吕曰：色青、肝也。弦急者肝脉，是谓相应也。

虞曰：色青脉弦，中外相应也。素问曰：肝部在目下，于此视色以参脉证。

色赤其脉浮大而散。

吕曰：色赤、心也。浮大而散，心脉也，是谓相应。

虞曰：色赤脉大，色脉相应也。素问曰：心部在口，视色合脉。

色黄，其脉中缓而大。

吕曰：色黄者、脾也。中缓而大，脾脉也。

虞曰：此色脉相应也。素问曰：脾部在唇，色见其中，以应脉状。

色白，其脉浮涩而短。

吕曰：白者、肺也。浮涩而短，肺脉也。

虞曰。肺部见于阙庭，两眉上也。

色黑，其脉沉涩而滑。

吕曰：色黑者、肾色也。肾主水，水性沉，肾亦在五脏之下，故其脉沉濡而滑。

虞曰：肾色之见于肌皮，在面取其地阁。

此所谓五色之与脉，当参相应也。

吕曰：此正经自病不中他邪故也。

虞曰：谓应本经虚实之证也。

丁曰：经言色青脉弦而急。色赤脉浮而散，色黄脉中缓而大，色白脉浮涩而短，色黑脉沉濡而滑，此是五脏色脉皆相应，谓正经自病无他色也，脉相则所以言当参相应也。

脉数，尺之皮肤亦数。

丁曰：数即心也，所以臂内皮肤热也。

脉急，尺之皮肤亦急。

丁曰：急者、臂内经络满实，所以坚急也。

脉缓，尺之皮肤亦缓。

丁曰：缓者、肌肉消，故皮肤亦缓弱也。

脉涩，尺之皮肤亦涩。

丁曰：肺主燥，所以臂内皮肤亦涩也。

脉滑，尺之皮肤亦滑。

丁曰：肾主水，其脉滑，所以臂内皮肤亦滑也。此五者，皮肤滑涩急缓数，又与色脉参同也。

吕曰：此谓阴阳脏腑浮沉滑涩相应也。

五脏各有声色臭味，当与寸口尺内相应。

丁曰：其言相应者，脉数、色赤、皮肤热，此是心之一脏，色脉皮肤参相应也。脉急、青色、皮肤经络坚急而青，此是肝之一脏，色脉皮肤参相应也。脉缓、色黄、皮肤缓，此是脾之一脏，色脉皮肤参相应也。脉涩、色白、皮肤涩，此是肺之一脏，色脉皮肤参相应也。脉滑色黑、皮肤滑，此是肾之一脏，色脉皮肤参相应也。

凡诊脉者，先须循臂之内外，然后诊脉视色也。

虞曰：肝脉弦，其色青，其声呼，其臭膻，其味酸。心脉洪，其色赤，其声笑，其臭焦，其味苦。脾脉缓，其色黄，其声歌，其臭香，其味甘。肺脉涩，其色白，其声哭，其臭腥，其味辛。肾脉沉。其色黑，其声呻，其臭腐，其味咸，此谓相应也。

其不相应者病也。

虞曰：相应、谓正经自病也。假令肝病，脉弦、色青、多呼、好膻、喜酸，此曰自病也。不相应者，乃如下说。假令肝病，脉涩、色白、多哭、好腥、喜辛，此曰相反。声色臭味，皆见肺之证候。金之贼木，此曰贼邪。不相应，必死也。

假令色青，其脉浮涩而短，若大而缓为相胜。浮大而散，若小而滑为相生也。

吕曰：色青者、肝也。浮涩而短者、肺也。肺胜肝为贼邪，若大而缓，为脾脉也。肝胜脾，故言相胜也。浮大而散，心脉也。心为肝之子，若小而滑，肾脉也。肾为肝之母，肝为肾之子，其脉当弦急，其色当青，即为顺也。色青脉涩者、逆也。脉若大而缓，是肝胜于脾也，其病甚，故云相胜。若脉浮大而散，若小而滑，是为相生也。

经言：知一为下工，知二为中工，知三为上工。上工者十全九，中工者十全八，下工者十全六，此之谓也。

吕曰：五脏一病辄有五。今经载肝家一脏为例耳。解一脏为下工，解二脏为中工，解五脏为上工。

丁曰：上工者，谓全知色脉皮肤三法相生相胜本始。故治病十全其九，中工知二，谓不能全收。故治病十全得八，下工知一，谓不解明于全法。一心治已病，故十全得六也。

虞曰：工者，万学万全乃曰工也。凡为医者，穷难经，察脉之浮沉脏腑虚实，通素问。知经脉往来，针之补泻。穷本草，识药之寒温气味所归。全此三家，然后治病，可曰知三为上工也。医不三世，不服其药，谓非工也。素问曰：五脏之象，可以类推。五脏相错，可以意识，此可曰工也。

十四难曰：脉有损至，何谓也？然，至之脉，一呼再至曰平。

吕曰：平者，谓平调之脉也。

丁曰：平者，无过之脉也。

虞曰：人之呼吸，曰阴阳也。一呼一吸，谓之一息。经言一呼再至，一吸再至，谓之平脉也。人呼吸法阴阳，一息法一年，一息脉动四至。四至法四时，一呼脉行三寸法三阳。

一吸脉行三寸法三阴，故曰平也。三至曰离经。

吕曰：经言再至曰平，三至曰离经。不如经言也，其人必病。

丁曰：谓加于阴之二倍，故曰离经。

虞曰：经者、常也，谓脉离常经之所。细而言之，人一呼脉行三寸，一吸脉行三寸。呼吸定息，脉行六寸，一日一夜，一万三千五百息。脉行八百一十丈，乃为一周，后从始起之经再行。令一呼脉三至，脉行四寸半。一吸三至，脉行四寸半。一息脉行九寸，三日一夜一万三千五百息，脉行一千二百一十五丈，过于半脉，不在所起之经再起，故曰离经也。举一例以拟之：如人一日周行百里，却从初行之处再行，曰平。今一日却一百五十里，过于五十里，不在周而复始之处再行，故曰离经也。

四至曰夺精。

吕曰：其人短困夺精者，鼻目唇口精候色夺诊见也。

丁曰：谓加于阴四倍，故曰夺精。

虞曰：平脉一息行六寸。今夺精之脉，一息行一尺二寸，此乃一日一夜息数，乃行两日夜脉度数。尺寸脉，诸夫为数脉者、阳气乱。况阳为病，颇亦狂言，颜色恍欢，吕氏言鼻目唇口精候色夺者非也。夫人纳五味，味归形，形归气，气归精，今一息四至，乃阳气乱，故脉数。数则气耗，耗则精无所归，犹如夺去，故曰夺精。如人一日行一百里，今一日行二百里，气疲乏则耗也。

五至曰死。

吕曰：其人病证候已见，脉复加一至，定当死也。

虞曰：此比平脉一倍过半。四至已是夺精，五至，其死明矣

丁曰：为加于阴六倍，故曰死也。

六至曰命绝，此死之脉。

吕曰：不出日死。

虞曰：五至，死之渐也。六至，今死矣。此言死之脉也，必是言至之脉。恐写之误，可合下文。

何谓损？一呼一至曰离经。

丁曰：为阴加于阳四倍也。

虞曰：前之至脉离经，谓脉行过半。此之损脉离经，谓脉行减半，以下吸养于呼也。

二呼一至曰夺精。

丁曰：谓阴加于阳六倍也。

虞曰：平人脉，一日一夜，五十周身。今二呼而脉一至，一日一夜，不及一十三周身。脉只行及二百二丈五尺，其人气耗血枯，神惨色夭，精华犹如夺去。

三呼一至曰死。

虞曰：平人之脉，三呼脉六至。一日一夜，八百一十丈，无危。今三呼脉一至，脉口行一寸半，一日一夜，只行及六十七丈五尺，不及五周身，如此之候死可待也。

四呼一至曰命绝，此谓损之脉也。

虞曰：四呼当八至。今四呼脉一至，一日一夜，不及四周身，气血已尽，脏败神去，故命绝也。

至脉从下上，损脉从上下也。

吕曰：至脉从下上者，谓脉动稍增。上至六，至多而呼少。损脉从上下者，谓脉动稍减至一，呼多而至少也。损脉之为病奈何？然，一损损于皮毛，皮聚而毛落。

虞曰：一损损肺，肺主皮毛，故皮聚而毛落也。

二损损于血脉，血脉虚少，不能荣于五脏六腑也。

虞曰：二损损血脉，是知心受之，心主血，今则心血枯，不能荣于五脏六腑也。

三损损于肌肉，肌肉消瘦，饮食不为肌肤。

虞曰：脉之三损损于脾。脾者、受纳五味，以化生五气脏腑。以长肌肤，今既损，故味不化，则肌肉消瘦也。

四损损于筋，筋缓不能自收持。

虞曰：四损损肝，病乃如是。素问曰：其有伤筋纵，若其不容容，容、不收持也。

五损损于骨，骨痿不能起于床，反此者至于收病也。

虞曰：今之五损损于肾，肾主骨故骨痿不能起于床。素问曰：肾热则腰脊不举。骨枯髓减，发为骨痿。痿者、无力也。

吕曰：收者、取也。经但载损家病，不载至家病。至家者，诸阳六腑病。六腑病，苦头痛身热，忽特不利，与损家病异。今反载损家病证，故损脉于此受病，非是至家病也。

从上下者，骨痿不能起于床者死。

吕曰：从肺损至骨，五脏俱尽，故死。肺在上也。

虞曰：至此推穷损家病证。一损肺，二损心，三损脾，四损肝，五损肾。乃如第五难脉轻重菽数下损之肾也。

从下上者，皮聚而毛落者死。

吕曰：从肾损之肺，亦复五脏俱尽，故死也。此是损家病证，非至家病证，肾在下故也。

治损之法奈何？然，损其肺者，益其气。

吕曰：肺主气，今损，故当以针药益其气也。

丁曰：肺者、主其气，故损即补之以针，补其手太阴经中俞大渊穴也。以辛味佐不足，即是益其气也。

损其心者，调其荣卫。

吕曰：心者、荣卫之本，今损当以针药调之。

丁曰：心者、主荣卫，故损即补之以针。补其手少阴经中井，手厥阴经中井。是其母，手少冲。手中冲，亦是其母。以苦味佐之，此调其荣卫之现也。

虞曰：心主血，血为忧愁。思虑伤于心，因兹致损。凡人血流据气，气动根据血。宣调荣卫，节忧愁思虑以治之。

损其脾者，调其饮食，适寒温。

吕曰：脾主饮食，今其气衰损。谷不消化，故当调适寒温也。

丁曰：脾损则调其饮食，适其寒温，谓脾主意思，故顺其意思饮食。适其寒温也。

虞曰：脾化水谷以生气血。今见脾损，饮食不为肌肉，宜调节饮食，无令伤脾也。适其寒温者。启玄子谓春凉食、夏冷食、秋温食、冬热食也。本经曰：饮食劳倦伤脾也。

损其肝者，缓其中。

吕曰：肝主怒，其气急，故以针药以缓其中。

丁曰：肝主怒，以甘缓其中，以土味和其肝，当补足厥阴合曲泉穴是也。

虞曰：怒则气逆，脉乃强急。以凭方术，以缓其中。素问曰：肝苦急，急食甘以缓之。又曰：宜食甘，粳米生肉枣葵味皆甘，甘性缓也。

损其肾者，益其精，此治损之法也。

吕曰：肾主精，今损，故以针药补益其精气。

丁曰：益其精者，以咸味补之，当补足少阴经中复溜穴，是其母也。

虞曰：耗周过多，而致损肾，宜凭咸味以补精华。

脉有一呼再至，一吸再至。有一呼三至，一吸三至。有一呼四至，一吸四至。有一呼五至，一吸五至。有一呼六至，一吸六至。

虞曰：此重明前之至脉病证，乃如后说。

有一呼一至，一吸一至。有再呼一至，再吸一至。有呼吸再至。

虞曰：此重明损脉，轻重生死当如后说。

脉来如此，何以别知其病也？然，脉来一呼再至，一吸再至，不大不小曰平。一呼三至，一吸三至，为适得病。

虞曰：脉三至曰离经，反于常经，知病始得。

前大后小，即头痛目眩。

虞曰：病在三阳。

前小后大，即胸满短气。

丁曰：前大者、为寸外大也。后小者、寸内小也。寸前大则头痛目眩。寸后大者，胸满短气。经言寸部法天，主胸以上至头有疾故也。

虞曰：病在三阴。

一呼四至，一吸四至，病欲甚。

虞曰：脉病反常经。法曰夺精之脉。脉大，法曰浑浑。革至如涌泉者，病进欲甚之理明也。

脉洪大者，苦烦满。

虞曰：病在三阳，阳盛烦满。

沉细者。腹中痛。

虞曰：病在三阴，阴主于内，故腹中病也。

滑者伤热。

虞曰：脉动如徐前却流利替替然，热盛于气，其脉滑也。

涩者中雾露。

虞曰：涩脉状如刀刮竹，寒盛于血，故脉乃涩也。

一呼五至，一吸五至，其人当困。

虞曰：脉一息十至。气血劳走不困，受为生死，如下说。

沉细夜加，浮大昼加。

虞曰：阴脉细沉，夜加可验，阳脉浮大，昼甚可加。

不大不小。虽困可治，其有大小者，为难治。

虞曰：极大，阳大盛，必减。极小，阴水弱，必竭。故曰难治。

一呼六至，一吸六至，为死脉也。

虞曰：三倍于常。阳气乱极，故曰死也。

沉细夜死。

虞曰：阴绝使然。

浮大昼死。

虞曰：阳绝如是。

一呼一至，一吸一至，名曰损。

虞曰：此损至离经之脉证。

人虽能行，犹当着床。所以然者，血气皆不足故也。再呼一至，呼吸再至，名曰无魂。无魂者、当死也。人虽能行，名曰行尸。

虞曰：寻此至数，与前义相违，亦恐错简也。魂属阳，阳主生，今脉形如是减损，乃知阳绝。阳绝则魂去，故人死也。

上部有脉，下部无脉。其人当吐，不吐者死。上部无脉，下部有脉。虽困无能为害也，所以然者。譬如人之有尺，树之有根。枝叶虽枯槁，根本将自生。脉有根本，人有元气，故知不死。

丁曰：经言脉有从上下者，是谓五脏之气。不相荣养，致令有此损至也。五脏之气，随呼吸上下，递相荣养。其心肺主气，脉则随吸而荣其肾肝。其吸不能至肾至肝者，盖肾先损，则病骨痿也。其肾肝不荣于上，故先病其肺。病则皮聚毛落也，其损甚者皆死。一呼再至曰平，一呼三至，即是阳加于阴二倍也。适得病也，其脉洪大曰离经。前大者、谓寸外大也。后小者、谓寸内小也。前小者、寸外小也。后大者、寸内大也。前大后小，则头痛目眩。前小后大，即胸满短气。经曰：上部法天，以候胸以上至头。素问曰：寸外以前，主头角耳目。寸内以后，主胸中。关以上，主膈下胁旁。关内以后，主腹中。尺外以前，主脐下。尺内以后，主至足下。凡左右有此大小随部言之。一呼四至，谓阳气加阴四倍，故曰夺精也。二呼一至者，是阴加于阳四倍，亦曰夺精。其浮大者，阳病甚，苦烦满也。加于滑者，伤于热极也。其沉细者，阴病甚，所以腹中痛也。加于涩者，中雾露所作也。一呼五至，一吸五至，沉细则夜甚，浮大则昼甚。其有内外大小者，游魂也，此不可疗。其数至愈增愈减者死，上部有脉，下部无脉，其人自当发吐，其不吐，是气独绝于内也。上部无脉，下部有脉，虽困无能为害者，谓神不守也，神昏如鱼掉尾者死。

杨曰：上部寸口，下部尺中也。

虞曰：此又明人禀父母之元气也。

十五难曰：经言春脉弦，夏脉钩，秋脉毛，冬脉石，是王脉耶。将病脉也，然，弦钩毛石者，四时之脉也。春脉弦者，肝东方木也。万物始生，未有枝叶，故其脉之来。濡弱而长，故曰弦。

吕曰：春、万物始生，未有枝叶，形状正直如弦，故脉法之也。

丁曰：春脉弦者，微弦曰平。平者、谓有胃气。胃者、土也。能成于四方，间于四旁，故四时脉见。弦钩毛石，皆当微见，即是有胃气也。但独见四时之脉者，皆无胃气也。

夏脉钩者，心南方火也。万物之所盛，垂枝布叶，皆下曲如钩，故其脉之来疾去迟。故曰钩。

吕曰：心脉法火，曲如钩，又阳盛。其脉来疾，阴虚。脉去迟也，脉从下上至寸口疾，还尺中迟。寸口滑不泄，故令其脉环曲如钩。

秋脉毛者，肺西方金也。万物之所终。草木华叶，皆秋而落，其枝独在若毫毛也。若其脉之来，轻虚以浮，故曰毛。

吕曰：肺浮在上，其气主皮毛，故令其脉浮如毛也。

冬脉石者，肾北方水也，万物之所藏也。盛冬之时，水凝如石，故其脉之来。沉濡而滑，故曰石。

吕曰：肾脉法水，水凝如石。又伏行温于骨髓，故其脉实牢如石也。

此四时之脉也。如有变奈何？然，春脉弦，反者为病，何谓反？

丁曰：反者、为见秋脉如毛，是谓肝病。

然，其气来实强，是谓太过，病在外。

吕曰：实强者、阳气盛也。少阳当微弱，今更实强。谓太过，阳主表，故令其病在外也。

丁曰：病在外者，是少阳。其脉微弦，今实强者，是胆有余，面青好怒，是肝木之外证也。

气来虚微，是谓不及，病在内。

吕曰：厥阴之气养于筋，其脉弦，今更虚微，故曰不及。阴处中，故令其病在内。

丁曰：病在内者，肝不足也。肝含血养筋，不足则筋缓。溲便难，是肝之内证也。

虞曰：太过之脉，谓不至而至。不及之脉，谓脉息虚微。太过，眩冒颠疾。其不及，则令人胸痛。引背下，则两胁胀满也。

气来厌厌聂聂，如循榆叶，曰平。

吕曰：春少阴厥阴俱合主。其脉之来，如春风吹榆叶，濡弱而调，故曰平脉也。

益实而滑，如循长竿，曰病。

吕曰：此谓弦多胃气少也。

丁曰：长而不软，故若循竿，是为病也。

急而劲益强，如新张弓弦，曰死。

吕曰：此谓但弦，无胃气也。

丁曰：谓强急而紧细，故曰如新张弓弦也。

春脉微弦曰平，弦多胃气少曰病，但弦无胃气曰死，春以胃气为本。

吕曰：胃主水谷，故人禀胃气。

丁曰：胃者、水谷之海。五脏皆受气于谷。胃者主禀四方，故以胃气而为本也。

夏脉钩，反者为病，何谓反？

丁曰：谓脉来石滑，如冬之脉，故曰反。

然，其气来实强。是谓太过，病在外。

吕曰：实强者、太阳受气盛也。太阳者、浮散。今反实强，故曰太过也。

丁曰：其外者、太阳小肠为腑，故病在外。其面赤喜笑，是心火之外证也。

气来虚微，是谓不及，病在内。

吕曰：手少阴主血脉，其气尚平实。今反见虚微，故曰不及也。

丁曰：少阴心，夏盛王。今反虚微，是谓不及。不及则病在内，喜笑其神不守。

虞曰：少阴心脉，本平实。今反虚微，故曰不及也。太阳小肠，脉本浮大。今反实强，曰太过也。其太过不及之证，乃如下说。玉机真脏论曰：夏脉太过。其病身热而肤痛，为浸淫。其不及者，令人烦心。上见咳嗽，下为气泄也。

其脉来，累累如环。如循琅，曰平。

吕曰：心满实。累累如人指循琅者，是金银钏之物劲也。此皆实之类也，故云平。

丁曰：言心脉满实。累累如连珠，其言循琅者，谓琅是玉与珠类贯如环之象也。

来而益数，如鸡举足者曰病。

吕曰：心脉但当浮散，不当数也。鸡举足者，喻其数也。

丁曰：心脉但当浮散，今又加其至数，即病。故喻其脉如鸡举足走也。

前曲后居，如操带钩，曰死。

吕曰：后居谓之后直。如人革带之钩，前曲后直也，是谓但钩无胃气。

丁曰：操者、执也。如手执革带前钩曲无力也。后居，倨而不动劲有，故曰死也。

夏脉微钩曰平，钩多胃气少曰病。但钩无胃气曰死，夏以胃气为本。

吕曰：胃者，中州，主养于四脏也。

秋脉微毛，反者为病，何谓反？然，气来实强，是谓太过，病在外。

吕曰：肺脉者当微毛，今更实强，故曰病在外。

丁曰：外者、谓手阳明太阴也，故外证面白善嚏。悲愁不乐，皮毛干燥，此是肺金之外证也。

气来虚微，是谓不及，病在内。

吕曰：肺脉轻，虚浮如毛。今按之益虚微，是无胃气，故病在内。

丁曰：病在内者，手太阴肺也。其内证，喘咳、洒淅寒热，此是肺金之内证也。

虞曰：太过不及，病如下说。玉机真脏论曰：秋脉太过，则令人逆气。而背痛愠愠然，秋脉不及，则令人喘。呼吸少气，上气见血，下闻病音。

其脉来，蔼蔼如车盖。按之益大，曰平。

吕曰：车盖、乃小车之盖。轻浮，蔼蔼然也。按之益大，有胃气，故曰平也。

丁曰：如车之曲盖偃蔼之状，故曰平也。

不上不下，如循鸡羽，曰病。

吕曰：如循鸡羽者，是其气虚微。胃气少，故曰病。

丁曰：手太阴肺金。乘夏余阳，故其脉上，又其气当于下降。

今不上不下，如循鸡羽者，但当涩涩然，故曰病也。

按之消索，如风吹毛，曰死。

吕曰：此无胃气。

丁曰：风吹毛者，飘腾不定无归之象，故曰如风吹毛而死也。

秋脉微毛为平，毛多胃气少曰病，但毛无胃气曰死，秋以胃气为本。

吕曰：四脏皆须禀胃气也。

冬脉石，反者为病，何谓反？然，其气来实强，是谓太过，病在外。

吕曰：冬脉当沉濡，今反实强，故曰太过。太过者，阳脉病，故言病在外也。

丁曰：反者、冬得长夏之脉。长夏者，土也，胃土脉缓而微曲，故病也。在外者，是足太阳之经也，面黑善恐欠，是其肾水之外证也。

气来虚微，是谓不及，病在内。

吕曰：冬脉沉濡，今反虚微，故言不及。不及者、阴病在内也。

丁曰：足少阴肾脉也，主水王冬。其脉沉濡而滑，今虚微少气，是谓不及。病在内，其内证，气逆小腹急，痛泄如下重，此肾水内证也。

虞曰：冬脉太过，则令人解㑊，谓似病不病也。春脉痛而少气不欲言也。冬脉不及，则令人心如悬病饥，中清，脊中痛，少腹满，小便变也。

脉来上大下兑，濡滑如雀之喙，曰平。

吕曰：上大者、足太阳。下兑者、足少阴。阴阳得所，为胃气强，故谓之平。雀喙、谓本大末兑也。

丁曰：肾脉本性濡滑。今诊之，应手而大，去而小，故曰上大下兑。喻如雀喙，是谓平也。

啄啄连属，其中微曲，曰病。

吕曰：啄啄者、不息，故谓之连属。其中微曲，是脾来乘肾。脉缓而曲，故病。

丁曰：啄啄谓如雀，啄啄连连时止，肾衰之病也。

来如解索，去如弹石，曰死。

吕曰：解索谓虚缦无根本也。来迟去疾，故曰弹石也。

丁曰：诊之应手如脱解之索，无力也。去疾而如弹石，是肾死也。

冬脉微石曰平。石多胃气少曰病，但石无胃气曰死。冬以胃气为本。胃者、水谷之海也，主禀四时，故皆以胃气为本。是谓四时之变病，死生之要会也。

虞曰：胃属土。土者、五也。万物归之，故曰水谷之海。一年王辰戌丑未，故曰主禀四时。谓弦钩毛石，四时之经。

皆得胃气为本。若胃气少则人病，若无胃气则人死，故曰四时变病，死生之要会也。万物非土孕育，则形质不成也。易曰：坤浓载物，德合无疆。

脾者、中州也，其平和不可得见。衰乃见耳，来如雀之啄，如水之下漏，是脾之衰见也。

吕曰：脾寄王四季，故不言王言平和。脉不见，其衰病见耳。其脉见如屋之漏，如雀之啄，如水之下漏，皆肾来乘脾，故使衰病。肝乘脾则死，肾不胜脾，故但病也。

丁曰：脾者、成于四方。故平常不见，衰乃见。如雀之啄，如水之滴漏。

虞曰：如水之漏，乃是脾脉太过。如雀之啄，是谓脾脉不及。太过则令人四肢不举，不及则令人九窍不通。故平和不可得见，衰乃见也。

十六难曰：脉有三部九候。

吕曰：三部者、寸关尺也。九候者、上部三候。中部三候，下部三候，三三如九也。

丁曰：三部者、寸关尺也。九候者、浮中沉也，是一难之所演也。

虞曰：三部法三才，故有天地人。三部之中，亦各有天地人。因而成九，上部天，以候头角。上部之人，以候耳目。上部之地，以候口齿。中部之天，以候肺。中部之人，以候心。中部之地，以候胸中之气。下部之天，以候肝。下部之人，以候脾胃。下部之地，以候肾，故曰三部九候也。

有阴阳。

吕曰：寸口者、阳脉见九分而浮。尺部者、阴脉见一寸而沉。

丁曰：阴阳者、是二难。尺寸皆阴阳前后上下之法也。

虞曰：三部之中，各有一阴一阳。来者为阳，去者为阴。察阳者知病之所有，察阴者知死生之期也。

有轻重。

吕曰：肺如三菽之重，是谓轻肾脉。按之至骨，如十五菽之重，是谓重也。

丁曰：轻重者、是五难。言轻重之法也。

虞曰：凡切阳脉。乃轻手取，谓阳脉浮也。切阴脉，乃重手取。谓阴脉沉也，故曰轻重也。

有六十首。

吕曰：首、头首也。盖三部从头者，脉辄有六十首。

丁曰：六十首者、是十难。经一脉变为十是也。

虞曰：六十首者，乃一脉变为四时是也。谓春脉弦，夏脉钩，秋脉毛，冬脉石。季夏及四季脉缓，逐四时之休王。一脉变为五十二经，内成六十首也。

一脉变为四时。

吕曰：是手太阴之动，以决四时逆顺吉凶之法也。

丁曰：十五难是言四时以胃气为本。况经脉十二经，谓脉随四时之变换，非手太阴也。

虞曰：凡切脉，始起于六脉，谓浮沉长短滑涩也。乃三阴三阳之脉也。六脉趣四时之变，故有二十四脉形焉。今六十首，乃备言手足三阴三阳，合之为十二脉。随弦钩毛石变之为时经，合之为六十脉，故曰一脉变为四时。

离圣久远，各自是其法，何以别之？

吕曰：言三部是一法，九候是一法，阴阳是一法，轻重是一法，六十首是一法。言法象无多，难可分别，故言之此难也。

丁曰：离圣人久远者，为越人时去圣逾远也。各自是其法者，为前所演其法也，故曰各自是其法也。

然，是其病有内外证。

吕曰：法象无多，或变为四时。难可分别，故以中外别其病，以名之难也。

丁曰：是字当作视物之视。上文言视病之法，不与诊法同，故云别也。然字者、是越人自答之语也。言使人视其精明五色，循按察之左右，即知内外之证。故知是字当作视物字用，此是字传写之错误也。

虞曰：一脏一腑，乃一表一里。腑之病主于外，故有外证。脏之病主于内，故有内证也。

其病为之奈何？然，假令得肝脉。

虞曰：肝脉弦软而长。

其外证善洁，面青善怒。

足少阳胆者、腑也。故有病则见于外也，又胆为清净之腑，故善洁也。主于外，见面青也。又胆为中正之官，主决断，故善怒也。

其内证，齐左有动气。按之牢若痛。

虞曰：五积之候。肝之积名曰肥气，在齐之左也。

其病四肢满闭。

虞曰：肝木脾土，脾主四肢。木病则土无所畏，故四肢闭满。玉机真脏论曰：脾太过，令人四肢不举。

癃溲便难转筋，有是者肝也，无是者非也。

丁曰：肝者、东方木也。其治在左应震，齐左有动气，按之牢若痛。其病四肢满闭者，谓肢节挛也。淋溲便难者、足厥阴上系舌本。下环于阴器，故淋溲便难也。其转筋者、谓肝含血以养筋。故病即转筋也。有此内外证，即肝也。无是者，非也。

虞曰：癃溲、谓小府涩也。便难，大府所注难也。谓肝脉循于阴器，故癃溲也。肝肾主下部，肝病则气逆不行于下，故便难也。肝属木也，木曰曲直，筋乃象之。今肝病，故转筋也。

吕曰：外证者，腑之候。胆者清净之腑，故面青善洁。若衣被饮食不洁者，其人便欲怒。胆色青，故面青怒也。其内证者、肝之证。肝者、东方为青龙，在左方。故肝之证，在齐左。

假令得心脉。其外证，面赤、口干、喜笑。

丁曰：外证者、手太阳之脉为外经，故有病即见于外。其应火，故病即外热、口干、喜笑。是其外证也。

虞曰：心脉浮大而散。心属火，火性炎上，故面亦口干也。心在声为笑也。

其内证，齐上有动气，按之牢若痛。其病烦心，心痛，掌中热而。有是者，心也。无是者，非也。

丁曰：心者、南方火也，其位在离，故齐上有动气。其病烦心、心痛、掌中热而者。心病即烦痛，故臂内掌中热而者，是其内证也。有其证者，心之病。无其证者，即非也。

虞曰：心之积名曰伏梁，在齐上。火之生热，心为五脏之君。四脏有病，心主知之。尚有痛状。何况本经自病耶。常痛、乃心包脉也。正心不受病，病则旦占夕死。夕占旦死，重明受病，则心包络。乃手厥阴之脉，出两手中指之端，不入掌心。屈名指取之，名劳宫。心包病，则掌中热而心。

吕曰：外证者，小肠手太阳脉为热。故令口干。阳主躁，故喜笑也。其内证者心，心在前为朱雀，故证在齐上也。

假令得脾脉。

虞曰：脾脉中缓而大。

其外证，面黄、善噫。

丁曰：其外证面黄。阳明为胃之经，故见色黄，外之证也。

虞曰：脾、土也。在变动为噫。

善思。

虞曰：脾者在志为思也。

善味。

虞曰：脾主甘受味，故善味。

其内证，当齐有动气，按之牢若痛。

虞曰：脾之积，名曰痞气，当齐之中。

其病，腹胀满，食不消，体重，节痛。怠堕嗜卧，四肢不收。有是者，脾也。无是者，非也。

丁曰：内证者、足太阴脾也。当齐有动气者，脾主中州也。其病腹满，食不消，体重节痛，怠堕嗜卧，四肢不收，皆为土。土静、故有此证。前注言外证面黄而不解余说者，为善噫。善味者、是脾也。今腹胀满，食不消，即是胃也。胃为水谷之海，病即食不消。体重节痛，怠堕嗜卧，四肢不收，皆是见外证也。今却言内证也，此经所说，文至不明，未敢尽注其说，以俟后贤。

虞曰：湿气胜则令人彭胀。阳气在下，食乃不消。得主内，病则如是。脾属土，土性安静。故知是土主四肢，病乃四肢不收。

吕曰：外证、足阳明胃脉之证。胃气实，谷气消，即多所思。欲饮食，胃气虚，食不消，气力虚赢，其人感思虑。内证者、脾也。脾在中央，故证当齐。齐者、又阴阳之中，故其脉在脾也。

假令得肺脉，其外证。面白善嚏，悲愁不乐，欲哭。

丁曰：其外证者、手阳明之经。大肠为肺之腑也，故善嚏。悲愁不乐，欲哭，此外之证也。

虞曰：肺脉浮短而涩。面白，乃金之色也。肺主皮毛，皮毛外感寒，内合于肺，故嚏也。悲者、肺之志也。脾土肺金，脾为肺母。脾主歌，子病母忧，故不乐，在声为哭。

其内证，齐右有动气。按之牢若痛。其病，喘嗽、洒淅寒热。有是者，肺也，无是者，非也。

丁曰：其言内证者，手太阴之经。应西方金在兑，故言齐右有动气也。其为喘嗽洒淅寒热者，故知内证也。

虞曰：肺之积，名曰息贲，在右胁下。肺主皮毛，今寒气外感于皮毛。内合于肺，则气道涩，故喘而咳。肺主气，外候于皮毛。

肺虚则洒淅寒，肺实则热而闷，故云寒热也。

吕曰：外证者、大肠脉也。乃手阳明之脉，为肺之腑。气通于鼻，故善嚏。肺主秋，秋、愁也，故其病悲哭。内证者，肺之证。肺主皮毛，有寒则洒淅咳嚏。肺在西方，为白虎，主右方，故证在齐右。

假令得肾脉。其外证，面黑、喜恐欠。

丁曰：其外证者，太阳膀胱之经，故为外经也。故有病则色黑，面黑喜恐欠也。

虞曰：沉濡面滑，肾之脉也。黑色、肾之色也。在志曰恐，巨阳虚则欠。

其内证，齐下有动气。按之牢若痛。

虞曰：肾之积，名曰贲豚，在齐下，故云在齐下。

其病逆气，少腹急痛，泄如下重，足胫寒而逆。有是者，肾也。无是者，非也。

丁曰：其内证者、肾王于冬，应北方，故在齐之下也。其病，逆气，少腹急痛，泄如下重。其泄者为大瘕，泄而里急后重也，此内之证也。

虞曰：肾气不足，伤于冲脉，故气逆肾者。足少阴之脉，循少腹与足厥阴足太阴三阴交于齐下。今病，故少腹急痛也。五泄之候，肾为后重泄。肾者、胃之关。今气虚，故为下重泄。谓食毕思急圊，足内踝上五寸间，乃足少阴之动脉，故足胫寒而逆。通评虚实论曰：气逆者、足寒也。

吕曰：外证、足太阳膀胱脉也。其人善欠者，其人善恶寒。若胫寒，身体洒洒而寒，故其善欠。肾与手少阳，俱主候心，故善恐。其内证者，肾王于冬，主北方玄武，故证在齐下。

虞曰：经言是其病有内外证。推寻至此，惟肝脉平证。善洁二字是表证，心脉不见手太阳外证。脾脉中有善噫，是外证。肺脉亦无手阳明之证，肾脉中只有欠一字，是足太阳不足之证。五脏推之，黄帝素问并言皆只足脏之证也。越人言其外证者、取其形见于外也。吕氏所注，多不该经旨。

十七难曰：经言病或有死，或有不治自愈，或连年月不已。其死生存亡，可切脉而知之耶。然，可尽知也。诊病若闭目不欲见人者，脉当得，肝脉强急而长。

丁曰：此是肝之病证，故脉强急而长。

杨曰：强急犹弦急。

虞曰：肝木之脉，弦软而长，今见强急，病乃如是。

而反得肺脉浮短而涩者，死也。

丁曰：浮短涩者，是肺脉。此者金当胜木，故知死也。

杨曰：肝为木，肺为金，肝病得肺脉。真鬼来克，金胜木。

故必死也。

病若开目而渴。心下牢者，脉当得紧实而数。反得沉濡而微者，死也。

丁曰：心之病证。今反见肾脉，心火肾水，水来克火，故知死也。

杨曰：心病得肾脉。水胜火，故死也。按之短实而数，有似切绳，谓之紧也。按之短小不动摇，若有若无，轻手乃得，重手不得，谓之微也。

虞曰：病开目而渴。心下牢，脉又紧实而数，此曰阳病得阳脉。脉不相反，今见沉濡而微。谓阳病得阴脉，故曰死也。

病若吐血，复衄衃血者，脉当沉细而反。浮大而牢者，死也。

丁曰：此者肺脉之病证。今反见心脉，心火肺金，火来胜金，故知死也。

虞曰：血属阴，吐血衃血。脉得沉细，此谓脉与病相应。今反浮大而牢，与病相反，故死也。

病若谵言妄语，身当有热。脉当洪大，而手足厥逆，脉沉细而微者，死也。

丁曰：此病是心病之证。今反手足厥，脉沉细而微者，是水胜火，即知死也。

杨曰：按之迟但小谓之细。

虞曰：肺主声，心主言。今脉洪大，是知热乘于心。肺邪受之，故谵言妄语。肺主皮毛，今邪客于卫气，不得宣通。

乃身热，夫如是。病与脉相应，今手足厥逆。脉沉细而微，阳病得阴脉，故云必死也。

病若大腹而泄者，脉当微细而涩。反紧大而滑者，死也。

丁曰：此病脾土之证候。紧大滑者是肝。木来胜土，故知死也。此经不言肾，水之证。阙此一脏也。

中華藏書 《难经集注》 中国书店 八六九

杨曰：凡此五者，病脉相反，故为必死。经云：五逆者死，此之谓也。

虞曰：湿气胜则胀，脾不禁故泄。脉微细涩，病脉相承，紧大而滑，此曰相反。如此之候，其死明矣。

十八难曰：脉有三部，部有四经。手有太阴阳明，足有太阳少阴。为上下部，何谓也？然，手太阴，阳明金也。足少阴，太阳水也。金生水，水流下行而不能上，故在下部也。

丁曰：夫脉有三部者，寸关尺也。若合两手言之，即六部也。每部之内，各有二经。六部之内，合为十二经。今此云四经者，是谓手太阳阳明，与足太阳少阴。此四经者，法水火之性，各有纲纪，而不能变通上下。余八经在手生足，在足生手。所以经言部有四也，是右手寸口。肺与大肠应金生左尺水也。足太阳少阴水，其性润下，故不能上生于手，而生左足厥阴少阳木。此二部皆是足之经纪，所以言在下部也。是左尺水，生左关木。

杨曰：手太阴、肺脉也。肺为诸脏上盖。其治在右方，故在右手上部也。手阳明，大肠脉，是肺之府，故随肺居上部焉。足少阴肾脉，肾为水，肺之子，水流趣于肾。又最居于下，故为左手下部也。足太阳膀胱，为肾之府，故随肾居下部焉。经言脉有三部，部有四经者，谓总两手而言之也。两手各有三部，部各有二经，两手上部合四也。中下二部亦复如此。三四十二，则十二经也。肺金居上而下生肾水，故肺肾在左右手上下部也。

足厥阴少阳木也。生手太阳少阴火，火炎上行而不能下，故为上部。

丁曰：手太阳少阴。应左寸君火，火上炎上，不能下生足，而生手心主少阳火。是生右尺相火也。

杨曰：足厥阴，肝脉也。肝治在左方，故为左手之下部。足少阳胆者，为肝之府，故随肝居下部也。手太阳，小肠脉，为心之府，故随心居上部焉。

手心主少阳火。生足太阴阳明土。土主中宫，故在中部也。

丁曰：是相火应其灰火也。中部者、右关也。生右寸，金也。

杨曰：手心主心包络脉也。手少阳，三焦脉也，故合为左手中部。足太阴，脾脉也，足阳明，胃脉也，故合为右手中部。此经作如此分别。若根据脉经配二部，又与此不同也。

虞曰：经言手心主少阳火。生足太阴阳明土。土主中宫，故在右手中部。惟只言火生土之意，不言手心主少阳。在左手中部，惟只取其相生言之也。今明三部相生之意如此，右手尺中少阳火。生关上阳明土，关上阳明土，却生寸口太阴金。寸口太阴金，却生左手尺中少阴水。左手尺中少阴水，却生左手关上厥阴木。关上厥阴木，却生左手寸口少阴火，却又别心主火，故心主生足太阴阳明土也。此乃五行相生之意耳。又足厥阴与足太阴，何以居于左右两手关部中？胃脾太阴，脾脉居于中州，乃在右手关上也。又足厥阴木，木者根生于地，枝叶长于天，亦阴阳共焉，故亦在左中部也。

此皆五行子母更相生养者也。

丁曰：言此皆五行更相生养者，是谓右寸金生左尺水。水生左关木，木生左寸君火，君火生右尺相火，相火生右关土，而后生右寸金，故言子母更相生养者也。

脉有三部九候，各何所主之？然，三部者、寸关尺也。九候者，浮中沉也。

丁曰：前顺五行而言之生养。即逆三部而反到，所以经别问各何所主也。

杨曰：寸口、阳也。关中、部也。尺中、阴也。此三部各有浮中沉三候。三三九候也，故曰：九浮为阳，沉为阴，中者胃气也。

虞曰：一部之中有三候。浮者为腑，沉者为脏。中者、乃是中焦之脉也。假令寸口浮为腑。沉为脏，中为中焦，皆仿此用之。

上部法天，主胸以上至头之有疾也。

丁曰：两手寸口，皆为上部。即寸外主头，寸内主胸中。是头皆一指下，前后言病，左右同法也。

杨曰：所谓自膈以上为上焦也。

中部法人，主膈以下至齐之有疾也。

丁曰：言左右两关也。第二指半指以前，言膈下。半指之后，主齐上，左右同。

杨曰：所谓自膈以下为中焦也。

下部法地，主齐以下至足之有疾也。

丁曰：下部左右两尺。第三指半指之前，主齐下有疾。半指之后，以候至足之有疾。

杨曰：所谓自齐以下至足为下焦也。

审而刺之者也。

丁曰：刺字当作次第之次，此是审三部各有内外，主从头至足之有疾也，故知刺字传文误也。

杨曰：用针者，必当审详三部九候病之所在，然后各根据其源而刺之也。

人病有沉滞久积聚，可切脉而知之耶。然，诊在右胁有积气，得肺脉结，脉结甚则积甚。结微则气微，诊不得肺脉。而右胁有积气者何也？然，肺脉虽不见，右手脉当沉伏。

丁曰：病久积聚，可切脉而知之者。五脏六腑，皆有积聚。今云右胁有积气，当肺脉见。如是脉不见，亦沉伏。详经之意，脉浮、行于肉上。脉沉、行于筋下。其浮行于肉上而无常数而止者，名曰结也。其沉行于筋下时上，名曰伏也。伏者脏病积也，浮结者。腑病聚也，两手三部。各有浮沉结伏而言病也。今经、引肺脉一经于此言之也。

杨曰：往来缓而时一止复来，谓之结也。脉结甚者，是诊脉之状也。结甚者此结训积，犹言脉结甚则积甚。脉积微则积微，其言积隐也。

虞曰：结脉主块积，其脉动而中止。小数有还反动，故曰结也。其积之大小，随诊言之也。

杨曰：诊虽不得肺脉浮短而涩，但右手脉当沉伏，即右胁有积气矣。肺治在右也。极重指着骨乃得，故谓伏脉也。

其外痼疾，同法耶，将异也。然，结者、脉来去时一止无常数，名曰结也。伏者、脉行筋下也。浮者、脉在肉上行也。

左右表里法皆如此。假令脉结伏者，内无积聚，脉浮结者，外无瘤疾。有积聚脉不结伏，有瘤疾脉不浮结，为脉不应病。病不应脉，是为死病也。

丁曰：人心有所思慕。脉亦结，心无所思。内外无病，其脉伏结，此者形不病而脉病，故知死矣。

杨曰：脉与病不相应为逆者，难治。故曰是死病也。

旧经注云：手心主心包络脉也。手少阳，三焦脉也，故合为左手中部。足太阴，脾脉也，足阳明，胃脉也，故合为右手中部。此经作如此分别，若根据脉经配三部，又与此不同也。

旧经有此，前注牾，具列此图，以正其文。

杨氏曰：手心主心包络脉。手少阳三焦脉也，故合为左手上部，足太阴脾脉也，足阳明胃脉也，故合为右手中部。此经作如此分别，若根据脉经配三部，又与此不同，夫此法。杨氏不能明其理，故言不同也。是师将三部反倒配合五行六气而言之。师谓此寸尺反倒，又问三部各何所主。经云：上部法天，主胸以上至头有疾。中部法人，主膈下至齐上有疾。下部法地，主齐以下至足有疾，故云审而次之者也。又王叔和将自左寸逆行言之曰。

左心小肠肝胆肾，右肺大肠脾胃命。女人反此背看之，尺脉第三同断病。

盖两尺反倒，同主齐以下至足有疾，故扁鹊云审而次之。王叔和云：用心仔细须寻趁。

十九难曰：经言脉有逆顺，男女有常而反者，何谓也？然，男子生于寅，寅为木阳也。女子生于申，申为金阴也。

杨曰：元气起于子。人之所生也，男从子左行三十，之巳。女从子右行二十，俱至于巳，为夫妇怀妊也。古者男子三十，女年二十，然后行嫁娶，法于此也。十月而生男，从巳至寅左行为十月，故男行年起于丙寅。女从巳右行至申，为十月，故女行年起于壬申，所以男子生于寅，女子生于申。

虞曰：经言男子生于寅，女子生于申，谓其父母之年会合于巳上。男左行十月，至寅而生。女右行十月，至申而生也。小运人言男一岁起于丙寅，女一岁起于壬申。难经不言起而言生，谓生下已为一岁矣。丙壬二干，水火也，水火为万物之父母。寅申二支，金木也，为生物成实之终始。木胞在申，金胞在寅，二气自胞相配，故用寅申也。金生于巳，巳与申合，故女子取申木，生于亥。亥与寅合，故男子取寅，所以男年十岁。顺行在亥，女年十岁，逆行亦在亥。男年十六天癸至，左行至巳，巳者申之生气。女年十四天癸至，右行亦在巳，与男年同在本宫生气之位。阴阳相配，乃成夫妇之道，故有男女也。上古天真论曰：男二八而天癸至，精气溢泻，阴阳和，故能有子。

杨氏言：男三十行年在巳，方娶于此，非也。女二七天癸至，任脉通，冲脉盛，月事以时下，故能有子。杨氏言：女二十右行之巳方嫁，于此义非矣。杨氏之言，但合古礼行夫妇嫁娶之法，又与本经天癸之数相违也。况圣人于此十九难中，论男女配合之道，阴阳交会之所，言天癸之至数，知脉盛于上下，推之强弱，诊其有余不及。若止言三十而娶，二十而嫁，于本经延医之道，凭何根据？

故男脉在关上，女脉在关下。是以男子尺脉恒弱，女子尺脉恒盛，是其常也。

丁曰：其言男子女人尺脉者，是阴阳之根本也。逆顺者为阳抱阴生，阴抱阳生也。三阳始生于立春，建寅。故曰男生于寅、木阳也。三阴生于立秋，七月建申，故言女生于申、金阴也。男子之气，始于少阳，极于太阳，所以男子尺脉恒弱而寸脉阳也。女子之气，始于太阴，极于厥阴，女子尺脉浮而寸脉沉，故云男脉在关上，女脉在关下。此是男女逆顺有常而反也。

杨曰：男子阳气盛，故尺脉弱。女子阴气盛，故尺脉强。此是其常性。

反者、男得女脉，女得男脉也。其为病何如？然，男得女脉为不足，病在内。左得之病则在左，右得之病则在右。随脉言之也。女得男脉为太过，病在四肢，左得之病则在左。右得之病则在右。随脉言之。此之谓也。

丁曰：男得女脉言不足者，是阴不足，即阳入乘之，故阳不见于寸口。而反见尺内，阴气主内，不足，故知病即在内。女得男脉为太过，病在四肢者。女子尺脉本浮，更加见于寸，是谓太过。阳主外，故病在四肢。随其脉左右言之。左得之病在左，右得之病在右也。

杨曰：男得女脉为阴气盛。阴主内，故病在内。女得男脉为阳气盛，主四肢，故病在四肢也。

虞曰：寸口曰阳。男以阳用事，今见阴脉反于天常，故病发于内。女以阴用事，今寸口却见阳脉，亦是反于天常。故病在四肢。素问曰：四肢为诸阳之本也。

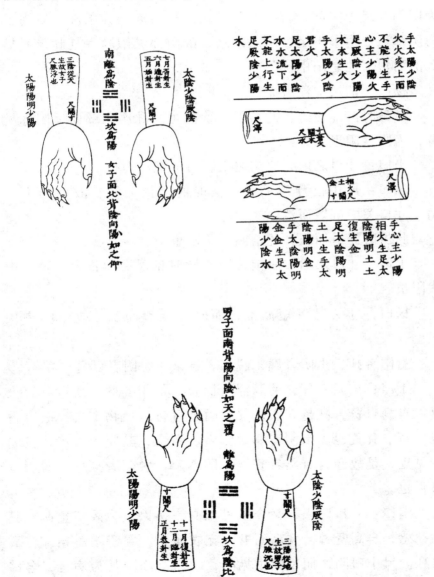

十九難圖

中華藏書

《难经集注》

中国书店

八七五

卷之三

二十难曰：经言脉有伏匿，伏匿于何脏而言伏匿耶？然，谓阴阳更相乘更相伏也。脉居阴部而反阳脉见者，为阳乘阴也。

丁曰：其部非独言寸为阳尺为阴也。若以前后言之，即寸为阳部。尺为阴部，若以上下言之。曰肌肉上为阳部，肌肉下为阴部。今阴虚不足，阳入乘之，故阴部见阳脉。其脉乘时见沉涩而短，此是阳中伏阴也。

杨曰：谓尺中浮滑而长。

脉虽时沉涩而短，此谓阳中伏阴也。脉居阳部而反阴脉见者，为阴乘阳也。

丁曰：寸口之内，肌肉之上，时见沉涩短也。

杨曰：尺中已浮滑而长，又时时沉涩而短，故曰阳中伏阴。寸口关中沉短而涩也。

脉虽时浮滑而长，此谓阴中伏阳也。

丁曰：寸口之内，肌肉之下，脉时见浮滑而长者，是阴中伏阳也。

杨曰：寸关已沉短而涩，而时时浮滑而长。故曰阴中伏阳也。

重阳者狂，重阴者癫，脱阳者见鬼，脱阴者目盲。

丁曰：重阳者狂，谓脉浮滑而长。加于实数，所以狂言大事。自高自贤，狂越弃衣，其脱阴者目盲。视物卒失，故言盲也。盲、犹荒也。重阴者癫，癫者、蹶也，其脱阳者、视其暗中见鬼，是故经言重阳者狂。重阴者癫，脱阳者见鬼，脱阴者目盲也。

虞曰：寸口曰阳，又今重见阳脉三倍以上，故曰重阳。其病狂惑，自高贤智，登高而歌，弃衣而走。骂詈不避亲疏，故曰狂。尺中曰阴，而尺脉重见阴，故曰重阴。其为病也，名曰癫疾。谓僵仆于地，闭目不醒，阴极阳复，良久却醒，故曰癫也。今天吊之类是也，人之所禀者阴与阳，阴阳平则权衡等。

今阴气已脱，阳气独盛，五脏属阴。五脏行气血溉灌，上荣于目，今阴气已脱，五脏之气不荣于目，故目盲无所见。故曰脱阴者目盲也。

杨曰：重阳者、阳气并于上也。谓关以前既浮滑而长。兼实强，复喘数，是谓重阳也。重阴者、谓尺中既沉短而涩。而又盛实，是谓重阴。脱阳者、无阳气也，谓关以前细微甚也。故目中妄见而睹鬼物焉。脱阴者、谓尺中微细甚也。阴者，精气也，精气脱故盲。盲脱之言失也，谓亡失阴阳之气也。

二十一难曰：经言人形病脉不病曰生，脉病形不病曰死。何谓也？

丁曰：此者五脏各有所主也。肺主气心主脉。脾主肌肉，肝主筋，肾主骨，其心肺主息脉，为通天气，邪不可中。邪中则息脉不相应，形虽不病，当知死矣。肾肝脾皆主其形，皆通地气。邪中则害其形，其脉不病者皆生。形脉皆病者不可理，此是五脏各主其形脉，故言大法也。

然，人形病脉不病。非有不病者也，谓息数不应脉数也，此大法。

吕曰：形病者，谓五脏损形体羸瘦。气微，脉反迟，与息不相应，其脉不相应，为形病也。脉病者，谓数诸至。脉已病。人虽未头痛寒热，方病不久病，病则死。

虞曰：人形病脉不病者，谓形苦而志乐，或劳形于事以致肌体瘦羸。脉息俱，呼吸大小虽合常经。息数必违此大法，故曰形病脉不病也。脉病患不病者，其人必外多眷慕，内结想思，脉病形安，形乐志苦，以致伤。脉息反常，不及有余，乍迟乍数，及乎病而不死爰焉。故曰，脉病患不病也。

二十二难曰：经言脉有是动。

虞曰：言反常之动也。

有所生病。

虞曰：脉动反常，故云有所生病。

一脉辄变为二病者。何也？然：经言是动者气也，所生病者血也。

虞曰：气病传血，此乃一脉变为二病。

邪在气，气为是动。

虞曰：脉动反常，邪在气也。

邪在血，血为所生病。

虞曰：气受邪传之与血，故血为所生病。

气主呴之。

虞曰：呴之、气流行之貌也。

血主濡之。

丁曰：气主呴之，呴呴谓吹嘘往来之象。

血主濡之，濡谓濡软也。气行则血行，气止则血止。

虞曰：濡者、濡润之貌。言人身所禀者气血也。气血通行，沮润人身，其为病也。乃如下说也。

气留而不行者，为气先病也。血壅而不濡者，为血后病也。故先为是动，后所生病也。

丁曰：人一身经脉，通行气血，或居一经脉中。气留不行，故血壅不濡。其气先病，名曰是动。血壅不濡后病，名曰所生。此是一脉辄变为二病也。

虞曰：上文言脉有是动。动为阳，谓气先受热。热亦传于血，气血皆受热，则津液妄行。是知脉有是动，此言留而不行，谓气血津液妄行。贼风薄之，故不行也。气传之与血，故血壅而不濡润。复受贼风，故血亦住而病也。

杨曰：经言手太阴之脉，起于中焦，下络大肠，还循胃口，上膈属肺，从肺系横出腋下，循内行。少阴心主之，前下肘臂，内上骨下廉入寸口，上循鱼际，出大指之端。其支者，从腕后直出次指。内廉出其端，是动则病肺胀满，膨膨而喘咳，故缺盆中痛甚。则交两手而瞀，是为臂厥。是主肺，所生病者。咳，上气喘，渴，心烦，胸满。臂内前廉痛厥，掌中热气有余，则肩背痛也。汗出中风，小便数而欠，气虚则肩背痛。寒少，气不足以息，溺色变。略举此一经为例：余经皆可知也，凡人所以得主命者，气与血也。气为阳，阳为卫，血为阴，阴为荣，二气常流，所以无病也。邪中于阳，阳为气，故气先病，阳气在外故也。若在阳不治，则入于阴中。阴为血，故为血后病，血在内故也。气实则热，气虚则寒，血实则为寒，血虚则为热，阴阳之道理其然也。凡一脏之病，有虚有实，有寒有热，有内有外，皆须知脏腑之所在。识经络之流行，随其本原以求其疾，则病形可辨，而针药无失矣。如其不委斯道，则虽命药投针，病难愈也。故黄帝曰：夫十二经脉者，所以调虚实，处百病，决生死，不可不通哉！此之谓也。

虞曰：凡人血流据气。气动根据血，凝留而不行。壅而不濡，是知为病也。

二十三难曰：手足三阴三阳脉之度数。可晓以不？然，手三阳之脉，从手至头长五尺，五六合三丈。

杨曰：一手有三阳，两手合为六阳。故曰，五六合三丈也。

虞曰：手太阳之脉，自两手小指之端，循臂上行，之耳珠子前，长五尺，两手合一丈。手阳明之脉，起于两手大指次指之侧，上循臂络于鼻左之右，右之左，长五尺，两手合一丈。手少阳之脉，起于两手小指次指之端，上臂终于耳前，长五尺，两手合一丈。故曰，五六合三丈也。

手三阴之脉，从手至胸中，长三尺五寸，三六一丈八尺，五六三尺，合二丈一尺。

杨曰：两手各有三阴，合为六阴。故曰三六一丈八尺。

虞曰：手太阴之脉，起于中焦，下络大肠，还循胃口，属肺。

出腋下，下肘入寸口，上鱼际，出乎大指之端，长三尺五寸，两手合七尺。手少阴之脉，起于心中，出属心系，下络小肠，上肺出腋下，循臂出手小指之端，长三尺五寸，两手合七尺。手厥阴之脉，起于胸中，属心包络三焦，出胁腋下，循入肘下，出小指次指之端，长三尺五寸，两手合长七尺，故曰二丈一尺。

足三阳之脉，从足至头，长八尺，六八四丈八尺。

杨曰：两足各有三阳，故曰六八四丈八尺也。按此脉度数，七尺五寸，中人之形，而云长八尺，理则难解。然足之六阳，从足指而向上行，由其纡曲，故曰八尺也。

虞曰：足太阳之脉，起于两足小指之侧，上循膝交，中背

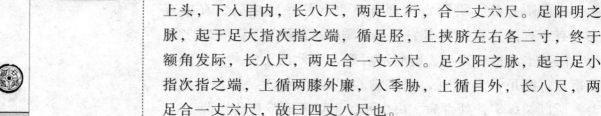

上头，下入目内，长八尺，两足上行，合一丈六尺。足阳明之脉，起于足大指次指之端，循足胫，上挟脐左右各二寸，终于额角发际，长八尺，两足合一丈六尺。足少阳之脉，起于足小指次指之端，上循两膝外廉，入季胁，上循目外，长八尺，两足合一丈六尺，故曰四丈八尺也。

足三阴之脉，从足至胸，长六尺五寸，六六三丈六尺，五六三尺，合三丈九尺。

杨曰：两足各有三阴，故曰六六三丈六尺也。按足太阴少阴，皆至舌下。足厥阴至于顶上，今言至胸中者，盖据其相接之次也。

虞曰：足太阴之脉，起于足大指内侧，循足胫内廉上，交出厥阴脉之前，上循入腹，属肝络胃，连舌本，长七尺五寸，两行合长一丈五尺。足厥阴之脉，起于足大指聚毛之上，循足跗上廉去内踝一寸，上踝八寸，交出足太阴之后，循股入阴毛，中环阴器抵少腹，挟胃，属肝，络胆，循喉咙，入颃颡，连目系，出额，长六尺五寸，两行合长一丈三尺。足少阴之脉，起于足小指之下，斜趣足心，上股内，贯脊，属肾，络膀胱，贯肝入肺，循喉咙挟舌本，长六尺五寸，合长一丈三尺，故云三丈九尺。

人两足跷脉，从足至目，长七尺五寸，二七一丈四尺，二五一尺，合一丈五尺。

杨曰：人长七尺五寸，而跷脉从踝至目，不得有七尺五寸也。今经言七尺五寸者，是脚脉上于头而行焉，言至目者举其纲维也。

虞曰：人有阴跷阳跷二脉，两足合四脉。阳跷者、起于跟中，循外踝上行，入风池。阴跷者、亦起于跟中，乃是足少阴之别络也。自然骨之后，上内踝之上，直上循阴股，入阴循腹，上胸里，入缺盆。上出人迎之前，入内廉，属目内眦。合太阳脉，长七尺五寸，两行合一丈五尺。准此推之，至目者、推尺是两足阴跷脉也。故经言从足至目，长七尺五寸，以合一丈五尺是也。

督脉、任脉，各长四尺五寸。二四八尺，二五一尺，合九尺。凡脉长一十六丈二尺，此所谓十二经脉长短之数也。

丁曰：此篇云十二经脉长短，又言阴跷从足至目，又言督任二脉，何独不言阳跷？阳跷亦起于跟中，循外踝上入风池，亦长一丈五尺，言之则据经。丈尺有剩，不言有此阙漏，更俟后贤。其脉上云八尺者，其中庸之人，以省尺言之，皆得四尺。今尺者、非黍尺也。皆以同身寸之为尺大小言之，皆八尺。

杨曰：督脉起于膂，上于头，下于面，至口齿缝，计此不止长四尺五寸。今言四尺五寸者，当取其上极于风府而言之也。手足各十二脉，为二十四脉，并督任两跷四部，合为二十八脉，以应二十八宿。凡长一十六丈二尺，荣卫行周此数，则为一度也。

故曰长短之数也。

虞曰：经言督脉起于下极之俞，并于脊里，上至风府，入属于脑，长四尺五寸。任脉者，起于中极之下，以上毛际，循复上关元，至咽喉，长四尺五寸。督任计之，长合九尺也，以上十二经，合二十四脉，合长一十三丈八尺。兼之督任阴跷三脉，合长二丈四尺，共二十七脉，合长一十六丈二尺。以法三九之数，应漏水下二刻。杨氏言二十八脉，乃阳跷亦系其数推之。二跷四行，则尺寸有余也。杨氏言二十八脉，误矣。

经脉十二、络脉十五，何始何穷也？然，经脉者，行血气，通阴阳，以荣于身者也。其始从中焦注手太阴阳明，阳明注足阳明太阴，太阴注手少阴太阳，太阳注足太阳少阴，少阴注手心主少阳，少阳注足少阳厥阴，厥阴复还注手太阴。别络十五，皆因其原，如环无端，转相溉灌，朝于寸口人迎，以处百病而决死生也。

丁曰：此者天地阴阳一岁终始于二十四气。日月晓昏，终始于二十四时。人之荣卫行经络二十四条，故复会于寸口人迎。其言寸口者，手太阴脉口也。其穴名曰太渊，故脉会于太渊。其十二经十五络，皆辅三焦而生，故始从中焦注手太阴阳明，所以处百病决死生也。

杨曰：行手太阳讫，即注手阳明。行手阳明讫，即注足阳明。输转而行，余皆仿此也。

虞曰：其始从中焦者，谓直两乳间，名曰膻中穴，亦名气海，言气从此而起注太阴肺也。肺行讫，传之与手阳明也。

素问曰：膻中为臣使之官，谓胃化味为气，自此上传于肺也。

杨曰：经脉十二，络脉十五，凡二十七气，以法三九之数。天有九星，地有九州，人有九窍是也。其经络流行，皆朝会于寸口人迎。所以诊寸口人迎，则知其经络之病，死生之候矣。

虞曰：厥阴还注手太阴。如此推寻丈尺，则前后经义相违。离圣久远，难为粗述。

经曰：明知终始，阴阳定矣。何谓也？然，终始者、脉之纪也。寸口人迎阴阳之气通于朝。使如环无端，故曰始也。

杨曰：经脉流行，应于天之度数。周而复始，故曰如环无端也。

终者。三阴三阳之脉绝，绝则死。死各有形，故曰终也。

杨曰：阴阳气绝，其候亦见于寸口人迎，见则死矣。其死各有形诊，故曰终也。

丁曰。所言三阴三阳之脉绝，绝则死。死各有形，其义本经自解在二十四难中。

二十四难曰：手足三阴三阳气已绝。何以为候？可知其吉凶不？然，足少阴气绝即骨枯。少阴者、冬脉也，伏行而温于骨髓，故骨髓不温。即肉不着骨，骨肉不相亲。即肉濡而却，肉濡而却，故齿长而枯。发无润泽者，骨先死，戊日笃，己日死。

丁曰：足少阴之经，肾脉也，属水，王冬。内荣于骨髓，外华于发，其气绝则齿本长。骨枯，发无润泽，故戊日笃而己日死也。此足少阴绝之形也。

杨曰：足少阴，肾脉也。肾主冬，故云冬脉也。肾主内荣骨髓，故云伏行而温于骨髓也。肾气既绝，则不能荣骨髓，故肉濡而却。却、结缩也，谓齿龈之肉结缩，而故齿渐长而枯燥也，谓齿干燥色不泽也。肾为津液之主，今无津液，故使发不

中華藏書

《难经集注》

润焉。戊己、土也。肾、水也。土能克水，故云戊日笃，己日死也。

虞曰：阴阳有少壮，故有三阴三阳。以通气血，以养人身，是故三阴乃有离合。太阴为开，厥阴为阖，少阴为枢。开者、司动静之基。阖者执禁固之权。枢者、主动转之微。三经不得相失。今足少阴肾脉已绝，是故一经相失。少阴不得为枢，动转之微不主矣，故曰死也。诊要经终论曰：少阴终者，面黑齿长而垢。腹胀闭，上下不通而终矣。此之谓也。

足太阴气绝，则脉不荣其口唇。口唇者、肌肉之本也。脉不荣，则肌肉不滑泽，肌肉不滑泽，则肉满，肉满则唇反，唇反则肉先死。甲日笃，乙日死。

丁曰：足太阴经者，脾之脉也，属土，王季夏。其气内养肌肉，外华卫于口唇。其气绝则唇反肉满，故甲日笃而乙日死也。此是足太阴绝之形也。

杨曰：足太阴，脾脉也。脾主肌肉，其气既绝。故肌肉粗涩而唇反。甲乙、木也。脾、土也。木能克土，故云甲日笃乙日死也。

虞曰：口唇、肉之所终，亦曰脾之华。今唇反色青，木贼土也，故曰死矣。阴阳之离合，以太阴为开，谓司动静之基。今脉已绝，则动静之基乃失司存，故曰死也。

素问曰：太阴终者，腹胀闭不得息。善呕，呕则逆，逆则面赤也。

足厥阴气绝，即筋缩引卵与舌卷。厥阴者、肝脉也。肝者、筋之合也。筋者、聚于阴器。而络于舌本，故脉不荣。则筋缩急，筋缩急。即引卵与舌，故舌卷卵缩。此筋先死，庚日笃，辛日死。

丁曰：足厥阴经者，肝之脉也，属木，王春。气内养于筋，外则上系舌本。下环于阴器，其气绝。则舌卷卵缩，故庚日笃而辛日死也。此足厥阴绝之形也。

杨曰：足厥阴，肝脉也。肝主筋，其气既绝，故筋缩急而舌卷卵缩。庚辛、金也。肝、木也。金能克木。故云庚日笃而辛日死也。

手太阴气绝，即皮毛焦。太阴者、肺也。行气温于皮毛者也。气弗荣、则皮毛焦。皮毛焦、则津液去。津液去、即皮节伤。皮节伤、则皮枯毛折。毛折者，则气先死，丙日笃，丁日死。

丁曰：手太阴经者、肺之脉也。属金，王秋。其气内主于气，外荣于皮毛。其气绝，则津液去。皮毛焦，故丙日笃而丁日死也。

杨曰：手太阴，肺脉也。肺主行气，故曰温皮毛。丙丁、火也。肺、金也。火能克金，故云丙日笃丁日死也。

虞曰：肺行卫气以养皮毛。今皮毛焦，则知火来烁金。皮枯毛折脉绝，其为离合，与足太阴同法也。

手少阴气绝，则脉不通。脉不通，则血不流。血不流，则色泽去。故面黑如梨，此血先死。壬日笃，癸日死。

丁曰：手少阴经者，真心脉也。属君火，王夏。主于荣，通于脉也。其经非不言手厥阴心包络为主相火。相行君命，主通荣气。今真心气绝，则荣气不行。荣气不行，则血不流行。是以色泽去，故面黑如黧。壬日笃而癸日死，此者是病，非老恙也。梨字当作此黧字。

杨曰：经云手三阴。今此惟释太阴少阴，而心主一经不言之。何也？然，心主者、心包络之脉也。少阴者、心脉也。二经同候于心，故言少阴绝则心主亦绝，其诊既同，故不别解也。本经云：面黑如漆柴，此云如梨。漆柴者、恒山苗也。其草色黄黑，无润泽，故以为喻。梨者、即人之所食之果也。亦取其黄黑焉。言人即无血，则色黄黑，似此二物无光华也。壬癸、水也。心火也。水克火。故云壬日笃癸日死也。

虞曰：心主血，血乃为荣，荣华人身，故有光华之色。今脉已绝，血乃不行，故人色夭，面黑如梨。是知水来贼火，离合与足少阴同。

三阴气俱绝者，则目眩转目瞑。目瞑者为失志，失志者、则志先死，死即目瞑也。

丁曰：所言三阴者，独是言足三阴也。足少阴者，肾也。肾藏精与志。足厥阴，肝也。肝藏魂，通于目。故绝则失志而

中華藏書

《难经集注》

中国书房

乱，魂去目眩也。

杨曰：三阴者、是手足三阴脉也，此五脏之脉也。五脏者、人之根本也，故三阴俱绝，则目瞑。

瞑、闭也。言根绝于内，而华诸于外。目者、人之光华也。眩、乱也。言目乱不识人也。肾藏精与志，精气已竭，故曰失志也。三阴绝，皆止得一日半死也。

虞曰：五脏之脉皆属三阴。五脏之脉，皆会于目。今三阴俱绝，故目眩目瞑也。人之五志皆属于阴，谓肝志怒，心志喜，脾志思，肺志忧，肾志恐。今三阴已绝，五脏皆失其志，故无喜怒忧思恐。五志俱亡，故曰失志也。杨氏言失志，乃止言肾一脏也。

本经曰：阴阳相离则怅然失志，此之谓也。

六阳气俱绝者，则阴与阳相离。阴阳相离，则腠理泄，绝汗乃出，大如贯珠，转出不流。即气先死，旦占夕死，夕占旦死。

丁曰：所言六阳，是手足三阳也。后言阴与阳相离者，谓手三阳通天气，故曰阳也。足三阳通地气，故云阴也。天地阴阳痞隔，所以言阴阳相离也。是故腠理泄，绝汗乃出，大如贯珠，故其死不移旦夕也。

杨曰：此六阳气绝，不出日死。六阳气绝之状，今略条之。经云：太阳脉绝者，其绝也，戴眼、反折、瘈。其色白，绝汗乃出，出则终矣。少阳脉绝者，其绝也，耳聋、百节尽纵、目环绝系、绝系一日半死，其色青者乃死。阳明脉绝者。其绝也，口耳张、善惊、妄言、色黄、其上下经盛而不仁则终矣。此是三阳绝之状也。前云六阳，今经曰三阳绝状者，手足诸阳脉绝，其绝状并同，所以不别出。阴与阳相离者，阴阳隔绝不相朝使也。腠理泄者，阳气已下，毛孔皆开，所以然也。绝汗，乃汗出如珠，言身体汗出着肉，如缀珠而不流散，故曰贯珠也。旦占夕死，夕占旦死者。正得半日也，惟少阳绝得一日半矣。

虞曰：阴阳相离，气位隔绝。腠理开疏，汗乃大出，夫如是。则六阳皆绝，其死明矣。况三阳之脉，亦有离合。太阳为开，阳明为阖，少阳为枢。开者、司动静之基。阖者、执禁固之权。枢者、明转动之微。三经不得相失。今六阳已绝，失其动静之司，弛其禁固之枢，止其动转之微。三经相失，故曰死也。六阳者，素问曰：上下经乃成六也。

经络大数第二（凡二首）

二十五难曰：有十二经。五脏六腑，十一耳。其一经者，何等经也？然，一经者、手少阴与心主别脉也。心主与三焦为表里，俱有名而无形，故言经有十二也。

丁曰：言少阴与心主别脉者，谓心与小肠为表里，心主与三焦为表里也。少阴是真心脉，为君火。心主者，共三焦相火，故别也。相行君命，故有心名无位也。

杨曰：手少阴，真心脉也。手心主，心包络脉也。二脉俱是心脉，而少阴与小肠合。心主与三焦脉合，三焦有位而无形。心主有名而无脏，故二经为表里也。五脏六腑各一脉为十一脉。心有两脉，合成十二经焉。据此而言，六腑亦止五腑耳。

虞曰：心主者、手厥阴脉也。三焦者、手少阳脉也。二经合为表里，乃合为十二经也。手厥阴心包络脉者，起于胸中，出属心包。下膈，历络三焦。其支者，循胸中，出胁下腋三寸，上抵腋下，下循内，行太阴少阴之间，入肘中，下臂行两筋之间，入掌中，出中指之端。准此推之，心包外有经脉，出于中指，内相维络于三焦，归于少阴之经，配手厥阴之脉。手少阳脉者，出于手小指次指之端，上出次指之间，循手表腕，出臂外两骨之间，上贯肘，循外上肩，交出足少阳之后，入缺盆布膻中，散络心包。下膈，循属三焦，准此推寻，乃与心包更相维络。三焦配手少阳，心包配手厥阴。二经俱外有流行经脉，内无脏腑，故配之为表里。诸家脉惟言命门与三焦为表里，在右手尺中。惟此经言，则三焦与心主为表里也。又左寸火，右寸金，左关木，右关土，左尺水，右尺火，左尺男，右尺女，可验之。经有夫妇对位。若三焦配命门为表里，则水火同位也。

二十六难曰：经有十二，络有十五。余三络者、是何等络也？然，有阳络，有阴络，有脾之大络。阳络者、阳跷之络也。阴络者、阴跷之络也。故络有十五焉。

丁曰：十二经十五络者，谓每一经各有一络。其肝、心、肾。经在左即络右，其脾、肺、心包。经在右即络左，其阳跷。经在左足外踝，络在右足外踝。其阴跷，经在右足内踝。络在左足内踝，此者是阴跷阳跷之络也。脾之大络者，脾象土，主中宫，王四季，分养四脏，故曰脾之大络，是名大包穴。在渊液下三寸，布胸中，出九肋间是也。

杨曰：十二经各有一络，为十二络耳。今云十五络者，有阴阳之二络，脾之大络，合为十五络也。人有阴阳两跷，在两足内外。男子以足外者为经，足内者为络。女子以足内者为经，足外者为络。故有阴阳跷二络也。

经云：男子数其阳，女子数其阴，当数者为经，不当数者为络。此之谓也。脾之大络，名曰大包，此则脾有二络也。凡经脉为里，支而横者为络，络之别者为孙也。

奇经八脉第三（凡三首）

二十七难曰：脉有奇经八脉者，不拘于十二经。何谓也？然，有阳维，有阴维，有阳跷，有阴跷。有冲、有督、有任、有带之脉。凡此八脉者，皆不拘于经。故曰：奇经八脉也。经有十二，络有十五，凡二十七气。相随上下，何独不拘于经也？然圣人图设沟渠，通利水道，以备不然。天雨降下，沟渠溢满，当此之时，霶霈妄行，圣人不能复图也。此络脉满溢，诸经不能复拘也。

丁曰：前言十二经十五络，二十七气相随上下。流通气血，相贯无有休息。今此八脉谓别道而行，故曰奇经八脉也。其所起言在后章。

杨曰：奇、异也。此之八脉，与十二经不相拘制。别道而行，与正经有异。故曰奇经也。其数有八，故曰八脉也。

中華藏書

黄帝内经·

最新整理珍藏版

中国书店

虞曰：奇音基也。奇、斜也。奇、零也，不偶之义。谓此八脉，不系正经阴阳，无表里配合，别道奇行，故曰奇经也。所以经言八脉不拘于经，以此可验矣。杨氏言奇异之义，非也。

二十八难曰：其奇经八脉者，既不拘于十二经。皆何起何继也？然，督脉者，起于下极之俞。并于脊里，上至风府，入属于脑。

丁曰：督脉起于下极之俞者，长强穴在脊。肾脉络任脉络会之所，并于脊里上至风府。穴在发上一寸，肾脉阳维所会，奇经之一脉也。

吕曰：督脉者、阳脉之海也。

杨曰：督之为言都也，是人阳脉之都纲。人脉比于水，故吕氏曰阳脉之海。此为奇经之一脉也。下极者、长强也。

虞曰：经言督脉起于下极，上入属于脑。吕氏曰诸阳之海也。杨氏曰阳脉之都纲。据其督脉流行，起自会阴穴，循脊中上行至大椎穴，与手足三阳之脉交会。上至喑门穴，与阳维会其所。上至百会穴，与太阳交会。下至于鼻柱下水沟穴，与手阳明交会。准此推之，实谓为诸阳之海，阳脉之都纲也。

任脉者，起于中极之下。以上毛际，循腹里。上关元，至咽喉。

丁曰：中极者、穴名也，在齐下四寸。其中极之下者，曲骨穴也。是任脉所起，其循腹里上关元至咽喉者，天突穴也。是任脉之所会，奇经之二脉也。

杨曰：任者、妊也。此是人之生养之本，故曰位中极之下。长强之上，此奇经之二脉也。

虞曰：据针经推寻，任脉起于会阴穴。上毛际者，乃是曲骨穴。在少腹下毛际，与足厥阴会于此。上至关元，乃齐下二寸也。至咽喉，与阴维脉会也。素问曰：女子二七天癸至。任脉通，冲脉盛，月事以时下，故能有子也，故杨氏曰：生养之本。良由此也。

冲脉者，起于气冲，并足阳明之经。挟齐上行，至胸中而散也。

吕曰：冲脉者阴脉之海。

丁曰：冲脉起于气冲，并足阳明之内，挟任脉之外。上行至胸中而散。皆起于两间，此者是三焦行气之府也。故吕氏云：一本曰冲者，此之谓也。

杨曰：经云冲脉者，十二经之海也。如此则不独为阴脉之海。

恐吕氏误焉。冲者、通也。言此脉下至于足，上至于头，通受十二经之气血，故曰冲焉。此奇经之三脉也。

虞曰：素问曰冲脉起于气街。难经曰起于气冲。又针经，穴中两存其名，冲街之义俱且通也。素问曰并足少阴之经。难经却言并足阳明之经。况少阴之经，挟齐左右各五分。阳明之经，挟齐左右各二寸。气冲又是阳明脉气所发。如此推之，则冲脉自气冲起，在阳明少阴二经之内。挟齐上行，其理明矣。大体督脉任脉波脉此三脉，皆自会阴穴会合而起。一脉分为三岐，行于阴阳。部分不同，故名各异也。

带脉者，起于季胁，回身一周。

丁曰：季胁下一寸八分，是其带脉之穴也。回身一周。是奇经之四脉也。

杨曰：带之为言束也。言总束诸脉，使得调柔也。季胁在肋下，下接于骨之间是也。回、绕也，绕身一周，犹如束带焉，此奇经之四脉也。

阳跷脉者，起于跟中。循外踝，上行入风池。

丁曰：阳跷脉起于跟中。循外踝者、中冲穴也。上入风池穴者，项后发际陷中。是奇经之五脉也。

杨曰：跷、捷疾也。言此脉是人行走之机要，动足之所由，故曰跷脉焉。此奇经之五脉也。

阴跷脉者，亦起于跟中，循内踝。上行至咽喉，交贯冲脉。

丁曰：阴跷脉亦起跟中。循内踝者、照海穴也。上行至咽喉，交贯冲脉。其又至目下承泣穴，是阴跷脉始终也。是奇经之六脉也。

杨曰：其义与阳跷同也，此奇经之六脉也。

中華藏書

黄帝内经·

最新整理珍藏版

虞曰：阴跷者、起于足然骨之后。上内踝之上，循阴股入阴。

而循腹上胸里，入缺盆，出人迎之前。入内廉，属目内，合于太阳阳跷而上行。

阳维阴维者，维络于身。溢蓄不能环流，灌溉诸经者也，故阳维起于诸阳会也。阴维起于诸阴交也。

丁曰：阳维者，维络诸阳，故曰阳维。起于诸阳会也。阴维者、维络诸阴，故曰阴维。起于诸阴交也。

杨曰：维者、维持之义也。此脉为诸脉之纲维，故曰维脉也。此有阴阳二脉，为奇经八脉也。

比于圣人，图设沟渠。沟渠满溢，流于深湖。故圣人不能拘通也。而人脉隆盛，入于八脉，而不环周，故十二经亦不能拘之。其受邪气，蓄则肿热，砭射之也。

丁曰：凡八脉为病，皆砭射取之。

杨曰：九州之内，有十二经水以流泄地气。人有十二经脉以应之，亦所以流灌身形之血气。奉以生身，故比之于沟渠也。

虞曰：十二经隆盛，入于八脉而不环周。邪在八脉肿热，蓄积，故以砭石射刺之。故曰砭射之也。

二十九难曰：奇经之为病何如？然，阳维维于阳，阴维维于阴。阴阳不能自相维，则怅然失志。溶溶不能自收持。

吕曰：怅然者，其人惊。惊即维脉缓，故令人身不能收持。惊则失志善忘恍惚也。

丁曰：阳维者，是阴阳之纲维也。而主持阴阳之脉，今不能相维者。是阳不能主持诸阳，阴不能主持诸阴，故言怅然失志也。溶溶者缓慢，所以不能收持也。

阴跷为病，阳缓而阴急，阳跷为病，阴缓而阳急。

吕曰：阴跷在内踝上。病则其脉从内踝以上急，外踝以上缓也。阳跷在外踝上。病则其脉从外踝以上急，内踝以上缓也。

丁曰：奇经八脉者，而圣人图设沟渠之理，以备通水道焉。非自生其病，尽诸经隆盛而散入也。乃砭射取之，诸阳脉盛，散入阳跷，则阳跷病。诸阴脉盛，散入阴跷，则阴跷病。故阴跷阳跷乃为病耳。其阴阳缓急者，即是虚实之义。阴跷为病，则阳缓而阴急，即病阴厥。足劲直而五络不通。阳跷为病，则阴缓而阳急，即狂走不卧死。跷者、健也。

冲之为病，逆气而里急。

丁曰：逆气、腹逆也。里急、腹痛也。

吕曰：冲脉从关元，上至咽喉，故其脉为病。逆气而里急。

虞曰：冲脉并足少阴之经。挟齐上行，病故逆气里急矣。巢氏病源曰：肾气不足，伤于冲脉，故逆气而里急。

督之为病，脊强而厥。

吕曰：督脉在脊，病则其脉急，故令其脊强也。

丁曰：督脉起于下极之俞。行脊里，上入风池，病则脊强。

任之为病，其内苦结。男子为七疝，女子为瘕聚。

吕曰：任脉起于胞门子户，故其脉结，为七疝瘕聚之病。

丁曰：任脉起胞门子户，循腹里。上关元至咽喉，病则男子内结为七疝，女子为瘕聚。

虞曰：任脉当少腹上行，故其内苦结。男子病七疝者，谓厥疝、疝、寒疝、疝、胕疝、野狼疝、气疝。此七病。由气血虚弱寒温不调致之也。女子病为瘕聚，瘕有八瘕，谓青瘕、黄瘕、燥瘕、血瘕、狐瘕、蛇瘕、鳖瘕、脂瘕。瘕者、谓假于物形是也。

带之为病，腹满，腰溶溶若坐水中。

吕曰：带脉者、回带人之身体。病则其腹缓，故令腰溶溶也。

丁曰：带脉者、回带人之身。病则腰溶溶也。

阳维为病，苦寒热。阴维为病，苦心痛。

吕曰：阳为卫，故寒热。阴为荣，荣为血，血者心，故心痛也。

丁曰：阳维主于诸阳之经，病则苦寒热。阴维主于诸阴之经，病则苦心痛也。

此奇经八脉之为病也。

杨曰：一本云冲脉者，起于关元，循腹里，直上于咽喉中。任脉者，起于胞门子户，挟齐上行，至胸中。二本虽不同，亦俱有所据。并可根据用，故并载之。吕氏注与经不同者，由此故也。

虞曰：据素问言，冲脉起气街，挟齐上行至胸中，任脉起于中极谓当齐心上行也。以上吕杨氏所举，皆非也。

荣卫三焦第四（凡二首）

三十难曰：荣气之行，常与卫气相随不？然，经言人受气于谷。谷入于胃，乃传与五脏六腑。五脏六腑皆受于气，其清者为荣，浊者为卫。荣行脉中，卫行脉外。荣周不息，五十而复大会。阴阳相贯，如环之无端，故知荣卫相随也。

丁曰：夫人之生，禀天真之气后，饮水谷食入胃，传于五脏六腑，化为精血。其精血各有清浊。其精中清者，归肺以助天真。其浊者，坚强骨髓。故血中之清者，归心。荣养于神血中之浊者，外华于肌肉。而清者行于脉内，浊者行于脉外。而卫者、卫护之义也。

杨曰：营行作荣。荣者、荣华之义也。言人百骸九窍所以得荣华者，由此血气也。营者、经营也。言十二经脉常行不已，经纪人身，所以得长生也。二义皆通焉。卫者、护也。此是人之悍之气，行于经脉之外。昼行于身，夜行于脏，卫护人身，故曰卫气。凡人阴阳二气，皆会于头手足，流转无穷，故曰如环之无端也。心荣血，肺卫气，血流据气，气动根据血。相凭而行，故知荣卫相随也。

虞曰：经言人受气于谷，谷入胃，乃传与五脏六腑者，谓水谷入口，下至于胃，胃化谷为气，上传与肺。肺乃主气，气乃为卫，胃化水上传与心，心乃生血，血乃为荣，气为表，行于脉外。血为里，行于脉内。二者相根据而行，故一日一夜五十周于身，复会于手太阴。如环之无端，转相溉灌也。经言清气为荣，浊气为卫。详此清浊之义，倒言之为正，恐传写误也。阴阳应象论曰：清阳实四肢，浊阴归六腑，即其义也。

三十一难曰：三焦者，何禀何生？何始何终？其治常在何许？可晓以不？然，三焦者。水谷之道路，气之所终始也。

杨曰：焦、元也。天有三元之气，所以生成万物。人法天地，所以亦有三元之气。以养人身形，三焦皆有其位，而无正脏也。

虞曰：天有三元，以统五运。人有三焦，以统五脏也。今根据黄庭经配八卦属五脏法三焦，以明人之三焦法象三元也。心肺在上部，心法离卦。肺法兑卦乾卦，主上焦，干为天，所以肺行天气。脾胃在中部，脾胃属土，统坤卦。艮亦属土，艮为运气，主治中焦。肾肝在下部，肾法坎卦，肝法震卦，巽卦，主下焦。主通地气，行水道，夫如是。乃知坎离震兑坤以法五脏。干艮巽乃法三焦，以合八卦变用。乃如下说。

上焦者，在心下下膈，在胃上口，主内而不出。其治在膻中玉堂下一寸六分，直两乳间陷者是。

杨曰：自膈以上，名曰上焦。主出阳气，温于皮肤分肉之间。若雾露之溉焉，胃上口穴在鸠尾下二寸五分也。

虞曰：膻中者、穴名也。直两乳中是穴，任脉气之所发。

素问曰：膻中为臣使之官，以主气布阴阳。气和志远，喜乐由生，谓布气也，故治其中矣。上焦主入水谷，内而不出，其为病止言冷热。虚则补其心，实则泻其肺。如此治者，万无一失。

灵枢经曰：上焦如雾，谓行气如露溉灌诸经也。言胃气自膻中布气，与肺下溉灌诸脏。经曰：肺行天气，即此义也。

中焦者，在胃中脘，不上不下。主腐熟水谷，其治在齐旁。

杨曰：自齐以上，名曰中焦。变化水谷之味，生血以荣五脏六腑。及于身体，中脘穴在鸠尾下四寸也。

虞曰：中焦乃脾胃也。中焦为病，止言冷热。虚则补其胃，实则泻其脾。如此治者，万无一失。灵枢经曰：中焦如沤，谓腐熟水谷也，其治在齐旁。齐旁左右各一寸，乃足阳明胃脉所发，挟齐乃天枢穴也。中焦主脾胃，故治在此经中，故

中華藏書

黄帝内经·最新整理珍藏版

曰齐旁也。

下焦者，当膀胱上口。主分别清浊，主出而不内以传导也，其治在齐下一寸。

杨曰：自齐以下，名曰下焦。齐下一寸，阴交穴也。主通利溲便以时下而传，故曰出而不内也。

虞曰：下焦为病，止言冷热。虚则补其肾，实则泻其肝。如此治者，万无一失。

灵枢经曰：下焦如渎，谓膀胱主水也。

素问曰：三焦为决渎之官。水道出焉，齐下一寸。乃足三阴任脉之会，其治在兹，乃下纪也。

故名曰三焦，其腑在气街，一本曰冲。

丁曰：灵兰秘典论曰，三焦者，决渎之官，引导阴阳水谷，故言三焦者、水谷之道路也。布气于胸中，故治在膻中穴也。其腑在气街而或曰冲者，二义俱通。言气街者、即阴阳道路也。言气冲者、气冲脉也。气冲者、十二经根本诸经行气之腑也。故言腑在气冲也。

杨曰：气街者、气之道路也。三焦既是行气之主，故云腑在气街。街、衢也。衢者、四达之道焉。一本曰冲。此非扁鹊之语。盖吕氏再录之言，别本有此言，于义不可用也。

虞曰：气街在少腹毛中两旁各二寸，是穴。乃足阳明脉气所发，言其三焦主三元之气。其腑在气街，其气街者、针经本名气冲。冲者，通与四达之义不殊。两存之亦可也。以气街为腑者，何也？谓足阳明胃，化谷为气，三焦又主三元之气，故以气街为腑也。

脏腑配像第五（凡六首）

三十二难曰：五脏俱等。而心肺独在膈上者，何也？然，心者血，肺者气，血为荣，气为卫，相随上下，谓之荣卫。通行经络，营周于外，故令心肺在膈上也。

丁曰：心肺主通天气，故在膈上。

杨曰：自齐以上通为阳，自齐以下通为阴。故经曰：腰以上为天，腰以下为地。天阳地阴，即其义也。今心肺既居膈上而行荣卫，故云荣周于外。

虞曰：心为帝王，高居远视。肺为华盖，位亦居膈。心主血，血为荣，肺主气，气为卫，血流据气。气动根据血，血气相根据而行，故心肺居在上焦也。

三十三难曰：肝青象木，肺白象金，肝得水而沉，木得水而浮，肺得水而浮，金得水而沉。其意何也？然，肝者，非为纯木也。乙、角也。庚之柔。大言阴与阳，小言夫与妇。释其微阳而吸其微阴之气，其意乐金。又行阴道多，故令肝得水而沉也。

丁曰：五行既定，即有刚柔，配合夫妇。柔纳其刚，今经举肝青象木。木性本浮，今肝得水沉者，谓又怀金性也。又木七月受气，正月临官，行其阴道多，是故肝得水而沉也。

杨曰：四方皆一阴一阳。东方甲乙木。甲为阳，乙为阴，余皆如此。又甲为木，乙为草，丙为火，丁为灰，戊为土，己为粪，庚为金，辛为石，壬为水，癸为池。又乙带金气，丁带水气，己带木气，辛带火气，癸带土气，此皆五行王相配偶。故言肝者、非为纯木也，阴阳交错故也。木生于亥而王于卯，故云行阴道多。东方甲乙木，畏西方庚辛金，故释其妹乙。嫁庚为妇，故曰庚之柔。柔阴也，乙带金气以归，故令肝得水而沉也。

虞曰：乙与庚合，从夫之性，故得水而沉也。

肺者，非为纯金也。辛，商也。丙之柔，大言阴与阳，小言夫与妇。释其微阴，婚而就火。其意乐火又行阳道多，故令肺得水而浮也。

丁曰：肺白象金，金性本沉。今肺反浮，谓辛纳火性。又正月受气，七月临官。行其阳道多，是故肺得水而浮也。

杨曰：金生于己，王于酉，故云行阳道多。西方庚辛金，畏南方丙丁火，故释其妹辛。嫁为丙妇，故曰丙之柔。辛带火气以归，故令肺得水而浮也。

虞曰：丙与辛合，随夫之性。炎上而浮，故云也。

肺熟而复沉，肝熟而复浮者，何也？故知辛当归庚，乙当归甲也。

丁曰：皆归本性也。

杨曰：肝生沉而熟浮，肺生浮而熟沉。此是死则归本之义，熟喻死矣？如人夫妇有死亡者，未有子息。各归其本，极阴变阳，寒盛生热，壅久成通，聚而必散，故其然也。义之反复，故浮沉改变也。

三十四难曰：五脏各有声色臭味，可晓知以不？然，十变言肝色青。

虞曰：五色之变在于木也。五脏五色，由肝木之气更相溉灌，故各从其类见其色。《黄庭经》云：肝者水之精，震之气。其色青，位居东方。

其臭臊。

虞曰：得火之变，故其臭则臊也。

其味酸。

虞曰：土受木味则酸。

洪范曰：曲直作酸，酸取其收敛也。

其声呼。

虞曰：金木相配，发声为呼，呼亦啸也。

其液泣。

虞曰：泣则言泪也，此乃水行气。溉灌于子，故生泣也。

心色赤。

虞曰：木之布色，在火乃赤也。

其臭焦。

虞曰：五臭之变在于火，五脏五臭，火盛则焦苦出焉，故曰其臭焦也。

其味苦。

虞曰：火性炎上，故生焦苦。故洪范云：炎上作苦。

本经云：脾主甘，受味。火由土受之，则味苦。取其燥泄也。

其声言。

虞曰：金火相当，夫妇相见，发声为言，素问云笑。

其液汗。

虞曰：水火交泰，蒸而成汗。

脾色黄。

虞曰：脾土在中央，其色黄。此乃木之布色，在土乃黄也。

其臭香。

虞曰：火之化土，其臭则香也。

其味甘。

虞曰：脾土，味甘。甘能受味以取宽缓，行五味以养五脏。各从其数以配其味，在本性则甘，故洪范云：稼穑作甘也。

其声歌。

虞曰：金土相生，母子相见，发声为歌。

其液涎。

虞曰：水之行液，在脾成涎。

肺色白。

虞曰：木之布色，在肺乃白也。

其臭腥。

虞曰：火之变，在金则腥也。

其味辛。

虞曰：土之受味，在肺为辛。辛取其散润也。

其声哭。

虞曰：凡五音之发在于金，金发五音以出五脏。各从其类以发其声，金在本性为哭者，谓肺属金。金、商也。商、伤也，主于秋。秋、愁也，故在志则悲哭。此之谓也。

其液涕。

虞曰：水之行液，在肺成涕。

肾色黑。

虞曰：水之布色，在肾，乃黑。

淮南子云：水者、积阴之气而成水也。取其积阴，故其色乃黑。

其臭腐。

虞曰：火主臭，在水为腐臭也。

启玄子云：因水变为腐也。

其味咸。

虞曰：土之受味，在水作咸。咸、取其柔也。

其声呻。

虞曰：子之见母，乃发娇呻之声也。

其液唾。

虞曰：凡五液皆出于水。水行五液，分灌五脏，故诸脏各有液也。在本宫则为唾也。

是五脏声色臭味也。

丁曰：其言五声五色五味五音五液，此者是五脏递相荣养。过此则病也。

杨曰：五脏相通各有五，五五合为二十五。以相生养也。

五脏有七神，各何所藏耶？然，脏者、人之神气所舍藏也。故肝藏魂，肺藏魄，心藏神，脾藏意与智。

虞曰：心有所亿谓之意。水从其夫，故有智也。

肾藏精与志也。

丁曰：五脏七神者，宣明五气篇注云。心藏神，精气之化成也。肺藏魄，精气之匡辅也。灵枢经云：并精而出入者谓之魄。肝藏魂，神气之辅弼也。

灵枢经曰：随神而往来者谓之魂，脾藏意与智。意主所思，智主其记。肾藏精与志，专意而不移者也。

灵枢经曰：意之所在谓之志。又云守其精者谓之志也。

虞曰：气之所化谓之精，意之所存谓之志。

杨曰：肝心肺各一神，脾肾各二神，五脏合有七神。

三十五难曰：五脏各有所，腑皆相近。而心肺独去大肠小肠远者，何谓也？经言心荣肺卫，通行阳气，故居在上。大肠小肠传阴气而下，故居在下，所以相去而远也。又诸腑者，皆阳也，清净之处。今大肠小肠胃与膀胱，皆受不净。其意何也？然，诸腑者，谓是非也。

丁曰：经言诸府皆阳、清净之处者。为手足三阳为行气之府，故言清净之处也。今大肠小肠胃膀胱为传化之府，故言非也。

杨曰：谓是非者、言诸府各别其所传化，此为是也。小肠为府，此为非也。何为如此？然，小肠者，虽配心为表，其治则别，其气则通，其气虽通，其所主又异，所以虽曰心病。而无心别位，故曰非也。

经言小肠者、受盛之府也。大肠者、传泻行道之府也。胆者、清净之府也。胃者，水谷之府也。膀胱者、津液之府也。

杨曰：此各有此传也。

一腑犹无两名，故知非也。小肠者、心之腑。大肠者、肺之腑。胃者、脾之腑。胆者、肝之腑。膀胱者、肾之腑。

杨曰：此是小肠与心通气也，余并同矣。

小肠谓赤肠，大肠谓白肠，胆者谓青肠，胃者谓黄肠，膀胱者谓黑肠，下焦所治也。

丁曰：皆谓随五脏之色相配而言也。

杨曰：肠者、取其积贮热治之义也，故以名之。然六腑五脏之正色也。

三十六难曰：脏各有一耳，肾独有两者，何也？然，肾两者，非皆肾也。其左者为肾，右者为命门。命门者诸神精之所舍，原气之所系也。故男子以藏精，女子以系胞，故知肾有一也。

丁曰：命门者诸神精之所舍，原气之所系也。故男子藏精，女子系胞也，是知肾有一也。其言命门者，非右尺也为人之生命之门也。肾属水，故知以其右尺，为相火行君火之命，今亦名命门，即非肾之命门也。盖同名而异义也。

杨曰：肾虽有两而非一肾。故脉经曰，左手尺中为肾脉，右手尺中为神门脉。此其义也。肾者、人生之根本。神门者、元气之宗始。故云精神之所舍也，神门亦命门也。

虞曰：经云，右为命门，元气之所系也。脉经言与三焦为表里，三焦又主三元之气，准此推之。三焦自命门之所起也，属手少阳火，配心包手厥阴火为表里，其理明矣。

三十七难曰：五脏之气，于何发起通于何许。可晓以不？然，五脏者、当上关于九窍也。故肺气通于鼻。鼻和则知香臭矣。肝气通于目，目和则知白黑矣。脾气通于口，口和则知谷

中華藏書

黄帝内经·最新整理珍藏版

中国书房

味矣。心气通于舌。舌和则知五味矣。肾气通于耳，耳和则知五音矣。

杨曰：七窍者、五脏之门户。脏气平调，则门户和利矣。

五脏不和，则九窍不通。

杨曰：五脏失和于内，九窍壅塞于外也。今上有七窍而云九者，二窍幽隐，所以不言。肾气上通于耳，下通于二阴，故云九窍也。

六腑不和，则留结为痈。

丁曰：不和者、为腑与脏不和者。邪气不得外泄，则害其九窍。六腑不得内通，则留结为痈。凡人脏腑阴阳和，即如水之流不得息也。如环之无端，莫知其纪周而复始也。

杨曰：六腑、阳气也。阳气不和，则结痈肿之属，故云为痈也。

邪乘气来，先游于腑也。

邪在六腑，则阳脉不和。阳脉不和，则气留之。气留之，则阳脉盛矣。邪在五脏，则阴脉不和。阴脉不和，则血留之。血留之，则阴脉盛矣。阴气太盛，则阳气不得相营也，故曰格。阳气太盛，则阴气不得相营也，故曰关。阴阳俱盛，不得相营也，故曰关格。关格者，不得尽其命而死矣。

丁曰：内外不相济，是为关格。故知死矣。

杨曰：人之所有者，气与血也。气为阳，血为阴，阴阳俱盛，或俱虚，或更盛，或更虚，皆为病也。

经言气独行于五脏，不营于六腑者，何也？然气之所行也，如水之流不得息也，故阴脉营于五脏，阳脉营于六腑。如环之无端，莫知其纪，终而复始，其不覆溢。人气内温于脏腑，外濡于腠理。

丁曰：诸阴不足，阳入乘之，为覆。诸阳不足，阴出乘之，为溢也。此者是气之独行也。

杨曰：覆溢者，谓上鱼入尺也。若不如此，当行不止，故云终而复始焉。

脏腑度数第六（凡十首）

三十八难曰：脏唯有五腑独有六者，何也？然，所以腑有六者，谓三焦也。有原气之别焉，主持诸气有名而无形。其经属手少阳，此外腑也，故言腑有六焉。

丁曰：其言五脏六腑者，谓五脏应地之五行。其六腑应天之六气，其言天之六气，谓三焦为相火。属手少阳，故言腑独有六也。

杨曰：三焦无内腑，惟有经脉名手少阳。故曰，外腑也。

三十九难曰：经言腑有五，脏有六者。何也？然，六腑者，正有五腑也。然五脏亦有六脏者，谓肾有两脏也。其左为肾，右为命门。命门者，谓精神之所舍也。男子以藏精，女子以系胞，其气与肾通，故言脏有六也。腑有五者，何也？然，五脏各一腑。三焦亦是一腑，然不属于五脏，故言腑有五焉。

丁曰：五脏正有五腑。今曰三焦，是为一腑。配心包络为脏，即脏腑皆有六焉。其二经俱是相火，相行君命，故曰命门也。

杨曰：五脏六腑皆五，有五六之数。或俱五，或俱六，或一五，或一六，并应天地之数也。若以正脏腑言之，则脏腑俱有五也。脏五以应地之五岳，腑五以应天之五星。若以俱六言之、则脏六以应六律。腑六以应干数，若以脏五腑六言之，则脏五以应五行。腑六以法六气，若以腑五脏六言之，则脏六以法六阴。腑五以法五常，所以脏腑俱五者，手心主非脏。三焦非腑也，脏腑俱六者，合手心主及三焦也，其余例可知也。

虞曰：天以六气司下，地以五行奉上。天地交泰，五六之数而成也。人法三才，所以脏腑以法五六之数。谓人头圆象天，足方象地。以脏腑五六之数以象人，则三才备矣。十一之数，相因而成，故不离于五六也。汉书云：五六乃天地之中数也。

中華藏書　《难经集注》

卷之四

四十难曰：经言肝主色。

虞曰：肝、木也。木之华萼，敷布五色，故主色也。

心主臭。

虞曰：心火也，火之化物，五臭出焉，是故五臭心独主之也。

脾主味。

虞曰：脾、土也。土甘，甘受味，故主味。礼云，甘受和味，此义也。

肺主声。

虞曰：肺金也，金击之有声，故五音皆出于肺也。

肾主液。

虞曰：肾、水也。水流湿，主液也。

鼻者肺之候，而反知香臭。耳者、肾之候，而反闻声，其意何也？然，肺者、西方金也。金生于巳。巳者、南方火也。火者心，心主臭，故令鼻知香臭。肾者北方水也，水生于申。申者、西方金，金者肺，肺主声，故令耳闻声。

杨曰：五行有相因成事。有当体成事者，至如肺肾二脏。相因成也，其余三脏，自成之也。

四十一难曰：肝独有两叶，以何应也？然，肝者、东方木也。木者、春也。

虞曰：在五常木法春，应仁。故云木者春也，人之仁发用也。

万物始生，其尚幼小。

虞曰：肝、木足厥阴，配胆木足少阳。少阳之至，乍大乍小，乍短乍长，故云幼少。

意无所亲。

虞曰：木者、应春法仁。施恩无求报，不以亲而施化育，故曰意无所亲。

去太阴尚近。

虞曰：十二经相注，足厥阴还复注手太阴。故曰，去太阴尚近也。

离太阳不远。

虞曰：本经言足厥阴少阳木，生手太阳少阴火。故云离太阳不远，则此义也。

犹有两心。

虞曰：犹如也，如有两心者，谓注于太阴。有畏金之心，生于太阳，有生火之心，故云犹有两心。

故有两叶，亦应木叶也。

杨曰：肝者据大叶言之，则是两叶也。若据小叶言之，则多叶矣，解在后章。

丁曰：经言肝者、东方木也。应春万物之所生，其尚幼小。然始生者，非长生也。谓木初受气，是言幼少也。意无所亲者，谓以失其父未识其母，故曰意无所亲也。去太阴尚近太阴是七月，木始受气，离太阳不远也。太阳是六月，故言离太阳不远也。犹有两心者，为离太阳恋太阴。有此离恋，故言两心也。所以肝有两叶，以应木叶也。

四十二难曰：人肠胃长短，受水谷多少？各几何？然，胃大一尺五寸，径五寸，长二尺六寸。横屈受水谷三斗五升，其中常留谷二斗，水一斗五升。

杨曰：凡人食入于口而聚于胃。故经云，胃者、水谷之海。胃中谷熟，则传入小肠也。

小肠大二寸半，径八分分之少半，长三丈二尺，受谷二斗四升，水六升三合合之太半。

杨曰：小肠受胃之谷，而传入于大肠。分谷三分有二为太半，有一为少半。

回肠大四寸，径一寸半，长二丈一尺，受谷一斗，水七升半。

杨曰：回肠者、大肠也。受小肠之谷，而传入于广肠焉。

虞曰：水谷自胃有三斗五升，传入小肠，则谷剩四升。水少八升六合合之少半，又传入大肠。水谷之数。比之在胃各减一半，至此则水分入膀胱，谷传入肛门也。

广肠大八寸，径二寸半，长二尺八寸，受谷九升三合八分合之一。

杨曰：广肠者，肠也，一名肛门，受大肠之谷而传出。

故肠胃凡长五丈八尺四寸，合受水谷八斗七升六合八分合之一，此肠胃长短受水谷之数也。

杨曰：据《甲乙经》言，肠胃凡长六丈四寸四分，所以与此不同者。《甲乙经》从口至肠而数之。故长。此经从胃至肠而数之，故短。亦所以互相发明，非有谬也。

肝重四斤四两，左三叶，右四叶，凡七叶。

虞曰：肝足厥阴，配足少阳。少阳之次数于七，故有七叶。

主藏魂。

虞曰：魂者、神气之辅弼也。

杨曰：肝者、干也，于五行为木，故其体状有枝干也。肝神七人，老子名曰明堂宫、兰台府，从官三千六百人。又云肝神，六童子，三女人，又肝神名盖蓝。

心重十二两，中有七孔三毛，盛精汁三合，主藏神。

杨曰：心、纤也。言所识纤微，无物不贯也。又云：心、任也。言能任物也。其神九人，太尉公名绛宫大始，南极老人元先之身，其从官三千六百人。又曰心为帝王，身之主也，心神又名。

虞曰：神者、精气之化成也。

脾重二斤三两。扁广三寸，长五寸，有散膏半斤。主裹血，温五脏，主藏意。

杨曰：脾、裨也，在胃之下。裨助胃气，主化水谷也，其神五人。

玄光玉女子母，其从官三千六百人。其脾神又名俾俾。

肺重三斤三两，六叶两耳，凡八叶。

虞曰：肺者、金之稽，兑之气，位居于酉。酉是八门，八叶之应，法于此也。

主藏魄。

杨曰：肺、勃也。言其气勃郁也。其神八人，大和君名曰玉堂宫、尚书府，其从官三升六百人。又云：肺神十四，童子七，女子七，肺神又名鸣鸠。

虞曰：魄者、精气之匡辅也。

肾有两枚，重一斤一两，主藏志。

杨曰：肾、引也。肾属水，主引水气灌注诸脉也。其神六人，司徒。司宫、司命司隶、校尉、廷尉卿，肾神又名。虞曰：专意不移者志。

胆在肝之短叶间，重三两三铢，盛精汁三合。

杨曰：胆、敢也。言其人有胆气果敢也。其神五人，太一道君，居紫房宫中，其从官三千六百人，胆神又名灌灌。

虞曰：胆者、中正之官。决断出焉。

胃重二斤二两，纡曲屈伸。长二尺六寸，大一尺五寸，径五寸，盛谷二斗，水一斗五升。

杨曰：胃、围也，言围受食物也。其神十二人，五元之气谏议大夫，其胃神名且且。

虞曰：胃为仓廪之官也。

小肠重二斤十四两，长三丈二尺。广二寸半，径八分分之少半，左回叠积十六曲，盛谷二斗四升，水六升三合合之太半。

杨曰：肠、畅也，言通畅胃气，去滓秽也。其神二人，元梁使者。小肠神又名洁洁。

虞曰：小肠为受盛之官，化物出焉。

大肠重二斤十二两，长二丈一尺，广四寸，径一寸半。当齐右回十六曲，盛谷一斗，水七升半。

杨曰：大肠、即回肠也。以其回曲，因以名之。其神二人，元梁使者，其神名涸涸。

虞曰：大肠为传导之官，变化出焉。

膀胱重九两二铢，纵广九寸，盛溺九升九合。

杨曰：膀、横也。胱、广也。言其体短而横广，又名胞。胞、也。者、空也，以需承水液焉。今人多以两胁下及小腹两边为膀胱，深为谬也。

虞曰：膀胱为州都之官，津液藏焉。

口广二寸半，唇至齿长九分。齿以后至会厌，深三寸半，大容五合。舌重十两，长七寸，广二寸半。

杨曰：舌者、泄也，言可舒泄言语也。

虞曰：唇者、声之扇。舌者、声之机。

咽门重十两，广二寸半，至胃长一尺六寸。

杨曰：咽、也。言可以物也，又谓之嗌。言气之流通要之处也。咽为胃之系也，故经曰：咽主地气。胃为土，故云主地气也。

喉咙重十二两，广二寸，长一尺二寸，九节。

杨曰：喉咙空虚也，言其中空虚，可以通气息焉。即肺之系也，呼吸之道路。故经云，喉主天气，肺应天，故云主天气也。喉咙与咽并行，其实两异，而人多惑之。

肛门重十二两，大八寸，径二寸大半，长二尺八寸，受谷九升二合八分合之一。

杨曰：肛、缸也。言其处似车形，故曰肛门，即广肠也，又言肠。

丁曰：前肠胃径围，一尺五寸径五寸者、即是围三径一也。小肠径八分，大二寸四分则是也。今言二寸半，即分之少半。回肠径一寸半，即大四寸五分。今言大四寸，即少五分也。广肠径二寸半，即大七寸五分。今言八寸，即有剩五分也。其升斗寸尺者，先立其尺，然后造其升斗秤两，皆以同身寸之为法。以尺造斗，斗面阔一尺。底阔七寸，高四寸，俱浓三分，可容十升。凡以木此指节者，方一寸为两，十六两为斤。此制同身寸尺升斗之度，为人之肠胃斤重长短之法也。

四十三难曰：人不食饮。七日而死者。何也？然，人胃中常有留谷二斗，水一斗五升，故平人日再至圊。一行二升半，日中五升，七日五七三斗五升。而水谷尽矣，故平人不食饮七日而死者。水谷津液俱尽，即死矣。

丁曰：人受气于谷以养其神，水谷尽即神去。故安谷者生，绝谷者死也。

杨曰：胃中常留水谷三斗五升。人既不食饮，而日别再圊。便一日五升，七日之中。五七三斗五升。胃中水谷俱尽，无气以生，故死焉。圊、厕也。

虞曰：人受气于谷，今不食饮七日，是知水谷气尽即死也。

四十四难曰：七冲门何在？然，唇为飞门，齿为户门，会厌为吸门，胃为贲门，太仓下口为幽门，大肠小肠会为阑门，下极为魄门，故曰七冲门也。

丁曰：经言唇为飞门者、取动之义也。齿为户门者、为关键开合。五谷由此摧废出入也。会厌为吸门者、咽喉为水谷下时厌按呼吸也。胃为贲门者、胃言若虎贲之士。围达之象，故曰贲门也。况胃者、围也，主仓廪、故别名太仓。其下口者、即肠口是也。大肠小肠会为阑门。会者合也。大肠小肠合会之处，分阑水谷精血，各有所归，故曰阑门也。下极为魄门。大肠者、肺之腑也，藏其魄。大肠下名肛门，又曰魄门也。

杨曰：人有七窍，是五脏之门户，皆出于面。今七冲门者、亦是脏腑之所。出而内外兼有证焉。飞门者、脾气之所出也。脾主于唇为飞门也。飞者动也，言唇受水谷。动转入于内也，齿为户门者、口齿心气之所出也。在心为志，退场门为言，故齿为心之门户。亦取摧伏五谷传入于口也。会厌为吸门者、会厌为五脏音声之门户，故云会厌为吸门也。胃为贲门。贲者、膈也。胃气之所出也，胃出谷气以传于肺。肺在膈上，故以胃为贲门也。太仓下口为幽门者、肾气之所出也。太仓者、胃也。胃之下口，在齐上三寸。既幽隐之处，故曰幽门。大肠小肠会为阑门。阑门者、遗失之义也。言大小二肠皆输泻于广肠。广肠既受传而出之，是遗失之意也，故曰阑门。下极为魄门。魄门者、下极肛门也。肺气上通喉咙，下通于肛门，是肺气之所出也。肺藏魄，故曰魄门焉。冲者、通也，出也。言脏腑之气通出之所也。

四十五难曰：经言八会者。何也？然，腑会太仓。

丁曰：腑会太仓者、胃也。其穴者、中脘是也。

虞曰：太仓在心前鸠尾下四寸是也。足阳明胃脉、手太阳小肠脉、手少阳三焦脉、任脉之会。本名中脘，此云太仓也。即胃之募也，胃化气养大腑。故云会。

脏会季胁。

丁曰：脏会季胁，软筋之名。其端有穴，直脐章门穴，是脾之募。足厥阴少阳所会，故曰脏会季胁也。

虞曰：是章门穴，乃脾之募也。直齐季胁端侧卧，屈上足，伸下足，齐臂取之。乃足厥阴少阳之会也。

筋会阳陵泉。

丁曰：阳陵泉、穴名也。在膝下一寸外廉是也。

虞曰：阳陵泉穴，在膝下宛宛中。足少阳胆脉气所发也。

髓会绝骨。

丁曰：髓会绝骨、是骨名也。其穴在外踝上四寸，阳辅穴是也

虞曰：绝骨、乃阳辅穴也。亦足少阳之脉气所出也。

血会鬲俞。

丁曰：血会鬲俞、穴名也。在第七椎下两旁，同身寸各一寸五分是也。

虞曰：鬲俞二穴，在脊骨第七椎下两旁各一寸五分。足太阳膀胱脉气所发也。

骨会大杼。脉会太渊。

丁曰：骨会大杼、穴名也。在项后第一椎两旁相去同身寸一寸五分，脉会太渊穴，在右寸内鱼际下。

虞曰：大杼亦足太阳脉，气所发，在脊第一椎两旁各一寸五分。太渊在手鱼际间，应手动脉，则手太阴之脉气所发也。

气会三焦外一筋直两乳内也。热病在内者，取其会之气穴也。

丁曰：气会三焦外一筋直两乳内者、膻中穴是也。此者是成会之穴所在也。

杨曰：人脏腑筋骨髓血脉气。此八者，皆有会合之穴。若热病在于内，则于外取其所会之穴以去其疾也。季胁、章门穴也。三焦外一筋直两乳内者、膻中穴也。余皆可知也。

四十六难曰：老人卧而不寐，少壮寐而不寤者。何也？然，经言少壮者，血气盛，肌肉滑，气道通。荣卫之行，不失于常。故昼日精、夜不寤。老人血气衰，肌肉不滑。荣卫之道

涩，故昼日不能精，夜不得寐也。故知老人不得寐也。

丁曰：天地交泰，日月晓昏。人之寤寐，皆相合也。少壮未损其荣卫，故寤寐与天地阴阳同度。是以昼日精强夜得其寐也。老者损瘁，故昼日不能精强。荣卫滞涩，所以夜不得寐也。是以昼日不精而夜不得寐也。

杨曰：卫气者、昼日行于阳。阳者，身体也，夜行于阴。阴者、腹内也。人目开卫气出则寤。入则寐，少壮者。卫气行不失于常，故昼得安静而夜得稳眠也。老者卫气出入，不得应时，故昼不得安静，夜不得寐也。精者静，静、安也。

四十七难曰：人面独能耐寒者。何也？然，人头者、诸阳之会也。诸阴脉皆至头、胸中而还独诸阳脉皆上至头耳。

故令面耐寒也。

丁曰：天地阴阳升降，各有始终。阳气始于立春，终于立冬。阴气始于立秋，终于立夏。其小满、芒种、夏至、小暑、大暑。此五节故以法象于头，故面独能耐寒。其小雪、大雪、冬至、小寒。大寒。此五节法象人之足，亦不耐其寒。此之谓也。

杨曰：接诸阴脉皆至颈、胸中而还。盖取诸阳尽会于头面，诸阴至头面者少，故以言之耳。经云，三百六十五脉，悉会于目。如此，则阴阳之脉皆至于面，不独言阳脉自至于头面也。

虚实邪正第七（凡五首）

四十八难曰：人有三虚三实，何谓也？然，有脉之虚实，有病之虚实，有诊之虚实也，脉之虚实者。濡者为虚，紧牢者为实。

丁曰：脉缓软者濡，按之而有力者牢实也。

杨曰：按之如切绳之状，谓之紧也。

病之虚实者，出者为虚，入者为实。

丁曰：阴阳者、主其内外也。今阳不足，阴出乘之。在内俱阴，故知出者为虚也。阴不足，阳入乘之。在外俱阳，故知入者为实也。

杨曰：呼多吸少，吸多呼少。

言者为虚，不言者为实。

杨曰：肺主声，入心为言，故知言者为虚。肝主谋虑，故入心即不言。用为实邪，故知不言者为实也。

杨曰：脏气虚，精气脱，故多言语也。脏气实，邪气盛，故不欲言语也。

缓者为虚，急者为实。

丁曰：阳主躁，阴主静，阴即缓，阳即急，故知缓者为虚。急者为实也。

杨曰：皮肉宽缓，皮肤满急也。

诊之虚实者，濡者为虚。

杨曰：皮肤濡缓也。

牢者为实。

杨曰：皮肉牢强也。

痒者为虚。

杨曰：身体虚痒也。

痛者为实。

杨曰：身形有痛处皆为实。

外痛内快，为外实内虚。

杨曰：轻手按之则痛，为外实，病浅故也。重手按之则快，为内虚，病深故也。

内痛外快，为内实外虚。

杨曰：重手按之则痛，为内实，病深故也。轻手按之则快，为外虚，病浅故也。凡人病，按之则痛者，皆为实。按之则快者，皆为虚也。

故曰虚实也。

杨曰：是三虚三实之证也。

丁曰：诊按之心腹皮肤内外，其痛按之而止者虚，接之而其痛甚者实，内外同法也。

四十九难曰：有正经自病，有五邪所伤，何以别之？然，经言忧愁思虑则伤心。

丁曰：心主脉，忧愁思虑。即心脉不得宣行，故伤心也。

吕曰：心为神，五脏之君，聪明才智，皆由心出。忧劳之甚，则伤其心。心伤神弱也。

虞曰：任治于物清筹栖灵曰心。今忧愁思虑不息，故伤心也。

形寒饮冷则伤肺。

丁曰：肺主皮毛，恶其寒，所以形寒饮寒则令伤其肺也。

吕曰：肺主皮毛。形寒者、皮毛寒也。饮冷者、伤肺也。肺主受水浆，水浆不可冷冻饮料。肺又恶寒，故曰伤也。

恚怒气逆，上而不下，则伤肝。

丁曰：肝主谋虑，胆主勇断，故怒极即伤其肝也。

吕曰：肝与胆为脏腑，其气勇，故主怒。怒则伤也。

虞曰：素问云，怒则血菀积于上焦，名曰逆厥。又曰：怒甚呕血，气逆使然，故伤也。

饮食劳倦则伤脾。

丁曰：脾主味，饮食味美，而过食之无度。劳动其力，倦局其足，故伤脾也。

吕曰：饮食饱，胃气满，脾络恒急。或走马跳跃，或以房劳脉络裂，故伤脾也。

虞曰：脾为仓廪之官，五味出焉。谓纳其五味，化生五气。以养人身，今饮食劳倦而致自伤。是故圣人谨和五味，骨正筋柔。谨道如法，长有尺命，安致自伤。养生之道，可不戒哉。

久坐湿地，强力入水，则伤肾。

丁曰：肾主腰。腰者、肾之府。久坐则肾气不得宣行，故损也。肾穴在足心底，名曰涌泉。居处湿地入水，故有损也。强力者，务快其心。强合阴阳，故伤其肾也。

吕曰：久坐湿地，谓遭忧丧。强力者，谓举重引弩。入水者，谓复溺于水。或妇人经水未过，强合阴阳也。

虞曰：土主湿，自然之理也。今久坐湿地，则外湿内感于肾。合之风寒，发为瘅病。强力过用，必致自饮也。经脉别论曰，持重远行，必伤于肾。生气通天论曰，因而强力，肾气乃伤，高骨乃坏。经脉别论曰，度水跌仆，喘出于肾与胃也。

是正经之自病也。

丁曰：此五者，皆正经自病。非谓他邪也。

吕曰：此皆从其脏内自发病，不从外来也。

虞曰：吕氏言其脏内自发其病，不从外来。其义、非也。只如形寒饮冷伤肺者，谓外寒感于皮毛。内合于肺，此从外来也。又饮冷入口，内伤于肺。亦从外来也，余悉如此。圣人大意，言正经虚则腠理开，腠理开则外感于内，故曰正经自病也。

何谓五邪？然，有中风。

丁曰：中者、伤也。言中风者，调肝应风，主色邪，散于五脏，为之五色也。

吕曰：肝主风也。

虞曰：东方生风，风生木，恶风。又巽木为风。

有伤暑。

丁曰：伤暑者，谓心应暑。主臭邪，放于五脏。为之五臭也。

吕曰：心主暑也。

虞曰：心火主暑。王于夏暑、热也。

素问曰：夏伤于暑。秋必疟。

有饮食劳倦。

丁曰：脾应湿，主味邪。散入五脏为五味。

吕曰：脾主劳倦也。

虞曰：正经自病，亦言饮食劳倦，伤脾。今五邪亦言饮食劳倦，正经病谓正经虚，又伤饮食五邪病，谓食饮伤于脾而致病也。

有伤寒。

丁曰：肺主燥，而其令清切，恶寒。主其声邪散入五脏，为之五声也。

吕曰：肺主寒也。

虞曰：谓寒感皮毛，故曰伤寒也。

有中湿。

中華藏書

《难经集注》

丁曰：肾应寒，主水邪散入五脏，为之五液也。

吕曰：肾主湿也。

虞曰：水流湿之义也。

此之谓五邪。

吕曰：此五病，从外来也。

虞曰：此五行相胜也，作邪如下说也。

假令心病，何以知中风得之？然，其色当赤，何以言之？肝主色。

虞曰：巽为风，属木，故主中风。木之华蓒，敷布五色，作五邪，乃如下说也。

自入为青。

虞曰：木经自病也。

入心为赤。

虞曰：肝邪入心，其色乃赤。

入脾为黄。

虞曰：肝邪入脾，其色黄也。

入肺为白。

虞曰：肝邪入肺，故其色白。

入肝为黑。

虞曰：肝邪在肾，其色黑。

肝为心邪，故知当赤色也。

吕曰：肝主中风，心主伤暑者，今心病中风，故知肝邪往伤心也。

其病身热，胁下满痛。

吕曰：身热者心，满痛者肝。二脏之病证也。

虞曰：心主伤暑，病则身热。肝布两胁，故胁满。肝之乘心也。

其脉浮大而弦。

吕曰：浮大者心，弦者肝。二脏脉见应也。

何以知伤暑得之？然，当恶臭。何以言之？心主臭。

虞曰：心火也，火之化物。五臭出焉。

自入为焦臭。

虞曰：火性炎上，则生焦臭。此曰正经自病也。

入脾为香臭。

虞曰：火之化土，其臭乃香。

入肝为臊臭。

虞曰：火之化木，其臭乃臊。

入肾为腐臭。

虞曰：火之化水，其臭乃腐。

入肺为腥臭。

虞曰：火之化金，其臭乃腥。

故知心病伤暑得之也。当恶臭，其病身热而烦。心痛，其脉浮大而散。

吕曰：心主暑，今伤暑。此正经自病，不中他邪。

何以知饮食劳倦得之？然，当喜苦味也。虚为不欲食，实为欲食。何以言之？脾主味。

虞曰：稼穑作甘。

礼云：甘受和，故主味也。

入肝为酸。

虞曰：脾主味，为邪乘肝病者。乃喜酸味也。

入心为苦。

虞曰：脾主味，为邪干心病者。乃喜苦味也。

入肺为辛。

虞曰：脾主味，为邪干肺病者。乃喜辛味也。

入肾为咸。

虞曰：脾主味，为邪干肾病者。乃喜咸味也。

自入为甘。

虞曰：土为稼穑，本经自病。乃喜甘味也。

故知脾邪入心。为喜苦味也。

吕曰：心主伤热，脾主劳倦。今心病以饮食劳倦得之，故知脾邪入心也。

其病身热，而体重嗜卧，四肢不收。

吕曰：身热者、心也。体重者、脾也。此二脏病证也。

其脉浮大而缓。

吕曰：浮大者、心脉。缓者、脾脉也。

何以知伤寒得之？然，当谵言妄语。何以言之？肺主声。

虞曰：五金击之有声，故五音出于肺也。

入肝为呼。

虞曰：木之畏金故呼。

启玄子云：呼亦当啸。

入心为言。

虞曰：此云言，素问云笑，谓金火相当。夫妇相见，故言笑。

入脾为歌。

虞曰：土母金子，母子相见，故有歌义。

入肾为呻。

虞曰：金母水子，子之见母，发娇呻声也。

自入为哭。

虞曰：肺主于秋，秋者愁也。其音商。商、伤也。故自入为哭也。

故知肺邪入心。为谵言妄语也。

吕曰：心主暑，肺主寒，得之。故知肺邪入心以为病也。

其病身热，洒洒恶寒，甚则喘咳。

吕曰：身热者心，恶寒者肺。此二脏病证也。

其脉浮大而涩。

吕曰：浮大者心脉。涩者、肺脉也。

何以知中湿得之？然，当喜汗出不可止。何以言之？肾主湿。

丁曰：肾主水。水化五液也。

虞曰：肾主水，水流湿，故五湿皆出于肾。

入肝为泣。

虞曰：悲哀动中则伤魂，魂伤则感而泪下。谓肺主悲，悲则金有余，木乃畏之。水者木之母，母忧子，故肝为泣也。

入心为汗。

虞曰：水火交泰，蒸之为汗。

入脾为液。

虞曰：土夫水妻，妻从夫则生涎也。

入肺为涕。

虞曰：北方生寒，寒生肾。今寒感皮毛，内合于肺，肺寒则涕，是知入肺为涕。

自入为唾。

虞曰：肾之脉上络于舌，故生唾也。离中六二爻是也，此则正经自病。

故知肾邪入心，为汗出不可止也。

吕曰：心主暑，肾主湿。今心病以伤湿得知，故知肾邪入心也。

其病身热，而小腹痛，足胫寒而逆。

吕曰：身热者心，小腹痛者肾。肾邪干心，此二脏病证也。

其脉沉濡而大。

吕曰：大者、心脉。沉濡者、肾脉也。

此五邪之法也。

五十难曰：病有虚邪、有实邪、有贼邪、有微邪、有正邪。何以别之？然，从后来者为虚邪。

丁曰：假令心病得肝脉来乘，是为虚邪。肝是母，心是子。子能令母虚。故云从后来者为虚邪。

吕曰：心王之时，脉当洪大而长。反得弦小而急，是肝王毕木传于心。夺心之王，是肝往乘心，故言从后来也。肝为心之母，母之乘子，是为虚邪也。

从前来者为实邪。

丁曰：脾脉来乘，是为实邪。心是母，脾是子。而母能令子实。故云从前来者为实邪也。

吕曰：谓心王得脾脉，心王毕。当传脾。今心王未毕，是脾来逆夺其王，故言从前来也。脾者心之子，子之乘母，是为实邪。

从所不胜来者为贼邪。

丁曰：火所不胜于水，心病肾脉来乘。故为贼邪。

吕曰：心王得肾脉，水胜火。故是为贼邪也。

从所胜来者为微邪。

丁曰：火所胜于金，心病肺脉来乘。故云微邪。

吕曰：心王反得肺脉，火胜金。故为微邪也。

自病者为正邪。

丁曰：无他邪相乘，则为正邪。

吕曰：心王之时，脉实强太过。反得虚微，为正邪也。

何以言之？假令心病。中风得之为虚邪，伤暑得之为正邪。

吕曰：心主暑，今心自病伤暑。故为正邪也。

饮食劳倦得之为实邪。

吕曰：从前来者，脾乘心也。脾主劳倦，故为实邪。

伤寒得之为微邪。

吕曰：从所胜来者，肺乘心也。肺主寒，又畏心。故为微邪。

中湿得之为贼邪。

吕曰。从所不胜来者，肾乘心也。肾主湿，水克火。故为贼邪也

丁曰：夫在天之寒，在地为水，在人为肾。肾主水与寒。在天之风，在地为木，在人为肝。肝主风，在天之暄暑，在地为火，在人为心。心主暑，在天之燥，在地为金，在人为肺。肺主燥，在天之湿，在地为土，在人为脾。脾主湿，此是天地人三才相通也。今经以寒合肺，以湿合肾，以饮食劳倦合脾。此三者，义理稍差。未详其旨。

五十一难曰：病有欲得温者，有欲得寒者，有欲得见人者，有不欲得见人者，而各不同。病在何脏腑也？然，病欲得寒而欲见人者。病在腑也，病欲得温而不欲得见人者，病在脏也。何以言之腑者、阳也？阳病欲得寒，又欲见人。脏者、阴也。阴病欲得温，又欲闭户独处。恶闻人声，故以别知脏腑之病也。

丁曰：手三阴三阳应天。主暄暑燥病，即欲得寒也。然阳者、明也，是以欲得见人。阳为腑，故言病在腑也。足三阴三阳应地，主风寒湿，故病即欲得温。阴主脏，故不欲见人也。

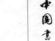

诸浮躁者。病在手，诸静不躁者，病在足。

五十二难曰：腑脏发病，根本等不？然，不等也。其不等奈何？然，脏病者。止而不移其病，不离其处。

丁曰：脏病为阴，阴主静，故止而不移。

吕曰：脏者阴，决于地，故不移动也。

腑病者，仿佛贲向。上下行流，居处无常。

丁曰：腑病为阳，主动。故上下行流，居处无常。

吕曰：腑、阳也。阳者法天，天有回旋不休。故病流转，居无常处也。

故以此知脏腑根本不同也。

脏腑传病第八（凡二首）

五十三难曰：经言七传者死，间脏者生，何谓也？然，七传者、传其所胜也。间脏者、传其子也。何以言之？假令心病传肺，肺传肝，肝传脾，脾传肾，肾传心。一脏不再伤，故言七传者死也。间脏者、传其所生也。

丁曰：经云前七传者死，后言间脏者生。其言七传者，是五脏为阴，传其所胜。间脏者，是六腑为阳，故传其所生。亦五脏六腑并应五行，传其所生者生，传其所胜者死。其言传肺，肺死而不传，故一脏不再伤也。

吕曰：七当为次字之误也。此下有间字，即知上当为次。又有五脏，心独再伤，为有六传耳。此盖次传其所胜脏故其病死也。

虞曰：七传者死，七字明也。吕氏以七为次，深为误矣，又声音不相近也，今明之以示后学。谓五行相生而数之，数终于五，又却再数至二成七。向上之五，来传于七。七之被克，故云死也。今举一例以发明之，假令相生之数，数木火土金水木火。第五水字，隔第六木字。来克第七火字。火被水克，故曰七传。下文云间脏者，是第五水字。下传与第六木字，见相生，故曰间脏者生也。吕氏言次者，次正成间脏也。

假令心病传脾，脾传肺，肺传肾，肾传肝，肝传心，是母子相传。竟而复始，如环之无端。故言生也。

丁曰：其言心传脾，脾得生气。再传于肺，是母子相传，故言生也。

吕曰：间脏者、间其所胜之脏而相传也。心胜肺脾间之，肝胜脾心间之，脾胜肾肺间之，肺胜肝肾间之，肾胜心肝间之。此谓传其所生也。

五十四难曰：脏病难治，腑病易治。何谓也？然，脏病所以难治者、传其所胜也。腑病易治者、传其子也。与七传间脏同法也。

丁曰：脏者、阴也。病难治者、谓言传其胜也。胜者、谓肝胜脾，脾胜肾，肾胜心，心胜肺，肺胜肝，故难治也。腑者、阳也。言阳病传其子者，即是木病传火，火病传土，土病传金，金病传水，水木递相生，即腑病易治也。是故与七传间脏法同也。

杨曰：与前章略同也。

脏腑积聚第九（凡二首）

五十五难曰：病有积有聚，何以别之？然，积者、阴气也。聚者、阳气也。故阴沉而伏，阳浮而动。气之所积，名曰积。气之所聚，名曰聚。故积者、五脏所生。聚者、六腑所成也。积者、阴气也。其始发有常处，其痛不离其部。上下有所终始，左右有所穷处。聚者、阳气也。其始发无根本，上下无所留止。其痛无常处，谓之聚，故以是别知积聚也。

丁曰：积者、阴气所积，是五脏传其所胜。当王时不受邪，故留结为积，所以止而不移也。聚者、六腑之为病。阳也，所传其子。以回转不定，又阳主动，故无常处。

吕曰：诸阴证病常在一处牢强。有头足，止不移者。脏气所作，死不治。故言脏、病难治。所以证病上下左右无常处者。此所谓阳证，虽困可治，本不死也，故当经岁月，故经言腑病易治。

五十六难曰：五脏之积，各有名乎，以何月何日得之？

然，肝之积名曰肥气。在左胁下，如覆杯。有头足，久不愈。令人发咳逆疟，连岁不已。以季夏戊己日得之，何以言之？肺病传于肝，肝当传脾，脾季夏适王。王者不受邪，肝复欲还肺，肺不肯受，故留结为积。故知肥气以季夏戊己日得之。

杨曰：积、蓄也。言血脉不行，积蓄成病也。凡积者、五脏所生也。荣气常行，不失节度，谓之平人。平人者、不病也。一脏受病，则荣气壅塞，故病焉。然五脏受病者，则传其所胜，所胜适王，则不肯受传。既不肯受，则反传所胜，所胜复不为纳，于是则留结成积。渐以长大，病因成矣。肥气者、肥盛也。言肥气聚于左胁之下，如覆杯突出，如肉肥盛之状也。小儿多有此病。按前章有积有聚，此章唯出五积之名状。不言诸聚，聚者，六腑之病，亦相传行，还如五脏。

以胜相加，故不重言，从省约也。

心之积名曰伏梁。起齐上，大如臂，上至心下，久不愈，令人病烦心。以秋庚辛日得之，何以言之？肾病传心，心当传肺，肺以秋适王，王者不受邪，心复欲还肾。肾不肯受，故留结为积，故知伏梁以秋庚辛日得之。

杨曰：伏梁者、言积自齐上。至心下，其大如臂，状似屋舍栋梁也。

脾之积名曰痞气，在胃脘，覆大如盘，久不愈。令人四肢不收，发黄胆，饮食不为肌肤。以冬壬癸日得之，何以言之？肝病传脾，脾当传肾，肾以冬适王，王者不受邪，脾复欲还肝。肝不肯受，故留结为积，故知痞气以冬壬癸日得之。

杨曰：痞、否也，言痞结成积也。脾气虚，则胃中热而引食焉。脾病不能通气，行津液，故虽食多而羸瘦也。

肺之积名曰息贲，在右胁下，覆大如杯，久不已，令人洒淅寒热。喘咳，发肺壅，以春甲乙日得之，何以言之？心病传肺，肺当传肝，肝以春适王，王者不受邪。肺复欲还心，心不肯受，故留结为积，故知息贲以春甲乙日得之。

杨曰：息、长也。贲、膈也。言肺在膈上，其气不行，渐长而逼于膈，故曰息贲。一曰贲、聚也。言其渐长而聚蓄。肺为上盖，脏中阳也。阳气盛，故令人发肺壅也。

肾之积名曰贲豚，发于少腹，上至心下。若豚状，或上或下无时。久不已，令人喘逆骨痿。少气，以夏丙丁日得之，何以言之？脾病传肾，肾当传心，心以夏适王，王者不受邪。肾复欲还脾，脾不肯受，故留结为积。故知贲豚以夏丙丁日得之，此是五积之要法也。

丁曰：人之五脏本和，谓恣欲五情，所以有增损，故蕴积生其病也。故有积有聚，积病为阴，聚病为阳，王时即安。失时即病也，旧经文注皆明矣。

杨曰：此病状似豚而上冲心，又有奔豚之气，非此积病也，名同而疾异焉。

五泄伤寒第十（凡四首）

五十七难曰：泄凡有几，皆有名不？然，泄凡有五，其名不同。有胃泄，有脾泄，有大肠泄，有小肠泄，有大瘕泄。名曰后重，胃泄者、饮食不化，色黄。

杨曰：泄利也，胃属土，故其利色黄。而饮食不化焉，化变也，消也。言所食之物，皆完出不消变也。

虞曰：此乃风入于肠，上重于胃，故使食不消化。风论曰，久风入中，则为肠风飧泄。飧泄、为食不消化也。

脾泄者，腹胀满泄注，食即呕吐逆。

杨曰：注者、无节度也。言利下犹如注水，不可禁止焉。脾病不能化谷，故食即吐逆。

虞曰：中央生湿。湿生土，土生脾，脾恶湿，湿气之胜，故腹胀而泄注。土性主信，又主味，今土病于味。无信，故食则吐逆。阴阳应象论曰，湿胜则濡泻，谓湿气内攻脾胃，则水谷不分，故泄注。

大肠泄者，食已窘迫。大便色白，肠鸣切痛。

杨曰：窘迫、急也。食讫即欲利，迫急不可止也。白者、从肺色焉。肠鸣切痛者、冷也。切者、言痛如刀切。其肠之状也。

虞曰：大肠气虚，所以食毕而急思厕。虚则邪传于内，真邪相击，故切痛也。

小肠泄者，溲而便脓血，少腹痛。

杨曰：小肠属心，心主血脉，故便脓血。小肠处在少腹，故小腹痛也。

大瘕泄者，里急后重。数至圊而不能便，茎中痛，此五泄之法也。

杨曰：瘕、结也。少腹有结而又下利者是也。一名后重，言大便处疼重也。数欲利，至所即不利，又痛引阴茎中。

此是肾泄也，按诸方家，利有二十余种。而此惟见五种者，盖举其宗维耳。

虞曰：肾开窍于二阴，气虚故数思圊。后重而不能便，茎中痛。肾气不足伤于冲脉，故里急也。灵枢病总曰，凡五泄者，春伤于风，寒邪留连，乃为洞泄，此之谓也。

丁曰：里急者，肠中痛，后重者，腰以下沉重也，余皆旧经有注。

五十八难曰：伤寒有几，其脉有变不？然，伤寒有五，有中风，有伤寒，有湿温，有热病，有温病。其所苦各不同，中风之脉，阳浮而滑，阴濡而弱。

丁曰：肌肉之上，阳脉所行。轻手按之，状若太过，谓之滑；肌肉之下，阴脉所行，重手按之，不足，谓之弱。此者是按之不足，举之有余，故知中风也。

杨曰：自霜降至春分。伤于风冷即病者，谓之伤寒。其冬时受得寒气，至春又中春风而病者，谓之温病。其至夏发者，多热病。病而多汗者，谓之湿温。其伤于八节之虚邪者，谓之中风。据此经言。

温病则是疫疠之病，非为春病也。疫疠者，谓一年之中、或一州一县、若大若小俱病者是也。按之乃觉往来如有，举之如无者，谓之弱也。关以前浮滑、尺中濡弱者也。

湿温之脉，阳濡而弱，阴小而急。

丁曰：阳濡而弱者，肌肉之上，阳脉所行。濡弱者，是湿气所胜火也。肌肉之下，阴脉所行。小急者，是土湿之不胜木。故见小急，所以言阳濡而弱，阴小而急也。

杨曰：小、细也。急、疾也。

虞曰：湿温之病，谓病患头多汗出。何以言之？寸口谓阳脉见濡弱，此水之乘火也。

本经曰：肾主液入心成汗，此之谓也。

伤寒之脉，阴阳俱盛而紧涩。

丁曰：阴阳俱盛者、极也。谓寸尺脉俱盛极而紧涩。此者中雾露之寒也，水得风寒而凝结。故知肾得寒而有此脉见也。

虞曰：如切绳状曰紧，如刀剖竹曰涩。

热病之脉，阴阳俱浮。浮之而滑，沉之散涩。

丁曰：阴阳俱浮者、谓尺寸俱浮也。浮之而滑者、轻手按之而滑。是心伤热脉也。沉之而散涩者、沉、手按之而散涩，是津液虚少也。

杨曰：轻手按者名浮，重手按者名沉也。

温病之脉，行在诸经。不知何经之动也，各随其经所在而取之。

丁曰：肺者金，主气。散行诸经，不知何经虚而传受此邪。故随其所在取其病邪也。

杨曰：兼鬼疠之气，散行诸经。

故不可预知，临病患而诊之。知其何经之动？即为治也。

伤寒有汗出而愈，下之而死者。有汗出而死、下之而愈者。何也？然，阳虚阴盛，汗出而愈。下之即死，阳盛阴虚。汗出而死，下之而愈。

丁曰：其阴阳盛虚者、谓非言脉之浮沉也。谓寒暑病异，燥湿不同。人之五脏六腑，有十二经，皆受于病。其手太阳少阴属火，主暄。手阳明太阴属金，主燥。手少阳厥阴属相火，主暑。此是燥暑暄六经，以通天气。病即不体重恶风而有躁。素问曰诸浮躁者，病在手是也。若以承气下之即愈，服桂枝取汗，汗出即死。其足太阳少阴属水，主寒。足阳明太阴属土，主湿。足厥阴少阳属木，主风。此是风寒湿六经，以通地气。病即体重恶寒，故素问曰诸浮不躁者。病在足是也。若以桂枝取汗，汗出即愈，服承气下之即死。此是五脏六腑配合阴阳大法也。所以经云，阳虚阴盛，汗出而愈，下之而死。其阳盛阴

中华藏书

黄帝内经·最新整理珍藏版

虚，汗出而死，下之而愈。此义非反颠倒也。

杨曰：此说反倒于义不通，不可根据用也。若反此行之。

乃为顺尔。

虞曰：诸经义皆不错，此经例义。必应传写误也。凡伤寒之病，脉浮大而数，可汗之则愈，病在表也。脉沉细而数，可下之则愈，病在里也。推此行之，万无一失。

寒热之病，候之如何也？然，皮寒热者，皮不可近席。毛发焦，鼻，不得汗。

丁曰：肺候身之皮毛。大肠为表里，脏病即寒，腑病即热，故言皮寒热也。皮不可近席者，谓手三阴三阳法天天动，故病即不欲卧近席也。毛发焦，鼻不得汗者，谓下有心火燥热之为病。不得汗之，汗之即死。下之即愈，谓肺主燥故也。

肌寒热者，皮肤痛。唇舌，无汗。

丁曰：脾候身之肌肉，胃为表里，脏病即体寒，腑病即体热，故言肌寒热也。皮肤痛，唇舌。脾者应土，土主湿，故皮肤津液出，体重。其津液外泄，即唇舌。病名湿燥，无以汗之。汗之即肠胃泻不通，下之即泄注。此者是湿气之为病，当温中调气也。

骨寒热者，病无所安。汗注不休，齿本痛。

丁曰：肾主骨，与膀胱为表里。病在阳，即身热、体重、恶寒。在阴即寒，病无所安。肾主水，汗注不休。齿本痛，汗即愈。下即死，阴盛阳虚故死。

杨曰：五脏六腑，皆有寒热。此经惟出三状，余皆阙也。

五十九难曰：狂癫之病。何以别之？然，狂之始发。少卧而不饥。自高贤也，自辨智也，自贵倨也。妄笑好歌乐，妄行不休是也。

丁曰：狂病者、病在手三阳。而反汗。故阳盛即发狂也。病在足三阴，而反下，故阴盛即发癫也。

杨曰：狂病之候。观其人初发之时，不欲眠卧，又不肯饮食，自言贤智尊贵。歌笑行走不休，皆阳气盛所为。故经言重阳者狂，此之谓也。今人以为癫疾，谬矣。

癫疾始发，意不乐。直视僵仆，其脉三部阴阳俱盛是也。

丁曰：经言重阳者狂，重阴者癫。今三部阴阳俱盛者，寸为阳、尺为阴，寸尺俱盛极而沉也。

杨曰：癫、颠也。发则僵仆焉，故有颠蹶之言也。阴气太盛，故不得行立而侧仆也。今人以为痫病。误矣。

六十难曰：头心之病，有厥痛，有真痛，何谓也？然，手三阳之脉，受风寒，伏留而不去者，则名厥头痛。入连在脑者，名真头痛。

丁曰：手三阳者，阳中之阳。今受风寒，伏留不去，即是三阳逆于上，故名曰厥头病。入连在脑者，名曰真头痛。脑者，髓海。风寒入即死矣。

杨曰：去者、行也。厥者、逆也。言手三阳之脉，伏留而不行，则壅逆而冲于头，故名厥头痛也。足三阳留壅，亦作头痛，今经不言之，从省久故也。

虞曰：风冷之气，入于三阳之经，故头厥痛也。其痛立已，真头痛者，谓风冷之气。入于泥丸宫，则为髓海。邪入则曰真头痛也。头脑中痛甚，而手足冷至肘膝者，名真头痛。其寒气入深故也。风寒之气，循风府入于脑，故云入连脑也。

其五脏气相干，名厥心痛。

杨曰：诸经络皆属于心。若一经有病，其脉逆行，逆则乘心，乘心则心痛，故曰厥心痛。是五脏气冲逆致痛，非心家自痛也。

其痛甚，但在心。手足青者，即名真心痛。其真心痛者，旦发夕死，夕发旦死。

丁曰：真心不病，外经受五邪相干，名曰厥心痛。其痛甚则手足青而冷，神门穴绝者死，病名真心痛也。

杨曰：心者、五脏六腑之主。法不受病，病即神去气竭，故手足为之青冷也。心痛手足冷者，为真心痛。手足温者，为厥心痛也。

头痛亦然。从今日平旦至明日平旦为一日。今云旦发夕死，夕发旦死，是正得半日而死也。

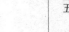

神圣工巧第十一（凡一首）

六十一难曰：经言望而知之谓之神，闻而知之谓之圣，问而知之谓之工，切脉而知之谓之巧。何谓也？然，望而知之者望见其五色以知其病。

杨曰：望色者、假令肝部见青色者。肝自病，见赤色者。心乘肝，肝亦病，故见五色知五病也。

闻而知之者，闻其五音以别其病。

杨曰：五音者、谓宫、商、角、征、羽也，以配五脏。假令病患好哭者，肺病也。好歌者，脾病也，故云闻其音知其病也。

问而知之者，问其所欲五味，以知其病所起所在也。

杨曰：问病患云好辛味者，则知肺病也。好食冷者，则知内热。故云知所起所在。

切脉而知之者，诊其寸口，视其虚实，以知其病。病在何脏腑也。

丁曰：视当作持字，为以手循持其寸口也。

杨曰。切、按也。谓按寸口之脉。若弦多者，肝病也。洪多者，心病也。浮数则病在腑，沉细则病在脏。故云在何脏也。

经言以外知之曰圣，以内知之曰神。此之谓也。

丁曰：夫脉合五色，色合五味，味合五音，故有此望闻问切之法。经内前篇具说。习之者能知此，乃是神圣工巧之良医也。

杨曰：视色听声、切脉。皆在外而知内之病也。

脏腑井俞第十二（凡七首）

六十二难曰：脏井荥有五，腑独有六者，何谓也？然，腑者阳也。三焦行于诸阳，故置一俞名曰原。腑有六者，亦与三焦共一气也。

丁曰：三焦者、臣使之官。位应相火，宣行君火命令。使行于诸阳经中，见置一俞名曰原，所以腑有六。亦是三焦之一气，故三焦共一气也。

杨曰：五脏之脉，皆以所出为井。所流为荥，所注为俞，所行为经，所入为合，是谓五俞，以应金木水火土也。六腑亦并以所出为井。所流为荥，所注为俞，所过为原，所行为经，所入为合，其俞亦应五行，惟原独不应五行。原者、元也。元气者、三焦之气也。其气尊大，故不应五行，所以六腑有六俞，亦以应六合于干道也。然五脏亦有原，则以第三穴为原，所以不别立穴者。五脏法地，地卑，故三焦之气经过而已，所以无别穴。六腑既是阳，三焦亦是阳，故云共一气也。

虞曰：天以六气司下，地以五行奉上。六气者、风寒暑燥湿火也。五行者、金木水火土也。十一之气相因而成。人应之，乃六腑法六气。五脏法五行，亦十一之气相因而成也。天得六，谓天属阳，以阴数配之。地得五，谓地属阴，以阳数配之，而成阴阳也。人腑脏亦然。六腑配六气者，谓胆木配风，膀胱水配寒，小肠火配暑，大肠金配燥，胃土配湿。三焦少阳配火，三焦为原气。在六腑阳脉中自立一为原也。五脏配五行者，肝木、心火、脾土、肺金、肾水。五脏法阴无原。一穴者，谓五行阴脉穴中原气暗主之，故原并俞同一穴也。故曰，三焦共一气。其理明矣。详此经义前后问答，文理有阙。

六十三难曰：十变言五脏六腑荥合。皆以井为始者，何也？然，井者、东方春也。

虞曰：经言井者、东方春也。春者、施化育无求其报。春者、仁也。在五常，仁乃法水。水之有仁者，井水也。井水济人亦无求报，故经云，井者、东方春也。易曰，井养而不穷，可象春仁也。

万物之始生。

虞曰：万物始生，由春气之化育也。

诸蚑行喘息，飞蠕动。当生之物，莫不以春而生。

虞曰：井有仁焉，故圣人涉春育物以象于井也。夫葭灰方飞，蛰虫始振，所以虫行。喘虫息，虫飞，蠕虫动，皆因春气而生故也。乃井中虫。

故岁数始于春。

虞曰：春木也，下文甲亦木。井有仁，仁亦木也。今以井为始者，谓仁道至大。在岁春为首，在日甲为首，在经脉井为首故也。

日数始于甲，故以井为始也。

杨曰：凡脏腑皆以井为始。井者、谓谷井尔，非谓掘作之井。山谷之中，泉水初出之处，名之曰井。井者、主出之义也。泉水既生，留停于近，萦迂未成大流，故名之曰荥。荥者、小水之状也。留停既深，便有注射输文之处，故名之曰俞。俞者、委积逐流行。经历而成渠径。经者、径也，亦经营之义也。经行既达，合会于海，故名之曰合。合者、会也。此是水行流转之义，人之经脉，亦法于此，故取名焉。所以井为始春者，以其所生之义也，岁数始于春者、正月为岁首故也。日数始于甲者、谓东方甲乙也。正月与甲乙，皆属于春也。

丁曰：十二经气穴三百六十五穴。皆以井为始，各有其终矣。

卷之五

六十四难曰：十变又言阴井木。阳井金，阴荥火，阳荥水，阴俞土，阳俞木，阴经金，阳经火，阴合水，阳合土。阴阳皆不同。其意何也？然，是刚柔之事也。阴井乙木，阳井庚金，阳井庚，庚者乙之刚也。阴井乙，乙者、庚之柔也。乙为木，故言阴井木也。庚为金，故言阳井金也。余皆仿此。

丁曰：经言刚柔者，谓阴井木。阳井金，庚金为刚，乙木为柔。阴荥火，阳荥水，壬水为刚。丁火为柔，阴俞土，阳俞木。甲木为刚，己土为柔。阴经金，阳经火，丙火为刚。辛金为柔，阴合水，阳合土，戊土为刚，癸水为柔。

杨曰：五脏皆为阴，阴井为木。荥为火，俞为土，经为金，合为水。六腑为阳，阳井为金。荥为水，俞为木，经为火，合为土。以阴井木配阳井金，是阴阳夫妇之义。故云乙为庚之柔，庚为乙之刚。余并如此也。

虞曰：所克者为妻，谓孤阳不生。孤阴不长，故井荥亦名。夫妇刚柔相因而成也。

六十五难曰：经言所出为井，所入为合，其法奈何。

杨曰：奈何犹如何也？

然，所出为井，井者东方春也。万物之始生，故言所出为井也。所入为合，合者、北方冬也。阳气入脏，故言所入为合也。

丁曰：人之阳气，随四时而出入，故春气在井，夏在荥，秋在经，冬在合。其所取气穴，皆随四时而刺之也。

杨曰：春夏主生养，故阳气在外。秋冬主收藏，故阳气在内，人亦法之。

六十六难曰：经言肺之原，出于太渊。

丁曰：在右手掌后，鱼际下。是脉之大会，故云肺之原。出于太渊。

杨曰：穴在掌后是也。

虞曰：针经言，五脏有俞无原，原与俞共一穴所出。难经又言，五脏有原所出，乃亦针经中俞穴也。两义皆通也。

心之原，出于大陵。

丁曰：在掌后两筋间陷中，此是心包络之原也。

虞曰：在掌后两骨间。

肝之原，出于太冲。

虞曰：在足大指本节后二寸是。又曰，足大指本节后二寸或一寸半是也。

脾之原，出于太白。

丁曰：在足内侧核骨下。

肾之原，出于太溪。

丁曰：在足内踝后跟骨间是也。

少阴之原，出于兑骨。

丁曰：神门穴是也，此是真心之脉也。

杨曰：此皆五脏俞也，所以五脏皆以俞为原。少阴真心脉也，亦有原在掌后兑骨端陷者中。一名神门，一名中都。前云心之原出于大陵者，是心胞络脉也。凡云心病者，皆在心包络脉矣。真心不病，故无俞。今有原者，外经之病，不治内藏也。

胆之原，出于丘墟。

丁曰：在足外踝下微前是也。

杨曰：足内踝后微前也。

胃之原，出于冲阳。

丁曰：在足跗上五寸骨间动脉是也。

三焦之原，出于阳池。

丁曰：在手小指次指本节后陷中是也。

杨曰：手表腕上也。

膀胱之原，出于京骨。

丁杨曰：在足外侧大骨下赤白肉际。

大肠之原，出于合谷。

丁曰：在大指次指间虎口内。

杨曰：手大指岐骨间。

小肠之原，出于腕骨。

丁曰：在小指腕骨内。

杨曰：在手腕陷中。指腕者，误也。

虞曰：以上十二经，皆配之五行。其五行行胜之年，于王前先泻其原。不足之年，先补其原，即此原也。

十二经皆以俞为原者，何也？然，五脏俞者。三焦之所行，气之所留止也。三焦所行之俞为原者，何也？然脐下肾间动气者，人之生命也，十二经之根本也，故名曰原。三焦者、原气之别使也，主通行三气，经历于五脏六腑。原者、三焦之尊号也，故所止辄为原。五脏六腑之有病者，取其原也。

杨曰：齐下肾间动气者，丹田也。丹田者、人之根本也，精神之所藏，五气之根元，太子之腑也。男子以藏精女子主月水，以生养子息。合和阴阳之门户也，在齐下三寸，方圆四寸，附着脊脉两肾之根。其中央黄、左青、右白、上赤、下黑。三寸法三才，四寸法四时，五色法五行。两肾之间，名曰大海，一名溺水。中有神龟，呼吸元气流行，则为风雨。通气四肢，无所不至也。肾者、分为日月之精。虚无之气，人之根本也。齐者、人之命也。分为一名太中极，一名太。

一名昆仑，一名持枢，一名五城，五城有真人，即五帝也。五城之外有八使者，即八卦神也。八使者，并太一为九卿。八卦之外有十二楼，楼有十二子也。并三焦神为二十七大夫，又并四肢神为八十一元士。齐中央名太一君之侯王，王天大将军。特进侯，主人身中万二千神也。郊在头上脑户中，庙在项后顶上，社在脾左端，稷在大肠穷。风伯在八门，八门在齐旁，雨师在小肠穷。四渎云气在昆仑，弱水在胞中。所以备言此者，欲明肾为人生之本焉。故知丹田者，性命之本也。道士思神，比邱坐禅。皆行心气于脐下者，良为此也。故云原者，三焦之尊号也，三焦合气于肾故也。

虞曰：在天则三元五运相因而成，在人则三焦五脏相因而成也。

素问曰：其气三，其生五，此之谓也。启玄子曰，人之所存，秉五行之运用。征其本始，从三气以生成。此则天地之原气也，故五脏六腑有病皆取其原也。

丁曰。三焦者、是十二经根本。是生气之原也，为臣使之官。宣行荣卫，所以在阳经辄有其原也。

井荥俞经合图（此图明其经络始终五脏六腑之原。）

六十七难曰：五脏募皆在阴。而俞在阳者，何谓也？然，阴病行阳，阳病行阴，放令募在阴，俞在阳。

丁曰：人背为阳。腹为阴，是言五脏俞皆在阳者。背俞也，故肺俞二穴。在第三椎下两旁，相去同身寸之一寸五分是也。心俞二穴，在第五椎下两旁、相去同身寸之一寸五分是也。肝俞二穴，在第九椎下两旁，相去同身寸之一寸五分是也。脾俞二穴，在第十一椎下两旁，相去同身寸之一寸五分是也。肾俞二穴，在第十四椎下两旁，相去同身寸之一寸五分是也。肺之募，中府二穴，在云门下一寸乳上三肋间是也。心之募，巨阙一穴，在鸠尾下一寸是也。脾之募，章门二穴，在季胁下直齐是也。肝之募，期门二穴，在不容两旁一寸五分是也。肾之募，京门二穴，在腰中季胁本是也。

杨曰：腹为阴，五脏之募皆在腹，故云募皆在阴。背为阳，五脏之俞皆在背，故云俞皆在阳。五内有病，则出行于

中华藏书

黄帝内经·最新整理珍藏版

中国书店

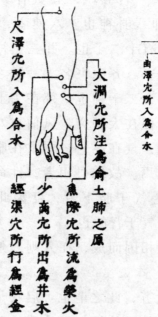
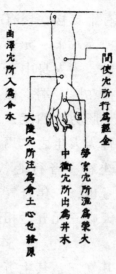

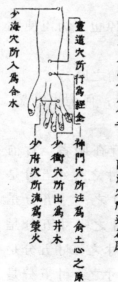
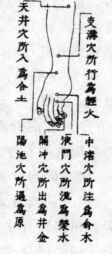
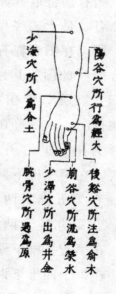
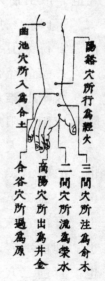

阳。阳俞在背也，外体有病，则入行于阴。阴募在腹也，故针法云，从阳引阴，从阴引阳，此之谓也。

六十八难曰：五脏六腑，各有井荥俞经合。皆何所主？然，经言所出为井。所流为荥，所注为俞，所行为经，所应为合，井主心下满。

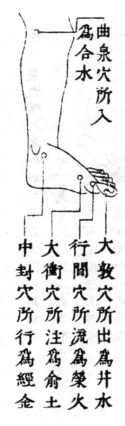

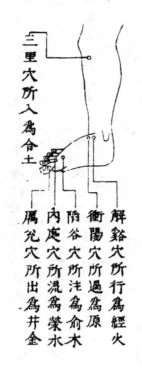

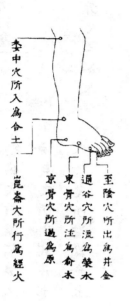

吕曰：井者木，木者肝，肝主满也。

虞曰：井法木以应肝脾，位在心下。今邪在肝，肝乘脾，故心下满。今治之于井，不令木乘土也。

荥主身热。

吕曰：荥者火，火者心，心主身热也。

虞曰：荥为火以法心。肺属金，外主皮毛。今心火灼于肺金，故身热。谓邪在心也，故治之于荥。不令火乘金，则身热必愈也。

俞主体重节痛。

吕曰：俞者土，土者脾，脾主体重也。

虞曰：俞者，法土应脾。今邪在土，土必刑水。水者肾，肾主骨，故病则节痛。邪在土，土自病则体重，宜治于俞穴。

经主喘咳寒热。

吕曰：经者金，金主肺，肺主寒热也。

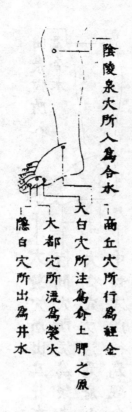

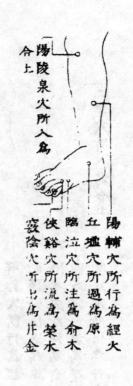

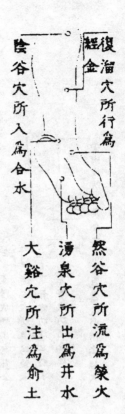

虞曰。经法金应肺，今邪在经，则肺为病。得寒则咳，得热则喘。今邪在金，金必刑木。木者肝，肝在志为怒。怒则气逆乘肺，故喘。何以然？谓肝之支别。从肝别贯膈上注肺，脉要精微论曰，血在胁下，令人喘逆，此之谓也。治之于经，则金不刑于木矣。

合主逆气而泄。

吕曰：合者水，水主肾，肾主泄也。

虞曰：合法水应肾，肾气不足，伤于冲脉。则气逆而里急，肾主开窍于二阴。肾气不禁，故泄注。邪在水，水必乘火。火者心，法不受病。肝木为心火之母，为肾水之子，一忧母受邪。二忧子被刑。肝在志为怒，忧则怒，怒则气逆，故也。此五行更相乘克，故病有异同。今治之于合，不令。水乘火，则肝木不忧，故气逆止。邪不在肾，则无注泄。以上井荥俞经合，法五行应五脏。邪凑其中，故主病如是。善诊者审而行之，则知自病，或相乘虚则补之，实则泻之。

此五脏六腑，其井荥俞经合所主病也。

丁曰：此是五脏井荥俞经合也，经言井主心下满者为肝病。即逆满，当取其诸井以主其心下满也。荥主身热者，荥者、火也，故身热。当取其诸荥以主其热也。俞主体重节痛，俞者、土也，故令体重节痛。当取其诸俞以主其体重节痛也。经主喘咳寒热，经者、金也，故喘咳而发寒热。当取其诸经以主其喘咳寒热也。合主逆气而泄，合为水，水主泄，当取其诸合以主逆气而泄也。

虞曰：以上井荥俞经合之生病，各根据其时而调治之。谓四时之邪，各凑荥俞中留止也。

用针补泻第十三（凡十三首）

六十九难曰：经言虚者补之，实者泻之。不实不虚，以经取之。何谓也？然，虚者补其母。实者泻其子。当先补之，然后泻之。不实不虚，以经取之者。是正经自生病，不中他邪也。当自取其经，故言以经取之。

丁曰：此经先立井荥俞经合配象五行，即以十二经中各有子母。递相生养，然后言用针补泻之法也。假令足厥阴肝之络中虚，即补其足厥阴经合。是母也，实即泻足厥阴经荥。是子也，如无他邪。即当自取其经，故言以经取之也。

杨曰：春得肾脉为虚邪，是肾虚不能传气于肝，故补肾。肾有病则传之于肝，肝为肾子，故曰补其母也。春得心脉为实邪。

是心气盛实，逆来乘肝，故泻心。心平则肝气通，肝为心母，故曰泻其子也。不实不虚，是诸脏不相乘也。春得弦多及但弦者，皆是肝脏自病也。则自于足厥阴少阳之经而补泻焉。当经有金木水火土，随时而取之也。

七十难曰：经言春夏刺浅，秋冬刺深者，何谓也？然，春夏者，阳气在上，人气亦在上，故当浅取之。秋冬者，阳气在下，人气亦在下，故当深取之。

丁曰：春夏刺浅，秋冬刺深者，经言春夏刺井荥。从肌肉浅薄之处，秋冬刺经合。从肌肉深浓之处，此是因时随所在刺之也。

杨曰：经言春气在毫毛。夏气在皮肤，秋气在分肉，冬气在筋骨，此四时之气也。其四时受病。亦各随正气之深浅，故用针者治病，各根据四时气之深浅而取之也。

春夏各致一阴，秋冬各致一阳者，何谓也？然，春夏温必致一阴者。初下针，沉之，至肾肝之部，得气引持之，阴也。

虞曰：经言春夏养阳。言取一阴之气以养于阳，虑成孤阳。致者、都也，及也。言到于肾肝，引持一阴之气，肝肾乃阴也。

秋冬寒，必致一阳者。初内针，浅而浮之，至心肺之部，得气推内之，阳也。

虞曰：经言秋冬养阴。言至阴用事，无阳气以养其阴，故取一阳之气以养于阴。免成孤阴也，心肺，乃阳也，故言至心肺之部也。

是谓春夏必致一阴，秋冬必致一阳。

杨曰：入皮三分，心肺之部，阳气所行也。入皮五分，肾肝之部，阴气所行也。阳为卫，阴为荣，春夏病行于阳，故引阴以和阳。秋冬病行于阴，故内阳以和阴也。

虞曰：杨氏所注言三分为心肺之部。五分为肝肾之部，此乃玄珠密语。分天地气而言之，故有三分五分之说也。

丁曰：人之肌肤，皆有浓薄之处。但皮肤之上，为心肺之部。阳气所行，肌肉之下，为肾肝之部。阴气所行，其春夏阳气上胜。所用针沉，手内针至肾肝之部。得气引持阴气，以和其阳气，故春夏必致一阴也。秋冬阴气下降，所用针浮，手至心肺之部。得气推内针入，引持阳气。以和其阴气也，故秋冬必致一阳也。所以经云，春夏必致一阴，秋冬必致一阳也。

七十一难曰：经言刺荣无伤卫。刺卫无伤荣，何谓也？然，针阳者，卧针而刺之。刺阴者，先以左手摄按所针荣俞之处。气散乃内针，是谓刺荣无伤卫，刺卫无伤荣也。

丁曰：人之荣为阴。卫为阳，二者为之表里。其卧针取之，恐伤于荣也。针荣先以左手摄按所刺之穴，令阳散而内针者，盖恐伤于卫也。

杨曰：入皮三分为卫气，病在卫，用针则浅，故卧针而刺之，恐其深伤荣气故也。入皮五分为荣气，故先按所针之穴。待气散乃内针，恐伤卫气故也。

虞曰：三阴三阳，各主气血。至有多少不同，故圣人说行针之道。

无令至有伤于荣卫也。血气形志篇曰：太阳多血少气，少阳少血多气，阳明多气多血，厥阴多血少气，少阴多气少血，太阴多气少血。启玄子注曰：血气多少，天之常数。故用针之道，常泻其多也。

七十二难曰：经言能知迎随之气。可令调之，调气之方，必在阴阳，何谓也？然，所谓迎随者，知荣卫之流行。经脉之往来也，随其逆顺而取之，故曰迎随。调气之方，必在阴阳者，知其内外表里。随其阴阳而调之，故曰调气之方，必在阴阳。

丁曰：夫荣卫通流，散行十二经之内。即有始有终，其始自中焦注手太阴一经一络。然后手阳明注一经一络，其经络有二十四。日有二十四时，皆相合。此凡气始至而用针取之，名曰迎而夺之。其气流注终而内针，出而扪其穴，名曰随而济之。又补其母亦名曰随而补之，泻其子亦名曰迎而夺之。又随呼吸出内其针，亦曰迎随也。此者是调阴阳之法，故曰必在阴阳也。

杨曰：荣气者，常行不已。卫气者，昼行于身体。夜行于脏腑。迎者、逆也。随者、顺也。谓卫气逆行。荣气顺行。病在阳，必候荣卫，行至于阳分而刺之。病在阴，必候荣卫行至于阴分而刺之，是迎随之意也。又迎者、泻也。随者、补也。故经曰迎而夺之，安得无虚。言泻之则虚也，随而济之，安得无实，言补之则实也。调气之方，必在阴阳者，阴虚阳实，则补阴泻阳。阳虚阴实，则补阳泻阴。或阳并于阴，阴并于阳；或阴阳俱虚；或阴阳俱实；皆随病所往。而调其阴阳，则病无不已。

虞曰：迎、取也。乃五行六气，各有胜复。假令木气有余之年，于王前先泻其化源。

玄珠密语曰：木之行胜也，苍埃先见于林木。木乃有声，宫音失调。虫不滋，湿雨失合。先于十二月泻其化源，故曰迎也。不足之年，补于化源，故曰随也。调气之方，必在阴阳者，言引外至内，引内至外也。谓月生无泻，月满无补。定人之呼吸，观日之寒温。从阳引阴，从阴引阳。春夏致一阴，秋冬致一阳，故曰调气之方，必在阴阳也。知其内外表里者，谓察脉之浮沉。识病之虚实，以外知内，视表如里，故曰，知其内外表里也。随其阴阳而调之者，谓各随病在何阴阳脉中而调治之也。

七十三难曰：诸井者，肌肉浅薄。气少，不足使也，刺之奈何？然，诸井者、木也。荥者、火也。火者木之子，当刺井者，以荥泻之，故经言补者不可以为泻。泻者不可以为补，此之谓也。

丁曰：诸井在手足指梢。故言肌肉浅薄也。井为木，是火之母。荥为火，是木之子。故肝木实，泻其荥。肝木气虚不足，补其合。泻之复不能补，故言不可以为补也。

杨曰：冬刺井，病在脏，取之应井。刺井者，则泻其荥，以去其病。

故经曰：冬阴气紧，阳气伏，故取井以下阴气。逆取荥以通阳气也。

虞曰：不至而至，故春乃泻荥也。

七十四难曰：经言春刺井，夏刺荥，季夏刺俞，秋刺经，冬刺合者，何谓也？然，春刺井者邪在肝，夏刺荥者邪在心，季夏刺俞者邪在脾，秋刺经者邪在肺，冬刺合者邪在肾。

丁曰：其言春刺井者，谓邪在肝。无令肝木邪害于脾土，故刺诸井也。夏刺荥者，谓邪在心。无令心火邪害于肺金，故刺诸荥也。季夏刺俞者，谓邪在脾，无使脾土邪害于肾水，故刺诸俞也。秋刺经者，谓邪在肺，无令肺金邪害于肝木，故刺诸经也。冬刺合者，谓邪在肾，无令肾水邪害于心火，故刺诸合也。此是断五邪之原法也。

杨曰：用针微妙，法无穷，若不深达变通，难以救疾者矣。至如此说，则是变通之义也。经云，冬刺井，春刺荥，此乃云春刺井。夏刺荥，理极精奇，特宜留思，不可固守以一概之法也。

虞曰：春刺井，夏刺荥，季夏刺俞，秋刺经，冬刺合，乃经之大法也。七十三难，以言春刺于荥。此乃休王未毕，火夺木王。法曰实邪，故泻之于荥。所以经言泻者不可以为补也。

其肝、心、脾、肺、肾、而系于春夏秋冬者。何也？然，五脏一病辄有五也。假令肝病，色青者。肝也，臊臭者。肝也，喜酸者。肝也，喜呼者。肝也，喜泣者。肝也，其病众多，不可尽言也。四时有数而并系于春夏秋冬者也，针之要妙，在于秋毫者也。

丁曰：人之五脏系于四时，五脏一病辄有五者。谓五声、五色、五味、五液、五香、五臭。若持针者，皆能断其五邪。令中病原，故知针之要妙，在于秋毫，不可不通也。

杨曰：五脏六腑病，各有形证。今略举肝家一脏以为法尔，虽言春刺井。夏刺荥，若一脏有病，脉亦随之，诊而取之。假令肝自病，实则取肝中火泻之，虚则取肝中木补之。余皆仿此，即秋毫微细之意也，言用针微细若秋毫矣。

虞曰：五脏各有声色臭味液，以为形证。以合四时井荥俞经合，而行补泻之法也。微妙之理，若秋毫之在目也。

七十五难曰：经言东方实。西方虚，泻南方，补北方，何谓也？然，金木水火土，当更相平。东方、木也。西方、金也。木欲实，金当平之。火欲实，水当平之。土欲实，木当平之。金欲实，火当平之。水欲实，土当平之。东方肝也，则知肝实。西方肺也，则知肺虚。泻南方火，补北方水。南方火，火者、木之子也。北方水，水者、木之母也。水胜火，子能令母实，母能令子虚。故泻火补水，欲令金不得平木也。经曰，不能治其虚。何问其余？此之谓也。

丁曰：四方者，五行之正位也。其王应四时，即春应东方木。夏应南方火，秋应西方金，冬应北方水，长夏应中央土，南方火实胜西方金，即北方水来复胜。火水且待争，反害于肺。今当先泻南方火，实即还北方水。肺金得平也，平者、调四方虚实之法也。

　　杨曰：五行以胜相加。故木胜土，金胜木。木、肝也。金、肺也。肺气虚弱，肝气强实。木反凌金，金家不伏。欲来平木，金木若战。二脏则伤，故用针者。诊知其候，则须泻心。心气既通，肝气则复。又补于肾，肾家得气。传而养肝，肝气已定。则肺不复来平肝，然后却补脾气。脾是肺母，母气传子，子便安定，故曰不能治其虚。何问其余？此之谓也。一本说杨氏曰，金克木。今据肝家一条以例五脏。假令东方木肝实，西方金肺虚，肝木实凌肺金虚。金本克木，木伏金。肝欲制肺，肺乃不伏。二脏争胜，反害于火。宜泻其心，心属火。火者木之子，子气既通。肝虚则伏，肝气既复。则肺不复来，然后补其脾。脾是肺母，母气授子，子气便实，故言母能令子实。子能令母虚，不能治其虚，何问其余？

　　虞曰：五脏五行，更相平伏，宜凭补泻以调治之。素问曰，邪气盛则实。真气夺则虚，以下凡有虚实，皆准此也。经言，木实金虚，泻火补水也。夫木实者，谓木有余。则土遥畏之，土畏之，则金无所养而令金虚也。若不泻火，火必盛而烁金。金乃仇雠于木，金木相胜。而致两相刑克，故泻火。火者木之子，子合母气。木亦不实，火亦不平。金土亦无所畏，乃行气养于金也。金虚者，乃补水御火。补水养木，御火火不平金。养木木亦安复，故曰子能令母实也。木有余，则土乃畏木。土不能传气与金，金乃虚，故曰母能令子虚也。

　　七十六难曰：何谓补泻？当补之时。何所取气？当泻之时。何所置气？然，当补之时。从卫取气。

　　虞曰：肺行五气。溉灌五脏，通注六经，归于百脉。凡取气须自卫取气，得气乃推内针于所虚之经脉浅深分部之所，以补之。故曰，当补之时。从卫取气，此之谓也。

　　当泻之时，从荣置气。

　　虞曰：邪在荣分，故内针于所实之经，待气引针而泻之。故曰，当泻之时，从荣置气。置者、取也，迎也。

　　其阳气不足，阴气有余。当先补其阳，而后泻其阴。

　　虞曰：假令胆不足，肝有余，先补足少阳，而后泻足厥阴也。

阴气不足，阳气有余。当先补其阴，而后泻其阳。

虞曰：反于上法。

荣卫通行。此其要也。

杨曰：此是阴阳更虚更实之变。须通荣卫，病则愈也。

丁曰：其当补之时，从卫取气。卫者、阳也。故从卫取气。

方其补也，当泻之时，从荣置气。荣者，阴也。故从荣置气，置荣而后泻之。阴阳有余不足，当先补其不足，然后泻其有余。故得荣卫通行，即是持针之要妙，故言其要也。

七十七难曰：经言上工治未病，中工治已病者，何谓也？然，所谓治未病者。见肝之病，则知肝当传之与脾，故先实其脾气。无令得受肝之邪，故曰治未病焉。中工治已病者，见肝之病，不晓相传。但一心治肝，故曰治已病也。

丁曰：素问曰，春胜长夏，长夏胜冬。冬胜夏，夏胜秋，秋胜春。此四时五行相胜之理也。人之五脏有余者行胜。不足者受邪，上工先补不足。无令受邪，而后泻有余。此是治未病也，中工持针。即便泻有余，故言治已病也。

杨曰：五脏得病，皆传其所胜，肝病传脾之类是也。若当其王时，则不受传。即不须行此方也。假令肝病当传脾，脾以季夏王。正王则不受邪，故不须实脾气也。若非季夏，则受肝邪。盒饭预令实脾气，勿令得受肝邪也。如此者，谓之上工。工、犹妙也，言妙达病源者也。其中工未能全解，故止守一脏而已。

七十八难曰：针有补泻，何谓也？然，补泻之法，非必呼吸出内针也。

杨曰：补者呼则出针，泻者吸则内针，故曰呼吸出内针也。

虞曰：谓用针补泻之法，呼吸取生成之数为之。

然知为针者信其左，不知为针者信其右。当刺之时，必先以左手厌按所针荣俞之处。弹而努之，爪而下之。其气之来，如动脉之状。顺针而刺之，得气因推而内之，是谓补。动而伸之，是谓泻，不得气乃与。男外女内，不得气，是谓十死不治也。

杨曰：凡欲下针之法，先知穴处，便以左手按之。乃以右手弹其所接之处，脉动应在左手之下。仍即以左手指按之，然后循针而刺之。待气应于针下，因推入荣中，此是补也。若得气便摇转而出之，此是泻也。若久留针而待气不至，则于卫中留针。待气久不得，又内入于荣中。久留待气，如其三处气候不应于针者，谓阴阳俱尽。不可复针，如此之候，十人十死，故云十死不治。卫为阳，阳为外，故云男外。荣为阴，阴为内，故云女内也。

虞曰：自卫得气，推之以所虚之分。开穴出针，曰补也。自卫取气，引针开穴出针，曰泻也。候吸内，针呼尽出针，曰先补后泻。反此行之，则曰先泻后补也。玄珠密语称其补泻法云，按之得气，内于天部。天部得气，推之至地部，天地气相接则出针曰泻。反此行之曰补，与此义相反。

丁曰：知为针者，信其左，谓左手先按所刺之穴。以其气来，如动脉而应其手，即内其针。亦是迎而夺之，为之泻气过而顺针而刺之，是为随而济之也。其男子阳气行于外，女人阴气行于内。男子则轻手按其穴，女子则重手按其穴。过时而气不至，不应其左手者，皆不可刺之也。刺之则无功，谓气绝。故十死不治也，何待留针而候气也？

七十九难曰：经言迎而夺之，安得无虚？随而济之，安得无实？虚之与实，若得若失。实之与虚，若有若无。何谓也？然，迎而夺之者、泻其子也。随而济之者、补其母也。假令心病，泻手心主俞。

虞曰：心病却泻手心主俞，心者法不受病。受病者、心包络也。手心主者、则手厥阴心包络也。包络中俞者、土也。心、火也。土是火子，乃泻其俞，此乃泻子也。

是谓迎而夺之者也。

虞曰：迎谓取气，夺谓泻气也。

补手心主井，是谓随而济之者也。

虞曰：心火井木。今补心主之井，谓补母也。木者、火之母也。

随谓自卫取气，济谓补不足之经。

所谓实之与虚者，牢濡之意也。

虞曰：牢濡，虚实之意也。

气来牢实者为得，濡虚者为失，故曰若得若失也。

杨曰：此是当脏自病。而行斯法，非五脏相乘也。

丁曰：五脏虚即补其母，是谓随而济之。实则泻其子，是谓迎而夺之。况欲行其补泻，即先候其五脏之脉。及所刺穴中如气来牢实者，可泻之。虚濡者，可补之。若持针不能明其牢濡者，故若得若失也。

八十难曰：经言有见如入，有见如出者，何谓也？然，所谓有见如入者，谓左手见气来至。乃内针，针入，见气尽。乃出针，是谓有见如入，有见如出也。

丁曰：欲刺人脉，先以左手候其穴中之气。其气来而内针，候气尽乃出其针者，非迎随泻补之穴也，谓不虚不实。自取其经，施此法也。

杨曰：此还与弹而努之、爪而下之相类也。

八十一难曰：经言无实实虚虚，损不足而益有余，是寸口脉耶。将病自有虚实耶，其损益奈何？然，是病非谓寸口脉也，谓病自有虚实也。假令肝实而肺虚，肝者、木也。肺者、金也。金木当更相平。当知金平木，假令肺实而肝虚。微少气，用针不泻其肝，而反重实其肺。故曰，实实虚虚，损不足而益有余，此者中工之所害也。

丁曰：中者、伤也，谓昧学之工。不能明其五脏之刚柔，而针药误投，所以反增其害。十人全八，能知二脏也。令肝虚肺实二脏之病，全六反增其害也。

杨曰：上工治未病，知其虚实之原，故补泻而得其宜。中工未审传病之本，所治反增其害也。

跋

难经集注五卷。明王九思等集录吴吕广、唐杨玄操、宋丁德用、虞庶、杨康侯注解者，按晁公武郡斋读书志。载吕杨注一卷，丁注五卷，虞注五卷。陈振孙书录解题，载丁注二卷。马端临经籍考，引晁氏作吕杨注五卷。盖当时各家别行，至九思等始掇辑以便观览耳。叶盛绿竹堂书目，载难经集注一册，不着撰人名氏。此则书名偶同，非九思所集。按王圻续经籍考，载金纪天锡难经集注五卷，盛之所收恐此耳。盛、正统进士。九思、宏治进士。则其非是编也明矣。其他诸家藏书目，及乾隆四库全书总目，并未收入。若殷仲春医藏目录，宜哀搜无遗。而亦遗之，盖似失传者。然以余不涉医家，但知据目录考之耳。因质诸医官多纪廉夫。廉夫云：近代医书，绝无援引，久疑散佚。廉夫于医家，雅称赅洽。而其言如此，则知其果失传也。夫方伎一家，固有其人。其存其佚，何干我事？然小道可观，至理存焉，则竟非可弃也。

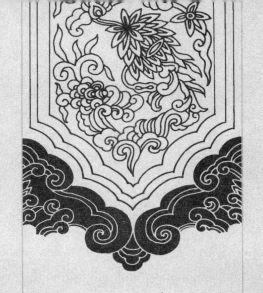

《伤寒杂病论》

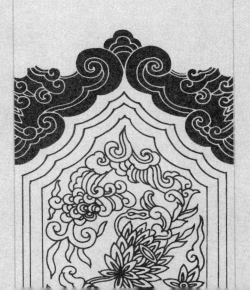

《伤寒杂病论》序

张机序

论曰：余每览越人入虢之诊，望齐侯之色，未尝不慨然叹其才秀也。怪当今居世之士，曾不留神医药，精究方术，上以疗君亲之疾，下以救贫贱之厄，中以保身长全，以养其生，但竞逐荣势，企踵权豪，孜孜汲汲，惟名利是务，崇饰其末，忽弃其本，华其外，而悴其内，皮之不存，毛将安附焉。卒然遭邪风之气，婴非常之疾，患及祸至，而方震栗，降志屈节，钦望巫祝，告穷归天，束手受败，赍百年之寿命，持至贵之重器，委付凡医，恣其所措，咄嗟呜呼！厥身已毙，神明消灭，变为异物，幽潜重泉，徒为啼泣，痛夫！举世昏迷，莫能觉悟，不惜其命，若是轻生，彼何荣势之足云哉！而进不能爱人知人，退不能爱身知己，遇灾值祸，身居厄地，蒙蒙昧昧，蠢若游魂。哀乎！趋势之士，驰竞浮华，不固根本，忘躯徇物，危若冰谷，至于是也。余宗族素多，向余二百，建安纪元以来，犹未十稔，其死亡者，三分有二，伤寒十居其七。

感往昔之沦丧，伤横夭之莫救，乃勤求古训，博采众方，撰用《素问》、《九卷》、《八十一难》、《阴阳大論》、《胎臚药录》，并平脉辨证，为《伤寒杂病论》合十六卷。虽未能尽愈诸病，庶可以见病知源，若能寻余所集，思过半矣。夫天布五行，以运万类，人禀五常，以有五脏，经络府俞，阴阳会通，玄冥幽微，变化难极，自非才高识妙，岂能探其理致哉！上古有神农、黄帝、歧伯、伯高、雷公、少俞、少师、仲文，中世有长桑、扁鹊，汉有公乘阳庆及仓公，下此以往，未之闻也。观今之医，不念思求经旨，以演其所知，各承家技，终始顺旧，省疾问病，务在口给。相对须臾，便处汤药，按寸不及尺，握手不及足，人迎趺阳，三部不参，动数发息，不满五十，短期未知决诊。九候曾无仿佛，明堂阙庭，尽不见察，所谓窥管而已。夫欲视死别生，实为难矣。孔子云：生而知之者上，学则亚之，多闻博识，知之次也。余宿尚方术，请事斯语！

汉长沙太守南阳张机序

桂林左德序

余闻吾师张绍祖先生之言曰："吾家伤寒一书，相传共有一十三稿，每成一稿，传抄殆遍城邑，兹所存者为第十二稿，余者或为族人所秘，或付劫灰，不外是矣。叔和所得相传为第七次稿，与吾所脏者较，其间阙如固多，编次亦不相类，或为叔和所篡乱，或疑为宋人所增删，聚讼纷如，各执其说。然考晋时尚无刊本，犹是传抄，唐末宋初始易传抄为刊刻，遂称易简。以此言之，则坊间所刊者，不但非汉时之原稿，恐亦非叔和之原稿也。"余聆训之下，始亦疑之，及读至伤寒例一卷，见其于可汗不可汗，可吐不可吐，可下不可下法，尽载其中，于六经已具之条为并不重引，法律谨严，始知坊间所刻之辨可汗不可汗，可吐不可吐，可下不可下，以及发汗吐下后各卷，盖后人以读书之法，错杂其间，而未计及编书之法固不如是也，不然孔氏之徒，问仁者众，问政者繁，何不各类其类，而惮烦若此耶？吾师讳学正，自言为仲氏四十六世孙，自晋以后迁徙不一，其高祖复初公，自岭南复迁原籍，寄居光州，遂聚族焉。吾师虽承家学，不以医名，亦不轻出此书以三示人，余得之受业者，殆有天焉。余宿好方术，得针灸之学于永川邓师宪章公，后随侍先严游宦岭南，与吾师同寅，朝夕相过从，见余手执宋本伤寒论，笑问曰："亦嗜此乎？"时余年仅弱冠，答曰："非敢云嗜，尚未得其要领，正寻绎耳。"

师曰："子既好学，复知针灸，可以读伤寒论矣，吾有世传抄本伤寒杂病论十六卷，向不示人，得人不传，恐成坠绪。"遂历言此书颠末，及吾师家世滔滔不倦。先严促余曰："速下拜。"于是即席拜之，得师事焉。今罗生哲初为吾邑知名人士，从习针灸历有年所，颇能好余之所好，余亦以所得者尽授之，余不负吾师，罗生亦必不负余，故特序其原起，罗生其志之，罗生其勉之。

光绪二十年岁次甲午三月桂林左盛德序

平脉法第一

问曰：脉何以知气血脏腑之诊也？

师曰：脉乃气血先见，气血有盛衰，脏腑有偏胜。气血俱盛，脉阴阳俱盛；气血俱衰，脉阴阳俱衰。气独胜者，则脉强；血独盛者，则脉滑；气偏衰者，则脉微；血偏衰者，则脉涩；气血和者，则脉缓；气血平者，则脉平；气血乱者，则脉乱；气血脱者，则脉绝；阳迫气血，则脉数；阴阻气血，则脉迟；若感于邪，气血扰动，脉随变化，变化无穷，气血使之。病变百端，本原别之；欲知病源，当凭脉变；欲知病变，先揣其本，本之不齐，在人体躬，相体以诊，病无遁情。

问曰：脉有三部，阴阳相乘。荣卫血气，在人体躬。呼吸出入，上下于中。因息游布，津液流通。随时动作，肖象形容。春弦秋浮，冬沉夏洪。察色观脉，大小不同。一时之间，变无经常。尺寸参差，或短或长。上下乖错，或存或亡。病辄改易，进退低昂。心迷意惑，动失纪纲。愿为具陈，令得分明。

师曰：子之所问，道之根源。脉有三部，尺寸及关。荣卫流行，不失衡铨。肾沉、心洪、肺浮、肝弦，此自经常，不失铢分。出入升降，漏刻周旋。水下二刻，一周循环。当复寸口，虚实见焉。变化相乘，阴阳相干。风则浮虚，寒则牢坚。沉潜水蓄，支饮急弦。动则为痛，数则热烦。设有不应，知变所缘。三部不同，病各异端。太过可怪，不及亦然。邪不空见，中必有奸。审察表里，三焦别焉。知其所舍，消息诊看。料度脏腑，独见若神。为子条记，传与贤人。

师曰：平脉大法，脉分三部。浮部分经，以候皮肤经络之气。沉部分经，以候五脏之气。中部分经，以候六腑之气。

师曰：脉分寸关尺，寸脉分经以候阳，阳者气之统也。尺脉分经以候阴，阴者血之注也。故曰阴阳。关上阴阳交界，应气血升降，分经以候中州之气。

问曰：经说，脉有三菽、六菽重者，何谓也？

师曰：脉，人以指按之，如三菽之重者，肺气也；如六菽之重者，心气也；如九菽之重者，脾气也；如十二菽之重者，肝气也；按之至骨者，肾气也。假令下利，寸口、关上、尺中，悉不见脉。然尺中时一小见，脉再举头者，肾气也。若见损至脉来，为难治。

问曰：东方肝脉，其形何似？

师曰：肝者木也，名厥阴，其脉微弦濡弱而长，是肝脉也。肝病自得濡弱者，愈也。假令得纯弦脉者，死，何以知之？以其脉如弦直，此是肝脏伤，故知死也。

南方心脉，其形何似？

师曰：心者火也，名少阴，其脉洪大而长，是心脉也。心病自得洪大者，愈也。假令脉来微去大，故名反，病在里也。脉来头小本大，故曰复，病在表也。上微头小者，则汗出；下微本大者，则为关格不通，不得尿。头无汗者可治，有汗者死。

西方肺脉，其形何似？

师曰：肺者金也，名太阴，其脉毛浮也，肺病自得此脉。若得缓迟者，皆愈；若得数者，则剧。何以知之？数者南方火也，火克西方金。法当痈肿，为难治也。

北方肾脉其形何似？

师曰：肾者水也，其脉沉而石。肾病自得此脉者，愈；若得实大者，则剧；何以知之？实大者，长夏土王，土克北方水，水脏立涸也。

师曰：人迎脉大，趺阳脉小，其常也；假令人迎趺阳平等为逆，人迎负趺阳为大逆，所以然者，胃气上升动在人迎，胃气下降动在趺阳。上升力强故曰大，下降力弱故曰小，反此为逆，大逆则死。

师曰：六气所伤，各有法度；舍有专属，病有先后；风中于前，寒中于背；湿伤于下，雾伤于上；雾客皮腠，湿流关节；极寒伤经，极热伤络；风令脉浮，寒令脉紧，又令脉急；暑则浮虚，湿则濡涩；燥短以促，火躁而数；风寒所中，先客太阳；暑气炎热，肺金则伤；湿生长夏，病入脾胃；燥气先伤，大肠合肺；壮火食气，病生于内；心与小肠，先受其害；六气合化，表里相传；脏气偏胜，或移或干；病之变证，难以殚论；能合色脉，可以万全。

问曰：上工望而知之，中工问而知之，下工脉而知之，愿闻其说。

师曰：夫色合脉，色主形外，脉主应内；其色露脏，亦有内外；察色之妙，明堂阙庭；察色之法，大指推之；察明堂推而下之，察阙庭推而上之；五色应五脏，如肝色青、脾色黄、肺色白、心色赤、肾色黑，显然易晓；色之生死，在思用精，心迷意惑，难与为言。

色青者，病在肝与胆。假令身色青，明堂色微赤者，生；白者，死；黄白者，半死半生也。

色赤者，病在心与小肠。假令身色赤，明堂微黄者，生；黑者，死；黄黑者，半死半生也。

色黄者，病在脾与胃。假令身色黄，明堂微白者，生；青者，死；黄青者，半死半生也。

色白者，病在肺与大肠。假令身色白，明堂色微黑者，生；赤者，死；黄赤者，半死半生也。

色黑者，病在肾与膀胱。假令身色黑，明堂色微青者，生；黄者，死；黄赤者，半死半生也。

阙庭脉色青而沉细，推之不移者，病在肝；青而浮大，推之随转者，病在胆。

阙庭脉色赤而沉细，推之参差不齐者，病在心；赤而横弋，推之愈赤者，病在小肠。

阙庭脉色黄，推之如水停留者，病在脾。如水急流者，病在胃。

阙庭脉色青白，推之久不还者，病在肺。推之即至者，病在大肠。

阙庭脉色青黑直下睛明，推之不变者，病在肾。推之即至者，病在膀胱。

明堂阙庭色不见，推之色青紫者，病在中焦有积；推之明于水者，病在上焦有饮；推之黑赤参差者，病在下焦有寒热。

问曰：色有内外，何以别之？

师曰：一望而知者，谓之外。在明堂阙庭，推而见之者，谓之内。

病暴至者，先形于色，不见于脉。病久发者，先见于脉，不形于色。病入于脏，无余证者，见于脉，不形于色。病痼疾者，见于脉，不形于色也。

问曰：色有生死，何谓也？

师曰：假令色黄如蟹腹者，生；如枳实者，死；有气则生，无气则死，余色仿此。

师曰：人秉五常，有五脏，五脏发五声，宫、商、角、徵、羽是也。五声在人，各具一体；假令人本声角变商声者，为金克木，至秋当死；变宫、徵、羽皆病，以本声不可变故也。

人本声宫变角声者，为本克土，至春当死。变商、徵、羽皆病。

人本声商变徵声者，为火克金，至夏当死。变宫、角、羽皆病。

人本声徵变羽声者，为水克火，至冬当死。变角、宫、商皆病。

人本声羽变宫声者，为土克水，至长夏当死。变角、商、徵皆病。

以上所言，皆人不病而声先病者，初变可治，变成难瘳。词声之妙，差在毫厘，本不易晓，若病至发声则易知也。

师曰：持脉，病人欠者，无病也；脉之呻者，病也；言迟者，风也；摇头言者，里痛也。行迟者，表强也；坐而伏者，短气也；坐而下一脚者，腰痛也；里实护腹，如怀卵物者，心痛也。

病人长叹声，出高入卑者，病在上焦；出卑入高者，病在下焦；出入急促者，病在中焦有痛处；声唧唧而叹者，身体疼痛；问之不欲语，语先泪下者，必有忧郁；问之不语，泪下不止者，必有隐衷；问之不语，数问之而微笑者，必有隐疾。

实则谵语，虚则郑声；假令言出声卑者，为气虚；言出声高者，为气实；欲言手按胸中者，胸中满痛；欲言手按腹者，腹中满痛；欲言声不出者，咽中肿痛。

师曰：脉病人不病，名曰行尸。以无王气，卒眩仆。不识人者，短命则死。人病脉不病，名曰内虚，以少谷神，虽困无苦。

师曰：脉，肥人责浮，瘦人责沉。肥人当沉，今反浮。瘦人当浮，今反沉，故责之。

师曰：呼吸者，脉之头也。初持脉来疾去迟，此出疾入迟，名曰内虚外实也。初持脉，来迟去疾。此出迟入疾，名曰内实外虚也。

寸口卫气盛，名曰高；荣气盛，名曰章；高章相搏，名曰纲。卫气弱，名曰惵；荣气弱，名曰卑；惵卑相搏，名曰损。卫气和，名曰缓；荣气和，名曰迟；迟缓相搏，名曰沉。

阳脉浮大而濡，阴脉浮大而濡。阴脉与阳脉同等者，名曰缓也。

问曰：二月得毛浮脉，何以处言至秋当死？

师曰：二月之时，脉当濡弱，反得毛浮者，故知至秋死。二月肝用事，肝属木，脉应濡弱，反得毛浮者，是肺脉也。肺属金，金来克木，故知至秋死。他皆仿此。

师曰：立夏得洪大脉是其本位。其人病身体苦疼重者，须发其汗。若明日身不疼不重者，不须发汗。若汗濈濈自出者，明日便解矣，何以言之？立夏脉洪大是其时脉，故使然也。四时仿此。

问曰：凡病欲知何时得，何时愈，何以知之？

师曰：假令夜半得病者，明日，日中愈；日中得病者，夜半愈。何以言之？日中得病，夜半愈者，以阳得阴则解也。夜半得病，明日，日中愈者，以阴得阳则解也。

问曰：脉病欲知愈未愈者，何以别之？答曰：寸口、关上、尺中三处。大、小、浮、沉、迟、数同等，虽有寒热不解者，此脉阴阳为和平，虽剧当愈。

师曰：寸脉下不至关，为阳绝；尺脉上不至关，为阴绝。此皆不治，决死也。若计其余命生死之期，期以月节克之也。

脉浮者在前，其病在表；浮者在后，其病在里；假令濡而上鱼际者，宗气泄也。孤而下尺中者，精不脏也。若乍高乍卑，乍升乍坠，为难治。

寸口脉缓而迟，缓则阳气长。其色鲜，其颜光，其声商，毛发长。迟则阴气盛，骨髓生，血满，肌肉紧薄鲜鞭。阴阳相抱，荣卫俱行。刚柔相得，名曰强也。

寸口脉浮为在表，沉为在里。数为在腑，迟为在脏。假令脉迟，此为在脏也。

寸口脉浮而紧，浮则为风，紧则为寒。风则伤卫，寒则伤荣。荣卫俱病，骨节烦疼，当发其汗也。

寸口脉浮而数，浮为风、数为热、风为虚、虚为寒，风虚相搏，则洒淅恶寒也。

问曰：病有洒淅恶寒，而复发热者何也？

师曰：阴脉不足，阳往从之；阳脉不足，阴往乘之也。何谓阳脉不足？

师曰：假令寸口脉微，名曰阳不足，阴气上入阳中，则洒淅恶寒也，何谓阴不足？

师曰：假令尺脉弱，名曰阴不足，阳气下陷入阴中，则发热也。阴脉弱者，则血虚。血虚则筋急也。其脉涩者，荣气微也。其脉浮而汗出如流珠者，卫气衰也。荣气微者，加烧针，则血留不行，更发热而躁烦也。

寸口脉阴阳俱紧者，法当清邪中于上焦，浊邪中于下焦。清邪中于上，名曰洁也；浊邪中于下，名曰浑也。阴中于邪，必内栗也。表气微虚，里气不守，故使邪中于阴也。阳中于邪，必发热、头痛、项强、颈挛、腰痛、胫酸，所谓阳中雾露之气，故曰清邪中上。浊邪中下，阴气为栗。足膝逆冷，便溺妄出。表气微虚，里气微急。三焦相混，内外不通。上焦怫郁，脏气相熏，口烂食断也。中焦不治，胃气上冲；脾气不转，胃中为浊；荣卫不通，血凝不流。若胃气前通者，小便赤黄，与热相搏，因热作使，游于经络，出入脏腑，热气所过，则为痈脓。若阴气前通者，阳气厥微，阴无所使，客气内入，嚏而出之。声嗢咽塞，寒厥相追，为热所拥，血凝自下，状如豚肝，阴阳俱厥，脾气弧弱，五液注下。下焦不阖，清便下重，令便数难，脐筑湫痛，命将难全。

寸口脉阴阳俱紧者，口中气出，唇口干燥，蜷卧足冷，鼻中涕出，舌上胎滑，勿妄治也。到七日以来，其人微发热，手足温者，此为欲解。或到八日以上，反大发热者，此为难治。设使恶寒者，必欲呕也；腹内痛者，必欲利也。寸口脉阴阳俱紧，至于吐利，其脉独不解，紧去人安，此为欲解。若脉迟至六七日，不欲食，此为晚发，水停故也，为未解；食自可者，为欲解。寸口脉浮而大，有热，心下反鞭，属脏者攻之，不令发汗。属腑者不令溲数，溲数则大便鞭，汗多则热甚，脉迟者尚未可攻也。

问曰：病有战而汗出，因得解者，何也？

师曰：脉浮而紧，按之反芤，此为本虚，故当战而汗出也。其人本虚，是以发战。以脉浮紧，故当汗出而解也。若脉浮数，按之不芤，此人本不虚。若欲自解，但汗出耳，不发战也。

问曰：病有不战，而汗出解者何也？

师曰：脉大而浮数，故不战汗出而解也。

问曰：病有不战不汗出而解者，何也？答曰：其脉自微，此以曾发汗、若吐、若下、若亡血，以内无津液，此阴阳自和，必自愈，故不战不汗出而解也。

问曰：伤寒三日，脉浮数而微，病人身凉和者，何也？

师曰：此为欲解也，解以夜半。浮而解者，濈然汗出也；数而解者，必能食也；微而解者，必大汗出也。脉浮而迟，面热赤而战惕者，六七日当汗出而解。反发热者差迟。迟为无阳，不能作汗，其身必痒也。

病六七日，手足三部脉皆至。大烦而口噤不能言，其人躁扰者，未欲解也。若脉和，其人不烦，目重，睑内际黄者，此欲解也。

师曰：伏气之病，以意候之。今月之内，欲知伏气。假令旧有伏气，当须脉之。若脉微弱者，当喉中痛似伤，非喉痹也。病人云：实咽中痛，虽尔，今复宜下之。

师曰：病家人请云：病人苦发热，身体疼，病人自卧。师到，诊其脉，沉而迟者，知其差也，何以知之？凡表有病者，脉当浮大，今反沉迟故知愈也。假令病人云：腹内卒痛，病人自坐。师到，脉之，浮而大者，知其差也；凡里有病者，脉当沉细，今反浮大，故知愈也。

师曰：病家人来请云，病人发热，烦极。明日师到，病人向壁卧，此热已去也。设令脉不和，处言已愈。设令向壁卧，闻师到，不惊起而盼视，若三言三止。脉之，咽唾者，此诈病也。设令脉自和，处言此病大重。当须服吐下药，针灸数十百处，乃愈。

问曰：脉有灾怪，何谓也？

师曰：假令人病，脉得太阳，与形证相应，因为作汤。比还送汤如食顷，病人乃大吐。若下利，腹中痛。

师曰：我前来不见此证，今乃变异，是名灾怪。又问曰：何缘得此吐利？

师曰：或有旧时服药，今乃发作，故名灾怪耳。

平脉法第二

问曰：脉有阴阳，何谓也？

师曰：凡脉大、浮、数、动、滑，此名阳也。凡脉沉、涩、迟、弦、微，此名阴也。凡阴病见阳脉者生，阳病见阴脉者死。

阴阳相搏名曰动，阳动则汗出，阴动则发热。形冷恶寒者，此三焦伤也。若脉数见于关上，上下无头尾如豆大，厥厥然动摇者，名曰动也。脉来缓，时一止复来者，名曰结。脉来数，时一止复来者，名曰促。脉阳盛则促，阴盛则结，此皆病脉。又脉来动而中止，更来小数，中有还者反动，名曰结阴也。脉来动而中止，不能自还，因而复动者，名曰代阴也。得此脉者，必难治。脉阴阳俱促，当病血，为实。阴阳俱结，当亡血，为虚。假令促上寸口者，当吐血，或衄。下尺中者，当下血。若乍促乍结为难治。脉数者，久数不止，止则邪结，正气不能复，却结于脏。故邪气浮之，与皮毛相得脉数者，不可下，下之，必烦利不止。

问曰：脉有阳结阴结者，何以别之？

师曰：其脉浮而数，能食，不大便者，此为实，名曰阳结也，期十七日当剧。其脉沉而迟，不能食，身体重，大便反鞭，名曰阴结也，期十四日当剧。

脉蔼蔼，如车盖者，名曰阳结也。

脉累累，如循长竿者，名曰阴结也。

脉瞥瞥，如羹上肥者，阳气微也。

脉萦萦，如蜘蛛丝者，阴气衰也。

脉绵绵，如泻漆之绝者，亡其血也。

问曰：脉有残贼，何谓也？

师曰：脉有弦、紧、浮、滑、沉、涩，此六脉，名曰残贼，能为诸脉作病也。

问曰：脉有相乘、有纵、有横、有逆、有顺，何也？

师曰：水行乘火，金行乘木，名曰纵。火行乘水，木行乘金，名曰横。水行乘金，火行乘木，名曰逆。金行乘水，木行乘火，名曰顺也。

问曰：濡弱何以反适十一头？

师曰：五脏六腑相乘故令十一。

脉阴阳俱弦，无寒热，为病饮。在浮部，饮在皮肤。在中部，饮在经络。在沉部，饮在肌肉。若寸口弦，饮在上焦。关上弦，饮在中焦。尺中弦，饮在下焦。

脉弦而紧者，名曰革也。弦者状如弓弦，按之不移也。紧者如转索无常也。脉弦而大，弦则为减，大则为芤。减则为寒，芤则为虚。寒虚相搏，此名为革。妇人则半产、漏下，男子则亡血、失精。

问曰：曾为人所难，紧脉从何而来？

师曰：假令亡汗、若吐，以肺里寒，故令脉紧也。假令咳者，坐饮冷水，故令脉紧也。假令下利，以胃中虚冷，故令脉紧也。

寸口脉浮而紧，医反下之，此为大逆。浮则无血，紧则为寒，寒气相搏，则为肠鸣，医乃不知，而反饮冷水，令汗不出，水得寒气，冷必相搏，其人即饐。

寸口脉微，尺脉紧，其人虚损多汗。知阴常在，绝不见阳也。

寸口脉浮而大，浮为风虚，大为气强。风气相搏，必成隐疹，身体为痒。痒者名曰泄风，久久为痂癞。

寸口脉浮而大，浮为虚，大为实。在尺为关，在寸为格。关则不得小便，格则吐逆。

寸口脉微而涩，微者卫气不行，涩者荣气不逮。荣卫不能相将，三焦无所仰，身体痹不仁。荣气不足，则烦疼，口难言；卫气虚者，则恶寒数欠。三焦不归其部，上焦不归者，噫而酢吞；中焦不归者，不能消谷引食；下焦不归者，则遗溲。

寸口脉微而涩，微者卫气衰，涩者荣气不足。卫气衰则面色黄；荣气不足则面色青。荣为根，卫为叶。荣卫俱微，则根叶枯槁，而寒栗咳逆，唾腥吐涎沫也。

寸口脉微而缓，微者卫气疏，疏则其肤空。缓者胃气实，实则谷消而水化也。谷入于胃，脉道乃行，水入于经，其血乃成。荣盛则其肤必疏，三焦绝经，名曰血崩。

寸口脉弱而缓，弱者阳气不足，缓者胃气有余。噫而吞酸，食卒不下，气填于膈上也。

寸口脉弱而迟，弱者卫气微，迟者荣中寒；荣为血，血寒则发热；卫为气，气微者心内饥，饥而虚满不能食也。

寸口脉弱而涩，尺中浮大，无外证者，为病属内伤。

寸口脉弱而涩，尺中濡弱者，男子病失精，女子病赤白带下。

寸口脉洪数，按之弦急者，当发瘾疹。假令脉浮数，按之反平者，为外毒。脉数大，按之弦直者，为内毒，宜升之，令其外出也。误攻则内陷，内陷则死。

寸口脉洪数，按之急滑者，当发痈脓；发热者，暴出；无热者，久久必至也。

寸口脉浮滑，按之弦急者，当发内痈；咳嗽胸中痛为肺痈，当吐脓血；腹中掣痛为肠痈，当便脓血。

寸口脉大而涩，时一弦，无寒热，此为浸淫疮所致也；若加细数者，为难治。

趺阳脉紧而浮，浮为气，紧为寒。浮为腹满，紧为绞痛。浮紧相搏，肠鸣而转，转即气动，隔气乃下。少阴脉不出，其阴肿大而虚也。

趺阳脉微而紧，紧则为寒，微则为虚，微紧相搏，则为短气。

趺阳脉大而紧者，当即下利，为难治。

趺阳脉浮，浮则为虚，浮虚相搏，故令气馇，言胃气虚竭也。此为医咎，责虚取实，守空迫血。脉滑则为哕，脉浮鼻中燥者，必衄也。

趺阳脉迟而缓，胃气如经也。趺阳脉浮而数，浮则伤胃，数则动脾。此非本病，医特下之所为也。荣卫内陷，其数先微，脉反但浮，其人必大便鞕，气噫不除。何以言之？本以数脉动脾，其数先微，故知脾气不治，大便鞕，气噫不除。今脉反浮，其数改微，邪气独留，心中则饥，邪热不杀谷，潮热发渴，数脉当迟，缓病者则饥。数脉不时，则生恶疮也。

趺阳脉浮而涩，少阴脉如经者，其病在脾，法当下利。何以知之？若脉浮大者，气实血虚也。今趺阳脉浮而涩，故知脾气不足，胃气虚也。以少阴脉弦，而沉才见，此为调脉，故称如经也。若反滑而数者，故知当屎脓也。

趺阳脉浮而芤，浮者胃气虚，芤者荣气伤。其身体瘦，肌肉甲错，浮芤相搏。宗气衰微，四属断绝也。

趺阳脉浮而大，浮为气实，大为血虚。血虚为无阴，孤阳独下阴部者，小便当赤而难，胞中当虚。今小便利，而大汗出，法应胃家当微。今反更实，津液四射，荣竭血尽，干烦而不眠，血薄肉消而成暴液。医复以毒药攻其胃，此为重虚，客阳去有期，必下如淤泥而死。

问曰：翕奄沉名曰滑，何谓也？

师曰：沉为纯阴，翕为正阳，阴阳和合，故令脉滑。关尺自平。

趺阳脉微沉，食饮自平；少阴脉微滑，滑者紧之浮名也，此为阴实。其人必股内汗出，阴下湿也。

趺阳脉浮而滑，浮为阳，滑为实。阳实相搏，其脉数疾，卫气失度。浮滑之脉数疾，发热汗出者，此为不治。

趺阳脉滑而紧，滑者胃气实，紧者脾气强。持实击强，痛还自伤，以手把刃，坐作疮也。

趺阳脉沉而微，沉为实，数消谷；紧者，病难治。

趺阳脉伏而涩，伏则吐逆，水谷不化，涩则食不得入，名曰关格。

师曰：病人脉微而涩者，此为医所病也。大发其汗，又数大下之，其人亡血，病当恶寒，后乃发热，无休止时，夏月盛热，欲著复衣。冬月盛寒，欲裸其身，所以然者，阳微则恶寒，阴弱则发热，此医发其汗，使阳气微，又大下之：令阴气弱，五月之时，阳气在表，胃中虚冷，以阳气内微，不能胜冷，故欲著复衣；十一月之时，阳气在里，胃中烦热，以阴气内弱，不能胜热，故欲裸其身。又阴脉迟涩，故知血亡也。

少阴脉弱而涩，弱者微烦，涩者厥逆。趺阳脉不出，脾不上下，身冷肤鞕。

少阴脉不至，肾气微，少精血，奔气促迫，上入胸隔，宗气反聚，血结心下，阳气退下，热归阴股，与阴相动，令身不仁，此为尸厥。当刺期门、巨阙。

妊娠脉弦数而细，少腹痛，手心热。此为热结胞中，不先其时治之，必有产难。

产后脉洪数，按之弦急，此为浊未下。若浊已下而脉如故者，此为魂脱，为难治。

诸脉浮数，当发热而洒淅恶寒，若有痛处。饮食如常者，畜积有脓也。

问曰：人恐怖者，其脉何状？

师曰：脉形如循丝累累然，其面白脱色也。

问曰：人不饮，其脉何类？

师曰：脉自涩，唇口干燥也。

问曰：人愧者，其脉何类？

师曰：脉浮而面色乍白乍赤也。

师曰：寸口诸微亡阳，诸濡亡血，诸弱发热，诸紧为寒。诸乘寒者则为厥，郁冒不仁，以胃无谷气，脾涩不通。口急不能言，战而栗也。

师曰：发热则脉躁，恶寒则脉静。脉随证转者，为病疟。

师曰：伤寒，咳逆上气，其脉散者死，为其形损故也。

师曰：脉乍大乍小，乍静乍乱，见人惊恐者，为祟发于胆，气竭故也。

师曰：人脉皆无病，暴发重病，不省人事者，为厉鬼，治之以祝由，能言者可治，不言者死。

师曰：脉浮而洪，身汗如油，喘而不休，水浆不下，形体不仁，乍静乍乱，此为命绝也。又未知何脏先受其灾。若汗出发润，喘不休者，此为肺先绝也；阳反独留，形体如烟熏，直视摇头者，此为心绝也；唇吻反青，四肢掣习者，此为肝绝也；环口黧黑，油汗发黄者，此为脾绝也；溲便遗失，狂言，目反直视者，此为肾绝也；又未知何脏阴阳前绝。若阳气前绝，阴气后竭者，其人死身色必青；阴气前绝，阳气后竭者，其人死，身色必赤，腋下温，心下热也。

奇经八脉不系于十二经，别有自行道路。其为病总于阴阳，其治法属十二经。假令督脉为病，脊背强，隐隐痛，脉当微浮而急，按之涩，治属太阳。

任脉为病，其内结痛疝瘕。脉当沉而结，治属太阴。

冲脉为病，气上逆而里急。脉当浮虚而数，治属太阴。

带脉为病，苦腹痛，腰间冷痛。脉当沉而细，治属少阴。

阳跷为病，中于侧，气行于外。脉当弦急，按之缓，治属少阳。

阴跷为病，中于侧，气行于内。脉当浮缓，按之微急而弦，治属厥阴。

阳维与诸阳会，其为病在脉外。发寒热，脉当浮而虚，治属气分。

阴维与诸阴交，其为病在脉中。心中痛，手心热，脉当弦而涩，治属血分。

阳维维于阳，阴维维于阴。为气血之别，使不拘于一经也。

奇经八脉之病，由各经受邪。久久移传，或劳伤所致，非暴发也。

问曰：八脉内伤何以别之？

师曰：督脉伤，柔柔不欲伸，不能久立，立则隐隐而胀；任脉伤，小便多，其色白浊；冲脉伤，时咳不休，有声无物，劳则地喘；带脉伤，回身一周冷；阳跷伤，则身左不仁；阴跷伤，则身右不仁；阳维伤，则畏寒甚，皮常湿；阴维伤，则畏热甚，皮常枯。

问曰：八脉内伤其脉何似？

师曰：督脉伤，尺脉大而涩；任脉伤，关脉大而涩；冲脉伤，寸脉短而涩；带脉伤，脉沉迟而结；阳跷伤，脉时大而弦；阴跷伤，脉时细时弦；阳维伤，脉时缓时弦；阴维伤，脉时紧时涩。

问曰：其治奈何？

师曰：督脉伤，当补髓；任脉伤，当补精；冲脉伤，当补气；带脉伤，当补肾；阳跷伤，则益胆；阴跷伤，则补肝；阴维伤，则调卫；阴维伤，则养荣。

问曰：其处方奈何？

师曰：相体虚实，察病轻重。采取方法，权衡用之，则无失也。

六气主客第三

问曰：六气主客何以别之？

师曰：厥阴生少阴，少阴生少阳，少阳生太阴，太阴生阳明，阳明生太阳，太阳复生厥阴。周而复始，久久不变，年复一年，此名主气。厥阴生少阴，少阴生太阴，太阴生少阳，少阳生阳明，阳明生太阳，复生厥阴，周而复始，此名客气。

问曰：其始终奈何？

师曰：初气始于大寒，二气始于春分，三气始于小满，四气始于大暑，五气始于秋分，终气始于小雪，仍终于大寒。主客相同，其差各三十度也。

问曰：司天在泉奈何？

师曰：此客气也。假如子午之年，少阴司天，阳明则为在泉。太阳为初气，厥阴为二气，司天为三气，太阴为四气，少阳为五气，在泉为终气。卯酉之年，阳明司天，少阴在泉，则初气太阴，二气少阳三气阳明四气太阳，五气厥阴，终气少阴。戊辰之年，太阳司天，太阴在泉。丑未之年，太阴司天，太阳在泉。寅申之年，少阳司天，厥阴在泉。巳亥之年，厥阴司天，少阳在泉。其余各气，以例推之。

问曰：其为病也何如？

师曰：亦有主客之分也；假如厥阴司天，主胜，则胸胁痛，舌难以言。客胜，则耳鸣，掉眩，甚则咳逆。少阴司天，主胜，则心热，烦躁，胁痛支满。客胜，则鼽嚏，颈项强，肩背瞀热，头痛，少气，发热，耳聋，目瞑，甚则跗肿，血溢，疮，暗，喘咳。太阴司天，主胜，则胸腹满，食已而瞀。客胜，则首、面、跗肿，呼吸气喘。少阳司天，主胜，则胸满，咳逆，仰息，甚则有血，手热。客胜，则丹疹外发，及为丹熛、疮疡、呕逆、喉痹、头痛、嗌肿、耳聋、血溢，内为瘈疭。阳明司天，主胜，则清复内余，咳、衄、嗌塞，心膈中热，咳不止而白血出者死，金居少阳之位，客不胜主也。太阳司天，主胜，则喉嗌中鸣；客胜，则胸中不利，出清涕，感寒则咳也。厥阴主在泉，主胜，则筋骨繇并，腰腹时痛；客胜，则关节不利，内为痉强，外为不便。少阴在泉，主胜，则厥气上行，心痛发热，膈中众痹皆作，发于肤胁，魄汗不藏，四逆而起。客胜，则腰痛，尻、股、膝、髀、腨、胻、足病瞀热以酸，跗肿不能久立，溲便变。太阴在泉，主胜，则寒气逆满，食饮不下，甚则为疝；客胜，则足痿下肿，便溲不时，湿客下焦，发而濡泄，及为阴肿，隐曲之疾。少阳在泉，主胜，则热反上行，而客于心，心痛发热，格中而呕。客胜，则腰腹痛，

而反恶寒，甚则下白溺白。阳明在泉，主胜，则腰重，腹痛，少腹生寒，下为鹜溏，寒厥于肠，上冲胸中，甚则喘满，不能久立。客胜，则清气动下，小腹坚满，而数便泄。太阳在泉，以水居水位，无所胜也。

问曰：其胜复何如？

师曰：有胜必有复，无胜则无复也；厥阴之胜，则病耳鸣，头眩，愦愦欲吐，胃膈如寒，胠胁气并，化而为热，小便黄赤，胃脘当心而痛，上及两胁，肠鸣、飧泄、少腹痛，注下赤白，甚则呕吐，膈不通。其复也，则少腹坚满，里急暴痛，厥心痛，汗发，呕吐，饮食不入，入而复出，筋骨掉眩清厥，甚则入脾，食痹而吐。少阴之胜，则病心下热，善饥，脐下气动，气游三焦，呕吐、躁烦、腹满而痛，溏泄赤沃。其复也，则燠热内作，烦躁、鼽嚏、少腹绞痛，嗌燥，气动于左上行于右，咳则皮肤痛，暴喑，心痛，郁冒不知人，洒淅恶寒振栗，谵妄，寒已而热，渴而欲饮，少气，骨痿，膈肠不便，外为浮肿，哕噫，痱疹、疮疡、痈疽、痤痔，甚则入肺，咳而鼻渊。太阴之胜，则火气内郁，疮疡于中，流散于外，病在胠胁甚则心痛热格，头痛，喉痹，项强，又或湿气内郁，寒迫下焦，少腹满，腰椎痛强，注泄，足下湿，头重，跗肿，足胫肿，饮发于中，跗肿于上。其复也，则体重，中满，食饮不化，阴气上厥，胸中不便，饮发于中，咳喘有声，头项痛重，掉瘛尤甚，呕而密默，唾吐清液，甚则入肾，窍泄无度。少阳之胜，则病热客于胃，心烦而痛，目赤呕酸，善饥，耳痛，溺赤，善惊谵妄，暴热消烁，少腹痛，下沃赤白；其复也，枯燥，烦热，惊瘛，咳、衄、心热、烦躁、便数、憎风，厥气上行，面如浮埃，目乃𥆧瘛，火气内发，上为口糜，呕逆。血溢，血泄，发而为疟，恶寒鼓栗，寒极反热，嗌络焦槁，渴饮水浆，色变黄赤，少气肺痿，化而为水，传为跗肿，甚则入肺，咳而血泄。阳明之胜，则清发于中，左胠胁痛，溏泄，内为嗌塞，外发㿗疝，胸中不便，嗌而咳。其复也，则病生胠胁，气归于左，善太息，甚则心痛痞满，腹胀而泄，呕苦，咳哕烦心，病在膈中，甚则入肝，惊骇筋挛。太阳之胜，则病痔疟，发寒，厥人胃，则内生心痛，阴中乃疡，隐曲不利，亘引阴股筋肉拘苛，血脉凝泣，络满血变，或为血泄，皮肤否肿，腹满时减，热反上行，头项囟顶脑户中痛，目如脱，寒入下焦，则传为濡泄。其复也，则心胃生寒，胸膈不利，心痛痞满，头痛，善悲，时发眩仆，食减，腰椎反痛，屈伸不便，少腹控睾引腰脊上冲心，唾出清水，及为哕噫，甚则入心，善忘，善悲，寒复内余，则腰尻痛，屈伸不利，股胫足膝中痛。此六气为病，须谨识之，而弗失也。

师曰：子知六气，不知五运，未尽其道，今为子言，假如太阳司天，而运当甲己，夫甲己土运也，太阳寒水也，土能克水，太阳不能正其位也。又如厥阴司天，而逢乙庚金运；少阴少阳司天，而逢丙辛水运。太阴司天，而逢丁壬木运；阳明司天，而逢戊癸火运，其例同也。

问曰：其治法奈何？

师曰：风寒暑湿燥热各随其气，有假者反之，甚者从之，微者逆之，采取方法，慎毋乱也。

伤寒例第四

四时八节二十四节气七十二候决病法：

立春正月节斗指艮，雨水正月中斗指寅。

惊蛰二月节斗指甲，春分二月中斗指卯。

清明三月节斗指乙，谷雨三月中斗指辰。

立夏四月节斗指巽，小满四月中斗指巳。

芒种五月节斗指丙，夏至五月中斗指午。

小暑六月节斗指丁，大暑六月中斗指未。

立秋七月节斗指坤，处暑七月中斗指申。

白露八月节斗指庚，秋分八月中斗指酉。

寒露九月节斗指辛，霜降九月中斗指戌。

立冬十月节斗指干，小雪十月中斗指亥。

大雪十一月节斗指壬，冬至十一月中斗指子。

小寒十二月节斗指癸，大寒十二月中斗指丑。

二十四节气，节有十二，中气有十二，五日为一候，气亦同，合有七十二候。决病生死，此须洞解也。

阴阳大论云：春气温和、夏气暑热、秋气清凉、冬气冰冽，此则四时正气之序也。冬时严寒，万类深藏，君子周密，则不伤于寒。触冒之者，则名伤寒耳。其伤于四时之气，皆能为病。以伤寒为病者，以其最盛杀厉之气也。中而即病者，名曰伤寒；不即病，寒毒藏于肌肤，至春变为温病，至夏变为暑病。暑病者，热极重于温也。是以辛苦之人，春夏多温热者，皆由冬时触寒所致，非时行之气也。凡时行者，春时应暖而反大寒，夏时应热而反大凉，秋时应凉而反大热，冬时应寒而反大温。此非其时而有其气，是以一岁之中，长幼之病多相似者，此则时行之气也。夫欲候知四时正气为病，及时行疫气之法，皆当按斗历占之。九月霜降节后，宜渐寒，向冬大寒，至正月雨水节后宜解也。所以谓之雨水者，以冰雪解而为雨水故也。至惊蛰二月节后，气渐和暖，向夏大热，至秋便凉。从霜降以后，至春分以前，凡有触冒霜露，体中寒即病者，谓之伤寒也。九月十月寒气尚微，为病则轻。十一月十二月寒冽已严，为病则重。正月二月寒渐将解，为病亦轻。此以冬时不调，适有伤寒之人即为病也。其冬有非节之暖者，名曰冬温。冬温之毒，与伤寒大异，冬温复有先后，更相重沓，亦有轻重，为治不同，证如后章。从立春节后，其中无暴大寒，又不冰雪；而有人壮热为病者，此属春时阳气，发其冬时伏寒，变为温病。从春分以后，至秋分节前，天有暴寒者，皆为时行寒疫也。三月四月或有暴寒，其时阳气尚弱，为寒所折，病热犹轻。五月六月阳气已盛，为寒所折，病热则重。七月八月，阳气已衰，为寒所折，病热亦微。其病与温相似，但治有殊耳。十五日得一气，于四时之中，一时有六气，四六名为二十四气。然气候亦有应至仍不至，或有未应至而至者，或有至而太过者，皆成病气也。但天地动静，阴阳鼓击者，各正一气耳。是以彼春之暖，为夏之暑；彼秋之忿，为冬之怒。是故冬至之后，一阳爻升，一阴爻降也。夏至之后，一阳气下，一阴气上也。斯则冬夏二至，阴阳合也；春秋二分，阴阳离也。阴阳交易，人变病焉。此君子春夏养阳，秋冬养阴，顺天地之刚柔也。小人触冒，必婴暴疹。须知毒烈之气，留在何经，必发何病，详而取之。是以春伤于风，夏必飧泄；夏伤于暑，秋必病疟；秋伤于湿，冬必咳嗽；冬伤于寒，春必病温。此必然之道，可不审明之。伤寒之病，逐日浅深，以施方治。今世人伤寒，或始不早治，或治不对病，或日数久淹，困乃告医。医人又不依次第而治之，则不中病。皆宜临时消息制方，无不效也。

又土地温凉，高下不同；物性刚柔，餐［注：桂本餐字为飧，似误］居亦异。是故黄帝兴四方之问，岐伯举四治之能，以训后贤，开其未悟。临病之工，宜须两审也。

凡伤于寒，传经则为病热，热虽甚，不死。若两感于寒而病者，多死。尺寸俱浮者，太阳受病也，当一二日发。以其脉上连风府，故头项痛，腰脊强。

尺寸俱长者，阳明受病也，当二三日发。以其脉侠鼻、络于目，故身热、汗出、目疼、鼻干、不得卧。

尺寸俱弦者，少阳受病也，当三四日发。以其脉循胁络于耳，故胸胁痛而耳聋。此三经受病，未入于腑者，皆可汗而已。

尺寸俱沉濡者，太阴受病也，当四五日发。以其脉布胃中，络于嗌，故腹满而嗌干。

尺寸俱沉细者，少阴受病也，当五六日发。以其脉贯肾，络于肺，系舌本，故口燥舌干而渴。

尺寸俱弦微者，厥阴受病也，当六七日发。以其脉循阴器、络于肝，故烦满而囊缩。此三经受病，已入于腑者，皆可下而已。

伤寒传经在太阳，脉浮而急数，发热、无汗、烦躁，宜麻黄汤。

麻黄汤方

麻黄三两（去节）桂枝三两（去皮）甘草一两（炙）杏仁七十枚（去皮尖）

右四味，以水九升，先煮麻黄减二升，去上沫，纳诸药，煮取二升半，去滓，温服八合，覆取微似汗，不须粥饮，余如桂枝法将息，桂枝汤见后卷。

传阳明，脉大而数，发热，汗出，口渴舌燥，宜白虎汤，不差与承气汤。

白虎汤方

知母六两 石膏一斤 甘草二两（炙）粳米六合

右四味，以水一斗，煮米熟，汤成去滓，温服一升，日三服。

大承气汤方

大黄四两（酒洗）厚朴半斤（炙去皮）枳实五枚 芒硝三合

右四味，以水一斗，先煮二物，取五升，去滓，纳大黄更煮取二升，去滓，纳芒硝，更上微火，一两沸，分温再服，得下，余勿服。

小承气汤方

大黄四两（酒洗）厚朴二两（炙去皮）枳实三枚大者（炙）

右三味，以水四升，煮取一升二合，去滓，分温二服，初服当更衣，不尔者尽饮之，若更衣者，勿服之。

调胃承气汤方

甘草二两（炙）芒硝半斤 大黄四两（酒洗）

右三味，以水三升，煮二物至一升，取去滓，纳芒硝，更上微火一两沸，温顿服之，以调胃气。

传少阳，脉弦而急，口苦，咽干，头晕，目眩，往来寒热，热多寒少，宜小柴胡汤，不差与大柴胡汤。

小柴胡汤方

柴胡半斤 黄芩三两 人参三两 甘草三两（炙）大枣十二枚

半夏半升

右七味，以水一斗二升，煮取六升，去滓，再煎取三升，温服一升，日三服。

大柴胡汤方

柴胡半斤 黄芩三两 芍药三两 半夏半升（洗）生姜五两（切）枳实四枚（炙）大枣十二枚（劈）大黄二两

右八味，以水一斗二升，煮取六升，去滓，再煎，温服二升，日三服。

传太阴，脉濡而大，发热，下利，口渴，腹中急痛，宜茯苓白术厚朴石膏黄芩甘草汤。

茯苓白术厚朴石膏黄芩甘草汤方

茯苓四两 白术三两 厚朴四两 石膏半斤 黄芩三两 甘草二两（炙）

右六味，以水一斗，煮取五升，每服一升五合余，日三服。

传少阴，脉沉细而数，手足时厥时热，咽中痛，小便难，宜附子细辛黄连黄芩汤。

附子细辛黄连黄芩汤方

附子大者一枚（炮去皮破八片）细辛二两 黄连四两 黄芩二两

右四味，以水六升，煮取三升，温服一升，日三服。

传厥阴，脉沉弦而急，发热时悚，心烦呕逆，宜桂枝当归汤，吐蛔者，宜乌梅丸。

桂枝当归汤方

桂枝二两 当归三两 半夏一升 芍药三两 黄柏二两 甘草二两（炙）

右六味，以水七升，煮取四升，去滓，分温三服。

乌梅丸方

乌梅三百枚 细辛六两 干姜十两 黄连十六两 当归四两 附子六两（炮去皮）蜀椒四两（出汗）桂枝六两（去皮）人参六两 黄柏六两

右十味，异捣筛，合治之，以苦酒渍乌梅一宿，去核蒸之五斗米下，饭熟，捣成泥，和药令相得，纳臼中与蜜杵二千下，丸如梧子大，先食饮服十丸，日三服。稍加至二十丸，禁生冷滑物臭食等。

以上皆传经脉证并治之正法也。若入腑及脏为传经变病，治列后条。

若两感于寒者，一日太阳受之，即与少阴俱病，则头痛、口干、烦满而渴，脉时浮时沉，时数时细，大青龙汤加附子主之。

大青龙加附子汤方

麻黄六两（去节）桂枝二两（去皮）甘草二两（炙）杏仁四十枚（去皮尖）生姜三两（切）大枣十枚（劈）石膏如鸡子大 附子一枚（炮去皮破八片）

右八味，以水九升，先煮麻黄减二升，去上沫，纳诸药，煮取三升，去滓，温服一升，取微似汗，汗出多者温粉粉之，一服汗者，停后服；若复服汗多亡阳，遂虚，恶风烦躁不得眠也。

二日阳明受之，即与太阴俱病，则腹满身热、不欲食、谵语，脉时高时卑，时强时弱，宜大黄石膏茯苓白术枳实甘草汤。

大黄石膏茯苓白术枳实甘草汤方

大黄四两 石膏一斤 茯苓三两 白术四两 枳实三两 甘草三两（炙）

右六味，以水八升，煮取五升，温分三服。

三日少阳受之，即与厥阴俱病，则耳聋，囊缩而厥，水浆不入，脉乍弦乍急，乍细乍散，宜当归附子汤主之。

当归附子汤方

当归四两 附子大者一枚（炮去皮破八片）人参三两 黄连三两 黄柏三两

右五味，以水六升，煮取三升，温服一升，日三服。

以上皆传经变病，多不可治，不知人者，六日死。若三阴三阳、五脏六腑皆受病，则荣卫不行，脏腑不通而死矣。所谓两感于寒不免于死者，其在斯乎！其在斯乎！

若不加异气者，至七日太阳病衰，头痛少愈也。八日阳明病衰，身热少歇也。九日少阳病衰，耳聋微闻也。十日太阴病衰，腹减如故，则思饮食。十一日少阴病衰，渴止舌干，已而嚏。十二日厥阴病衰，囊纵，少腹微下，大气皆去，病人精神爽慧也。若过十三日以上不间，尺寸陷者，大危。若更感异气，变为他病者，当依坏病证法而治之。若脉阴阳俱盛，重感于寒者，变成温疟。阳脉浮滑，阴脉濡弱，更伤于风者，变为风温。阳脉洪数，阴脉实大，更遇温热者，变为温毒。温毒，病之最重者也。阳脉濡弱，阴脉弦紧，更遇温气者，变为温疫。以此冬伤于寒，发为温病，脉之变证，方治如说。

凡人有疾，不时即治，隐忍冀差，以成痼疾。小儿女子，益以滋甚。时气不和，便当早言，寻其邪由，及在腠理，以时治之，罕有不愈者。患人忍之，数日乃说，邪气入脏，则难为制。

凡作汤药，不可避晨夕。觉病须臾，即宜便治。不等早晚，则易愈矣。如或差迟，病即传变。虽欲除治，必难为力。服药不如方法，纵意违师，不须治之。

凡伤寒之病，多从风寒得之。始表中风寒，入里则不消矣。未有温覆当而不消散者，不在证治，拟欲攻之。犹当先解表，乃可下之。若表未解，而内不消，必非大满，犹有寒热，则不可下。若表已解，而内不消，大满大实，腹坚，中有燥屎，自可除下之。虽四五日，数下之，不能为祸也。若不宜下，而便攻之，则内虚热入，协热遂利，烦躁诸变，不可胜数，轻者困笃，重者必死矣。

夫阳盛阴虚，汗之则死，下之则愈；阳虚阴盛，汗之则愈，下之则死。如是，则神丹安可以误发，甘遂何可以妄攻？虚盛之治，相背千里，吉凶之机，应若影响，岂容易哉？况桂枝下咽，阳盛即毙；承气入胃，阴盛以亡，死生之要，在乎须臾，视身之尽，不暇计日。此阴阳虚实之交错，其候至微；发汗吐下之相反，其祸至速，而医术浅狭，懵然不知病源，为治乃误，使病者殒殁，自谓其分，至令冤魂塞于冥路，死尸盈于旷野，仁者鉴此，岂不痛欤？

凡两感病俱作，治有先后，发表攻里，本自不同，而执迷用意者，乃云神丹甘遂合而饮之，且解其表，又除其里，言巧似是，其理实违。夫智者之举错也，常审以慎；愚者之动作也，必果而速。安危之变，岂可诡哉？世上之士，但务彼翕习之荣，而莫见此倾危之败，惟明者居然，能护其本，近取诸身，夫何远焉。

凡发汗，温暖汤药，其方虽言日三服，若病剧不解，当促其间，可半日中尽三服。若与病相阻，即使有所觉，病重病者一日一夜，当晬时观之，如服一剂，病证犹在，故当复作本汤服之。至有不能汗出，服三剂乃解；若汗不出者，死病也。

凡得时气病，至五六日，而渴欲饮水，饮不能多，不当与也，何者？以腹中热尚少，不能消之，便更与人作病也。至七八日，大渴欲饮水者，犹当依证而与之。与之时常令不足，勿极意也。言能饮一斗，与五升。若饮而腹满，小便不利，若喘若哕。不可与之也。忽然大汗出，是为自愈也。

凡得病反能饮水，此为欲愈之病。其不晓病者，但闻病饮水者自愈，小渴者乃强与饮之，因成其祸，不可复数也。凡得病厥，脉动数，服汤更迟；脉浮大减小；初躁后静，此皆愈证也。凡治温病，可刺五十九穴。又身之穴，三百六十有五，其三十穴灸之有害；七十九穴刺之为灾，并中髓也。

脉四损，三日死；平人一息，病人脉一至，名曰四损。脉五损，一日死；平人二息，病人脉一至，名曰五损。脉六损，一时死；平人三息，病人脉一至，名曰六损。

　　四损，经气绝；五损，腑气绝；六损，脏气绝。真气不行于经曰经气绝；不行于腑，曰腑气绝；不行于脏，曰脏气绝；经气绝，则四肢不举；腑气绝，则不省人事；脏气绝，则一身尽冷。

　　脉盛身寒，得之伤寒。脉虚身热，得之伤暑。脉阴阳俱盛，大汗出，下之不解者死。脉阴阳俱虚，热不止者死。脉至乍数乍疏者死。脉至如转索，按之不易者其日死。谵言妄语，身微热，脉浮大，手足温者生。逆冷，脉沉细者，不过一日死矣。此以前是伤寒热病证候也。

　　脉濡而弱，弱反在关，濡反在巅，微反在上，涩反在下。微则阳气不足，涩则无血。阳气反微，中风汗出而反躁烦。涩则无血，厥而且寒。阳厥发汗，躁不得眠。阳微则不可下，下之则心下痞鞕。

　　动气在右，不可发汗，发汗则衄而渴，心苦烦，饮水即吐。

　　动气在左，不可发汗，发汗则头眩，汗不止，则筋惕肉瞤。

　　动气在上，不可发汗，发汗则气上冲止于心下。

　　动气在下，不可发汗，发汗则无汗可发，心中大烦，骨节疼痛，目眩恶寒，食则吐谷，气不得前。

　　咽中闭塞，不可发汗，发汗则吐血。气欲欲绝，手足厥冷，欲得蜷卧，不能自温。

　　诸脉得数动微弱者，不可发汗；发汗则大便难，腹中干，胃燥而烦，其形相象，根本异源

　　脉濡而弱，弱反在关，濡反在巅，弦反在上，微反在下。弦为阳运，微为阴寒。上实下虚，意欲得温。微弦为虚，不可发汗，发汗则寒栗，不能自还。咳而发汗，其咳必剧，数吐涎沫，咽中必干。小便不利，心中饥烦，晬时而发，其形似疟，有寒无热，虚而寒栗，蜷而苦满，腹中复坚，命将难全。

　　厥逆脉紧，不可发汗，发汗声乱、咽嘶、舌萎、声不得前。

　　诸逆发汗，病微者难差，剧者必死。

凡发汗，欲令遍身漐漐微似汗，不可令如水流漓。若病不解，当重发汗；若汗多者，不得重发汗，亡阳故也。

凡服汤发汗，中病便止，不必尽剂。凡用吐汤，中病便止，不必尽剂。诸四逆厥者，不可吐之；虚家亦然。

凡病胸上诸实，胸中郁郁而痛，不能食，欲使人按之，而反有涎唾，下利十余行，其脉反涩，寸口脉微滑，此可吐之，吐之利则止。宿食在上脘者，当吐之。

动气在右，不可下之，下之则津液内竭，咽燥、鼻干、头眩、心悸也。

动气在左，不可下之，下之则腹内拘急，食饮不下，动气更剧。虽有身热，卧则欲蜷。

动气在上，不可下之，下之则掌中热烦，身上浮冷，热汗自泄，欲得水自灌。

动气在下，不可下之，下之则腹胀满，卒起头眩，食则下利清谷，心下痞。

咽中闭寒，不可下之，下之则上轻下重，水浆不下，卧则欲蜷，身急痛，下利日数十行。

诸外实者，不可下之，下之则发微热，若亡脉厥者，当脐握热。

诸虚者，不可下之，下之则大渴，求水者易愈，恶水者剧。

脉濡而弱，弱反在关，濡反在巅，弦反在上，微反在下。弦为阳运，微为阴寒。上实下虚，意欲得温。微弦为虚，虚者不可下也。微弦为咳，咳则吐涎，下之则咳止，而利因不休，利不休则胸中如虫啮，粥入则出，小便不利，两胁拘急，喘息为难，颈背相引，臂则不仁，极寒反汗出，身冷若冰，眼睛不慧，语言不休，而谷气多入，此为除中，口虽欲言，舌不得前。

脉濡而弱，弱反在关，濡反在巅，浮反在上，数反在下。浮为阳虚，数为无血，浮为虚，数生热。浮为虚，自汗出而恶寒，振而寒栗。微弱在关，胸下为急，喘汗而不得呼吸，数为痛，呼吸之中痛在于胁，振寒相搏，形如疟状，医反下之，故令脉数，发热，狂走，见鬼，心下为痞，小便淋漓，小腹甚鞭，小便尿血也。

脉濡而紧，濡则卫气微，紧则荣中寒。阳微卫中风，发热而恶寒；荣紧胃气冷，微呕心内烦。医谓有大热，解肌而发汗，亡阳虚烦躁，心下苦痞坚。表里俱虚竭，卒起而头眩。客热在皮肤，怅怏不得眠。不知胃气冷，紧寒在关元。技巧无所施，汲水灌其身。客热应时罢，栗栗而振寒。重被而复之，汗出而冒巅。体惕而又振，小便为微难。寒气因水发，清谷不容闲。呕变反肠出，颠倒不得安。手足为微逆，身冷而内烦。迟欲从后救，安可复追还。

脉浮而紧，浮则为风，紧则为寒。风则伤卫，寒则伤荣。荣卫俱病，骨节烦疼。当发其汗，而不可下也。脉浮而大，心下反鞭，有热，属脏者，攻之，不令发汗。属腑者，不令溲数。溲数则大便鞭，汗多则越甚，脉迟者，尚未可攻也。

伤寒，脉阴阳俱紧，恶寒发热，则脉欲厥。厥者，脉初来大，渐渐小，更来渐大，是其候也。如此者恶寒，甚者，翕翕汗出，喉中痛。若热多者，目赤脉多，睛不慧，医复发之，咽中则伤。若复下之，则两目闭，寒多便清谷，热多便脓血。若熏之，则身发黄。若熨之，则咽燥。若小便利者，可救之。小便难者，危殆也。

伤寒发热，口中勃勃气出，头痛，目黄，衄不可制，阴阳俱虚，贪水者必呕，恶水者厥。若下之，则咽中生疮；假令手足温者，必下重便脓血。头痛目黄者，下之则目闭。贪水者，下之则脉厥，其声嘤嘤，咽喉塞，汗之则战栗；恶水者，下之则里冷，不嗜食，大便完谷出，汗之则口中伤，舌上白胎，烦躁，脉反数，不大便，六七日后必便血，小便不利也。

凡服下汤，得利便止，不必尽剂。此以前是汗吐下三法之大要也。若能于此例之外，更神而明之，斯道其庶几乎？

杂病例第五

问曰：上工治未病，何也？

师曰：夫治未病者，见肝之病，知肝传脾，当先实脾。四季脾旺不受邪，即勿补之。中工不晓相传，见肝之病，不解实脾，惟治肝也。夫肝之病，补用酸，助用焦苦，益用甘味之药调之。酸入肝，焦苦入心，甘入脾。脾能伤肾，肾气微弱，则水不行。水不行，则心火气盛，心火气盛则伤肺。肺被伤，则金气不行。金气不行，则肝气盛，肝必自愈。此治肝补脾之要妙也。肝虚则用此法，实则不可用之。经曰：勿虚虚，勿实实，补不足，损有余，是其义也。余脏准此。

夫人禀五常，因风气而生长，风气虽能生万物，亦能害万物。如水能浮舟，亦能覆舟。若五脏元真通畅，人即安和。客气邪风，中人多死。千般疢难，不越三条。一者，经络受邪，入于脏腑，为内所因也。二者，四肢九窍，血脉相传，壅塞不通，为外皮肤所中也。三者，房室、金刃、虫兽所伤。以此详之，病由都尽。若人能养慎，不令邪风干忤经络，适中经络，未流传脏腑，即医治之，四肢才觉重滞，即导引、吐纳、针灸、膏摩，勿令九窍闭塞。更能无犯王法、禽兽灾伤，房室勿令竭乏，服食节其冷热苦酸辛甘，不遗形体有衰，病则无由入其腠理。腠者，是三焦通会元真之处，为血气所注。理者，是皮肤脏腑之纹理也。

问曰：病人有气色见于面部，愿闻其说。

师曰：鼻头色青，腹中痛，苦冷者死。鼻头色微黑者，有水气。色黄者，胸上有寒。色白者，亡血也。设微赤非时者死。其目正圆者痉，不治。又色青为痛、色黑为劳、色赤为风、色黄者便难，色鲜明者有留饮。

师曰：语声寂寂然喜惊呼者，骨节间病；语声喑喑然不彻者，心膈间病。语声啾啾然细而长者，头中病。

师曰：息摇肩者，心中坚，息引胸中上气者，咳；息张口短气者，肺痿唾沫。

师曰：吸而微数者，其病在中焦，实也，当下之即愈，虚者不治。在上焦者，其吸促，在下焦者，其吸远，此皆难治。呼吸动摇振振者，不可治也。

师曰：寸口脉动者，因其旺时而动。假令肝旺色青，四时各随其色。肝色青而反白，非其时也，色脉非时，法皆当病。

问曰：有未至而至、有至而不至、有至而不去、有至而太过，何谓也？

师曰：冬至之后，甲子夜半少阳起，少阳之时，阳始生，天得温和。以未得甲子，天因温和，此未至而至也。以得甲子，而天犹未温和，此为至而不至也。以得甲子，而天大寒不解，此为至而不去也。以得甲子，而天温如盛夏五六月时，此为至而太过也。

问曰：经云："厥阳独行"，何谓也？

师曰：此为有阳无阴，故称厥阳。

问曰：寸脉沉大而滑，沉则为实，滑则为气，实气相搏，血气入脏即死，入腑即愈，此为卒厥，何谓也？

师曰：唇口青，身冷，为入藏，即死。身和，自汗出，为入腑，即愈。

问曰：脉脱，入藏即死，入府即愈，何谓也？

师曰：非为一病，百病皆然。譬如浸淫疮，从口流向四肢者可治，从四肢流来入口者不可治；病在外者可治，入里者即死。

问曰：阳病十八何谓也？

师曰：头项痛腰脊臂脚掣痛。阴病十八，何谓也？

师曰：咳上气喘哕咽痛肠鸣胀满心痛拘急。脏病三十六、腑病三十六，合为一百八病。此外五劳、七伤、六极、妇人三十六病，不在其中。清邪居上、浊邪居下、大邪中表、小邪中里、谷饪之邪，从口入者，宿食也。

问曰：病有急当救里救表者，何谓也？

师曰：病，医下之，续得下利清谷不止，身体疼痛者，急当救里。后身疼痛，清便自调者，急当救表也。

夫病痼疾加以卒病，当先治其卒病，后乃治其痼疾也。

师曰：五藏病各有所得者愈，五藏病各有所恶，各随其所不喜为病。如病者素不喜食，而反暴思之，必发热也。

夫病在诸脏，欲攻，当随其所得而攻之。如渴者，与猪苓汤。余仿此。

夫病者手足寒，上气脚缩，此六腑之气绝于外也。下利不禁，手足不仁者，此五脏之气绝于内也。内外气绝者，死不治。

师曰：热在上焦者，因咳为肺痿。热在中焦者，为腹坚。热在下焦者，则尿血，或为淋秘不通。大肠有寒者，多鹜溏。有热者，便肠垢。小肠有寒者，其人下重便脓血。有热者，必痔。

问曰：三焦竭，何谓也？

师曰：上焦受中焦之气，中焦未和，不能消谷，故上焦竭者，必善噫。下焦承中焦之气，中气未和，谷气不行，故下焦竭者，必遗溺失便。

问曰：病有积、有聚、有谷气，何谓也？

师曰：积者，藏病也，终不移处；聚者，腑病也，发作有时，展转移痛。谷气者，胁下痛，按之则愈，愈而复发，为馨气。诸积之脉，沉细附骨在寸口，积在胸中。微出寸口，积在喉中；在关者，积在脐旁；上关上，积在心下；微出下关，积在少腹。在尺中，积在气冲；脉出左，积在左；脉出右，积在右；脉左右俱出，积在中央，各以其部处之。